1st Edition

PRACTICAL HEMATOLOGY

실전 혈액검사학

변대훈 (前 고려대학교)
권영일 (신한대학교)
김성미 (마산대학교)
김원식 (대전보건대학교)
김은재 (전주기전대학교)
김정남 (경남정보대학교)
김정현 (경복대학교)
김지로 (제주한라대학교)
김혜정 (경운대학교)
박미숙 (김해대학교)
박미영 (수원과학대학교)
박종석 (대구보건대학교)
박희철 (혜전대학교)
송창섭 (송호대학교)
심문정 (안산대학교)
이동하 (남서울대학교)
이미란 (중원대학교)
이지숙 (원광보건대학교)
이혜자 (신성대학교)
조영국 (서영대학교)
주윤경 (동남보건대학교)
조상은 (대구보건대학교)
조현정 (건양대학교)
최미옥 (서울아산병원)

도서출판 대학서림

머리말 preface

검사의과학(Biomedical Laboratory Science) 분야의 눈부신 발전은 IT, BT를 근간으로 하는 융합의학기술의 혁신적인 적용결과로서, 진단 혈액학(Diagnostic hematology science) 분야에서도 최첨단 각종 분석 기능이 내장된 여러 종류의 전자동혈액분석기, 자동혈액응고분석기, 혈소판기능분석기, 유세포분석기, 분자진단분석기, 염색체화상분석장치 등 분석장비들이 임상진단검사에 광범위하게 사용되고 있다.

혈액종양질환 및 특수혈액질환의 혈액검사는 혈액의 형태학적 분류와 분자생물학적 검사, 유세포분석 및 염색체배양검사의 결과를 종합, 판독하여 더욱 정확한 병인분류와 진단 및 치료, 질환의 경과관찰, 예후까지도 판단할 수가 있다.

이 실전 혈액검사학의 내용에 있는 일반혈액학적 수기 검사와 전자동 혈액분석 장치 및 기타, 특수분석장치들은 우리나라 유수의 종합병원에서 실제 사용하고 있는 최신 장비들로 선정하였으며 사용지침서에 따라 상세하게 기술하여 핵심내용을 알기 쉽도록 체계적으로 구성하였다.

이 책은 모두 11장(章, Chapter)과 부록으로 구성되어 있다. 각 장(章)의 검사방법에는 기구, 시약, 검사과정, 결과판독과 원색사진들이 다수 포함되어 있어서 학습시에 쉽게 이해가 되도록 전개되어 있다. 각 장(章)에는 검사에 대한 간단한 이론적 설명과 학습목표가 설정되어 있으며, 학습토의 과정을 두어 교육을 이수한 학생들이 문항을 풀어보고 평가를 해 학습내용에 대한 이해정도를 스스로 가늠해 볼 수 있도록 집필교수들이 문항을 다듬어 수록하였다.

또한 제반 검사방법은 국제 혈액표준위원회(International Council for standardization in Hematology, ICSH)에서 권장하는 국제표준법으로, 그리고 특수세포화학염색법(spacial cytochemical stain)들은 ICSH의 세포화학위원회(Expert panel of cytochemistry)에서 추천하는 기질을 사용하는 국제표준법으로 기술하였다. 더불어 이 책의 내용 중 일부는 후쿠오카대학 의학부 종양혈액세포병태해석학 강좌 객원강사 Anami kenich(阿南建一) 선생의 자료제공에 의한 것이 있으며 본인의 요청에 흔쾌히 협조해 주신 데에 대하여 진심으로 감사를 드린다.

이 소책자가 임상병리학을 전공하는 학생뿐 아니라 혈액전문임상병리사 및 혈액검사실무임상병리사 선생제위께서도 참고서로서 활용될 수 있다면 저자들로서는 큰 보람을 느낄 것이다. 앞으로도 저자들은 꾸준한 연구와 노력으로 최신내용의 실전 혈액검사학이 될 수 있도록 보완해 나갈 것이다.

끝으로 어려운 여건 하에도 이 분야의 발전을 위하여 출판을 맡아주신 대학서림 윤진영 회장님과 이 책이 나오기까지 수고를 아끼지 아니한 편집부 직원 여러분의 노고에 깊은 감사를 드립니다.

2021년 9월 1일

집필저자를 대표하여 **변대훈**

차례 contents

제4장 자동혈액분석기 · 157

제5장 특수혈액학적 검사 · 203

제6장 혈액응고와 섬유소용해검사 · 249

제7장 골수검사 · 353

제8장 특수 세포화학 염색법 · 373

제9장 혈액 염색체 검사 · 419

제 1 장 혈액 채혈과 항응고제

Blood Collection and Anticoagulants

제 1 절 | 혈액의 채혈
제 2 절 | 항응고제

인체로부터 혈액을 채혈하여 원심분리시키면 제일 밑층에 45% 정도의 적혈구 (red blood cell)가 가라앉고 그 위에 1% 정도의 백혈구와 혈소판 (white blood cell, platelet ; buffy coat) 층이 형성되며, 혈구층 위에는 노랑색을 보이는 54% 정도의 혈장액 (plasma)으로 채워진다. 이 혈액의 분포는 남녀노소에 따라 약간의 차이가 나고, 우리 몸에서 하는 일을 보면 대단히 중요하다. 우리가 먹는 음식물의 영양소를 소장에서 흡수하면 혈액이 우리 몸 곳곳에 전달하게 되며, 호흡으로 받아드린 산소 (O_2)를 혈액이 온 몸 조직 세포로 전달할 뿐만 아니라 그곳에서 생긴 CO_2나 노폐물들을 몸 밖으로 내보낸다. 그리고 우리 몸을 유지하고 있는 체액의 수분이나 전해질 정도를 일정하게 유지시켜 준다. 혈액을 구성하고 있는 혈장액 (plasma)에 포함된 성분은 albumin, globulin, fibrinogen, cholesterol, Na^+나 K^+ 같은 전해질과 enzyme, vitamin, 수분 등이다. 또한 혈액은 우리 몸의 체온을 일정하게 유지해 주며, 상처 등으로 출혈이 되면 응고와 지혈시키는 기능을 가지고 있다. 특히 혈액은 우리 몸으로 침입하는 기생충, 세균이나 바이러스를 막아내는 방어 (면역)의 중요한 기능을 한다. 그래서 혈액의 양이 줄어들거나 혈구가 기능을 제대로 못할 경우 곧 질병을 일으키게 되며, 어떤 질환이 발생하게 되면 곧 혈액에 그 증후가 나타나게 된다. 예를 들면, 만성질환으로 전신상태가 나빠지면 혈색소, 총단백 등에 이상 소견이 나타나고 세균 감염에서는 백혈구가 증가함을 볼 수 있다.

혈액 검사를 위한 혈액 검체 (specimen)는 그 목적에 따라서 달라진다. 전혈 (whole blood), 적혈구, 백혈구, 혈소판, 혈청, 혈장 등으로 분리하여, 하고자 하는 검사를 진행하기 위해서는 우선 혈액의 채혈을 규정에 의하여 정확하게 실시해야 한다.

01 혈액의 채혈

학습목표

1. 사람의 몸에는 항상 일정한 혈액량이 평형을 이루고 있으나, 생리적 변동에 따라서 변동할 수 있음을 알아야 한다.
2. 채혈에 필요한 기구를 알고 있어야 하며, 채혈한 혈액을 적절하게 처리 할 수 있어야 한다.
3. 환자로부터 채혈할 수 있어야 하며 채혈 시 일어날 수 있는 용혈을 방지할 수 있는 방법을 설명할 수 있어야 한다.

1 환자와 채혈

1) 환자에 대한 일

① 공손한 태도와 상냥한 말로써 검사 내용에 대하여 간략히 설명한다.

② 채혈자가 자신감을 가지고 부드러운 자세를 취하면 더욱 효과가 있다.

③ 환자는 편히 앉히거나 눕히는 게 좋다.

④ 채혈 전 손 씻기, 가운 잘 입기, 채혈시간 준수 등을 잘 수행해야 한다.

⑤ 채혈로 인한 감염을 방지할 수 있는 올바른 기술의 숙달이 중요하다.

⑥ 환자의 권리를 존중하고 환자의 품위와 비밀을 지켜주고 알 권리를 존중해 주어야 한다.

2) 채혈시기

혈액검사 값(value)의 정확도는 환자를 어떠한 조건에서 채혈했느냐에 따라서 달라질 수 있다. 운동, 식사, 그리고 심리적 변화 등은 혈액검사의 결과치를 크게 변화시키기 때문에 주의해야 한다.

① 원칙적으로 입원 환자는 아침 공복상태에서 채혈하여야 한다.

② 불가피한 경우 식사 2~3시간 후 생리적으로 안정된 때에 채혈한다.

③ 외래 환자는 가급적 점심식사 전 공복상태(fasting stage)에서 채혈해야 하며 운동, 목욕 직후 채혈은 피해야 된다.

④ 채혈 전 20분간은 환자가 실온에서 안정상태를 유지하도록 한다.

⑤ 동일 환자에게 같은 검사를 반복하여 결과치를 비교할 경우 같은 시간, 같은 조건에서 채혈하도록 한다.

3) 채혈대상 환자확인

반드시 두 가지 이상으로 환자확인을 거친 후 채혈을 하도록 한다.

① 환자 이름과 등록번호를 우선으로 확인한다.

② 등록번호를 확인할 수 없을 경우 환자명과 생년월일을 이용하도록 한다.

③ 검체 채취 전 환자확인 과정에서 조금의 의심이 발견되거나, 신뢰할 수 없는 경우 채혈을 하여서는 안 된다.

④ 이름을 물을 때는 "성함이 ○○○이지요?"라고 묻지 말고 "성함이 어떻게 되십니까?"라고 개방형 질문을 하여야 한다. 환자가 대화에 문제가 있거나 잘 안 들리는 경우에 "성함이 ○○○이지요?"라고 물으면 환자는 협조한다는 생각으로 무조건 "예"라고 대답할 수 있기 때문이다. 성명을 확인한 후 환자팔찌의 내용과 바코드의 이름, 등록번호를 확인하여야 한다.

4) 채혈부위

성인은 전주정맥(antecubital vein), 즉 노쪽피부정맥(두정맥, cephalic vein), 자쪽피부정맥(귀요정맥, basilic vein), 정중팔꿈치정맥(정중주정맥, median cubital vein) 세 곳에서 주로 정맥채혈(venipuncture)을 한다(그림 1-2, a~b). 정맥이 안 좋은 사람에서는 손목정맥(그

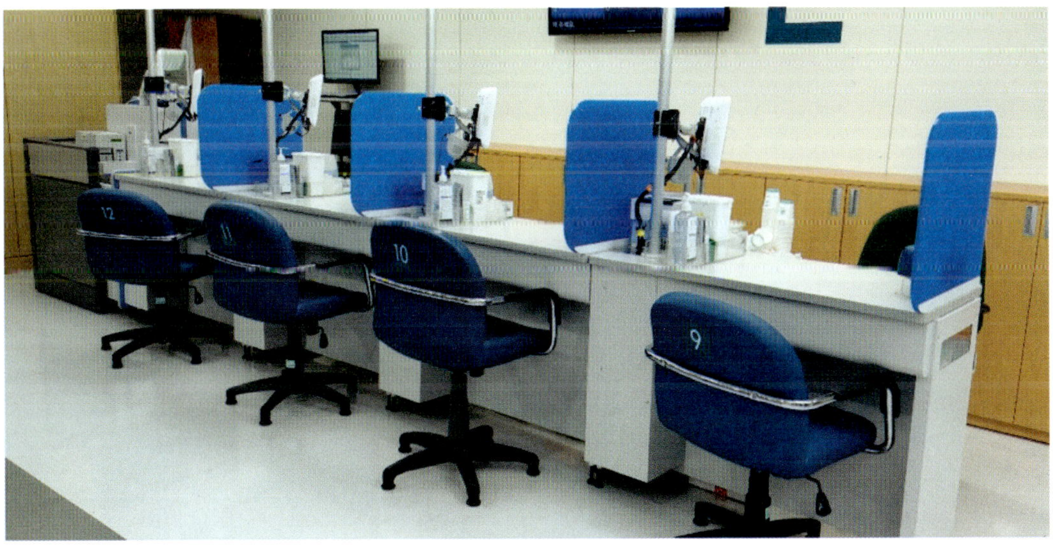

▶그림 1-1. 채혈실

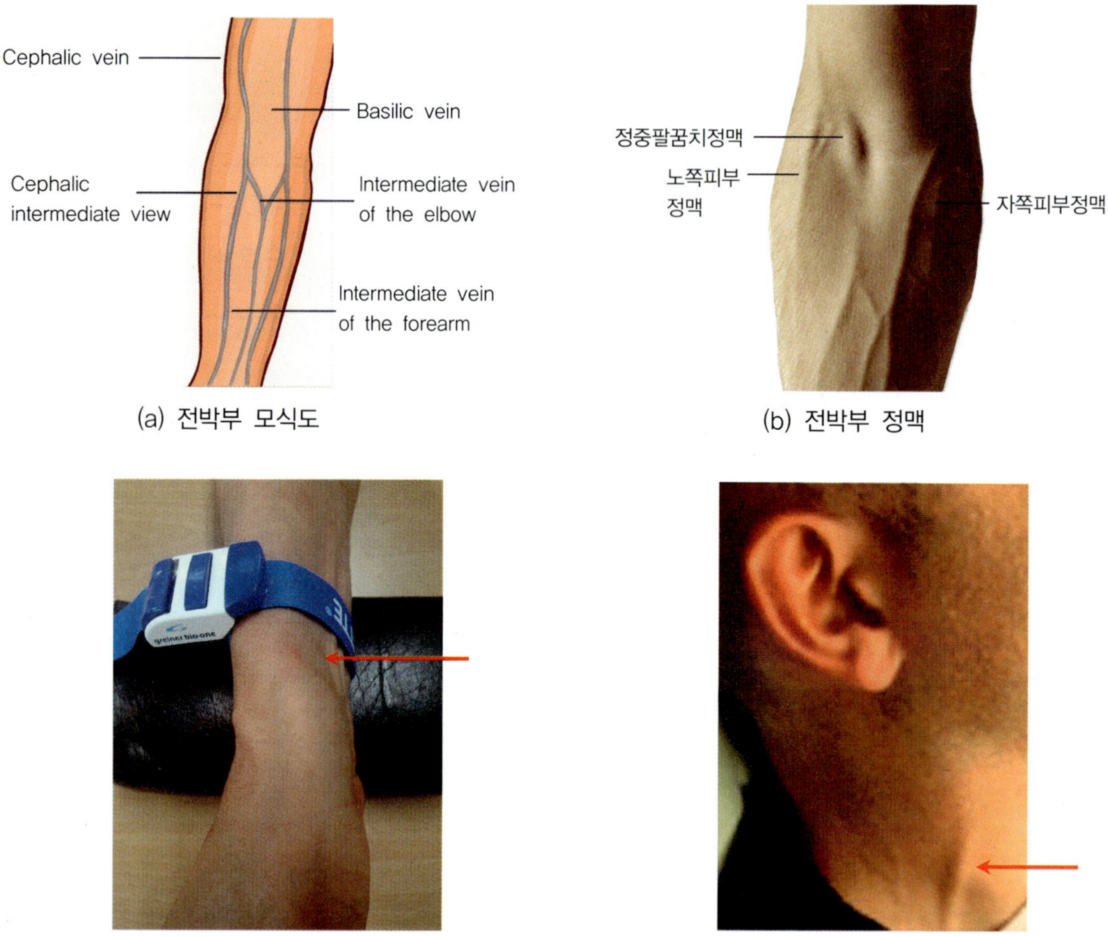

(a) 전박부 모식도 (b) 전박부 정맥

(c) 손목정맥 (d) 목정맥

▶그림 1-2. 채혈부위

림 1-2, c)에서 채혈 할 수도 있다.

유아의 채혈방법은 엄지발가락(big toe)이나 발뒤꿈치(heel)에서 모세관채혈(capillary puncture)을 한다.

필요할 때에는 목정맥(경정맥, jugular vein, 그림 1-2d), 넙적다리정맥(대퇴정맥, femoral vein), 두피정맥(scalp vein)에서 채혈하기도 한다.

5) 채혈에 필요한 기구(그림 1-3)

① 장갑

② 알코올 솜

③ 압박대(tourniquet)

④ 밴드(adhesive bandages)

⑤ 진공시험관 홀더(vacuum tube holder) 및 주사침(21G~24G)

⑥ Syringe 및 주사침
⑦ Vacutainer tubes
⑧ 주사침 폐기통 (sharps container)
⑨ 필기구 (유성펜, 볼펜)

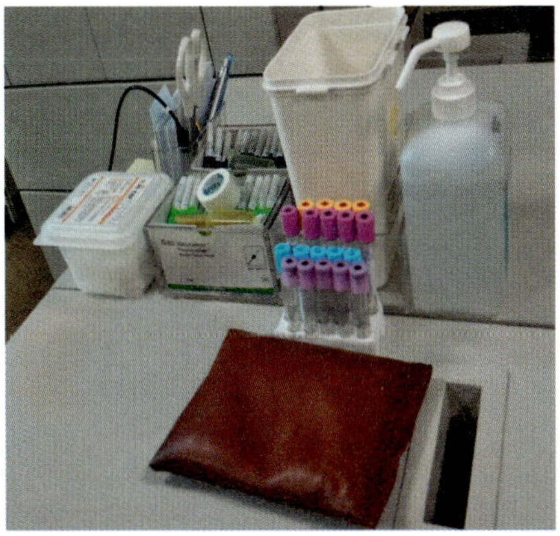

▶그림 1-3. 채혈에 필요한 기구

2 채혈 (Blood collection)

표준화된 채혈과정을 이해하고 숙지함으로써 양질의 혈액검체를 얻을 수 있고 이는 정확한 진단과 효과적인 치료에 필수 불가결하므로 채혈의 중요성이 강조되고 있다. 채혈의 종류에는 정맥채혈, 모세혈관 채혈, 동맥채혈이 있다.

1) 징맥채혈 (venous blood collection, phlebotomy)

(1) 1회용 주사기 (sterile disposable plastic syringe) 채혈법 (그림 1-4, 5)

가. 순서

① 팔을 심장보다 아래로 위치하고 채혈용 받침대 위에 팔꿈치의 안쪽이 위를 향하도록 한다.
② 정맥을 말난부 방향으로 쓸어내린다.
③ 상박에 구혈대 (tourniquet)를 매고 가장 적합한 정맥을 보기 위해 손으로 만져본다 (환자에게 주먹을 쥐게 한다).

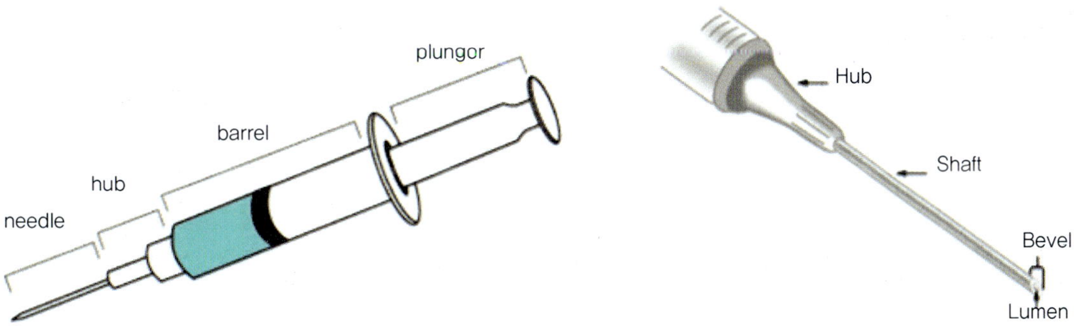

그림 1-4. 1회용 주사기 각 부위별 명칭

④ 천자할 정맥이 선정되었으면 70% alcohol sponge로 닦는다.
⑤ 알코올이 마르면 왼손으로 정맥이 동요되지 않게 당기면서 주사침을 혈관 속으로 찌른다.
⑥ 주사기 hub 부위에 혈액이 맺히면서 정맥 내에 주사침이 들어갔음이 확인되면 고정한 채로 구혈대를 푼다.
⑦ 천천히 필요한 만큼의 혈액을 채혈한 후 멸균된 솜을 대고 주사침을 뽑는다.
⑧ 1회용 주사기에서 주사침을 제거한 후 검사 용기의 벽면에 주사기를 대고 거품없이 넣는다.

나. 장·단점

① 혈관에 바늘이 들어가면 혈액이 보여서 초보자가 배우기 쉽다.
② 응고가 빨리 진행되므로 신속하게 항응고제가 들어있는 tube로 옮겨야 한다.
③ 채혈 후 혈액을 항응고제 tube로 옮기는 과정 등에서 용혈이나 감염위험이 있다.

(2) 진공채혈관(evacuated blood collection vacutainer) 채혈법

가. 순서

① 진공채혈관을 검사용도에 따라 선택하여 준비한다(그림 1-6).
② Vacutainer collection needle을 holder에 돌려서 끼운다.
③ 상박의 혈관에 needle을 찌른 후 진공채혈관 고무마개가 holder 내부의 바늘에 관통되도록 살며시 밀어 넣으면 혈액이 규정량 채혈된다(그림 1-7, 1-8).
④ 채혈이 완료된 후 holder를 고정한 뒤 채혈된 시험관을 뒤로 당겨 제거한다(그림 1-9).
⑤ 계속해서 검사종목에 적합한 진공시험관을 넣고 채혈한다.

나. 장·단점

① 채혈 후 시약을 첨가하거나 다른 tube에 옮기는 과정이 필요없다.

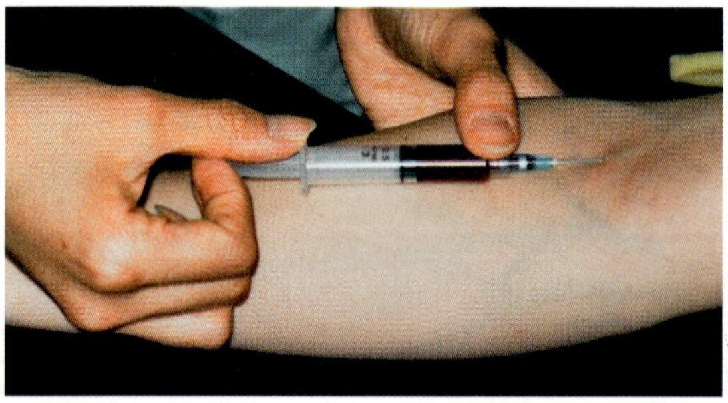

▶그림 1-5. Syringe를 사용한 정맥채혈

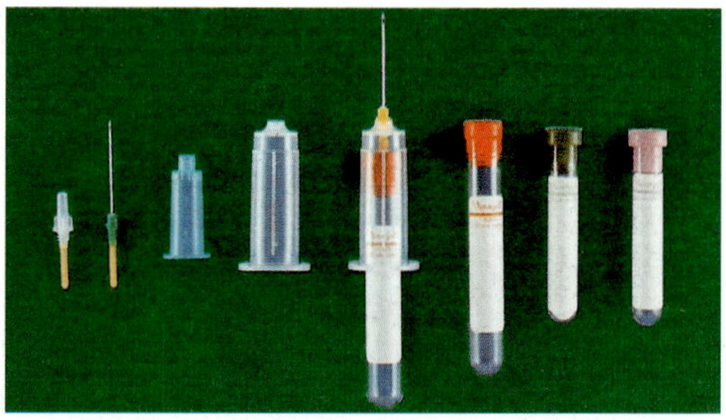

▶그림 1-6. Vacutainer needle, holder, vacuum tubes

② 멸균처리, closed system으로 되어있어 검체의 오염을 방지할 수 있고 감염위험을 줄일 수 있다.

③ 바늘이 혈관에 들어가도 혈액이 보이지 않으므로 초보자가 배우기 어렵다.

2) 채혈 시 발생할 수 있는 용혈의 원인

① 작은바늘(22 G, 23 G)로 채혈할 경우

② 혈종이 있는 곳에서 채혈할 경우

③ 응고과정인 혈액을 움직였을 때

④ 조직액이 혼입되었을 때

⑤ 주사기를 이용한 채혈에서 혈액을 tube에 옮기는 과정에서 혈액을 강하게 주입하거나 거품이 발생할 때

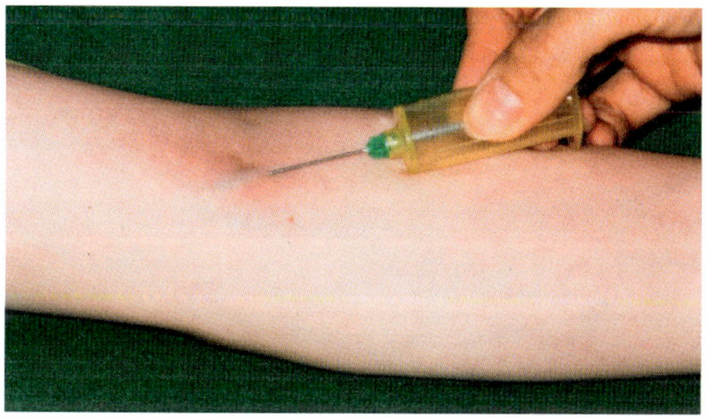

▶그림 1-7. 진공채혈법(needle holder를 정맥에 찌름)

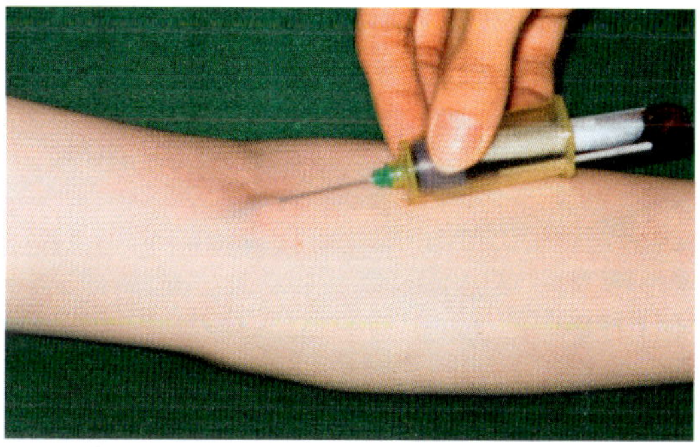

▶그림 1-8. Holder 안으로 진공채혈관을 밀어 넣어 채혈

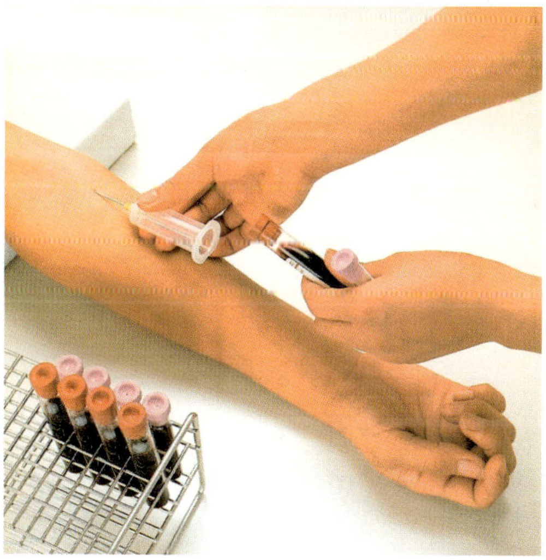

▶그림 1-9. Needle holder를 고정한 후 채혈된 시험관을 제거

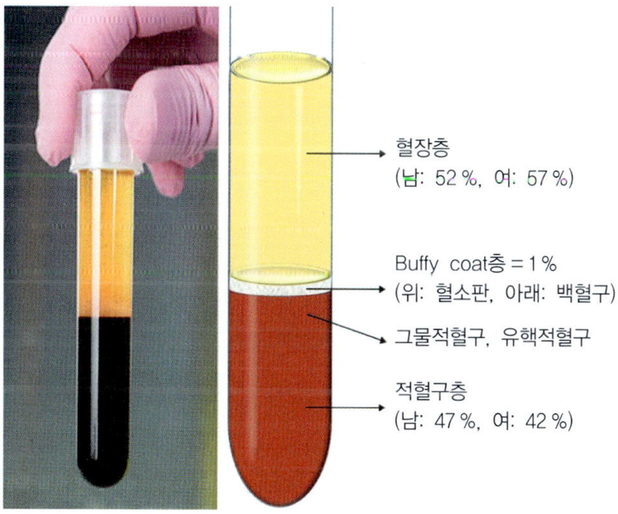

▶그림 1-10. 전혈 혈액의 원침상

3) 혈액의 원침상

정맥채혈한 혈액을 원심분리하면 그림 1-10과 같이 분리된다.

●○ 정맥채혈 순서(CLSI 지침)

1) 검사의뢰서 확인
2) 환자 ID 확인 및 손씻기
3) 공복 여부 확인
4) 채혈도구 준비
5) 환자 자세잡기(하향자세)
6) 압박대 감고 채혈 정맥 찾은 후 압박대 풀기
7) 장갑 착용
8) 채혈부위 소독하고 말리기
9) 압박대 다시 감고 정맥 고정 후 주사침 찌르기(채혈 시작되면 주먹 풀기)
10) 시험관 순서에 따라 진공시험관에 혈액을 채우고 혼합
11) 압박대 풀기
12) 주사침 뺀 후 거즈대고 채혈부위 압박
13) 주사침을 폐기통에 버리기
14) 지혈 확인 및 밴드 붙이기
15) 시험관에 라벨링 하기
16) 장갑 벗고 손씻기
17) 시험관 검체를 검사실로 보내기

●○ 정맥 채혈시 주의 사항

① 채혈은 1~2분 이내에 끝내야 한다(2분 이상 걸리면 혈액 농축 때문에 결과에 차이가 생긴다).
② 한번 소독한 채혈 부위를 다시 손으로 만지지 말아야 한다.
③ 기술이 미숙하여 혈종(hematoma)이 생겼으면 tourniquet을 풀고 상처부위를 멸균된 거즈로 눌러준다. 혈종 방지를 위해 채혈부위를 비비거나 문지르지 않는다.
④ 항응고제가 들어있는 시험관은 아래, 위로 뒤집어서 4~6회 이상 혼합한다(너무 심하면 혈구가 파괴되는 경우가 있다).
⑤ Syringe를 사용한 정맥혈액검체는 항응고제시험관(citrate, Heparin, EDTA)에 먼저 분주하고 그 다음 plain tube에 분주한다.

4) 모세혈관 채혈(capillary blood collection)

모세혈관 채혈은 쉽고 간단하고 특별한 기구가 필요 없으며 통증이 적어서 많이 이용된다. 채혈장소는 성인일 때 중지나 약지 끝부분(finger tip)의 측면이나 귓불(ear lobe)에서, 신생아는 발뒤꿈치(heel puncture)에서 실시하게 된다.

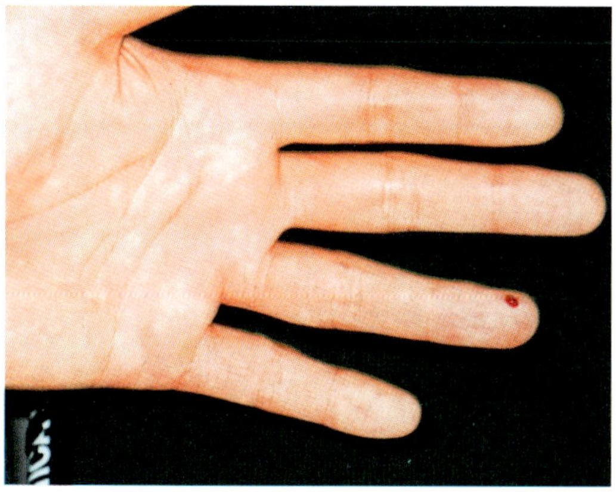

▶그림 1-11. 손가락 끝(finger tip) 채혈 후 자연히 흘러 나온 혈액방울(free flowing blood drop)

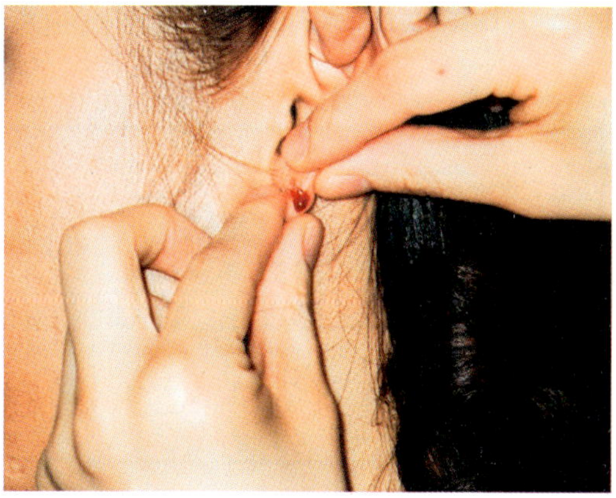

▶그림 1-12. 귓볼(ear lobe) 채혈 후 손가락 끝으로 천자한 주위를 살짝 누르는 모습

(1) 기구

① Alcohol sponge

② Sterile lancet

③ Glass slide나 capillary tube 또는 각종 희석 pipette

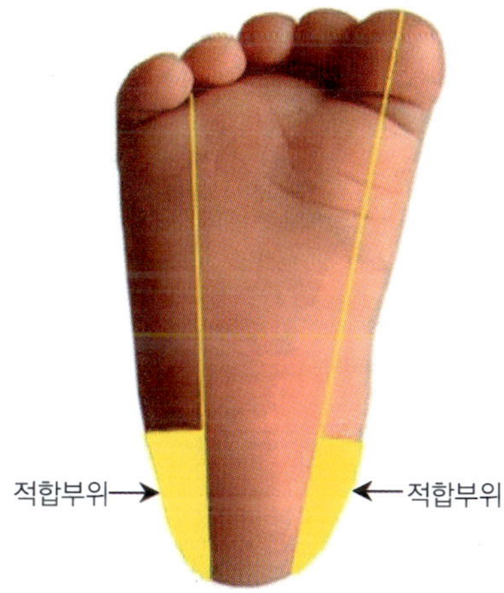

▶그림 1-13. 발뒤꿈치 채혈(heel puncture) 적합부위

(2) 방법

가. 손가락끝 채혈법 (그림 1-11)

① 손가락 끝의 외측면은 모세혈관이 많고 또한 신경이 적은 곳이기 때문에 좋은 곳이다.

② 채혈부위를 alcohol sponge로 닦고 멸균된 lancet으로 충분히 찌른다 (깊이 2~3 mm).

③ 모세관 수축 때문에 혈액이 금방 나오지 않고 4~5초 기다려서 혈관수축이 풀리면 피가 나온다.

④ 처음 나오는 한 방울은 닦아버리고 (조직액 혼입), 그 다음 자연히 흘러나오는 혈액으로 사용한다.

⑤ 채혈이 끝나면 멸균거즈로 환자로 하여금 지혈하도록 한다.

나. 귓볼 및 발뒤꿈치의 채혈법 (그림 1-12, 1-13)

귓볼과 발뒤꿈치의 채혈도 손가락 끝 채혈과 마찬가지로 천자 후 처음 흘러나오는 한 방울은 닦고 그 다음 나오는 혈액을 사용한다. 신생아는 대부분 heel puncture에 의해 모세혈관 혈액을 채취하게 된다. 천자부위는 그림 1-13에서와 같이 발뒤꿈치 측면부위가 좋다.

●○ 모세관 채혈시 주의 사항

① Lancet은 원칙적으로 1회용이다.
② 부종(edema)이 있거나 멍든 부위에서 천자하면 안 된다.
③ 귓불의 천자에서 소량의 혈액을 원하면 귓불의 평평한 면에서, 다량의 혈액을 원할 때는 lobe의 외면부에서 수행한다.
④ 채혈 부위가 냉각되었을 경우는 따뜻하게 해서 혈액순환이 잘되게 하여 천자해야 하며 너무 마찰을 하면 조직액(tissue fluid)이 혼입되기 쉽다.
⑤ 귓불에서 얻은 혈액은 cell이 농축되어 있고, 또한 lymphocyte의 농축이 높기 때문에 혈액도말에는 사용치 말아야 한다.

참고

검체관리:

- 검체가 모검체로부터 분리되어 검사가 시행되는 경우, 자검체가 어느 환자의 검체인지를 확인할 수 있는 지침이 문서화되어 있어야 한다.
- 각 검체당 최소한 두 종류의 환자 확인을 위한 표지가 있어야 한다(예, 환자성명, 생년월일, 환자병록번호 등).
- 모세관 검체, buffy coat 검체, 희석된 검체 등의 자검체에도 환자 확인을 위한 표지가 있어야 한다.
- 모검체로부터 분리된 자검체를 모검체로 다시 넣어서는 안된다.

02 항응고제 (Anticoagulants)

학습목표

1. 혈액응고의 기전을 이해하고 있어야 한다.
2. 항응고제의 항응고기진을 알고 있어야 한다.
3. 각 항응고제의 종류를 알고 그 쓰임새를 알고 있어야 한다.

혈액학적 검사를 하기 위해서는 혈액에 항응고제를 섞어 응고를 막아서 유형성분의 변화를 방지해야 한다. 항응고제의 작용기전은

① EDTA, sodium citrate, double oxalate 등의 항응고제는 혈액응고에 필요한 칼슘이온(calcium ion)을 제거하는 것에 의해 혈액응고를 억제한다.

② Heparin 같은 항응고제는 혈장 중의 anti-thrombin Ⅲ (AT Ⅲ)와 결합되어 그것의 anti-thrombin 작용과 anti-thromboplastin 작용에 의해서 응고를 방지한다.

1 EDTA (ethylene diamine tetraacetic acid, dipotassium or disodium salt)

혈구, 형태 및 혈소판에 변화를 주지 않기 때문에 혈액학적 검사에 가장 선호하고 있는 항응고제이다. 또한 혈소판 응집을 방지하므로 platelet aggregation test (혈소판 응집능검사)를 제외한 혈소판 연구에 선호되고 있다. EDTA-Na_2, K_2, K_3의 세 종류들이 있으나 혈액과 쉽게 용해되는 EDTA-K_2나 EDTA-K_3가 주로 사용되고 있다 (그림 1-14).

항응고원리는 혈액응고에 필요한 칼슘이온을 제거해서 혈액응고를 막는 것이다.

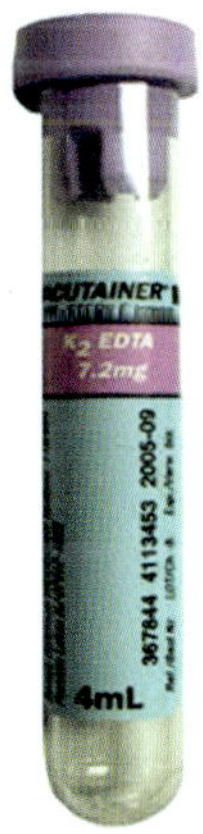

▶그림 1-14. EDTA · K_3

1) 처방 및 사용량 / 혈액 비율

① 1.2~1.5 % 수용액을 만들고 이 수용액 0.1 mL가 혈액 1 mL의 응고를 방지하므로 0.2 mL/2 mL 혈액검체가 혼합되도록 용기에 넣고 37℃에서 건조시켜 사용한다.

② 5 % 수용액 (50 mg/mL)을 만들고 이 용액 0.2 mL가 5 mL 혈액을 응고 저지시키므로 60~70℃의 dry oven에서 건조시켜 사용한다.

③ Becton-Dickinson사의 보라색 마개 (lavender top tube)의 처방을 보면 15 % EDTA (K_3) 수용액 0.04 mL/5 mL 혈액 비율로 100 × 12 mm 시험관에 담겨 있는 것 (1.2 mg EDTA/1 mL blood)과 0.07 mL/ 7 mL 혈액비율 (1.28 mg EDTA/mL blood)이 상품화되어 있다. EDTA-K_3액은 액체상태로 사용하기에 적합하다.

④ 60 % 정도의 진한 용액을 만들어서 0.02 mL/ 2 mL 혈액응고 방지용으로 사용할 수 있으며 액체로 담아서 건조없이 사용하며 실온에서도 안정하다.

2) 장 · 단점

① EDTA는 혈소판 보존능력이 좋고 혈구의 파괴가 안되며 혈구의 형태학적 특성에 변화가 적으므로 혈구형태를 확인하는 검사에 유용하다. 이때 혈액도말 표본은 즉시 만드는 것이 좋으며 2시간 이내에 검사를 시행하지 않을 경우 4℃ 냉장고에 보관해야 한다.

② EDTA K_2염이 Na_2염보다 용해가 빠르기 때문에 사용에 편리하여 병원 검사실에서 사용되고 있다.

③ 혈액과 항응고제를 섞을 때 강하게 흔들면 혈구가 파괴되므로 아래, 위로 뒤집어서 천천히 4~6회 정도 혼합한다.

⑤ ESR 검사는 2시간 이내에 시행해야 한다.

2 3.2% Sodium citrate

혈장 내에서 혈액응고인자 활성이 감소되는 것을 막아 안정된 성적을 얻을 수가 있으므로 혈액응고계검사에 사용되고 있다. 3.2 % sodium citrate ($Na_3C_6H_5O_7 \cdot 2H_2O$로 조제) 용액은 0.85 % 식염수와 등장액으로서 국제혈액표준화위원회 (ICSH)에서 사용을 권장하고 있다 (그림 1-15).

Sodium citrate (구연산 나트륨)의 항응고 원리는 citrate가 칼슘이온을 제거 (chelating)하여 응고를 방지하는 것이다.

ESR 측정 시 Westergren법에서도 sodium citrate를 사용하는데 이때는 항응고제 1 : 혈액 4의 비율로 혼합하여 사용하게 된다.

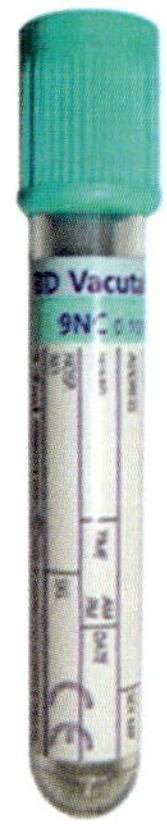
▶그림 1-15. Sodium citrate

1) 처방

3.2 % (0.109 mol/l)

Sodium citrate	3.2 g
Distilled water	100 mL

2) 사용량 / 혈액

사용 비율은 3.2 % sodium citrate액 1 volume에 혈액 9 volume이다. 신공채혈 (vacuum blood collection) 방법을 사용하면 혈액이 1.8 mL (2 mL 용량 시험관) 또는 2.7 mL (3.0 mL 용량 시험관 사용)까지만 채혈된다. 진공채혈관 라벨에 검체주입선이 표시되어 있다. 채혈량이 너무 적으면 citrate의 농도가 상대적으로 높아져서 응고검사결과에 오류가 발생할 수 있으므로 반드시 검체량에 맞게 채혈해야 한다. 혈장을 2~8℃ 냉장고에 보관하고, 검체채취 후 4시간 이내에 검사한다.

3 Heparin

항응고 원리는 heparin이 anti-thrombin과 결합하여 혈액응고 과정 중의 thrombin을 불활성화하여 항응고 작용을 나타낸다. 산투압취약성검사, 조직적합성항원 (HLA)검사, LE 간접법 검사, 염색체 검사 등에 주로 사용된다 (그림 1-16).

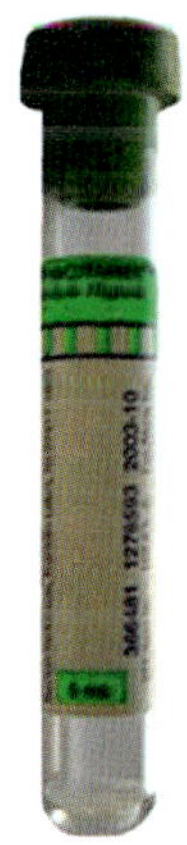
▶그림 1-16. Heparin

1) 처방 (heparin powder 사용)

Heparin powder	0.4 g
Distilled water	100 mL

시험관에 이 용액 0.25 mL를 주입시킨 후 37℃ incubator에서 증발, 건조시킨 후 사용한다. 이 용액 0.25 mL에 들어있는

heparin 1 mg은 최소 24시간 동안 5 mL의 혈액응고 방지에 충분하다.

2) Heparin sodium 25,000 IU액 사용

산성 mucopolysaccharide의 일종으로서 주로 sodium염이 사용되고 화학적으로 볼 때 균일한 물질이 아니어서 제품에 따라서 활성에 차이가 있어 130 IU/mg에 상당한다. 혈액 1 mL의 응고저지를 하는 데는 3~5 unit를 써도 좋다고 생각되지만 학자에 따라서는 15~20 unit가 적당하다고 하는 학자도 있다. 보통 혈액 가스분석, 림프구 배양을 위한 혈액채취, 암모니아 검사 등에 사용되고 있는 heparin의 단위도 0.85 % NaCl로 원액(25,000 IU heparin sodium)을 1,000 IU/mL가 되도록 무균적으로 희석하여 미리 준비해둔 고무마개를 한 멸균 plastic bottle에 주입한 후 냉장보관한다. 사용시에는 이 사용액을 주사기에 한번 흡입하고 다시 밀어 넣어 내부를 적신 후에 혈액 5~10 mL 정도 채혈하면 충분하다.

3) 장 · 단점

① 가장 이상적인 항응고제이나 가격이 비싼 것이 흠이다.

② Heparin으로 처리한 혈액은 용혈이 되지 않으므로 소아과에서 유아나 어린이의 모세혈관 천자 혈액 채취용으로 많이 사용되고 있으며, osmotic fragility test, microhematocrit, LE 간접법 검사 등의 검사에 적합하다.

③ 혈액을 가해 시간이 경과되면 작용이 약해져서 부분 응혈이 생기는 수가 있다.

④ 백혈구를 응집시킬 수도 있으며 또한 백혈구, 혈소판의 형태를 크게 만드는 경향이 있으므로 백혈구 백분율 검사에는 적합하지 않다.

⑤ 도말표본을 작성하여 Romanowsky 염색을 했을 때 배경이 푸르스름한 청색으로 염색되는 경우가 많은데 이는 이상단백의 존재 하에서 더욱 현저하다. 따라서 blood smear 제작에는 부적합하다.

4 Double oxalate

1) Heller & Paul's 처방

Ammonium oxalate 1.2 g : RBC 팽창(swelling)

Potassium oxalate 0.8 g : RBC 수축(shrinkage)

40 % formaldehyde 1.0 mL : 방부제

Distilled water 100 mL

Ammonium oxalate: potassium oxalate의 비율이 3 : 2가 되면 적혈구 크기의 수축과 팽창이 평행되기 때문 적혈구 부피에 변화를 가져오지 않는다(그림 1-17).

항응고기전은 혈청내 calcium ion과 oxalate mixture(수산혼합물)가 서로 만나서 침전이 일으키거나 비이온화 형태로 결합되므로 혈청 내로부터 유리칼슘이온(free calcium ion)이 제거되기 때문이다.

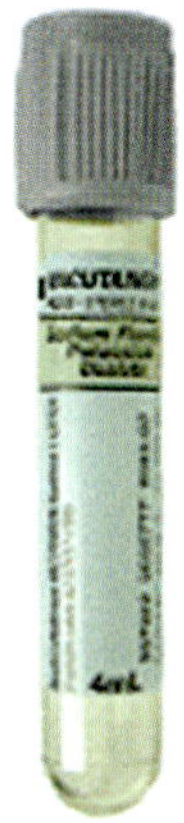

▶그림 1-17. Oxalate

2) 장 · 단점

RBC, WBC, Hb, Hct, reticulocyte count, ESR 등에 사용한다. 혈액도말용으로는 lymphocyte의 변형 및 vacuole이 생기므로 사용하지 않으나 불가피한 경우 1시간 이내에 사용한다. 혈소판의 경우 응집 덩어리(clump)를 만들게 되므로 혈소판 수 측정에는 사용할 수가 없는 항응고제이다.

5 Sodium fluoride (NaF)

혈장내의 당이 소모되는 것을 막기 위해 혈당보존제인 sodium fluoride를 첨가한 것으로 항응고제인 oxalate나 lithium heparin이 들어있다. 주로 당 측정을 위해 사용하고 creatinine kinase, ALT, AST, ALP 등의 효소를 피괴하므로 이 효소들을 측정할 때는 사용할 수 없다(그림 1-18).

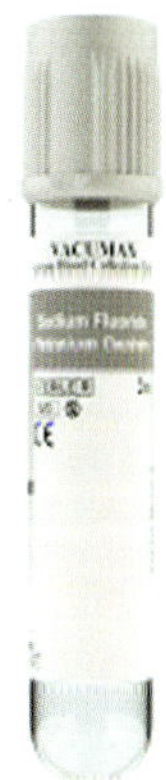

▶그림 1-18. Sodium fluoride

6 PST (plasma separator tube) & SST (serum separator tube)

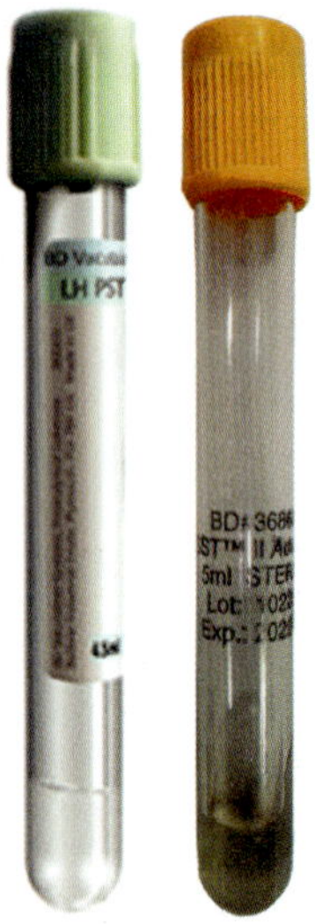

▶그림 1-19. PST와 SST

시험관에 혈구세포보다는 가볍고 혈장보다는 무거운 비활성 합성물질인 gel을 첨가하여 원심분리하면 혈구세포와 혈장 사이에 gel이 들어가서 물리적으로 혈장을 분리할 수 있게 하는 것으로 항응고제로 heparin이 첨가되어 있다.

항응고제가 첨가되지 않고 gel과 응고촉진제인 silica gel 들어있어 혈청을 분리할 수 있는 SST (serum separator tube)도 있다(그림 1-19).

참고

(1) 항응고제를 함유한 정맥혈액으로 할 수 있는 검사
- ① RBC, WBC, hemoglobin, hematocrit, platelet, differential count, MCV, MCH, MCHC 등
- ② ESR (erythrocyte sedimentation rate)
- ③ Reticulocyte count
- ④ PT, APTT (with 3.2 % or 3.8 % sodium citrate 또는 sodium oxalate 0.1M)
- ⑤ Body fluid cell count
- ⑥ Blood grouping and cross matching
- ⑦ Osmotic fragility test (with heparin)

(2) 항응고제 없이 정맥혈액으로 할 수 있는 검사
- ① Blood smear (채혈 즉시 도말)
- ② Coagulation time
- ③ Osmotic fragility test (채혈 즉시)
- ④ Blood grouping and cross matching

표 1-1. **진공채혈관 종류(Vacuum Blood Collection Tubes) 및 채혈순서(CLSI 지침)**

순서	용기	시험관 명 및 첨가제	용 도	Mixing
1	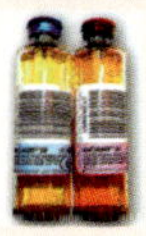	Blood culture (세균배양액) – Thioglycollate broth (혐기성) – Trypticase soy broth (호기성)	세균배양 오염방지를 위해 최우선적 채혈	8~10회
2	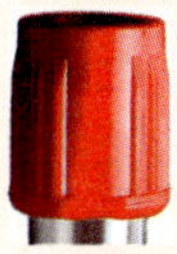	Plain tube	혈액은행 검사(Ⅱ차시험)를 위한 혈청분리용	0회
3	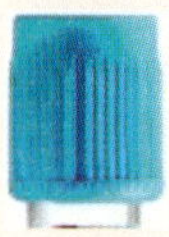	Citrate tube Sodium Citrate (3.2 % or 3.8 %)	혈액응고 및 혈소판 기능 검사를 위한 혈장 분리용	3~4회
4	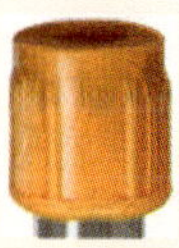	SST (Serum separator tube) Clot activator 및 gel	화학, 면역 및 혈액은행 검사를 위한 혈청분리용	5회
5		PST (Plasma separator tube with heparin) Lithium heparin 및 gel	화학 검사를 위한 혈장 분리용 Heparin은 다른 tube에 혼합되더라도 혈액응고 검사 외에 큰 영향 없음	8~10회
6	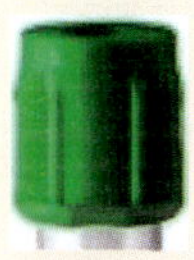	Heparin tube Lithium heparin or sodium heparin	화학 검사를 위한 혈장 분리용 Heparin은 다른 tube에 혼합되더라도 혈액응고 검사 외에 큰 영향 없음	8~10회
7	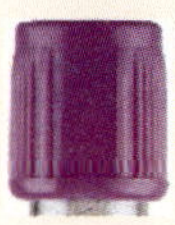	EDTA tube Spray dried K2 EDTA or liquid K3 EDTA	CBC 등 혈액학 검사 및 혈액형 검사용	8~10회
8		Antiglycolytic tube (NaF tube) Sodium fluoride, Potassium oxalate	혈당 측정용	8~10회

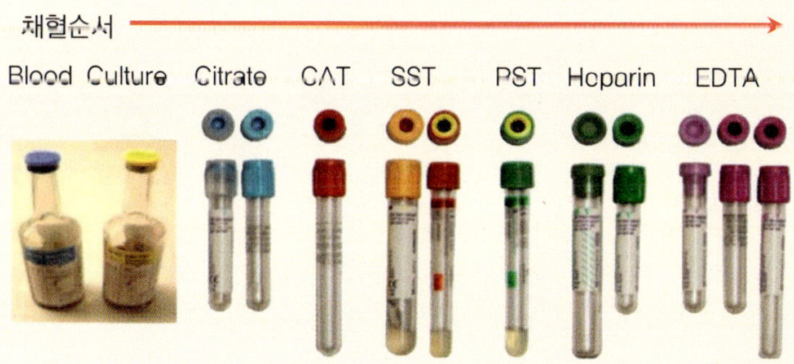

*CAT = clot activatyor tube (plain tube 아님)

참고

1) 세균 배양용 혈액은 세균 오염을 방지하기 위해 제일먼저 채혈한다.
2) 첨가제가 들어있는 다른 tube로부터 첨가제의 혼입을 방지하기 위해 Plain tube를 먼저 채혈한다.
3) 혈액응고검사에 영향을 줄 수 있는 첨가제의 혼입을 방지하기 위해 첨가제가 들어있는 tube 중에서는 citrate tube를 먼저 채혈한다.
4) Heparin은 다른 tube에 혼입되더라도 혈액응고 검사 외에는 큰 영향을 주지 않는다.
5) EDTA는 다른 tube에 혼입되면 검사결과에 큰 영향을 주므로 마지막에 채혈한다.

학습토의

1. 모세혈관 채혈과 정맥혈관 채혈의 장·단점을 설명하시오.

2. 혈액 채혈 때 발생할 수 있는 용혈의 경우를 설명하시오.

3. EDTA, oxalate, citrate가 혈액응고를 방지하는 기전을 설명하시오.

4. Heparin이 혈액응고를 방지하는 기전을 설명하시오.

제 2 장 일반 혈액학적 검사

Routine Hematologic Tests

일반혈액검사 (complete blood cell count ; CBC)는 가장 기본적인 혈액학적 검사로서 어떤 질병이든 병원에 내원하는 모든 환자에게 기본적으로 실시하는 검사이다. CBC는 혈구의 변화를 관찰하기 위한 검사이다. 그러므로 모든 환자에게 실시하여 혈구의 상태를 파악하는 것이 진단에 도움을 준다. CBC 검사에는 적혈구 수, 백혈구 수, 혈소판 수, 혈색소 (Hb), 헤마토크리트 (Hct), 평균적혈구용적 (mean corpuscular volume ; MCV), 평균적혈구 혈색소량 (mean corpuscular hemoglobin ; MCH), 평균 적혈구 혈색소 농도 (mean corpuscular hemoglobin concentration ; MCHC) 및 백혈구 감별계산 (WBC differential count), 그물적혈구 (reticulocyte)수 등이 포함된다. 병원에 따라서는 ESR (erythrocyte sedimentaion rate) 적혈구의 크기 분포폭 (red cell distribution width ; RDW), 혈소판 크기 분포폭 (platelet distribution width ; PDW)을 포함시키기도 한다. 최근에는 자동혈액분석기의 발달로 검사를 쉽게, 그리고 빠르게 검사할 수 있으며 검사의 정확성을 높이고 있다.

01 혈색소 측정

학습목표

1. 혈색소(Hb)의 기본구조와 그 기능을 설명할 수 있어야 한다.
2. 혈색소 검사방법에 따른 각 검사방법의 원리를 이해하고, 그 검사방법을 설명할 수 있어야 한다.
3. 국제표준화위원회(ICSH)에서 국제표준법으로 권장하고 있는 cyanmethemoglobin 검사방법에 대하여 그 원리와 검사 방법을 설명할 수 있어야 한다.
4. 혈색소 표준검량선을 작성할 수 있어야 한다.
5. 혈색소 검사방법에 의한 혈색소 참고치 범위를 알고 있어야 한다.

Hemoglobin은 heme과 globin 단백질이 결합하여 구성된 분자량 64,000 정도의 붉은 색소 단백질이다. Heme의 합성은 몇 단계의 합성과정을 거쳐서 4개의 pyrrol ring으로 되어 있는 porphyrin 유도체인 protoporphyrin에 2가 철(Fe^{2+})이 들어가서 완성된다. globin은 아미노산들의 polypeptide 결합으로 합성되며 1개의 혈색소에는 4개의 사슬이 2개씩 한 쌍으로 2쌍으로 3차원적인 구조로 주름 잡혀져 있다.

혈색소 측정방법으로는 분광광도계법인 cyanmethemoglobin법, oxyhemoglobin법, 그리고 SLS (sodium larte)법, 요즘엔 오차가 심하여 사용하지 않지만 육안비색법 등이 있고 혈액비중을 측정하여 혈색소량을 계측할 수 있는 황산동 적하법과 근래에는 현장검사(point of care test, POCT)법에 의한 간단한 Hb 측정기가 개발되어 소량의 혈액으로 Hb정량측정이 10초 만에 측정되어 지는 것(POCT 검사법) 등이 있다.

혈색소 표준액을 만드는 것은 쉽지 않은데 혈색소 자체가 불안정한 물질이기 때문이다. 따라서 혈액에 희석시약을 넣어서 혈중 혈색소를 안정한 유도체로 전환시켜 그 농도를 분광광도계로 비색하거나 또는 육안 비색법을 이용하여 측정하며 표준액의 검량선에서 판독한다.

1 비색법 (Visual methods)

A. Sahli Hellige method

측정관 속에 소량의 0.1 N HCl 시약을 넣고 Sahli pipette로 20 μL 혈액을 넣어 혼합하면 hemoglobin이 황갈색의 acid hematin으로 전환된다. 이것을 표준관의 색조와 일치할 때까지 증류수로 희석하여, 측정관 한 면의 g/dL 또는 Hb의 눈금을 읽어준다 (그림 2-1).

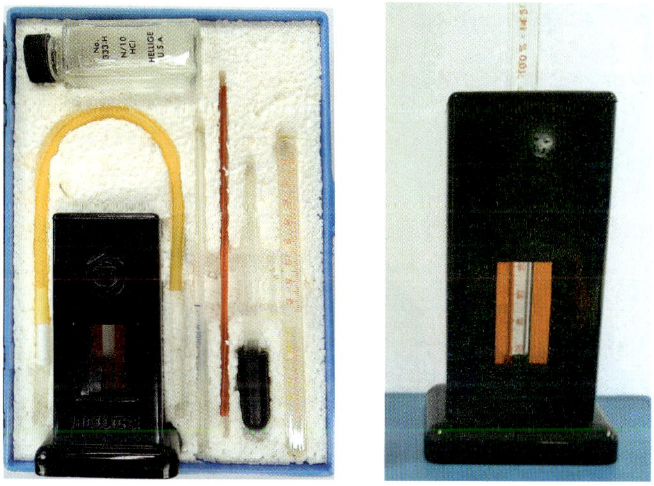

▶그림 2-1. Sahli-Hellige Hemometer Kit 기구들

2 분광광도계법 (Spectrophotometry)

전세계적으로 분광광도계를 사용하는 수기법 (manual)과 자동혈구계수기 양쪽에서 가장 많이 사용되는 방법은 1966년 ICSH (international council for standardization in hematology, 국제혈액표준화위원회)에서 국제표준법으로 사용 권장한 cyanmethemoglobin법이다. 그러나 이 방법은 희석액 중에 포함되어 있는 KCN이 산화 화학반응을 하면 유독성이 있는 산성 시안 가스를 발생시키는 등 폐액에 의한 환경오염 문제로 지적되고 있다.

A. Cyanmethemoglobin법 (ICSH 표준법)

1) 원리

혈액 중의 hemoglobin이 페리시안화칼륨과 반응해서 methemoglobin으로 전환되고, 다시 시안화칼륨과 반응하여 cyanmethemoglobin으로 전환되는데 이 반응들은 동시에 진행되어진다. Cyanmethemoglobin은 안정한 색소로서 분광광도계 파장 540 nm에서 흡광도 또는 투과율을 측정하여 Hb농도를 구하게 된다. Sulfhemoglobin을 제외하고는 10분 이내에 붉은 색의 cyanmet Hb으로 전환되는데 이 용액은 선명하고 탁하지 않다.

Hb + $K_3Fe(CN)_6$ → methemoglobin

Met. Hb + KCN → cyanmethemoglobin

2) 기구

① Sahli pipette

② Serological pipette 5.0 mL 또는 분주기 (dispenser) 5.0 mL

③ Spectrophotometer

3) 시약

Drabkin's 희석액

Potassium bicarbonate ($KHCO_3$)	1.0 g
Potassium cyanide (KCN)	50 mg
Potassium ferricyanide ($K_3Fe[CN]_6$)	200 mg
Distilled water	1,000 mL

갈색병에 넣어 보존하고 실온에서 보존하면 1주일까지 안정하고 4~6℃ 냉장고에 보관하면 1개월 안정하다. 용액을 얼리면 퇴색되어서 사용하지 못하며, Drabkin's 희석액에는 독성물질인 cyanide가 함유되어 있으므로 조심스럽게 취급해야 한다.

4) 검사방법

① 5.0 mL의 Drabkin액을 4부 시험관에 넣는다.

② 잘 혼합한 EDTA 혈액 또는 capillary blood 20 μL를 Sahli pipette (그림 2-2 a, b) 또는 micropipette로 흡입하여 외부에 묻은 혈액은 거즈로 닦고 Drabkin액에 넣는다. Drabkin 희석액으로 pipette 내부에 묻은 혈액을 3~4회 씻고 희석액과 잘 혼합시킨다.

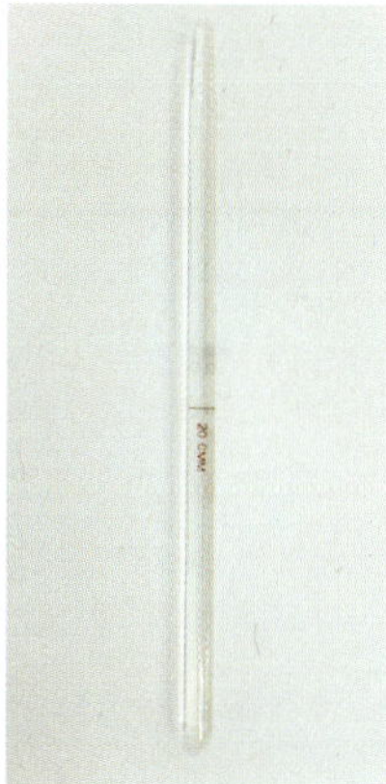

(a)

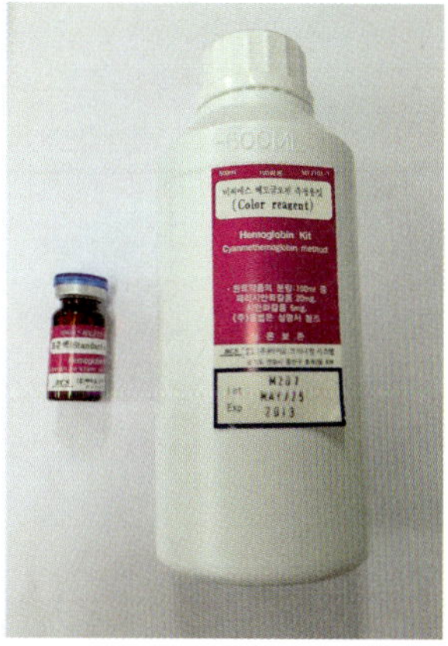

(b)

▶그림 2-2. (a) Sahli pipette (20 μL), (b) Drabkin액

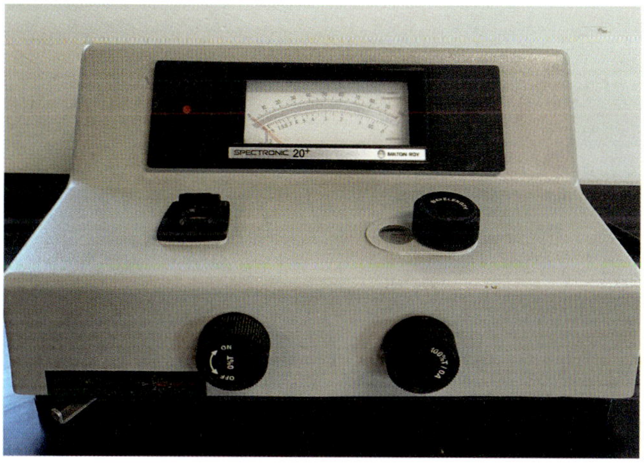

▶그림 2-3. Spectrophotometer

③ 10분간 실온에 방치하여 발색시킨다.

④ 희석액 5.0 mL를 맹검 (blank)으로 하여 분광광도계 (spectrophotometer) (그림 2-3) 540 nm 파장으로 흡광도 (눈금 0) 또는 투과율 (눈금 100 %)을 맞춘 후 측정한다.

⑤ 흡광도 또는 투과율을 구하여 검량선 (calibration curve)에서 Hb농도 (g/dL)를 구한다.

5) 검량선 (Calibration curve)의 작성

① 흡광도의 측정

혈색소 Hb 표준액은 Hb 측정용의 spectrophotometer에서 검량선을 작성하기 위해서 검정하고 표준화한 것으로 순도와 농도를 엄밀히 규정한 cyanmethemoglobin 용액이다. 4~6℃의 냉장고에 보관하고 유효기간에 주의하여야 한다.

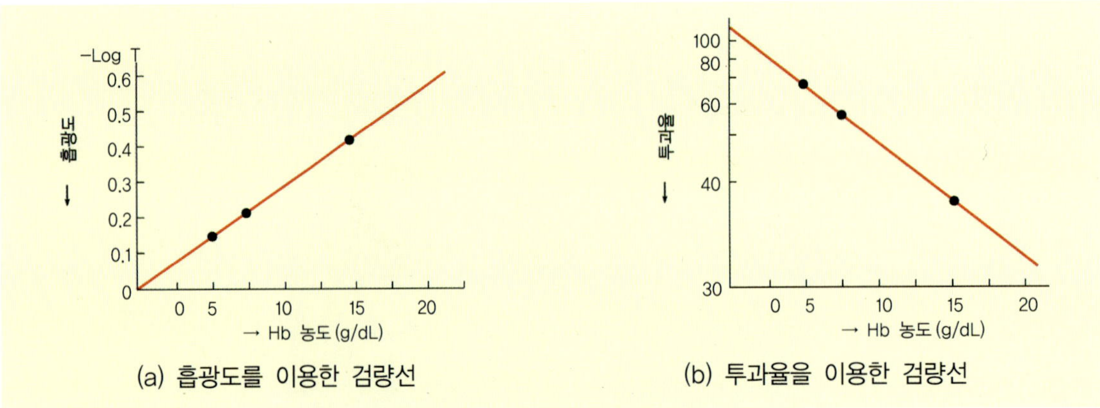

▶그림 2-4. Hb의 검량선 예

Reagent \ Tube	I	II	III	Blank
Acuglobin (0.06 g/dL)	5.0 mL	2.5 mL	2.5 mL	−
Drabkin's sol	−	2.5 mL	5.0 mL	5.0 mL
농도	0.06 g/dL	0.03 g/dL	0.02 g/dL	−
Hb농도 (g/dL)	15	7.5	5.0	−

Acuglobin을 냉장고에서 꺼내 실온상태로 되게 한 후 사용하며 ample을 개봉한 후에는 빨리 사용해야 한다.

파장 540 nm에서 맹검 (blank)을 0에 맞춘 후 각 시험관의 흡광도를 읽고 검량선에서 Hb치를 구한다(그림 2-4).

Standard Hb 농도치는 실제 측정에 이용되는 희석배수를 곱하여 전혈 100 mL당 Hb량 (g/dL)을 구한 것이다.

예를 들어 Hb을 251배 희석하므로

I tube의 Hb량 (g/dL) = standard Hb농도 (g/dL) × 희석배수

$$0.06\ g/dL \times 251 = 15\ g/dL$$

이러한 과정에 의하여 standard graph가 작성되어진다.

② 계산식에 의한 방법

상품화된 Hb 표준액의 농도 16.0 g/dL를 이용하여 맹검 (blank), 표준 (standard), 검체 (test)와 동시에 kit 측정법대로 검사하고 흡광도를 구해서 아래 식과 같이 계산한다.

$$\text{Hemoglobin량 (g/dL)} = \frac{\text{검체의 흡광도}}{\text{표준의 흡광도}} \times \text{표준액의 농도 (16 g/dL)}$$

③ Factor를 이용한 Hb농도 직독법

Spetrophetometer가 factor assay를 할 수 있는 기종이라야만 가능한데 Hb 표준액의 농도(예, 16 g/dL)로 3회 연속 측정하여 평균흡광도를 구한 다음 16 ÷ 평균흡광도 = Hb factor가 된다. 이 factor값을 기기에 입력해 놓고 blank를 맞춘 후 검체를 흡입시키면 reading한 흡광도 × factor를 계산하여 Hb농도가 산출되어진다. Flow cell system이 부착된 분광 광도계면 더욱 사용하기가 편리하다.

6) 오차의 원인

① 부정확한 Sahli pipette를 사용했을 때 (±1 % 이내 것을 사용한다)
② 충분히 혼합되지 못했을 때
③ 반응시간이 불충분할 때
④ 희석액이 잘못 조제되었을 때
⑤ 희석액이 오래되어서 퇴색되었을 때
⑥ Calibration curve를 자주 검정하지 않았을 때 (희석액을 새로 만들 때나 또는 1개월에 한번 검정할 것)
⑦ Cuvette이나 pipette가 깨끗하지 못했을 때
⑧ 정색시약을 얼렸을 때

B. SLS (Sodium lauryl sulfate)법

Ohshiro et al (1981년)에 의해 개발된 SLS Hb 측정법은 음이온 계면활성제 (anionic surfactant)인 SLS 0.05~0.1 g/dL, 비이온계면활성제 (nonionic surfactant)인 Triton X-100 0.05~0.1 %가 들어있는 buffer 용액을 사용하는 방법이다. 국제표준법인 cyanmet Hb법의 정색반응액 중에 포함되어 있는 KCN과 $K_3Fe(CN)_6$가 전혀 함유되어 있지 않다. 즉, 유해물질이 들어있지 않는 무공해성 Hb측정법으로서 spectrophotometer method와 automated blood cell counter에 사용되고 있다. 1994년도부터 SYSMEX Co.에서는 Sysmex K-1000 기종과 XE-2100기종에 희석액을 sulfolyser 명칭으로 검체검사에 적용시키고 있다.

1) 원리

SLS Hb 시약에 혈구가 희석되는 순간에 용혈되어 Hb이 용출된다. 즉, stable한 SLS-hemichrome상 물질로 전환되어진다. Methemoglobin, oxyhemoglobin, carboxyhemo-

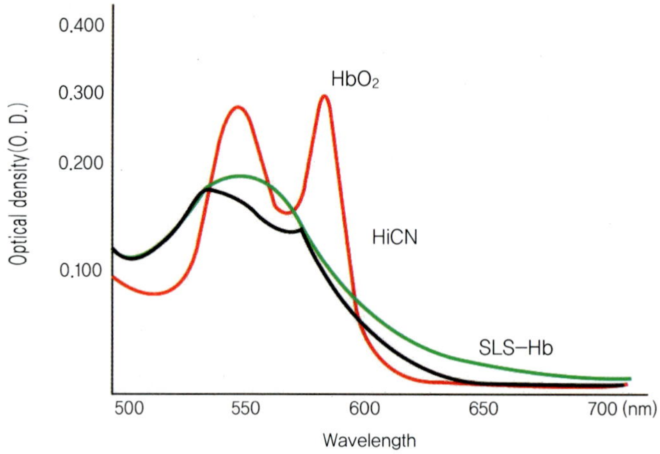

▶그림 2-5. SLS, HbCN, HbO_2 Hb방법의 흡수파장 곡선
※ HITACHi 220 automatic spectrophotometer 사용

globin도 동일흡수대의 Hb유도체로 전환되어진다. 최대흡수파장 535 nm에서 측정하게 된다(그림 2-5).

2) 시약

① SLS-buffer Hb

Sodium lauryl sulfate	0.7 g
Triton X-100	1.0 mL
M/30 phosphate buffer (pH 7.35 ± 0.15)	1,000 mL

음이온 계면활성제인 SLS는 혈구를 순간적으로 용혈시키는 작용을 한다. 비이온 계면활성제 Triton X-100은 저온에서 SLS의 침전 방지 목적으로 들어 있으며, pH 7.2~7.5 사이의 M/15 또는 M/30 phosphate buffer를 사용한다. Automated hematology cell counter에 사용하는 상품화된 Hb시약은 SLS Hb법의 원리에 바탕을 둔 sulfolyser 용혈제 (hemolytic agent)이다.

3) 검사방법

앞에서 기술한 방법들과 동일하다. SLS buffer 용액과 혈구를 반응시켜 3분이면 전환이 완료되며, 최소한 8시간까지도 반응액의 안정성이 유지된다. 국제표준법인 cyanmetHb법으로 측정하여 Hb치를 알고 있는 정상 신선혈액을 사용하여 calibration하거나, 상품화된 calibrator용 관리혈액 (control blood)을 사용하면 된다.

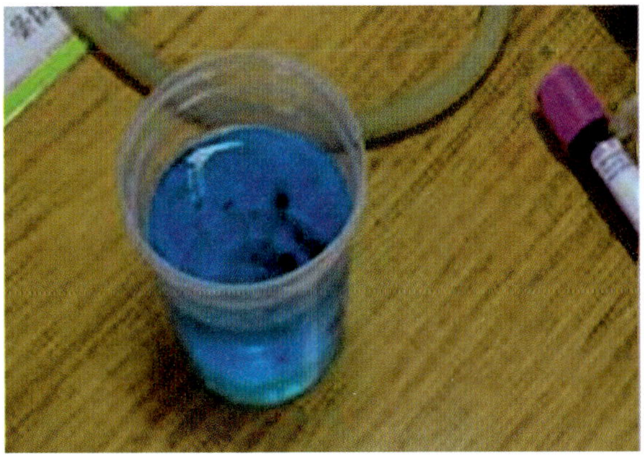

▶그림 2-6. 황산동 적하법에 의한 Hb검사

C. 자동혈구 계수기에 의한 hemoglobin 측정

ICSH 표준방법인 cyanmet Hb법을 채택하여 사용되어 왔었는데, 근래에는 SLS법으로 교체하였으며 540 nm 파장에서 흡광도를 구하여 Hb치를 산출한다. Coulter 등 타사제품의 기기들은 모두 cyanmet Hb방법에 의한 Hb측정을 자동화하여 사용하고 있다.

3 황산동 적하법에 의한 혈색소 검사(Copper sulfate falling drop method)

1) 검사원리

황산동기순 원액 비중 1.100을 사용하여 황산동 비중용액을 만들어 놓는다. 그 속에 혈액 1 drop을 적하하고, 전혈헌혈용으로 1.053 이상(Hb 12.5 g/dL 이상), 성분헌혈용으로 1.052 이상(Hb 12.0 g/dL 이상)으로 비중을 조정한다. 이 용액에 혈액을 떨어뜨려 그것이 뜨고 가라앉는 상태로 비중을 측정하여 혈색소 농도를 구한다(그림 2-6).

2) 검사방법

① 손끝을 알코올로 소독하고 멸균된 lancet으로 천자한다.

② 혈액방울 속에 capillary tube 끝을 넣어 혈액을 채취한다.

③ 황산동 용액 위 1 cm 높이에서 채취한 혈액을 떨어뜨린다.

④ 황산동 용액 속에 떨어뜨린 혈액 한 방울은 2~3 cm 깊이에서 낙하의 관성을 잃고 12초 정도는 변하지 않으나 그 후에는 가라앉거나 떠오르게 된다.

3) 검사결과

혈액비중	혈색소	헌혈종류
1.053	12.5 g/dL	전혈헌혈
1.052	12.0 g/dL	성분헌혈

4 현장검사에 의한 Hb 측정(Point of care Test, POCT)

A. HemoCue Hb 201 POCT Hb 측정기 사용법

측정방법: Dual wavelength measuring method (photometry) (그림 2-7)

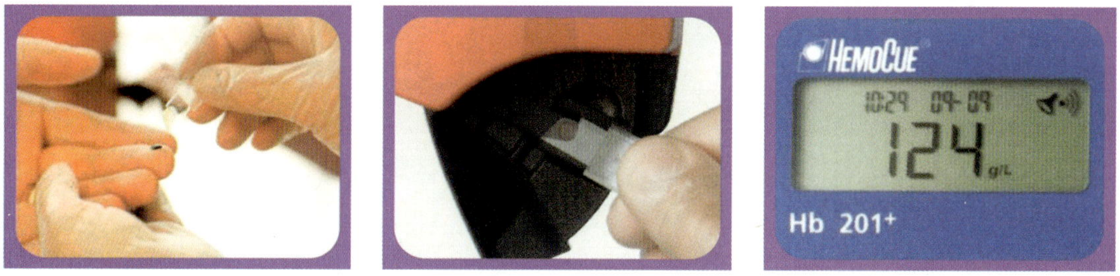

(a) 건조시약에 있는 cuvette에 10 μL의 혈액을 채운다.

(b) 분석기에 장착한다.

(c) 15~60초 후에 결과가 나타난다.

▶그림 2-7. HemoCue POCT의 검사단계

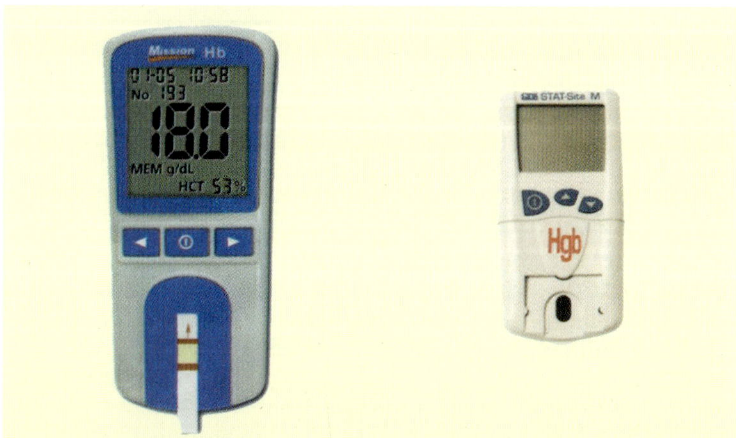

(a) (b)

▶그림 2-8. (a) Mission Hb 측정기 (b) STANBIO Hb 측정기

검출원리: azidmethemoglobin

측정범위: 0~25.6 g/dL

분석기특성: 혼탁도보정 (880 nm)과 Hb측정용 (570 nm) 이중파장 내장

B. Mission Hb Testing System

측정기에 삽입한 strip에 10 μL의 모세혈 및 정맥혈을 적용시킨 후 15초 이내로 Hb와 Hct치를 측정할 수 있는 현장검사 (POCT)기이다 (그림 2-8).

측정방법: Reflectance photometry

검출원리: Methemoglobin

측정범위: Hb 5~25.6 g/dL, Hct 15~75 %

측정파장: 525 nm

Calibration: Automatic

Hb total precision CV: 〈 3 %

Accuracy: Hb 5~10 g/dL; ±0.4 g/dL, Hb 10~25 g/dL; ±4%

5 참고치 (Reference values)

혈색소의 참고치는 성별, 연령, 채혈방법, 인종, 보고자 등에 따라 다소 차이가 있다.

신생아는 높은 치를 보여주고 있지만 생후 3주 후부터 감소되기 시작하며 소아기에는 성인치보다도 낮은 치를 보인다. 표 2-1에 혈색소치의 증가 및 감소를 나타내었다.

표 2-1. Hemoglobin 감소 및 증가

혈색소 감소	혈색소 증가
임신	다혈증 (Polycythemia)
빈혈	고지대
백혈병	발한, 설사, 구토 등으로 인한 탈수

신생아	1주	1개월	어린이	성인남자	성인여자
17~22 g/dL	15~20 g/dL	11~15 g/dL	11~13 g/dL	14~18 g/dL	12~16 g/dL

6 오차의 원인 (Error sources)

① 황달 환자는 담즙색소 때문에 높은 치를 나타낸다.

② 백혈병 (leukemia) 환자와 같이 WBC가 100,000 μL 이상 나올 때 5~10 % 정도 Hb가 측정된다.

③ 혈액이 농축 (hemoconcentration)되면 Hb치가 높아진다. 순환 혈액량이나 혈장단백 농도를 측정하여 확인한다.

학습토의

1. Cyanmethemoglobin 법의 원리를 설명하시오.

2. Drabkin's 시약의 주성분은 무엇이며 Drabkin's 시약을 사용할 때 주의해야 할 사항을 설명하시오.

3. Cyanmethemoglobin 검사방법의 단점을 설명하시오.

4. 성인 남자와 여자의 혈색소 참고치를 설명하시오.

5. 혈색소치의 변동에 대해서 설명하시오.

02 Hematocrit 측정

학습목표

1. 적혈구 용적(hematocrit)에 대하여 이해하고 있어야 한다.
2. Hematocrit 검사방법에 대하여 그 원리를 이해하고 그 검사방법을 설명할 수 있어야 한다.
3. Microhematocrit 방법과 Macrohematocrit 방법에서 장단점을 알고 있어야 한다.
4. Hematocrit 원심분리기와 판독기를 사용할 수 있어야 한다.

Hematocrit란 전혈 중 적혈구 성분의 용적을 백분율로 표시한 적혈구용적 백분율이며 packed cell volume(PCV)이라고도 표현하기도 한다. Hematocrit를 측정함으로써 polycythemia 및 빈혈정도를 파악할 수 있다. Hematocrit는 RBC의 수 및 Hb의 양과 동등한 의미를 가지고 있고 또한 측정하기가 간편하고, 빠르며 정확도가 높아서 CBC(count blood cell)의 routine test로 이용된다. Hct 측정방법으로는 capillary tube를 사용하는 microhematocrit method와 적혈구에 의한 전기적 pulse 높이측정법(cumulative pulse height detection method)에 의해 산출되는 자동혈구계산기법을 가장 많이 사용하고 있다. 또한 Wintrobe tube를 사용하는 macrohematocrit method도 있다. 실온에서 6~24시간 가량 방치된 검체는 Hct와 MCV가 증가될 수 있다.

1 Microhematocrit method

1) 원리

Heparin이 처리되어진 capillary tube에 2/3 가량 모세관현상으로 전혈을 채운 후, critoseal(점토)이나 화염에 의하여 바깥쪽 관구를 막고, 원심분리하여 hematocrit reader에서 적혈구용적을 백분율로 구한다.

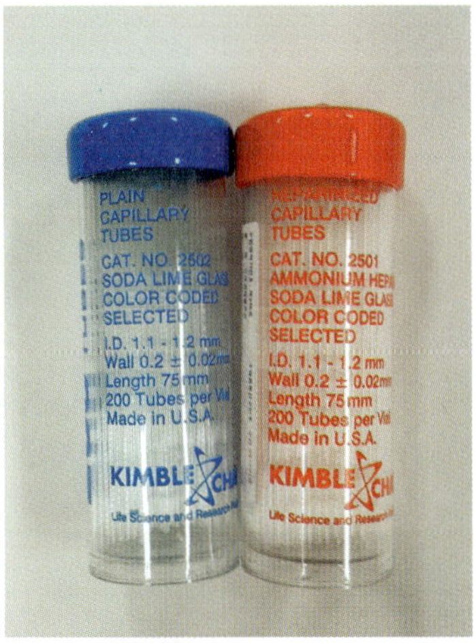

▶그림 2-9. Capillary tube (plain 및 heparinzed)

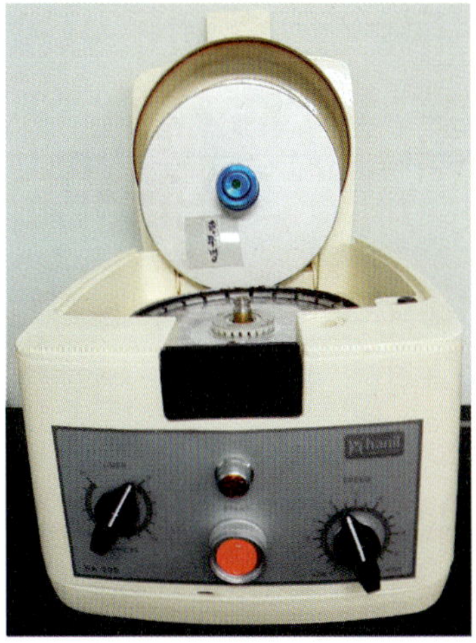

▶그림 2-10. Microhematocrit centrifuge

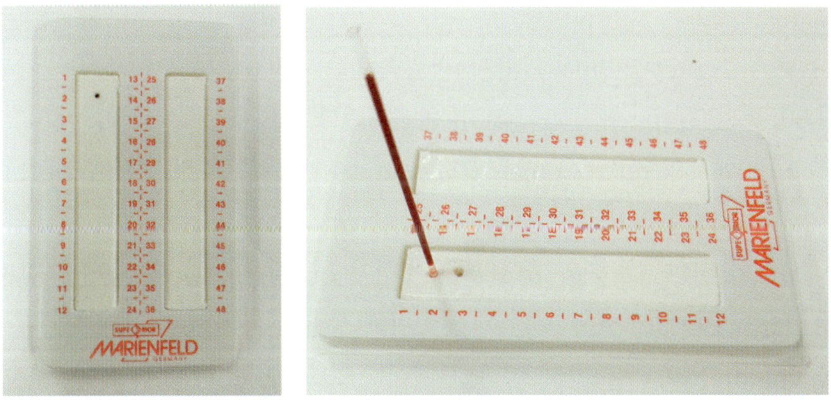

▶그림 2-11. Critoseal로 관구를 막는 요령

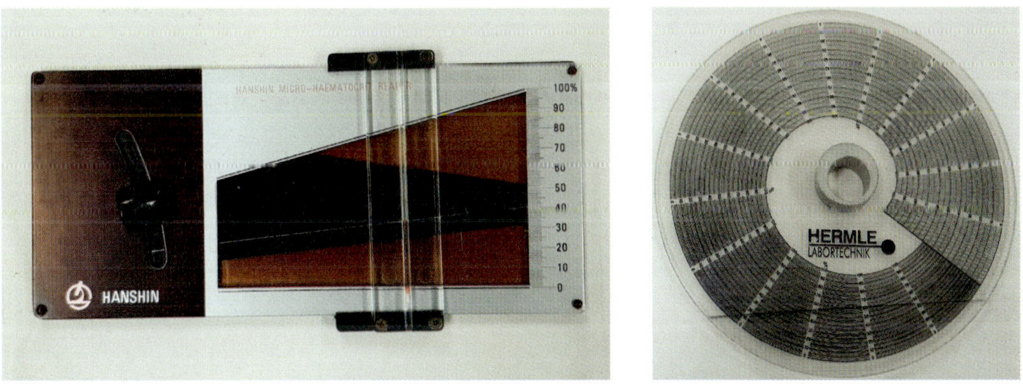

▶그림 2-12. Hematocrit reader

2) 기구 (그림 2-9~2-12)

① Capillary tube (1.5~1.6 mm × 75 mm): 75 μL 혈액 채취 가능하다.

② Microhematocrit centrifuge

③ Critoseal

④ Hematocrit reader (판독기)

⑤ 말초혈액 채취용구

3) 검사방법

① EDTA 혈액 또는 귓불이나 손가락 끝을 천자하여 혈액 1방울을 닦아버리고 자연히 흘러나오는 혈액을 heparinized capillary tube에 2/3가량 기포가 들어가지 않도록 채운다.

② 모세관의 혈액흡입 반대쪽 관구를 critoseal이나 microburner gas 화염으로 봉합한다.

③ 봉한 관구를 microhematocrit기 바깥쪽으로 향하게 하고 cover를 단단히 조인 후 11,000~12,000 rpm에서 3~5분간 원심시킨다.

④ 그림 2-20에서의 microhematocrit reader 밑면의 기저선 (base line)에다 관구를 막은 부위의 혈침층을 맞추고 혈장층의 높이 끝 부위를 사선이 그어진 부위와 닿도록 하면 100 %가 된다. 그 다음 lever를 움직여서 buffy coat층 바로 밑면 혈침층에 맞추고 우측선상의 Hct%를 판독한다. 이것이 혈액 중에서 차지하고 있는 적혈구용적 (packed cell volume, PCV)을 %로 나타낸 것이다 (그림 2-13).

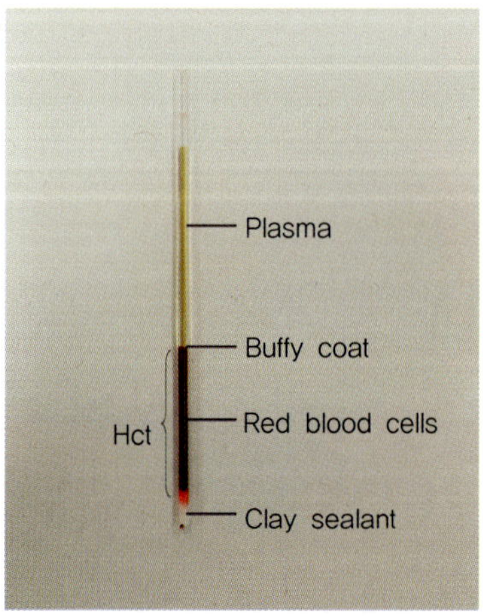

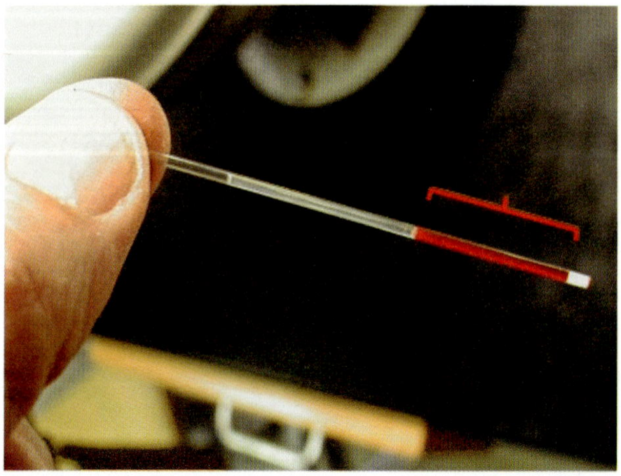

▶그림 2-13. 적혈구 용적

참고

① 귓불이나 손가락 끝을 천자한 미량혈액(0.03 mL 전후)으로도 가능하므로 소아 환자에 좋다.
② Wintrobe method보다 3~5%의 낮은 치를 나타내며 이 방법에 의해 측정된 Hct치가 실치이다.

2 Macrohematocrit method (Wintrobe법)

1) 원리

응고를 방지한 혈액(EDTA blood)을 Wintrobe tube에 넣고 원심분리를 한 후 적혈구의 용적이 전혈에서 차지하는 %를 구하는 방법이다.

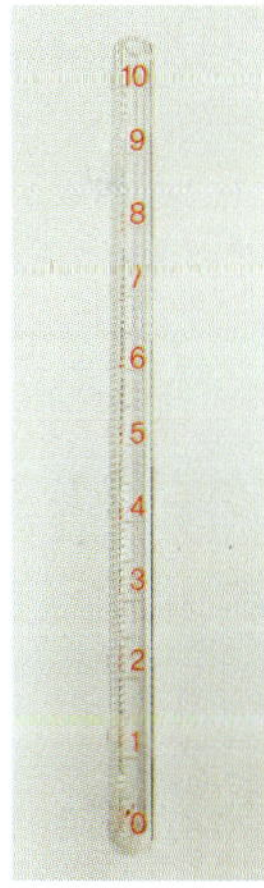

2) 기구

① Wintrobe tube(길이 110 mm, 내경 3 mm)
② Capillary pipette 또는 syringe with spinal needle
③ Centrifuge(r = 22.5 cm)

3) 검사방법

① EDTA 혈액을 capillary pipette 또는 spinal needle을 끼운 주사기로 흡인하여 Wintrobe tube의 100 mm mark까지 넣는다(기포가 들어가지 않도록 주의한다).
② 약 10분간 방치한다(WBC와 platelet가 표면으로 올라온다).
③ 3,000 rpm 30분간 원심분리 한다.
④ 원심 후 적혈구층(buffy coat층 제외)의 높이가 전혈액층(혈구층 + 혈장층)의 몇 %인가 읽어준다.

$$\text{Hematocrit치 } \% = \frac{\text{적혈구층 높이}}{\text{전혈층 (혈장층 + 혈구층) 높이}} \times 100$$

3 자동혈구계수기법

XE-series cell counter (Sysmex Co.) (그림 2-15)의 Hct 측정원리는, sheath flow 검출기의 aperture를 통과하는 혈구에 의해 발생하는 pulse의 크기 (전압변화)가 혈구용적에 비례하는 원리를 바탕으로 누적 혈구 pulse 높이 측정방법 (그림 2-14)을 사용하고 있다.

혈구 pulse를 comparator 회로에서 크기에 따라 자동설정된 선별기 (discriminator)에서 histogram을 구하고, Hct치는 이것에서 각 혈구용적을 누계하여 정수를 곱하여 Hct치를 %로 나타내게 된다. 즉, 자동혈구계산기에 의해서는 다음과 같은 계산식에 의해 Hct치를 구한다.

$$\text{Hematocrit} = \frac{\text{Mean cell volume (fL)} \times \text{Red cell count} (\times 10^{-6}/\mu\text{L})}{10}$$

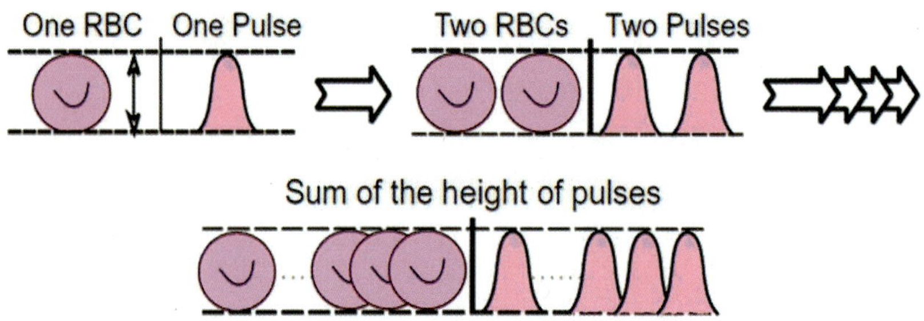

▶그림 2-14. 누적혈구 pulse 높이측정법 (cumulative pulse height detection method)

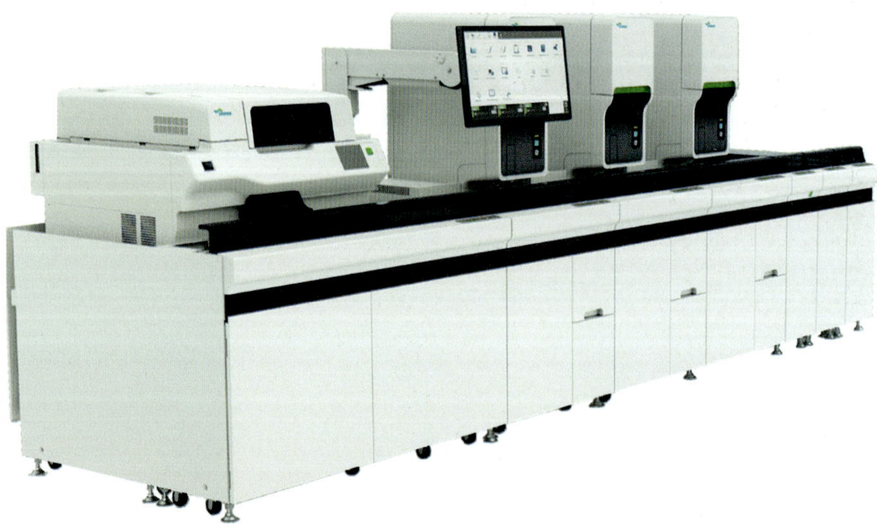

▶그림 2-15. Sysmex 사의 최신 자동혈구분석기인 Sysmex XN-9000과 자동 slide maker인 Sysmex SP-10

4 참고치 (Reference values)

유아	어린이	성인(남)	성인(여)
44~64 % (평균 54 %)	34~41 % (평균 38 %)	40~54 % (평균 47 %)	38~47 % (평균 42 %)

참고치는 성, 연령에 의한 차이뿐만 아니라 검사방법과 채혈부위에 의해서도 차이가 날 수 있다. 표 2-2에 WHO의 빈혈 판정기준, 표 2-3에 hematocrit의 증가와 감소에 대해서 나열하였다.

표 2-2. WHO의 빈혈 판정기준 (WHO)

연 령	Hb (gm/dL)	Hct (%)
유아 (6개월~6세)	11	33
소아 (6~14세)	12	36
성인남성	13	39
성인여성	12	36
성인여성 (임신부)	11	33

표 2-3. Hematocrit 감소 및 증가

Low hematocrit	High hematocrit
Anemia	Congenital heart disease
Bleeding	Dehydration
Destruction of red blood cells	Erythrocytosis
Leukemia	Low blood oxygen levels (hypoxia)
Malnutrition	Polycythemia vera
Overhydration	Pulmonary fibrosis

5 오차의 원인 (Error sources)

① EDTA와 혈액의 혼합비율이 부적당할 때 (혈액 1 mL에 EDTA 1.25~1.5 mg의 비율로 사용하는 것이 가장 좋다).

② 채혈시 압박대를 2분 이상 작용하여 혈액세포가 농축되었을 때 (혈장과 혈구와의 이온교환을 일으킴으로써 화학적 및 물리적 오차의 원인이 된다).

③ 원심분리의 반경 (r = 22.5 cm, 즉 2.260 G) 보다 작아서 속도의 차이가 있을 때

④ Buffy coat (leukocyte, platelet layer)층을 포함시켜 읽었을 때

학습토의

1. Microhematocrit 방법과 Macrohematocrit 방법의 차이점을 설명하시오.

2. Hematocrit치가 증가 또는 감소하는 질환에 대하여 열거하시오.

3. Hematocrit의 남, 여 참고치를 설명하시오.

4. Microhematocrit 방법에서 원심분리 속도와 시간을 설명하시오.

5. Hematocrit 검사법의 오차의 원인에 대해서 열거하시오.

03 혈구수 계산

학습목표

1. 각종 혈구의 생리학적 기능과 참고치의 범위에 대하여 알고 있어야 한다.
2. 각종 혈구를 계산하는 chamber의 계산구획을 설명할 수 있고 pipette의 규격과 특징을 알고 있어야 한다.
3. 각종 혈구 계산을 위한 희석액의 종류, 희석배수 등을 알고 검사과정을 설명할 수 있어야 한다.
4. 혈구수, 계산구획, 희석배수를 이용해 혈구 수를 계산할 수 있어야 한다.
5. 수기 혈구계산방법으로 각종 체액(복막액, 늑막액, 관절액, 뇌척수액, 정액 등)의 세포들도 계산할 수 있어야 한다.
6. 각종 혈구계산방법들에서 나타날 수 있는 혈구 수의 오차 원인에 대하여 알고 있어야 한다.
7. 각종 혈구가 증가 또는 감소하였을 때 관련된 질환을 열거할 수 있어야 한다.

적혈구, 백혈구, 혈소판 등 각 혈구 수를 측정하는 것은 CBC검사의 기본으로 혈구 수의 변화는 각종 혈액질환과 연관되는 중요한 자료가 된다. 현재는 자동혈구계산기를 이용한 방법으로 대부분 자동화 되어 있지만 기기의 고장이나 한계치를 초과하는 수치가 나오는 등 수기법을 사용해서 측정하게 되는 경우가 발생하므로 수기법의 중요성을 간과할 수 없다. 또한 수기법은 모든 종류의 세포수 계수에 기초가 되므로 정확히 사용방법을 숙지하고 오차를 줄이는데 노력을 해야 하며, 검사재료와 질환의 상태에 따라 희석배율, 희석액, 계산구획을 달리하여 산정한다.

1 혈구계산판 (Blood cell counting chamber, hemocytometer)

여러 종류의 계산판 (Burker형, Turk형, Neubauer형, Thoma형, Fuuchs Rosenthal형 등)이 있다. 현재 우리나라에 많이 보급되어 사용되고 있는 것으로는 Spencer의 개량된 Neubauer counting chamber (그림 2-16)이다.

Neubauer 혈구계산판을 현미경으로 보면 그림 2-22 (b)과 같은 획선으로 되어 있다. 가로, 세로 3 mm씩 전체 구획이 9 mm^2인 정사각형이고 W칸 (1 mm^2)은 백혈구 계산을 하는 구획으로 4 개 (4 mm^2)로 되어 있다. 각각의 백혈구 구획은 16개의 중구획으로 나뉘어져 있다.

중앙의 R칸 (1 mm^2)은 적혈구 계산을 하는 구획으로서 25개의 중구획 (1/25 mm^2)으로 분할되어 있는데, 하나의 중구획은 다시 16개의 소구획 (1/400 mm^2)으로 구분되어져 있다. 혈구계산판은 lens paper로 닦아 획선에 상처가 나지 않게 해야 한다.

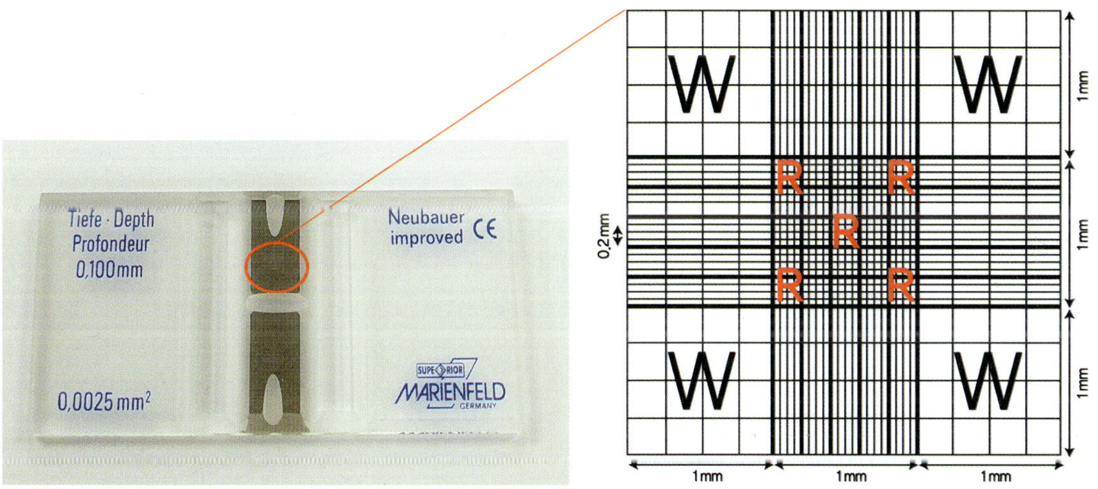

(a) (b)

▶그림 2-16. Improved Neubauer chamber (a)와 현미경으로 본 혈구계산판 구획 (b)

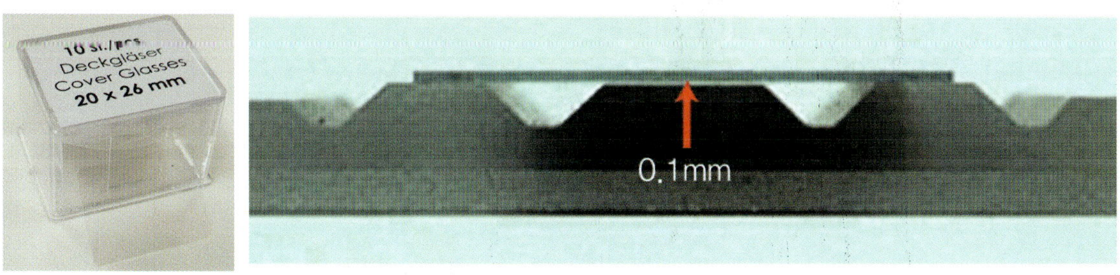

(a) (b)

▶그림 2-17. Chamber용 cover glass (a)와 depth 0.1 mm (b)

개량형 Neubauer chamber용 cover glass들은 크기가 20 × 26 mm이며 0.4 mm 두께고 계산판을 cover glass로 덮었을 때 그 깊이는 0.1 mm이다 (그림 2-17). 수기법을 이용해서 혈구를 계산할 때는 반드시 규정용 cover glass를 사용해야 하며 다른 용도의 cover glass를 사용하거나 slide glass를 자른 것은 사용할 수가 없다.

●○ 개량된 Neubauer counting chamber 사용의 이점

① 2개의 계산실로 되어 있어서 1회의 조작으로 백혈구, 적혈구를 계산할 수 있다.
② 백혈구 계산에 4 mm^2를 쓸 수 있기 때문에 오차범위가 적어진다.
③ 적혈구를 계산할 때 5개의 중구획을 대조적으로 쓸 수 있다 (중앙의 1 mm^2 (대구획)는 25개의 중구획으로 분할되어 있고 이 1/25 mm^2는 16소구획 (한 개의 소구획은 1/400 mm^2이다)으로 나뉘어져 있다 (그림 2-22b).

2 희석피펫 (Dilution pipettes)

피펫은 혈구계산을 위하여 혈액을 희석액으로 희석시키기 위한 초자기구이다. 따라서 counting chamber와 같이 조심스럽게 취급해야 한다.

Thoma type의 pipette가 널리 사용되고 있으며 그림 2-24에서 보는 것과 같이 모세관

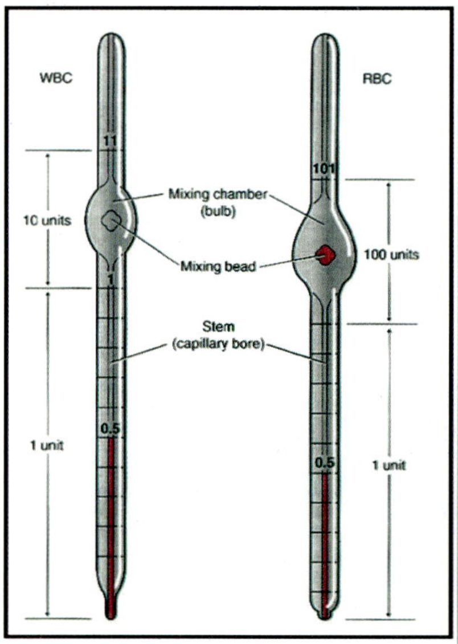

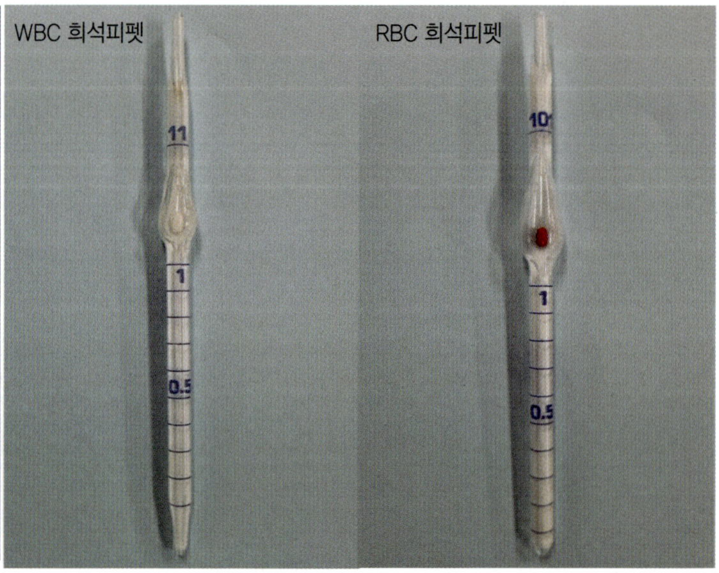

▶그림 2-18. 백혈구, 적혈구 희석피펫

(capillary tube)상에 0.1 mark부터 1 mark까지 눈금이 그려져 있고, 그 위에 혼합실 (mixing bulb)이 있다.

백혈구용 pipette의 혼합실에는 흰색의 glass bead가 적혈구용 pipette의 혼합실에는 붉은색 유리구슬 (red glass bead)이 혈구와 희석액에 고루 섞이도록 하기 위해 들어있다. 또한 백혈구용 pipette는 11 mark, 적혈구용 pipette는 101 mark가 표시되어 있으며 (그림 2-18) 이 선까지 희석액으로 채워야 한다.

백혈구 계산의 경우 일반적으로 0.5 mark까지 혈액을 흡입하고 11 mark까지 희석액으로 채우게 되므로 희석률은 20배 (1 mark에서 11 mark까지만 희석되므로 11 – 1/0.5 = 20)이고 적혈구 계산의 경우는 0.5 mark까지 혈액을 흡입하고 101 mark까지 희석액으로 채우게 되므로 희석률은 200배 (101 – 1/0.5 = 200)이다.

Ⅰ. 백혈구수 계산 (White Blood Cell Count)

백혈구 희석용 pipette로 혈액을 0.5까지 흡입하고, Türk액을 11까지 희석시키면 희석액 중의 빙초산이 적혈구를 모두 용혈시키고 백혈구만 남긴다. 혈구계산실의 일정 용적 (1 μL) 중에 있는 백혈구를 현미경으로 계수하게 된다.

1 수기법 (Manual method)

1) 기구

① Hemocytometer

② WBC diluting pipette

③ Bioccular microscope

④ Micropipette aid 또는 mouth piece가 붙어있는 rubber tubing

⑤ Pipette shaker

2) 희석액

① Türk액 (1902)

Glacial acetic acid (CH_3COOH)	1.0 mL 또는 2.0 mL
1% Gentian violet	1.0 mL
Distilled water	100 mL

② 0.1 N HCl solution

③ 1~2 % acetic acid solution

3) 검사방법

① WBC pipette에 정확히 0.5까지 EDTA blood나 capillary puncture blood를 넣는다.

② Pipette 외벽에 묻은 혈액을 거즈로 닦은 후 손끝으로 혈액이 0.5까지 정확히 들어가도록 조절한다.

③ 희석액을 11까지 넣는다.

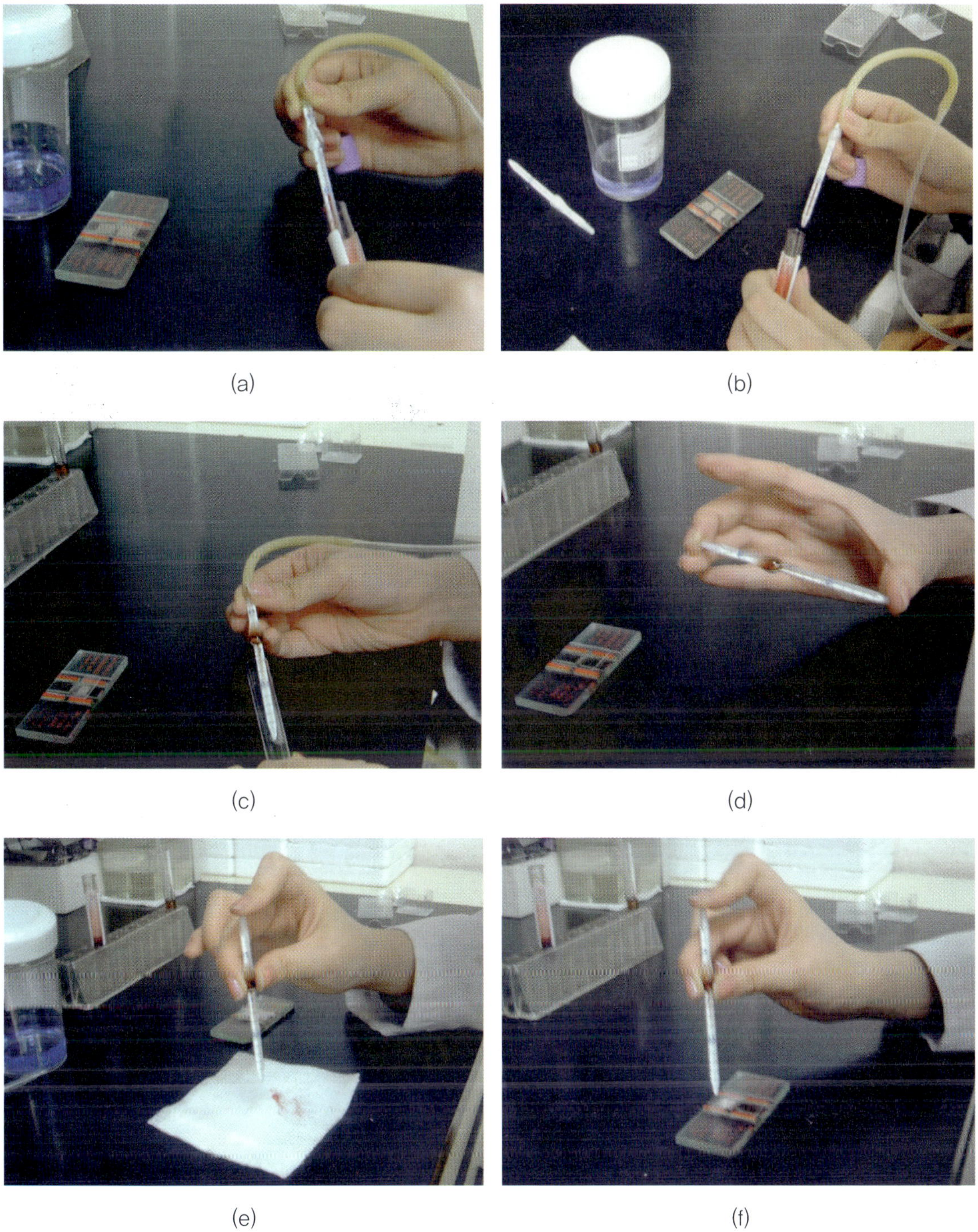

▶그림 2-19. 백혈구 희석과정

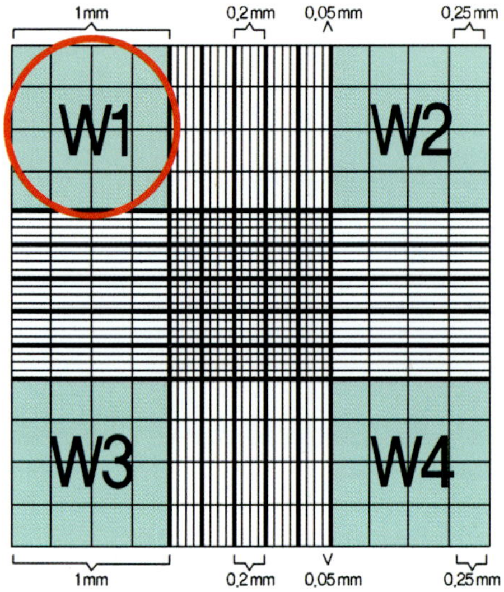

▶그림 2-20. 백혈구 계수 구획

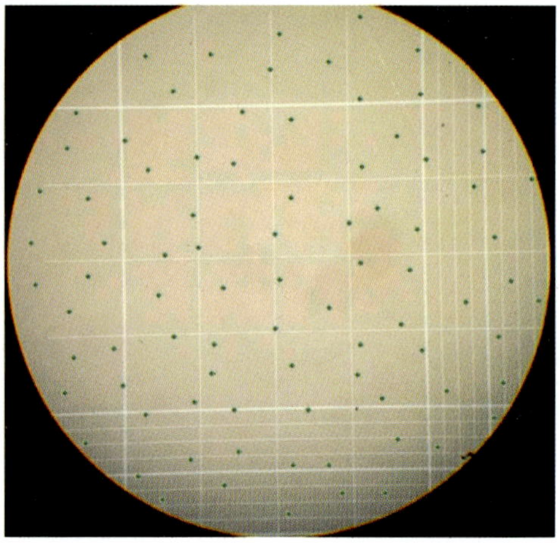

▶그림 2-21. 실제 현미경 상의 W1 구획

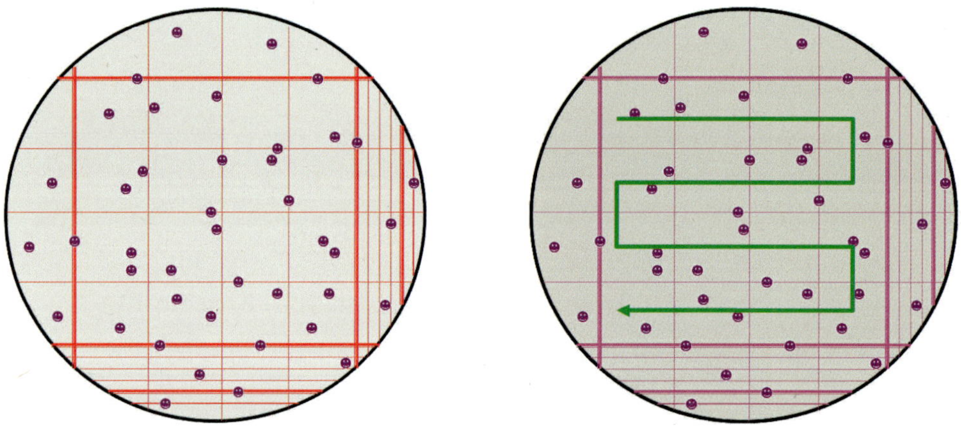

▶그림 2-22. 백혈구 수 계수 순서

④ 모지와 중지로 pipette 끝을 막고 8자형으로 3분간 혼합시키거나 shaker로는 1~2분 진탕한다.

⑤ 첫 3방울을 버리고 계산실에 고르게 채운 후 백혈구가 가라앉기를 3분간 기다린다 (그림 2-19 (a)~(f)).

⑥ 저배율 (10X)로 W1 구획 (그림 2-21)을 먼저 찾은 후 그 안에 있는 백혈구를 계수한다.

⑦ 계수방법은 W1안의 16개의 중구획 중 왼쪽상단부터 시작하여 위쪽과 왼쪽 선에 닿아 있는 혈구는 계수하고, 아래쪽과 오른쪽 선에 닿은 혈구는 세지 않는 원칙으로 화살표 방향으로 세어나간다.

⑧ W2, W3, W4 구역에 있는 백혈구도 같은 방법으로 모두 계수한다 (그림 2-20,

2-22). 이때 각 구역의 백혈구 수가 12개 이상 차이가 나면 다시 검사해야 한다.

⑨ 백혈구 계산공식에 의해 총 백혈구 수를 구한다.

$$\frac{\text{백혈구 수 (W)} \times \text{희석배 수 (20)} \times \text{chamber 깊이 (10)}}{\text{Count한 면적 (4 mm}^2\text{)}} = \frac{W \times 20 \times 10}{4} = W \times 50$$

예) 총 4 구획에서 센 백혈구 수가 160개라면 총 백혈구 수는?

$160 \times 20 \times 10 \times 1/4 = 8{,}000$　　8,000/μL

참고

① 빙초산에 의해 적혈구는 용혈되고 백혈구만 남는다.
② Gentian violet 용액은 백혈구를 자색으로 염색시켜서 이물과 구별을 뚜렷하게 한다(백혈구의 핵 염색, 방부제로서의 역할).
③ 희석액은 사용 전에 여과해야 한다.
④ 희석액이 오래된 것을 사용하면 빙초산이 증발하여 적혈구를 모두 용혈시키지 못하는 경우가 있으므로 신선조제한 것을 써야 한다.
⑤ 백혈병(leukemia)과 같이 많은 수의 백혈구 수를 계산할 때는 WBC pipette의 0.1 mark까지 혈액을 넣던가 또는 RBC pipette의 1.0 mark까지 혈액을 넣어 계산한다.

4) 유핵적혈구(Normoblast)가 많을 때 백혈구 수의 교정

백혈구 희석액은 적혈구는 용혈시키지만 유핵적혈구는 용혈시키지 못한다. 따라서 태아신생아용혈빈혈(hemolytic disease of fetus and newborn, HDFN)이나 백혈병(leukemia)과 같은 질환 등에서는 미성숙 적혈구가 말초혈액에 증가하여 백혈구 수에 포함되므로 이를 교정해 주어야 한다.

백혈구 감별검사에서 백혈구 100개당 10개 이상의 유핵적혈구가 발견되면(그림 2-23) 백혈구 교정이 필요하며 다음과 같은 다음과 같은 공식으로 교정한다.

$$\frac{\text{미보정 백혈구 수} \times 100}{\text{백혈구 100개당 유핵적혈구 수} + 100}$$

예) 미보정 백혈구 수가 23,000 μL이고 유핵적혈구가 15개가 보였다면 보정 백혈구 수는?

$$\frac{23{,}000 \times 100}{15 + 100} = 20{,}000/\mu L$$

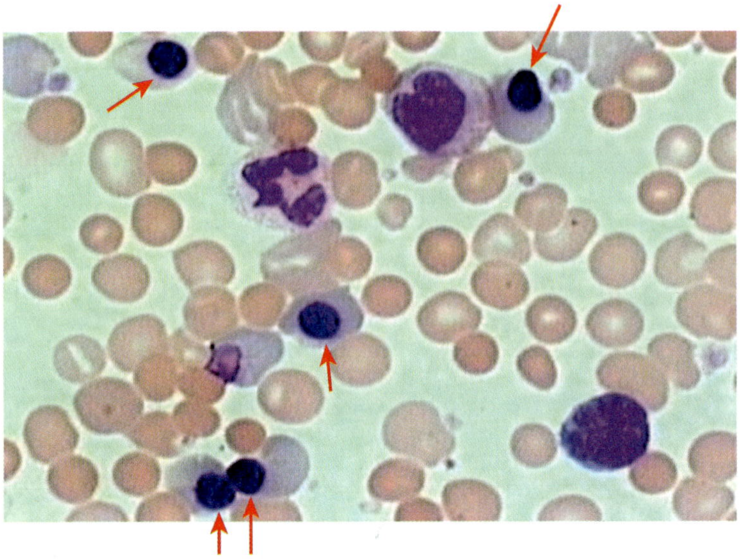

▶그림 2-23. Wright 염색 상에서 보이는 유핵적혈구

2 자동혈구계수기법

자동혈구계수기법에 의한 백혈구의 측정원리는 세포가 좁은 미세공(aperture)을 통과할 때 세포에 의해 생성되는 전기저항의 변화를 계수하는 전기저항법(electric resistance method)에 의해 측정된다.

자동혈구계수기의 검출기 chamber에는 내부 및 외부 전극(electrode)이 위치하고 이 전극 사이에는 일정한 전류가 흐른다. 세포에 의해 생성된 저항은 그 수는 세포의 수에 비례하고 그 높이는 세포의 용적에 비례하게 된다. 자세한 내용은 제 3장 자동혈액 분석기 장을 참조하기 바란다.

3 참고치 (Reference values)

신생아 (newborn)	유아 (infant)	어린이 (children)	성인 (adult)	노인 (senior)
최고 20,000/μL	10,000~13,000/μL	7,000/μL~10,000/μL	4,000~10,000/μL (평균치는 7,000/μL)	3,000~9,000/μL (평균치는 6,000/μL)

백혈구 수는 같은 사람의 경우에도 여러 가지 원인에 의해 변동되며, 수기법(manual method)으로는 ±1,500 정도의 오차가 생길 수도 있다.

어린이는 울 때에 증가하고 성인은 과격한 노동, 긴장 등에 의하여 10,000/μL이 넘는 경우가 흔히 있는데 변연풀에 있던 백혈구가 순환풀로 이동하기 때문이다. 하루 동안 변동의 한계는 3,000~4,000/μL 정도이다.

참고

백혈구수에 영향을 주는 혈소판응괴 또는 유핵적혈구 등이 관찰되는 경우나, 히스토그램이 이상한 경우 이를 백혈구수 수기법 혹은 말초혈액도말을 이용한 점검 절차가 있고, 실제로 오류를 검증한 기록이 있어야 한다.

혈소판 응괴나 거핵세포, 유핵적혈구, 미용해 적혈구 등에 의하여 백혈구의 계산이 영향을 받을 경우 이를 발견, 수정할 수 있어야 한다.

II. 적혈구수 계산 (Red Blood Cell Count)

적혈구 희석용 pipette의 0.5까지 혈액을 흡입하고 희석액 101까지 흡입하여 혈액 1 μL (mm^3) 중에 있는 적혈구 수를 세는 방법이다.

1 수기법 (Manual method)

1) 기구

① Hemocytometer

② RBC diluting pipette

③ Bioccular microscope

④ Micro pipette aid 또는 mouth piece가 붙어 있는 rubber tubing

⑤ Pipette shaker

2) 희석액

혈액과 등장액으로 용혈과 응집을 방지하는 시약을 사용한다.

① Hayem's solution

Bichloride of mercury ($HgCl_2$)	0.25 g
Sodium sulfate	2.5 g
Sodium chloride	0.5 g
Distilled water	100 mL

② Toisson's solution

Sodium chloride	1.0 g
Sodium sulfate	8.0 g
Neutral glycerin	30 mL
Distilled water	160 mL

③ Gower's solution

Sodium sulfate	6.25 g
Glacial acetic acid	16.665 mL

Distilled water	100 mL

④ 0.85 % sodium chloride solution

⑤ Dacie's solution

30 % trisodium citrate	99 mL
Formaldehyde	1 mL

⑥ Strong's solution

Sodium citrate	1.0 g
Sodium chloride	0.6 g
Formalin	1.0 mL
D.W.	100 mL

※ 희석액은 사용 전 여과할 것

3) 검사방법

① RBC pipette에 정확히 0.5 mark까지 EDTA 혈액이나 손가락끝 천자 혈액을 채운다.

② Pipette 외부에 묻은 혈액을 거즈로 닦고 손끝으로 0.5 mark까지 정확히 조절하고 즉시 희석액을 101 mark까지 정확히 채운다. Pipette bulb 안에 기포가 생기지 않도록 천천히 흡입한다.

③ 3분간 혼합한다.

④ 처음 3방울을 버린다.

⑤ Chamber에 cover glass를 밀착시킨 후 양쪽 계산실에 넣는다.

⑥ 혈구들을 안정시키기 위해 3분간 방치한다(그림 2-24 (a)~(f)).

⑦ 저배율렌즈로 중앙의 대구획 (1 mm^2)에 초점을 맞춰서 RBC의 분포가 고르게 퍼져있는가를 확인한 후 고배율(×400)렌즈로 돌려서 계산수칙을 지키면서 5개의 중구획 내의 RBC 수를 센다(그림 2-25, 2-26). 한 중구획씩 따로따로 세어 편차를 확인해 보면서 진행하면 더욱 효과적이다. 다른 한쪽의 계산실도 같은 방법으로 계수하여 평균치를 내면 오차를 줄일 수 있는 방법이 된다.
각 중구획에서 20개 이상의 오차가 생기면 다시 계수한다.

⑧ 적혈구 계산공식에 의해 총 적혈구 수를 구한다.

적혈구 수(R) × 희석배수(200) × 계산실의 깊이(10) × 계수면적(5)
= R × 200 × 10 × 5 = R × 10,000

예) 중구획 5 구획에서 센 적혈구 수가 470개라면 총 적혈구 수는?
470 × 200 × 10 × 5 = 4,700,000　　　4,700,000/μL

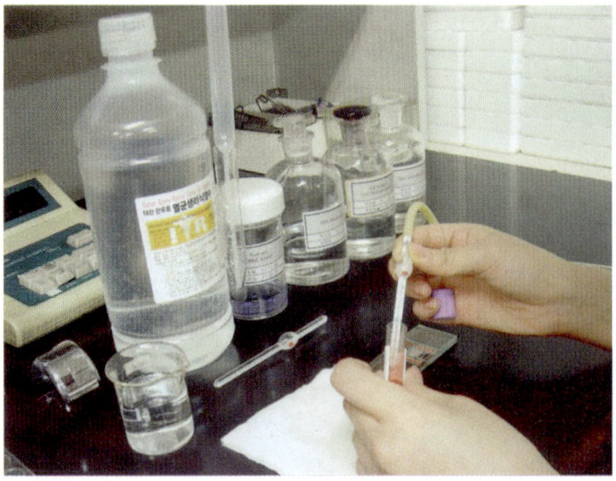

(a)

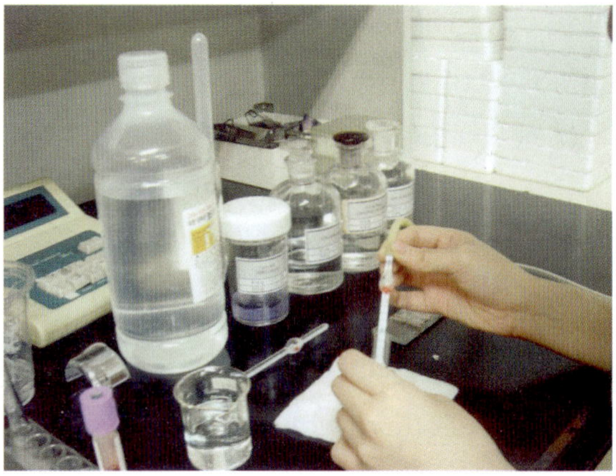

(b)

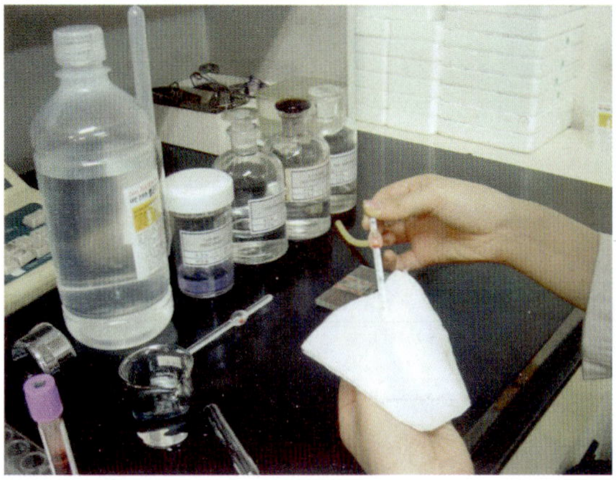

(c)

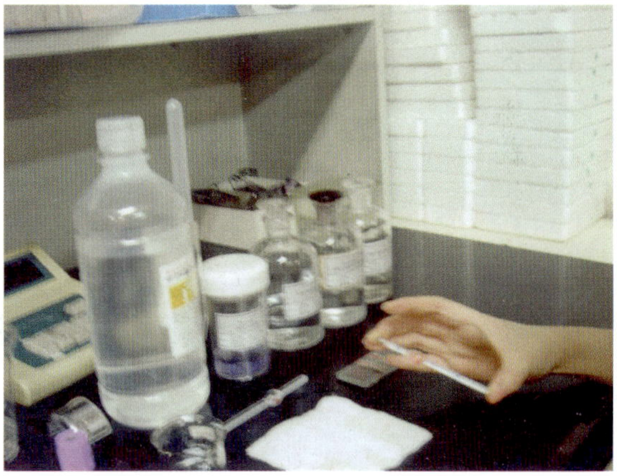

(d)

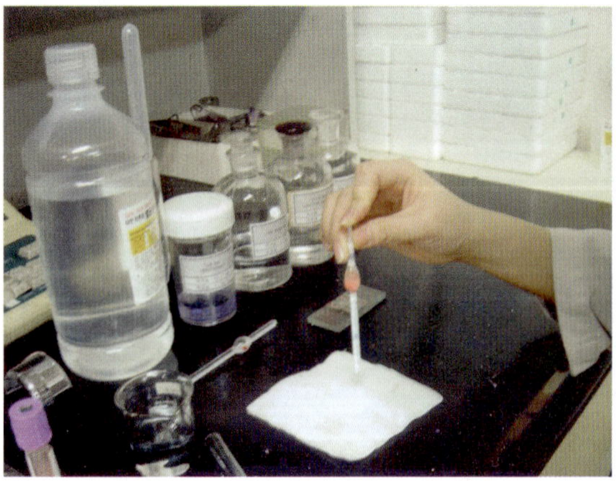

(e)

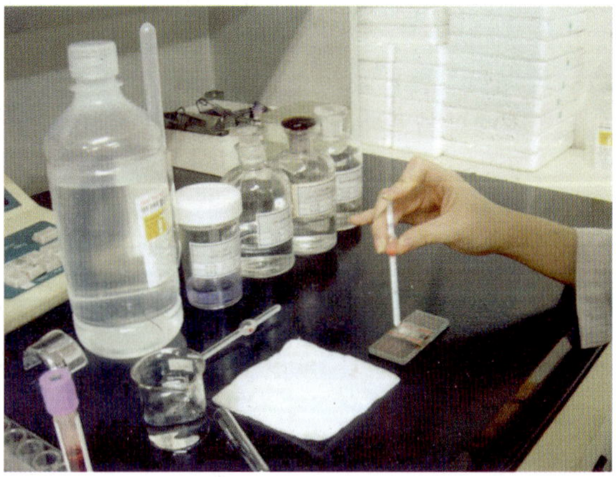

(f)

▶그림 2-24. 적혈구 희석과정

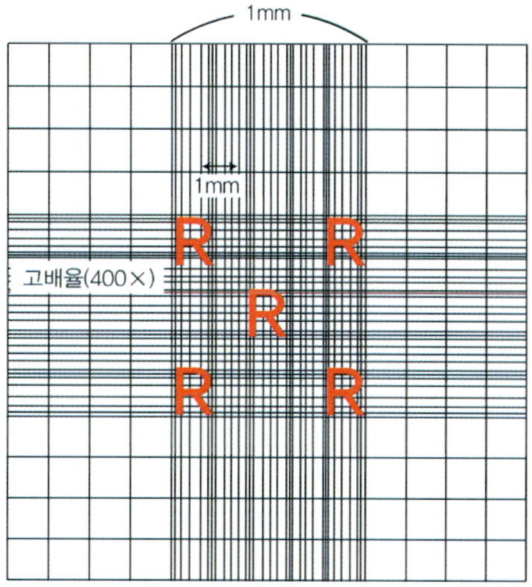

▶그림 2-25. Neubauer 계산실 내의 적혈구 계수 다섯 중구획

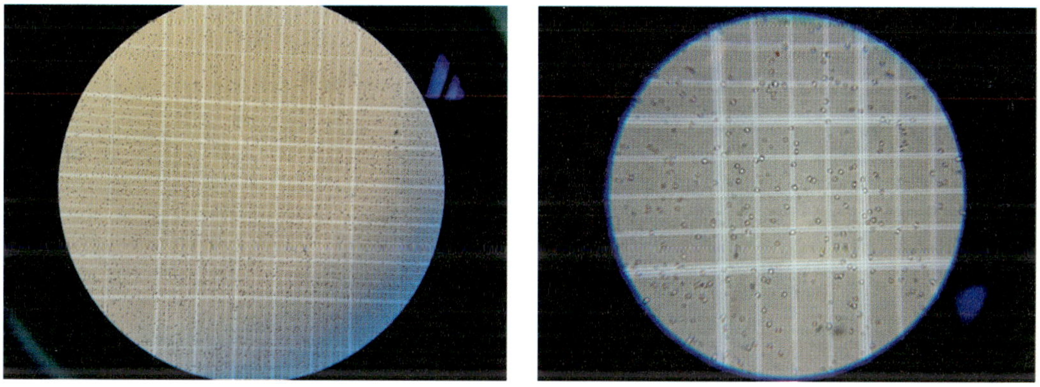

(×100) (×400)

▶그림 2-26. 현미경으로 본 실제 적혈구

참고

① 빈혈이 심한 환자는 0.5 mark 대신 1 mark까지 혈액을 넣고 계산한다.
② Polycythemia 환자나 초생아는 0.5 mark 대신 0.3 mark까지만 혈액을 넣고 결과에 5/3을 곱해준다.
③ RBC 계산을 할 때 WBC도 동시에 혼합되지만 숫자가 훨씬 적으므로 문제되지 않는다.

2 자동혈구 계수기법

적혈구가 isotonic 희석액으로 정량 희석되어, aperture (미세공)를 통과할 때 생기는 전기저항 (electric resistance)에 의하여 계수되며, 자세한 것은 제 4장 자동혈구계산기 편을 참조하면 될 것이다.

3 참고치(Reference values)

유아 (infant)	어린이 (children)	성인 (adult)	성인 여자 (female)
4.8~7.0 × 10^{12}/L	3.8~5.4 × 10^{12}/L	4.5~5.5 (평균 5.0) × 10^{12}/L	4.0~5.0 (평균 4.5) × 10^{12}/L

성별, 연령별에 따라 참고치의 차이가 있으며 말초혈액에 비해 정맥혈액의 참고치가 다소 낮다. 참고치의 10 % 이내의 변동은 정상으로 보며 RBC의 수가 정상한계를 넘어 증가되는 경우를 적혈구증가증(erythrocytosis 또는 polycythemia)라 하고, 감소되는 경우를 oligocythemia라 한다. 출혈(bleeding), 악성종양 (malignant tumor), 백혈병 (leukemia), 결핵 (tuberculosis), 장티푸스(typhoid fever), 빈혈 (anemia) 등의 질환에서는 감소한다.

4 오차의 원인 (Error sources)

① 혈액 희석이 부정확 했을 때 (Pipette 외부에 묻은 혈액을 닦지 않고 희석액을 넣었을 때, 혈액을 더 흡인하였다가 내려보내서 기벽에 묻어있는 혈액이 있을 때 등)
② 기구나 희석액이 오염이 되었을 때
③ 조작이 너무 늦어 혈구가 일부 응고될 때 (모세혈관 사용시)
④ 계산 수칙을 지키지 않았을 때
⑤ 적혈구가 고르게 퍼져있지 않았을 때
⑥ 계산실에 넣은 액이 넘치거나 기포가 생겼을 때
⑦ 젖은 pipette이나 끝이 부러진 pipette로 사용했을 때
⑧ 희석액을 처음 3방울 버리지 않았을 때
⑨ 구획선이 부정확 할 때

Ⅲ. 호산구수 계산 (Eosinophil Count)

호산구 (eosinophil)의 절대치를 1 μL으로 산출하는 방법이다.

호산구의 절대치 계산에는 직접법과 간접법에 있고, 수기법으로는 주로 직접법으로 검사를 하고 있다. 근래 많이 보급되어 사용되고 있는 5 differential automated blood cell counter에서는 eosinophil %와 절대치가 μL당 ($\times 10^{-3}$/L)으로 표시되어 나오기 때문에 활용하면 도움이 될 것이다.

1 직접법 (Direct method)

1) 기구

① Hemocytometer

② WBC diluting pipette

③ Bioccular microscope

④ Micro pipette aid 또는 mouth piece가 붙어 있는 rubber tubing

⑤ Pipette shaker

2) 희석액

① Randolph solution

Propylene glycol	50 mL
Distilled water	40 mL
Phloxine 1 %	10 mL
10 % sodium carbonate	1 mL
Heparin	100 units

장기보존이 가능하며 염색에는 12분이 소요되고 염색과정에서 호산구가 파괴되지 않고 호산구만 적색으로 염색되기 때문에 검사하기에 대단히 편리하다.

② Hinkelman solution

Yellow eosin water soluble	0.05 g
Formaldehyde	0.5 mL

Phenol 95 % 원액	0.5 mL
Distilled water	100 mL

사용 전에 여과해야 하며 장기보존이 가능하다. 호산구의 과립이 강한 선홍색으로 염색이 되며, 호중구의 과립이 약간은 염색이 되지만, 현미경의 집광기를 조절해 보면 감별이 용이하다. 혈액과 희석하여 6시간 이내는 방치해도 상관없다. 많이 사용하는 시약이다.

③ Dunger solution (Discombe's 변법)

Aqueous eosin	0.1 g
Acetone	10 mL
Distilled water	90 mL

④ Manner's solution

Urea	50.0 g
Phloxine	0.1 g
Trisodium citrate	0.6 g
Distilled water	100.0 mL

⑤ Pilot's solution

Phloxine	0.2 g
25 % sodium carbonate	0.4 mL
Propylene glycol	50 mL
Distilled water	50 mL

3) 검사방법

① WBC pipette의 0.5 (또는 1.0)까지 혈액을 채운다.

② Randolph 용액을 11까지 채우고 30초 동안 8자형으로 혼합시킨다.

③ 처음 3방울을 버리고 양쪽 counting chamber의 계산실에 넣고 15분간 방치한다 (용액이 마르는 것을 방지하기 위해 젖은 거즈를 깔은 Petri dish 안에 chamber를 넣고 뚜껑을 닫는다).

④ 저배율로 9 mm^2의 전 계산 구획 중의 호산구를 계수한다.

⑤ 호산구 수 계산공식에 의해 총 호산구 수를 구한다.

$$\frac{\text{Eosinophil 수 (E)} \times \text{depth (10)} \times \text{dilution (20)}}{9\ \text{mm}^2\ \text{counted}} = E \times 22.2$$

예) 호산구 수가 15개라면 총 호산구 수는?

$15 \times 10 \times 20 \times 1/9 = 333$ 333/μL

2 간접법 (Indirect method)

혈액 도말표본 (buffy coat 층 도말)으로 백혈구 800개에 대한 호산구 백분율을 산정하고, 별도로 백혈구총수를 count하여 이것으로 호산구의 절대치를 산출하면 직접법치와 차이가 없다고 한다.

3 자동혈액 분석기에서의 절대치 산출

다항목 자동혈액 분석기기에서는 호산구의 절대치 (μL)와 백분율 (%)로 산정되어지므로, 이것을 이용하면 도움이 될 것이다.

4 참고치 (Reference values)

참고치 70~440/μL (0.07~0.44 10^9/L)

정상인에서 순환 호산구는 수적 변화가 크다. 아침에 가장 낮고 야간이 가장 높다. 오전 8시경 공복상태에서 70~440/μL (평균 180/μL)이고 점심때는 이보다 약 20 % 높아지고 야간에는 약 30 %가 높은 수치를 나타낸다.

증가되는 경우는 결핵, 천식, 각종 allergy 질환, 기생충 감염, 호지킨스 질환 등이다.

5 Thorn test

부신피질 (adrenal cortex)기능이 정상인 사람은 부신피질자극호르몬 (adrenocorticotropic hormone, ACTH)의 자극을 받으면 cortical hormone의 작용으로 4시간 이내에 호산구가 50 % 이하로 떨어진다. 이 원리를 이용한 Thorn test는 ACTH 25 mg을 근육주사 하고, 주사 전 아침공복에 호산구수와 주사 후 4시간이 되었을 때의 호산구수를 하여 비교해봄으로써, Addison's disease나 뇌하수체 및 부신피질간의 감별검사에 쓰인다. 검사결과는 다음과 같다.

정상: 호산구수 50 % 감소

Cushing disease (hyperadrenalism): 호산구수 50 % 이상 감소

Addison's disease (hypoadrenalism): 호산구수 변화 없음

Ⅳ. 혈소판수 계산 (Thrombocyte Count)

출혈성 소인의 원인 중에서 혈소판감소에 의한 것이 많기 때문에, CBC 검사항목에 포함되어 있다. 가장 많이 사용하는 방법은 자동혈구계산기를 사용하는 직접법이고, 수기법으로는 직접법과 간접법으로 대별되고 있다. 직접법은 counting chamber를 이용하여 계수하는 방법이고, 간접법은 도말표본을 만들어 염색한 후 1,000개의 적혈구를 세는 동안 나타나는 혈소판 수로부터 적혈구에 대한 비율을 내서, 따로 산정한 적혈구 수로 계산을 하는 방법이다.

자동혈구계산기를 사용하더라도 낮게 계수되었다면 거짓혈소판감소증(pseudothrombocytopenia) 여부를 도말표본으로 확인해야 한다. 이 경우에는 3.2% sodium citrate 또는 heparin 항응고제를 사용해서 재채혈하여 다시 검사한다.

1 직접법 (Direct method)

A. Rees and Ecker method (1923)

1) 원리

적혈구 희석 pipette에 EDTA 혈액과 희석액을 넣고 계산판에서 혈소판 수를 계수하는 것으로 적혈구 수와 동시에 측정할 수 있는 이점이 있다.

2) 기구

① Hemocytometer

② WBC diluting pipette

③ Bioccular microscope

④ Micro pipette aid 또는 mouth piece가 붙어 있는 rubber tubing

⑤ Pipette shaker

3) 희석액

① Rees and Ecker액

Brilliant cresyl blue　　0.05 g

Sodium citrate	3.8 g
40 % formaldehyde	0.2 mL
D.W.	100 mL

완전히 녹인 후 여과해서 냉장고에 보존한다. 1주 이내에 사용해야 하다.

오래된 희석액은 중성 formalin이 개미산(formic acid)이 되어 적혈구를 용혈 시키므로 신선한 것을 사용한다. 사용 전 여과하고 필요한 양만큼 작은 용기에 넣고 사용한다.

② Dacie's액

Sodium cirtrate	5.0 g
40 % Formaldehyde	1 mL
D.W.	100 mL

사용 전에 위의 희석액 19 mL에 0.2 % brilliant cresyl blue액 1 mL를 가하고 여과해서 사용한다.

③ EDTA액

EDTA, Na_2	1.0 g
NaCl	0.7 g
D.W.	100 mL

여과해서 37℃ incubator에 보존하고 사용 전에 다시 여과한다.

④ Loake and Guy액

Formalin, neutral	6.0 mL
Sodium oxalate	1.0 g
Crystal violet	0.01 g
D.W.	94 mL

4) 검사방법

① 잘 혼합된 EDTA혈액을 적혈구 희석 pipette 0.5까지 넣고 Rees and Ecker액을 101까지 넣는다.

② 2~3분간 혼합하고 처음 몇 방울은 버린 후 계산판에 채운 후 습윤 petridish 안에 넣고 혈소판의 정착을 위해 15분간 방치한다.

③ 저배율로 계산실의 중앙의 대구획(1 mm^2)에 초점을 맞춘 후 ×400 고배율로 중앙의 대구획 전체에 있는 혈소판의 수를 count한다.

④ 혈소판 계산공식에 의해 총 혈소판 수를 계산한다.

혈소판 수 (P) × 희석배수 (200) × 계산실의 깊이 (10) × 계수면적 (5)

= P × 200 × 10 × 5 = P × 10,000

예) 중구획 5 구획에서 센 혈소판 수가 35개라면 총 혈소판 수는?

35 × 200 × 10 × 5 = 350,000　　　　　350,000/μL

양쪽 계산실의 혈소판을 count하고 2로 나누어 주면 정확성이 더욱 높아진다.

참고

① 혈소판의 크기는 1~5 μm 정도이고 미동나사로 조정하면 담청색의 굴절체 (refractile bodies)를 가지고 있어서 먼지 및 찌꺼기와 같은 이물질과 구분이 된다.

② 정상 혈소판은 채혈직후 90% 이상이 원형 또는 타원형이고 나머지는 돌기를 가지고 있는 것도 있으나 시간 경과와 비례해서 변형의 정도가 심해진다.

③ 혈소판 감소가 심할 때는 백혈구 희석 pipette을 사용하거나 (20배 희석) 적혈구 희석 pipette으로 100배 희석해서 검사하고 계산항수만 200 또는 1,000을 곱해주는 방법을 이용하기도 한다 (중앙 1 mm^2 계수).

B. Brecher-Cronkite method

1) 원리

또다른 직접법으로 희석액으로 적혈구를 용해하고 위상차 현미경 (phase contrast microscope) (그림 2-27)을 사용하여 혈소판의 동정을 쉽게 할 수 있다. 혈소판 수의 신뢰성이 더욱 높아진 검사법으로 국제적으로 널리 사용되고 있다. 보통 현미경으로도 볼 수가 있으나 혈소판 동정이 약간 어렵다 (무색으로 보인다).

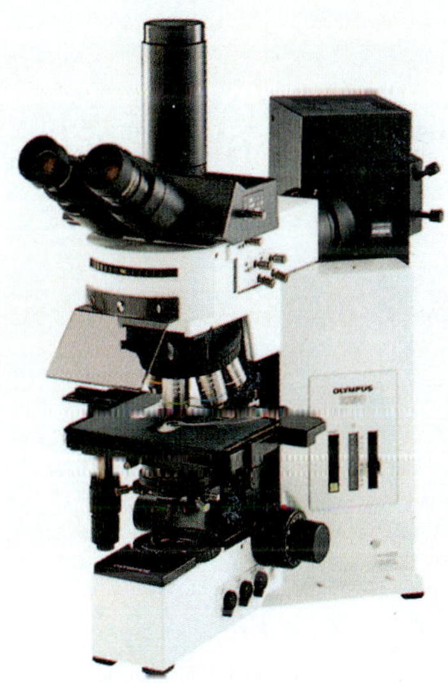

▶그림 2-27. phase microscope

2) 기구

① Hemocytometer
② RBC diluting pipette
③ Phase microscope (with green filter)
④ Micro pipette aid 또는 mouth piece가 붙어 있는 rubber tubing
⑤ Pipette shaker

3) 희석액

1 % ammonium oxalate solution
냉장보관, 사용 전 여과한다.

① RBC pipette 1 mark까지 혈액을 흡입하고 101 mark까지 희석액을 넣는다.
② 2~3분간 혼합하고 처음 3방울은 버리고 계산판 양쪽에 혼합액을 채운다.
③ Moist petridish (습윤용)에 넣어 15분간 혈소판의 정착을 위해 방치한다.
④ 위상차현미경 (배율 ×10×40)으로 RBC count 중구획 5개 속에 있는 혈소판 수를 count한다 (계산항수 5,000을 곱하면 1 μL 중의 혈소판이 된다).

참고

① 녹색 filter를 끼운 위상차현미경을 사용하면 혈소판이 흑색으로 보인다. 광굴절성이 있어서 이물질과 구별이 잘된다.
② 혈소판이 고르게 분포되어 있어야만 된다. 응집현상이 보이면 다시 검사한다.

2 간접법 (Indirect method)

A. Fonio's method

간접법의 대표적인 방법으로, 총 적혈구 수를 알아야 한다는 번거로움과 혈소판 분포가 균일하지 않으면 부정확하다는 단점이 있으나, 도말표본을 보존할 수가 있다는 이점이 있다.

1) 기구

① 적혈구 계산용 기구
② 도말표본 작성용 slide glass와 spreader
③ Sterile lancet

2) 시약

① 14 % magnesium sulfate ($MgSO_4$)액 (멸균처리해야 한다)
② Giemsa액, buffer (pH 7.2)

또는 Wright액, buffer (pH 6.8)

3) 검사방법

① 알코올솜으로 귓불 (ear lobe) 또는 손가락 끝 (finger tip) 부위를 닦아 소독하고 건조시킨다.

② 멸균 lancet으로 깊이 2~3 mm 정도로 천자하고 첫 방울을 닦아 버리고 채혈한 혈액과 14% $MgSO_4$액을 1 : 3으로 혼합한다.

③ Slide glass 끝부위로 재빨리 잘 혼합하고 도말표본을 신속히 만든다.

④ Methanol에 5분간 고정시켜서 Giemsa 염색 또는 Wright 염색을 한다.

⑤ 고배율 현미경 하에서 적혈구 1,000개를 세는 동안에 나타나는 혈소판의 수를 계산한다.

⑥ 계산 공식에 의해 총 혈소판 수를 계산한다.

예를 들어서 RBC수가 394만/μL, 적혈구 1,000개 세는 동안에 64개의 혈소판이 있었다면

$$3{,}940{,}000 \times \frac{64}{1{,}000} = 252{,}160/\mu L$$

B. 보통 도말염색 표본에 의한 혈소판 수 계산

① 직접 모세혈관 채혈이나 EDTA 정맥채혈을 하고 slide glass에 도말표본을 만들어 Wright 또는 Giemsa 염색을 한다 (alkali성 염색이 되게 시간 조절한다).

② Fonio 간접법과 같은 방법으로 현미경하에서 혈소판을 count한다. 조작이 간단하고 혈소판 분포가 균일하다면 이 표본으로 혈액도말 표본 관찰도 동시에 할 수 있으므로 많이 이용하고 있다.

③ Oil immersion lens 하에서 10 시야 평균 혈소판 수를 세고 factor 20,000을 곱해주면 개략적인 혈소판 수를 알 수 있다.

시야 당 7~21개의 혈소판이 있으면 정상이라고 볼 수 있다.

3 자동혈구 계수기법

Automatic cell counter에서 혈액검체가 자동희석되어 RBC/PLT 검출기내에서 규정된 량의 혈구부유액이 미세공 (aperture)을 통과할 때 생기는 전기저항 (electric resistance) 원리에 의하여 CBC의 routine 항목으로 직접 측정되어 나오게 된다.

4 참고치 (Reference values)

15만~45만/μL

표 2-4. 혈소판 수 증가 및 감소 질환

혈소판 수 증가 질환	혈소판 수 감소 질환
만성골수성 백혈병	특발성 혈소판 감소성 자반증
진성다혈증	급성백혈병
골수기능이 항진됐을 때	만성 림프성 백혈병
지라적출후	재생 불량성 빈혈
출혈후	DIC
악성종양, 골절	지라기능항진증
일반수술후 등의 조직손상 경우	Evans 증후군
심한 급성감염증의 경우	위성혈소판감소증
	방사선장해 및 약물중독시

V. 체액세포수 및 감별계산 (Body fluid Cell count & differential count)

1 검사원리

체액을 등장액으로 희석하여 neubauer 혈구계산판에서 적혈구수, 백혈구수를 센 후 cytospin 도말을 만들고 염색하여 감별계산을 한다.

2 검체

1) 검체 종류

검체명	영문명
뇌척수액	Cerebrospinal fluid
흉막액	Pleural fluid
복수액	Ascitic fluid
관절액	Joint fluid
기타 체액	Others

2) 검체채취 및 주의사항

① EDTA가 들어있는 일반혈액 용기에 검체를 채취한다.

② 채취 후 즉시 검사실로 운반되어 검사가 진행되어야 함

③ 응고된 검체는 받을 수 없다.

④ 지체시간: 뇌척수액, 관절액은 검체 채취 후 1시간 이내에 처리하며 체강액은 냉장하면 4시간 이내에 처리 가능하다.

3 재료 및 기구

1) 시약

① Wright – Giemsa stain

② 멸균생리식염수 – 희석액 : 매일 교환하여 사용한다.

③ Türk's solution --- Crystal violet 0.1 g

Glacial Acetic Acid 10 mL

D.W 90 mL, 여과하여 사용한다.

④ Lysing solution – 유세포검사실 lysing시약 사용

2) 장비 및 기구

① 세포원심기 (cytospin)

② 슬라이드

③ 현미경

④ Neubauer 혈구계산판과 coverglass

⑤ Pipette, tip

⑥ Cytofunnel: 주 1회 autoclave 시행

⑦ Cytofilter card

⑧ Dropper

4 정도관리

1) 정도관리 물질

① Nubauer 혈구계산판 정도관리

② Slide 염색 시 염색성 확인

2) 정도관리 방법

① 현미경, neubauer 혈구계산판, slide 등은 항상 깨끗이 준비한다.

– Neubauer 혈구계산판에 멸균 생리식염수, Türk's solution을 떨어뜨려 찌꺼기가

보이는지 확인하고 만약 찌꺼기가 보일 경우 다시 detergent로 세척하고 말려서 재검사한다.

② 염색액은 항상 매일 바꾸어 주며 이물질은 제거해 준다.

5 검사방법

1) Color & Turbidity: 육안 관찰

2) 세포수 산정

: 체액의 cell은 파괴되기 쉬우므로 신속하게 검사를 시행하며, 특히 CSF 검체는 채취 후 지체 없이 1시간 이내에 검사한다.

① Cell이 적은 경우 (육안적으로 colorless, clear)

a. 체액을 coverglass가 덮여 있는 chamber 위, 아래에 dropper를 이용하여 채운다.

b. 2~3분 기다려 9개 칸을 모두 센 후 아래와 같이 계산하며 두 chamber 결과의 평균값으로 보고한다.

$$A \times 10/9 = A \times 1.1$$

② Cell이 많은 경우 (WBC 9,000/μL, RBC 12,500/μL 이상)

a. WBC

- 멸균식염수를 사용하여 2~10배 희석을 한다.
- Mix 후에 체액을 coverglass가 덮여 있는 chamber 위, 아래에 dropper를 이용하여 채운다.
- 2~3분 기다려 가장자리의 4구획을 센 후 아래와 같이 계산하며 두 chamber 결과의 평균값으로 보고한다.

$$A \times 10 \times 1/4 \times \text{희석배수} = A \times 2.5 \times \text{희석배수}$$

b. RBC

- 멸균식염수로 희석하여 WBC와 같이 조작한다.
- 가운데 구획의 25칸에서 5칸을 센 후 (A) 계산한다.

$$A \times 5 \times 10 \times \text{희석배수} = A \times 50 \times \text{희석배수}$$

③ 만약 검체가 부분적으로 응고되었거나 chamber에서 세포가 응집을 보일 경우 결과지

에 이를 언급해 준다.

④ 만약 RBC로 인해 WBC count가 어려운 경우 Crystal violet 희석액을 이용하여 RBC를 용혈시킨 후 count한다.

3) Differential Count

- Cytospin & Wright's stain하여 검경한다.

① Slide에 환자 이름 또는 부여된 번호를 표기한다 (4B 연필로).

② Iron holder에 slide 놓는다.

③ 그 위에 cytofilter card 놓는다.

④ 그 위에 plastic chamber를 놓는다.

⑤ Plastic chamber에 sample은 잘 mix 하여 떨어뜨린다.

⑥ Slide가 바깥쪽으로 가게 entry port가 위로 오도록 하여 cytospin에 균형을 맞추어 넣는다.

⑦ 700 rpm에서 7~10 min 동안 원침한다.

⑧ Slide를 떼어내 건조하여 Wright stain하고 현미경으로 관찰한다.

⑨ RBC가 많아 differential count가 어려울 경우 microcentrifuge tube에 검체를 옮겨 lysing 용액으로 희석하여 5분 incubation한 후 cytospin 제작한다.

6 결과 보고

1) 보고방법

① Cell Count

- 계산한 WBC, RBC 등의 숫자를 보고한다.

② Differential Count: 세포의 종류를 감별하여 백분율로 보고한다.

Neutrophil (Polymorphonuclear cell)

Lymphocyte

Histocyte

Mesotherial cell

Eosinophil

Basophil
Malignant cell
Liver cell
Columnar cell
Leukemic blast
Atypical lymphocyte
Others

2) 참고치

① Cell count

a. 활액: 백혈구 계산 〈 200 / L

b. 흉막액, 복막액: 총 백혈구수 〈 500 / L
총 적혈구수 〈 100 / L

② Differential count

a. 뇌척수액: 단핵세포 0 - 5 / L

b. 활액: 백 혈 구 〈 200 / L
호 중 구 〈 25 / L
림 프 구 〈 78 / L
단 구 〈 71 / L
Lining세포 〈 12 / L
적 혈 구 0 / L

c. 흉막액과 복막액: 백 혈 구 〈 500 / L
적 혈 구 〈 100 / L

3) 결과 해석 및 임상적 의의

① Color & turbidity

Infection = Yellow turbid
Rheumatoid arthritis = Greenish turbid
Chylothorax = Milky
Malignancy = Bloody
Mesothelioma = Viscous fluid
Empyema = Clearly visible pus
Anaerobic bacterial infection = Purulent

② Differential count

a. 뇌척수액 (Cerebrospinal fluid, CSF)

- 정상의 경우 μL당 성인은 5개 이하이며 신생아는 30개 이하를 보인다. 주로 림프구와 단구를 보이며 드물게 호중구가 나타난다. 정상 성인의 경우 림프구와 단구가 약 7:3 비율로 존재한다.

※ 정상 성인:

림프구	60 ± 30%
단구	35 ± 20%
호중구	2 ± 5%

신생아:

림프구	
단구	70 ± 20%
호중구	3 ± 5%

- 호중구의 증가는 세균성 수막염을 의심하게 한다. 그러나 바이러스 수막염 초기엔 증가될 수 있어 주의를 요한다. 검체채취 시 혈액의 유입이 없었는데도 호중구가 증가되면 심각하다고 생각해야 한다.
- 림프구의 증가는 바이러스 수막염을 의심하며 호산구는 기생충감염이 있을 때 보이는 경우가 있다.
- 뇌척수액에서 암세포가 발견되는 경우가 있어 세심한 주의를 요한다.

b. 체강액 (Serous body fluid)

ⓐ 체강액에서 관찰되는 비종양성 세포

- 중피세포 (mesothelial cell): 체강 내를 덮고 있던 세포들로써 유출액 내로 탈락되어 나타난다. 핵은 세포의 중앙에 균일한 크기의 둥근 모양을 가진다. PAS 염색을 시행하면 양성을 보인다.
- 조직구 (histiocyte): 크기는 20 μm이며 단독 또는 집단으로 관찰되며 세포질의 경계가 확실치 않고 vacuoles 또는 탐식된 적혈구 등에 의해 팽창된다. 핵은 세포질의 한 쪽에 위치하며 acid phosphatase 및 nonspecific esterase에 양성반응을 보인다.
- 염증세포: 화농성 삼출액의 경우 다수의 호중성 백혈구가 포함되나 결핵성 복막염 또는 류마치스성 심막염의 경우 주로 림프구가 발견된다. 호산구는 주로 페디스토마를 비롯한 기생충 감염에 나타난다.
- 간세포: 세포크기에 비해 핵의 크기가 작고 담즙의 침착이 관찰되기도 한다.

ⓑ 악성 세포 (malignant cells)

- 핵/세포질의 비율이 중피세포보다 증가되고 핵 모양이 둥글고 일부에서는 불규칙하다. 핵이 진하게 염색되며 nucleoli가 뚜렷하게 보인다.

c. 활액 (Synovial fluid)

- 호중구는 정상적으로 활액 백혈구의 20%를 차지한다. 요산염통풍, 가성통풍, 류마티스관절염에서 호중구는 50%가 넘는다.
- 림프구는 정상적으로 15%를 차지한다.
- 단구와 대식세포는 정상 혈액에서 가장 많으며 전체의 약 65%를 차지한다.

※ 결정 (crystal) 검사

: 통풍관절염의 원인이 되는 가장 흔한 형태의 결정은 바늘 형태의 요산일나트륨 (monosodium urate, MSU), 마름모 형태의 파이로인산칼슘이수화물 (calcium pyrophosphate dihydrate, CPPD) 등이 있다. 모든 결정은 편광현미경으로 관찰할 수 있다.

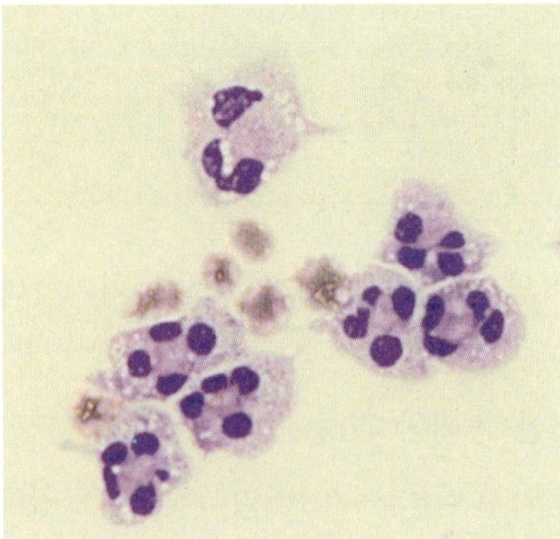

(a) 호중구

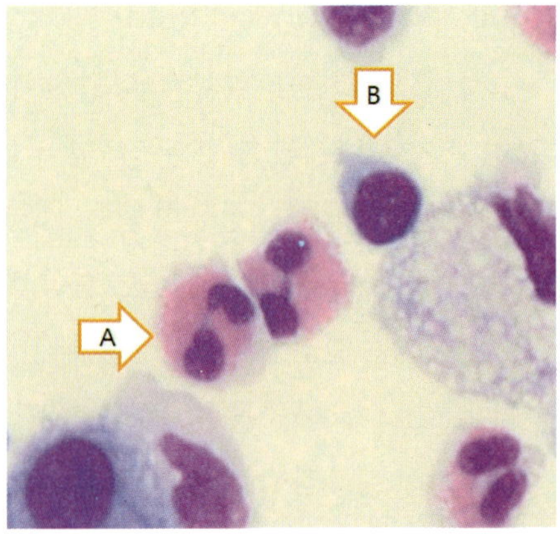

(b) A: 호산구, B: 림프구

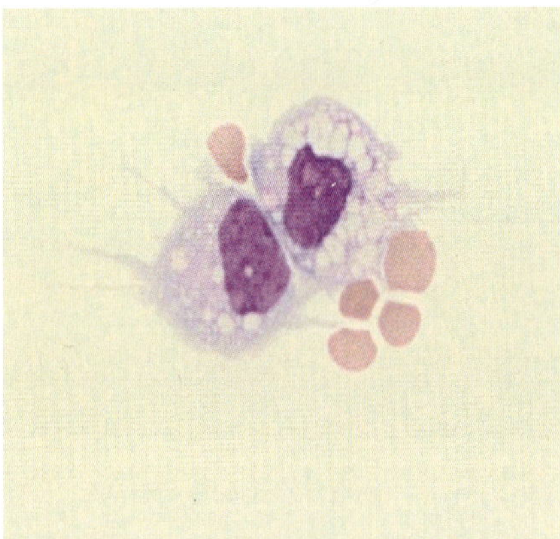

(c) 조직구

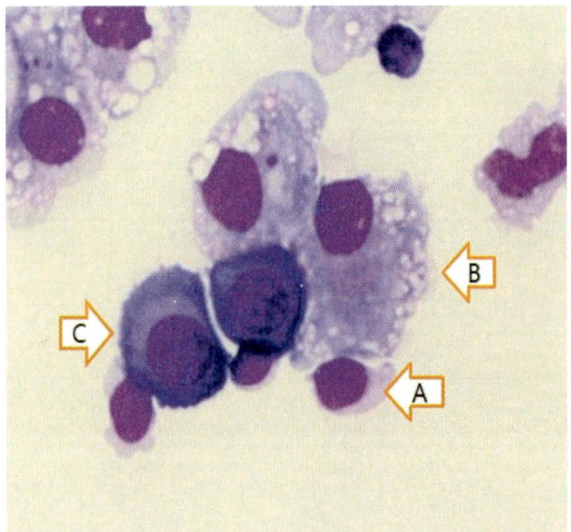

(d) A: 림프구, B: 조직구, C: 중피세포

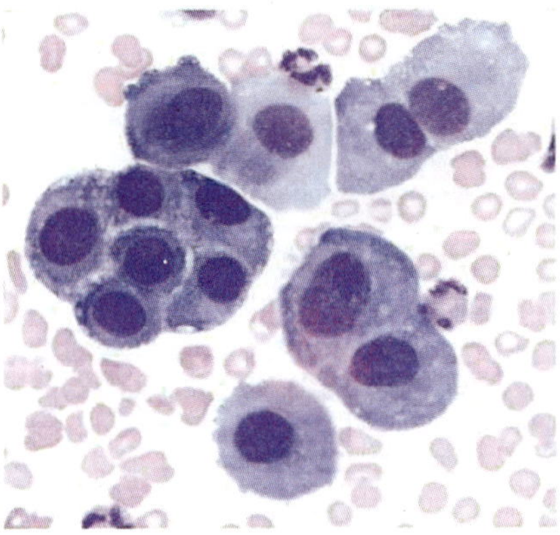

(e) 중피세포

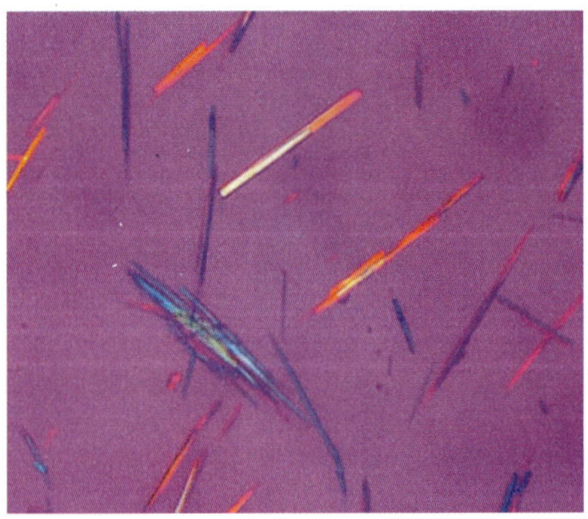

(f) 요산일나트륨 (통풍)

▶그림 2-28. 체액세포들의 형태학적 감별

학습토의

1. 각 혈구 계산을 위한 희석액의 종류를 설명하시오.

2. 각 혈구계산법 (manual method)의 계산 공식을 설명하시오.

3. 각 혈구들의 참고치를 열거하시오.

4. 말초혈액에 유핵적혈구가 나타날 때에 백혈구 계산에서 이용되는 수정법에 대하여 설명하시오.

5. Thorn test에 대해서 설명하시오.

6. 체액의 종류와 임상적 의의 대해서 설명하시오.

7. 체액에서 관찰되는 세포에 대해 설명하시오.

04 적혈구 항수 계산

학습목표

1. MCV를 계산하고 그 의의를 설명할 수 있어야 한다.
2. MCH를 계산하고 그 의의를 설명할 수 있어야 한다.
3. MCHC를 계산하고 그 의의를 설명할 수 있어야 한다.
4. RDW에 대해서 설명할 수 있어야 한다.
5. 적혈구 항수와 빈혈의 종류와의 관계를 설명할 수 있어야 한다.

단순히 빈혈 (anemia)의 유무를 진단하는데는 적혈구수, 혈색소량, 적혈구 용적 (hematocrit) 중에서 한 가지를 측정하고 절대치를 알면 가능하다. 그러나 각 값이 성별, 연령, 인종, 또한 빈혈의 종류에 따라 차이가 있으므로 세 항목의 수치를 비교하는 것이 중요하다.

Wintrobe (1993)의 적혈구지수는 처음에는 평균적혈구항수, mean corpuscular constant) 라고 하였으나 이후 Wintrobe 지수 (index)로 개칭되었고 평균적혈구용적 (mean corpuscular volum, MCV), 평균적혈구혈색소량 (mean corpuscular hemoglobin, MCH), 평균적혈구혈색소농도 (mean corpuscular hemoglobin concentration, MCHC)가 포함된다. 이들은 적혈구수, 혈색소량, 적혈구용적을 측정하여 각각의 공식에 대입하여 구한 절대치 값이다.

이들 적혈구 지수는 빈혈의 종류를 분류하는데 활용되며 계산공식과 참고치에 따른 빈혈의 종류 구별에 대해서는 잘 이해하고 있어야 될 것이다.

표 2-4에 적혈구지수와 적혈구 형태의 상관관계를 표 2-5에 적혈구지수와 빈혈의 종류의 상관관계를 기술하였다.

1 평균 적혈구 용적 (Mean corpuscular volume, MCV)

MCV는 적혈구의 평균용적으로 개개의 적혈구 평균 크기를 fL (femtoliter) 또는 10^{-15}/L로 나타낸 것이다 (그림 2-29).

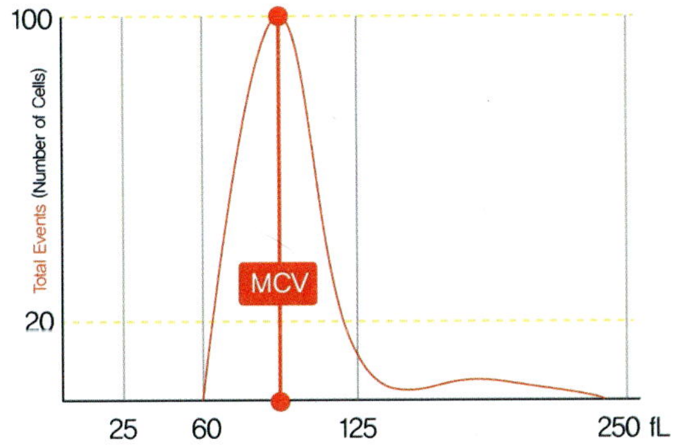

▶그림 2-29. 적혈구용적분포도에서의 MCV

$$MCV = Hct\ (\%) \times 10\ /\ RBC\ count\ (\times 10^{12}/L)$$

예를 들어 적혈구 수가 5×10^{12}/L, Hct 45 %라면 MCV는 90 fL이다.

〈참고치〉

Wintrobe	82~92 fL
Cartwright	80~96 fL
한국인	94 (89~99) fL

〈판정〉

MCV가 참고치 범위인 80~100 fL 이내면 normocytic, 80 fL 이하일 때는 microcytic, 100 fL 이상일 때는 macrocytic으로 판단한다. 적혈구 크기의 판단에 전에는 직경을 측정하는 것을 중요시했으나 MCV를 보는 편이 합리적이고 또한 정확하고 간편하다. 대부분의 경우 직경과 용적의 변화는 평행적이지만 반드시 일치하지는 않는다. 예를 들어 유전성 구형 적혈구증(hereditary spherocytosis)에서는 직경은 적으나 MCV는 반드시 감소하지는 않는다.

〈측정오차 원인〉

- 한냉응집이 생기면 Hct치가 감소되어 MCV가 거짓증가가 나타낸다.
- MCV는 채혈 후 장시간이 경과한 후 실제치보다 거짓 상승된다.

2 평균 적혈구 혈색소량 (Mean corpuscular hemoglobin, MCH)

개개의 적혈구내 혈색소의 평균값을 picogram (pg)이나 10^{-12} g으로 나타낸 것이다.

$$\text{MCH (pg)} = \frac{\text{Hb (g/dL)}}{\text{RBC } (\times 10^6/\mu\text{L})} \times 10$$

예를 들어 적혈구 수가 2.8×10^{12}/L, Hb 7.5 g/dL면 MCH는 26.8 pg이다.

〈참고치〉	Wintrobe	27~31 pg
	Cartwright	27~33 pg
	한국인	32 (29~35)pg

〈판정〉

MCH가 정상 범위 이내면 normochromic, 이상이면 hyperchromic, 이하이면 hypochromic이다.

〈측정오차원인〉

- 유미 (lipemic)검체, 적혈구가 용혈이 불량, 백혈구 증가증일 경우 거짓증가 (false elevate)가 된다.

3 평균 적혈구 혈색소 농도 (Mean corpuscular hemoglobin concentration, MCHC)

개개의 적혈구 내에 있는 혈색소 농도의 평균값을 g/dL로 나타낸 것이다. 과거의 표시단위는 %였다.

$$\text{MCHC (g/dL)} = \frac{\text{Hb (g/dL)}}{\text{Hct (\%)}} \times 100$$

예를 들어 Hb 15 g/dL, Hct 45 %라면 MCHC는 33.3 g/dL이다.

〈참고치〉	Wintrobe	33~34 g/dL
	Cartwright	32~36 g/dL
	한국인	34 (31~36) g/dL

〈판정〉

MCHC의 정상 범위는 31~36 g/dL로서 normochromic이며 30 g/dL 이하는 hypochromic이다.

Hypochromic, microcytic을 동반하는 철 결핍성 빈혈인 경우는 MCHC가 낮아진다(표 2-5). 그러나 정상 적혈구는 모두 hemoglobin에 포화되어 있으므로 참고치보다는 높아지지 않는다. MCHC가 36 g/dL보다 큰 수치를 보이는 hyperchromic RBC의 경우는 spherocyte가 있다. hereditary spherocytosis, 낫적혈구빈혈, Hb C 질환의 경우 MCHC가 높게 나타난다.

〈측정오차 원인〉

- 고지혈증, 백혈구증가증, 한냉응집, 비정상적혈구 등이 영향을 주어 거짓증가 한다.

참고

한냉항체(cold antibodies)가 있는 검체의 CBC 검사는 특별한 주의가 필요하다. 검체를 37℃ water bath에서 30분간 가온하든가 또는 Isotone 액을 37℃로 온도를 유지시킨 후 즉시 재검사를 하여야 한다. 이러한 검사 전 조치를 취하지 않을 경우 자동혈액 분석기의 각 검출기 미세공(aperture)을 응집된 혈구들과 섞여서 통과됨으로서 WBC, RBC, platelet, Hct 치는 실제치보다 낮게 계수된다. 그러나 Hb 검출기는 RBC의 용혈과 cyanmethemoglobin 전환이 정상적으로 이루어지므로 실제의 Hb치를 나타내준다. 이러한 원인으로 cell counter에서 연산되어 나오는 MCV, MCH, MCHC 치도 거짓증가(falsely elevate) 된다.

요즘 많이 활용되고 있는 적혈구 형태와 적혈구지수와의 상관관계를 표 2-6에, 표 2-7에 적혈구지수와 빈혈의 형태학적 분류에 대해 나열하였다.

표 2-5. Coulter-S cell counter로 연산한 MCHC치와 염색성의 비교

Smear Evaluation	MCHC Coulter S
Normochromia	31.5~36
Hypochromia	
Slight	30.0~31.5
Moderate	29.0~30.5
Marked	↓ 29

Note: Recheck any MCHC over 36g/dL for hemolysis, cold agglutinins, or insufficient blood in relation to EDTA

표 2-6. 적혈구 형태와 Wintrobe's 적혈구지수의 상관관계

적혈구 형태	MCV (fL)	MCH (pg)	MCHC (g/dL)
Normocytic	84~95	28~32	31~36
Macrocytic	95~160	30~52	31~36
Simple microcytic	72~79	22~26	31~36
Hypochromic microcytic	50~71	14~21	21~29

표 2-7. 빈혈의 형태학적 분류에 따른 Wintrobe's 적혈구지수와의 상관관계

빈혈의 종류	MCV	MCH	MCHC (g/dL)
소구성 저색소성	소 (小)	저 (低)	저 (低)
정구성 정색소성	정 (正)	정 (正)	정 (正)
대구성 고색소성	대 (大)	고 (高)	정 (正)

4 기타 적혈구 항수

(1) 평균 적혈구 두께 (mean corpuscular average thickness, MCAT)

개개의 적혈구의 두께를 절대치 (μm)로 나타낸 것으로 각종 빈혈의 분류 참고가 된다. MCAT는 Emmons의 이론 (적혈구를 하나의 원통으로 간주하고 계산)에 바탕을 두고 적혈구의 평균 용적과 평균 직경 (MCD)에 의해 아래 식에 따라 산출된다.

〈판정〉 참고치는 2.13 ± 0.013 μm이다. 단순성 소구성 빈혈 1.6 μm, 소구성 빈혈 2.2 μm, 폐색성 황달 1.6 μm, 유전성 구형 적혈구증 3.02 μm 등의 값을 나타낸다.

(2) 적혈구 분포폭 (red cell distribution width, RDW-CV)

RDW-CV (%)는 적혈구 분포곡선 (histogram)의 평균혈구용적 (mean cell volume)에 대한 표준편차의 비례값, 즉 변이계수 (CV)로 연산되는 parameter로 적혈구 크기 분포의 상이성 (heterogenecity)을 나타내 적혈구 대소부동증과 연관되는 지표이다.

적혈구의 MCV치에 따라 빈혈을 microcytic, normocytic, macrocytic으로 분류한다. 그러

나 적혈구의 크기가 다양하여 폭넓게 분포하는 경우에는 단순히 RBC histogram 전체 용적에 대한 중간크기의 용적을 표시하는 MCV만으로는 완벽하게 설명하기 힘들다. 그래서 그림 2-30에서와 같이 RBC histogram 꼭대기부위를 100%로 잡았을 때 그 면적이 68.62% (1SD)에 해당되는 부위의 적혈구 분포폭 (RDW)의 변이계수 (CV)가 참고치 (11.5~14.5%) 이내면 적혈구 size가 동질성 (homogenous)을 나타내고, 이보다 높은 치를 나타내면 size의 이질성 (heterogenous)을 나타내는 것을 의미한다. 이는 말초혈액 도말표본상의 현미경 소견과 잘 일치되므로 MCV와 RDW-CV치를 조합하여 비교하면 진단적인 가치가 있는 빈혈의 종류를 분류할 수 있고 (표 2-6, 2-7 참조) 적혈구분절, 응집, 이형집단 (dimorphic cell population)을 찾아내는데 유용하다.

최근 보급되고 있는 다항목 자동혈구 계산기에 새로운 항목으로 추가되어 연산되고 있으며, 공식은 다음과 같다.

$$\frac{\text{Standard deviation (SD)}}{\text{Mean cell volume (MCV)}} \times 100 = \text{RDW} - \text{CV (\%)}$$

〈참고치〉 11.5~14.5 %

평균혈구용적 (MCV)이 감소하고, 정상 SD (little variability)인 경우는 RDW의 증가를 나타내며 평균혈구용적의 증가와 SD의 증가 (increased variability)인 경우는 정상 RDW를 나타낸다.

표준편차의 증가가 있을 때는 적혈구 크기의 변화 (anisocytosis)를 나타내며, 적혈구 분포곡

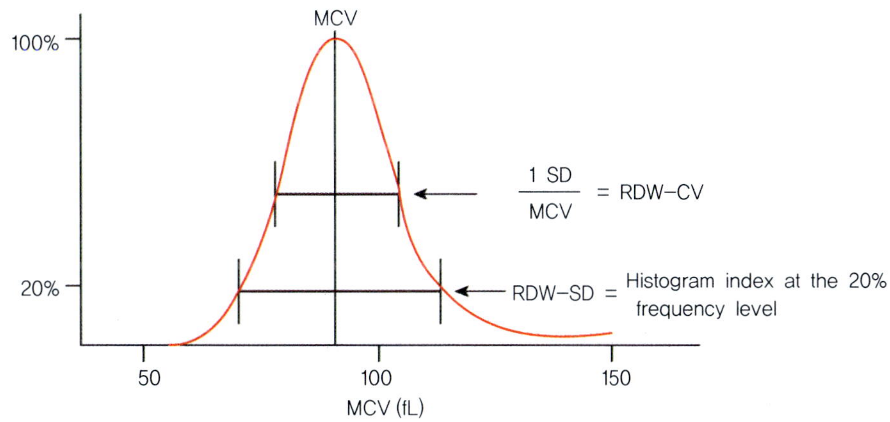

▶그림 2-30. RDW-CV의 computation

표 2-8. MCV와 RDW치 비교에 의한 빈혈의 분류

RDW - CV \ MCV	Low	Normal	High
Normal	만성질환 지중해빈혈	정상 만성질환 이상혈색소증 출혈	재생불량빈혈 (성인, 후천성)
High	철결핍빈혈 지중해빈혈 S-β Thalassemia SS, α-Thalassemia Hb H증 schizocyte	조기빈혈 (vitamin B_{12} 또는 folic acid 결핍) 유전구형적혈구 수술후	거적모구빈혈 (vitamin B_{12} 또는 folic acid 결핍) 면역용혈빈혈 만성림프모세포백혈병

표 2-9. MCV와 RDW 결과에 따른 빈혈의 감별진단

anemia	MCV (fL)	RDW - CV (%)	Disease
Mirocytic homogenous	Low	Normal	Anemia of chronic disease
Microcytic heterogenous	Low	High	Iron deficiency amemia
Normocytic homogenous	Normal	Normal	Normal or anemia of chronic disease
Normocytic heterogenous	Normal	High	Early anemia or MDS
Macrocytic homogenous	High	Normal	Aplastic anemia
Macrocytic heterogenous	High	High	Macroblastic anemia due to Vitamin B_{12} folate deficiency

선 (RBC histogram)의 저변 (base) 부위가 넓어져 보이게 된다.

또한 빈혈의 종류를 분류하기 위해서, MCV와 RDW-CV를 분석해보면, 표 2-8과 표 2-9과 같은 결과를 보이므로 조기진단, 추가 검사항목의 선택 및 병의 예후판단과 치료효과 판정에 도움이 된다.

RDW치가 정상 (11.5~14.5 %)인 경우는 적혈구 크기의 특성이 동질성 (homogenous)이어서 말초혈액 도말표본상에서 적혈구 크기의 분포가 정상이다. 그러나 RDW치가 높은 경우는 크기의 상이성 (heterogenous)이 심한 적혈구 대소부동증 (anisocytosis)을 보이게 된다.

그림 2-31의 histogram A과 왼쪽의 CBC data를 분석해 보면 MCV는 83.4 fL로서

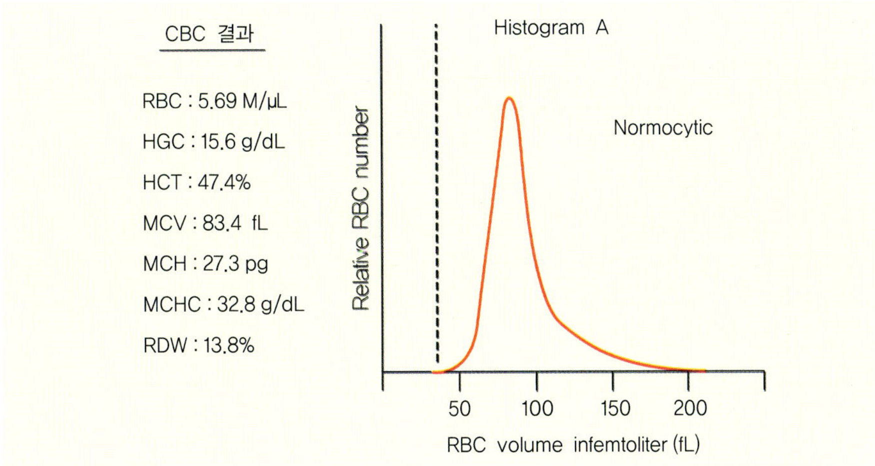

▶그림 2-31. Histogram A (normocytic)

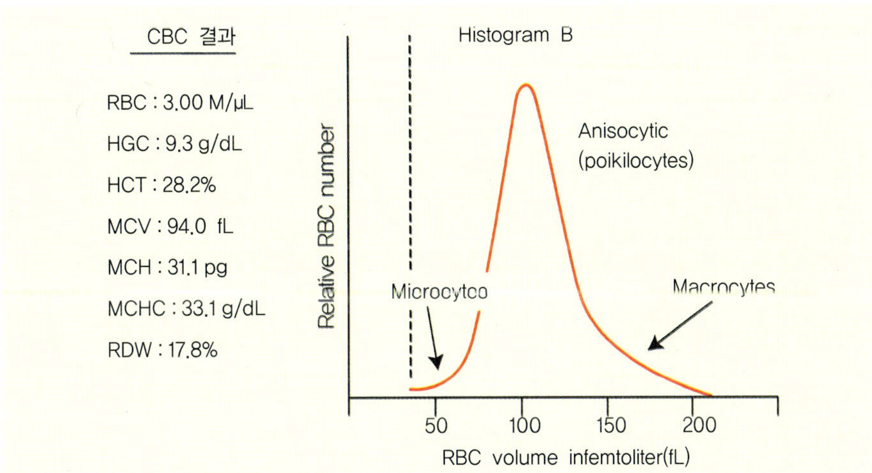

▶그림 2-32. Histogram B (anisocytosis)

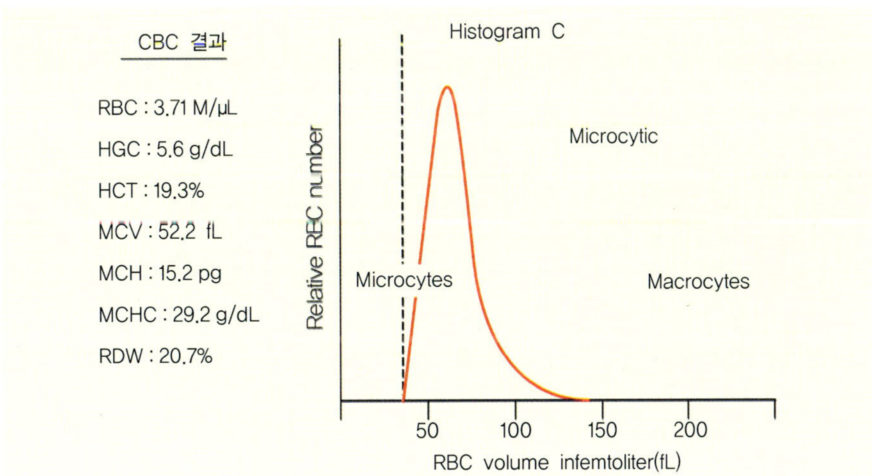

▶그림 2-33. Histogram C (microcytic)

normocytic하고 MCHC는 32.8 g/dL로 normochromic이며 RDW-CV는 13.8 %로서 적혈구 크기들이 정상을 나타내고 있다.

그림 2-32의 경우 MCV는 94 fL로서 normocytic이지만 RDW가 17.8 % (참고범위 11.5~14.5 %)이므로 소구성 (microcytic)과 대구성 (macrocytic) 적혈구가 일부 혼재하는 적혈구대소부동증 (anisocytosis)을 보이며 약간의 변형적혈구 (poikilocyte)를 동반하는 결과를 보인다.

그림 2-33의 경우 MCV가 52.2 fL, RDW 20.7 %로서 소구성 저색소성 빈혈을 동반하는 심한 iron deficiency anemia의 유형이며 적혈구의 대소부동도 심하다. 표 2-6 MCV와 RDW치 비교에 의한 빈혈의 분류에 적용시켜 보면 진단에 도움이 될 수가 있다. 중요한 점은 자동혈구분석기에서의 CBC 결과와 histogram을 비교한 후 말초혈액 도말표본 평가 (PB smear evaluation)를 하여 확인해야 한다.

참고

환자 결과의 MCV, MCH, MCHC를 관찰하고 비정상적일 경우 원인을 분석하고 해결하여야 한다. 특히 MCHC는 개인에 따른 변화폭이 작기 때문에 비정상적인 값을 보이는 경우 장비 이상여부를 확인하여야 하는 좋은 지표로 이용될 수 있다.

학습토의

1. MCV, MCH, MCHC의 계산공식을 설명하시오.

2. MCV, MCH, MCHC의 참고치를 열거하시오.

3. RDW에 대해서 설명하시오.

4. MCV와 빈혈의 종류의 연관성에 대해서 설명하시오.

05 적혈구 침강속도

학습목표

1. 적혈구가 침강하는 물리생리학적 원리를 이해하고 있어야 한다.
2. 적혈구의 침강속도 변화에 영향을 미치는 요인을 알고 있어야 한다.
3. 각종 방법에 따른 침강속도의 참고치 범위를 알고 있어야 한다.
4. 적혈구 침강속도를 측정할 수 있어야 하며 ESR 값을 구할 수 있어야 한다.

ESR (erythrocyte sedimentation rate)는 1시간 동안에 적혈구가 침강하는 속도를 mm로 표시하는 것으로 염증, 외상, 암 등에 널리 이용되는 비특이적인 검사이다. 정상인의 적혈구들은 음전하를 띄우고 있어서 서로 밀어내어 일정한 간격을 띄우고 있으나 염증반응이 생기면 급성기 반응 물질(단백질)이 증가하여 적혈구 사이의 음전하의 정도 (zeta potential)가 감소되어 적혈구 서로의 거리가 좁아지게 된다. 이러한 원리로서 적혈구의 침강은 세 단계를 거쳐서 이루어진다. 1단계는 ESR tube에 혈액을 넣으면 처음 5분 동안에 연전형성 (rouleaux formation)이 생기기 시작하여 적혈구가 서로 밀착되는 과정이다. 두 번째는 적혈구 응집 (red cell aggregation)과정으로 최대 응집이 되었을 때 침강속도가 일정하게 유발된다. 셋째 단계는 ESR tube 밑면에 혈구가 단단하게 쌓이는 (packing of cells) 단계로서 서서히 하강하게 된다. 1단계에 5~10분, 2단계에 40분, 3단계는 1시간까지 남아 있는 시간까지이다.

침강반응의 속도는 적혈구의 응집과 밀집한 관계가 있으며, 응집이 빠르고 클수록 적혈구 침강속도는 빨라진다. 그리고 응집은 혈장단백 (plasma protein)의 하전상태 변화와 밀접한 관계가 있다. 양성하전 (positive electric charge)의 globulin, fibrinogen이 증가하면, 적혈구의 음성하전 (negative electric charge)을 방전시켜 적혈구의 응집을 빨리 생기게 하여, 적혈구 침강속도는 촉진된다 (albumin은 음성하전으로 응집저지 작용을 한다). 체내에 대사 장애가 있을 때나 조직의 파괴가 있을 때 침강속도가 촉진되며, 적혈구의 심한 감소나 혈색소 감소일 때, 침강이 촉진되기도 하는 등, 이 검사의 예민도는 50% 미만으로 매우 비특이적인 검사법이다.

측정방법으로는 1973년 ICSH에서 Westergren법의 1시간법을 국제표준법으로 정하였고 1977년에 권고안을 제출하였다. 흔히 사용되는 것으로는 수기법으로 Westergrem tube와 Wintrobe tube를 사용하고 있다. 근래에는 자동적혈구 침강속도 측정기가 보급됨으로서 병원에서 널리 사용되고 있다.

1 Westergren method (국제표준법)

1) 기구

① Westergren pipette (길이 300 ± 1.5 mm, 내경 2.4~2.7 mm): 0~200 mm까지 혈액 흡입

② Westergren rack

2) 시약

3.2 % sodium citrate액 (109 mmol/L $C_6H_5Na_3O_7 \cdot 2H_2O$)

Sodium citrate	32.0 gm
Distilled water	1,000 mL

3) 검사방법

① 항응고제와 혈액의 비율을 1 : 4로 혼합한 혈액을 Westergren tube 0 mm mark까지 정확히 넣는다.

- 약 2 mL 혈액이 필요하고 유리관일 경우 Pasteur pipette로 넣는다.
- Disposable ESR tube를 사용하면 혈액을 관 (tube) 밑면에 대고 내부심을 잡아당기면 정확히 0 mm mark까지 흡입이 되어 편리하다. 하단 200 mm mark쪽에 cap을 씌운다.

② Westergren rack에 수직으로 세우고 정확히 1시간 후에 buffy coat층을 제외한 적혈구층 상단 위치, 즉 혈장층이 몇 mm인지 판독한다

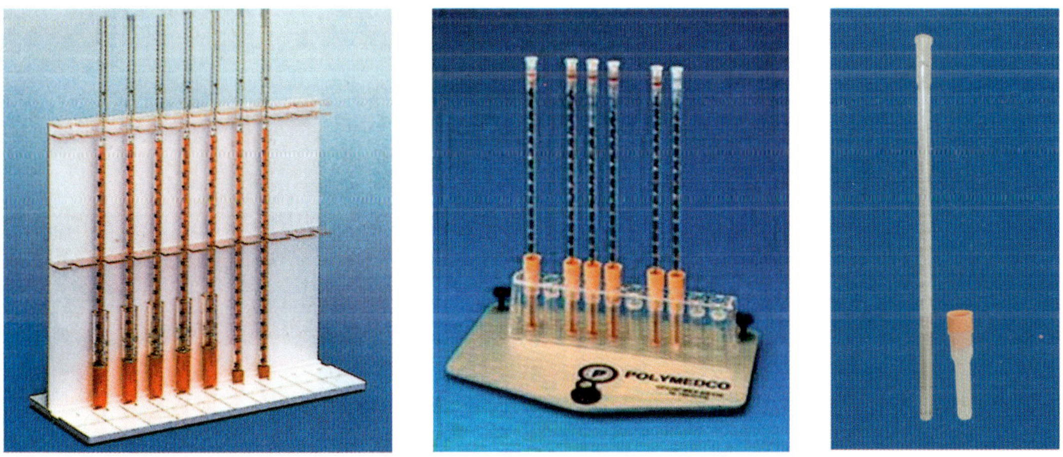

▶그림 2-34. Westergren tube와 rack

2 Wintrobe and Landsberg method

1) 기구

① Wintrobe tube (길이 120 mm 내경 2.5 mm 눈금 0~100 mm)

② Pasteur pipette

③ Wintrobe stand rack

2) 시약

EDTA-K_2 또는 double oxalate 항응고제

3) 검사방법

① Wintrobe tube의 0 mark까지 EDTA blood를 채운다 (45℃ 각도로 Wintrobe tube를 기울이고 glass Pasteur pipette를 관저까지 넣어 천천히 기포가 없이 넣는다).

② ESR rack에 수직으로 꽂고 정확히 1시간 동안 방치한 후 적혈구가 침강한 곳의 눈금을 읽는다.

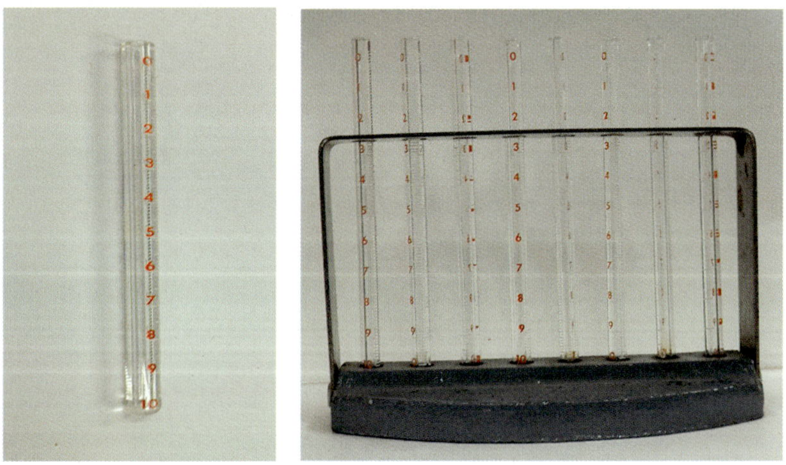

▶그림 2-35. Wintrobe tube에 혈액을 넣는 요령

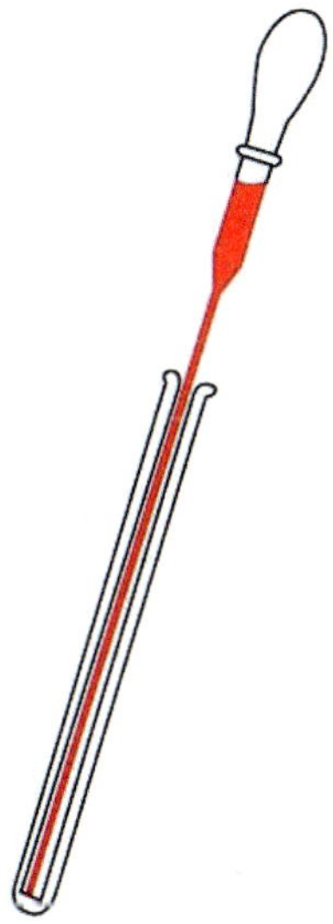

▶그림 2-36. Wintrobe tube에 혈액을 넣는 요령

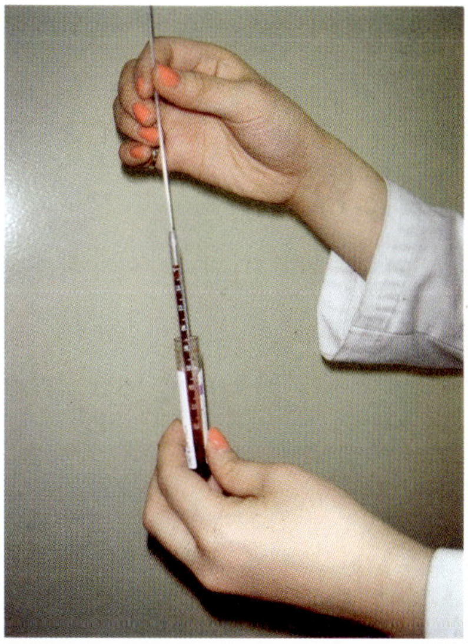

▶그림 2-37. Espette tube를 사용한 ESR 검사

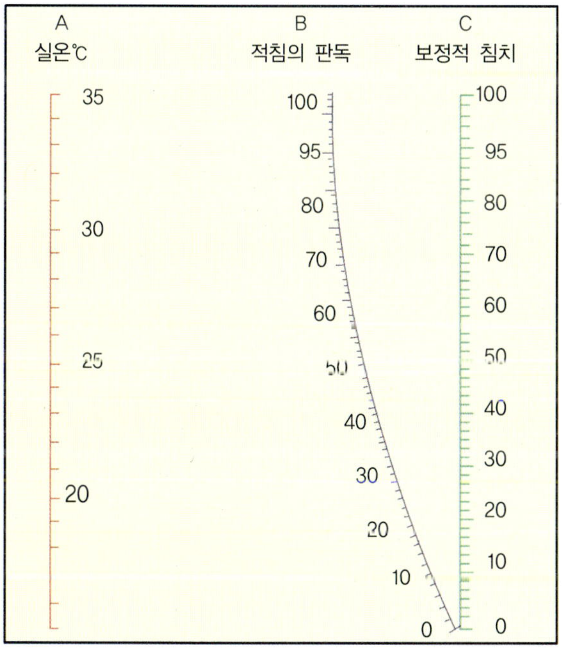

▶그림 2-38. Westergren ESR치의 온도보정 nomogram

보정방법

실온을 a축에 취하고, b축에 그때의 Westergren법 1시간치의 값을 취하여 이 두 점을 잇는 직선이 c축과 교차하는 점이 기준온도(17~20℃, 평균 18.5℃)의 ESR치이다(1977년 ICSH에 의해 기준온도를 18~25℃로 정해졌으므로 이 범위를 벗어난 것만 보정한다).

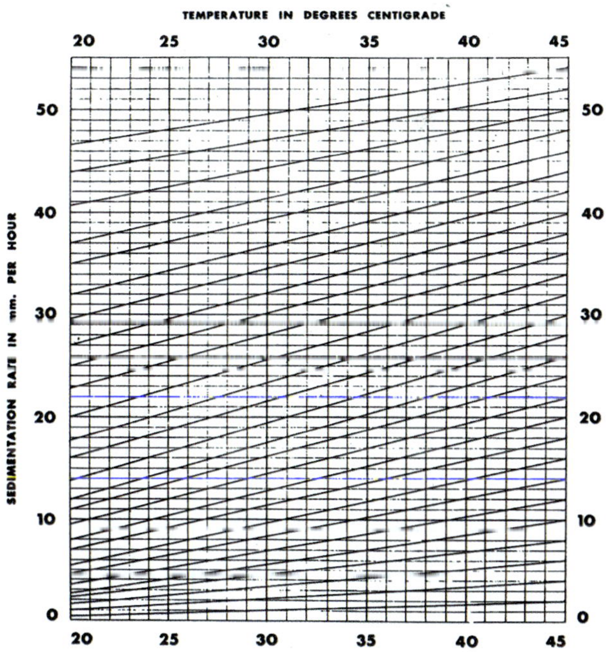

▶그림 2-39. ESR의 온도교정표

4) Wintrobe ESR 교정

Hematocrit값이 남자 47 % 이하, 여자 42 %, 이하로 빈혈인 경우 ESR 치를 교정해 주어야 한다. 교정된 것을 corrected ESR이라고 하며, 교정해주지 않은 uncorrected ESR치도 함께 보고해 주어야 한다.

심한 빈혈에 대한 ESR 수정은 아래의 교정표(그림 2-40)로 교정한다. 빈혈이 있을 때는 적혈구 침강속도가 촉진되므로 Wintrobe에 의해 hematocrit치에 대한 보정표를 만들었으나, 이것은 이론적인 것이며 실제의 경우에 적합되지 않는 경우가 많다. 따라서 일률적으로 빈혈 보정을 하는 것은 불합리하며, 촉진인자의 관여 여부를 고려해야 될 것이다.

〈 교정방법 〉

① 왼쪽 수직선(ESR)상에서 수정해야 할 ESR 치에 연필(또는 자)을 갖다 대고 오른쪽으로 긋는다. 그리고 밑쪽의 환자의 hematocrit(packed red cells)치를 상향으로 올려 그어서 교차되는 지점에 연필을 갖다 댄다. 이 교차점에서 가장 가까운 curved line을 따라 밑으로 따라 내려온다.

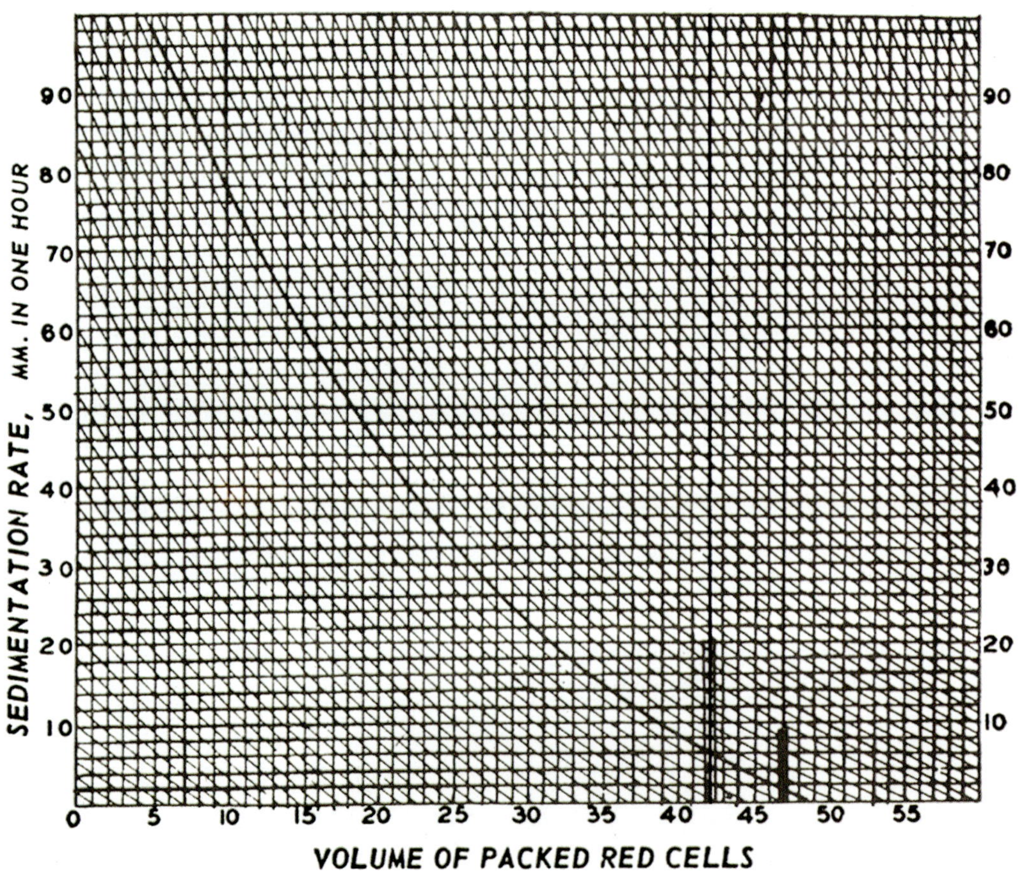

▶그림 2-40. 빈혈에 대한 ESR 교정표(Wintrobe)

② 여자는 42 % hematocrit치, 남자는 47 % hematocrit치를 표준으로 하여 세워둔 ESR선까지 내려와서 이 점에서 수평선의 우, 좌측 ESR 표에 맞추어서 찾으면 된다. 이것이 corrected ESR이 된다.

③ 예를 들어 남자의 Hct 35%, ESR 50 mm/hr인 경우의 교정 ESR 값은 26 mm/hr가 된다.

3 자동 적혈구 침강속도 측정기법

ESR 검사의 자동화는 다량의 검체를 자동 처리하고 LIS (laboratory information system)와 연결하여 data를 전송할 수 있다. 그리고 감염방지 및 검사 시간 단축과 대량의 검체처리 및 검사 인력의 효율성 면에서 볼 때 대학병원과 종합병원들에서 많이 사용되고 있다. Optical IR (infra red) sensor가 부착되어 있어서 침강하는 적혈구를 30분, 60분, 120분까지도 판독해주는 기기이다.

ESR-6000 (ESR tube : Westergren type), Sedimatic-100 system (sodium citrate 함유 100 mm vacuum tube 사용), Sediscan (Becton Dickinson사의 vacutainer tube인 sed-

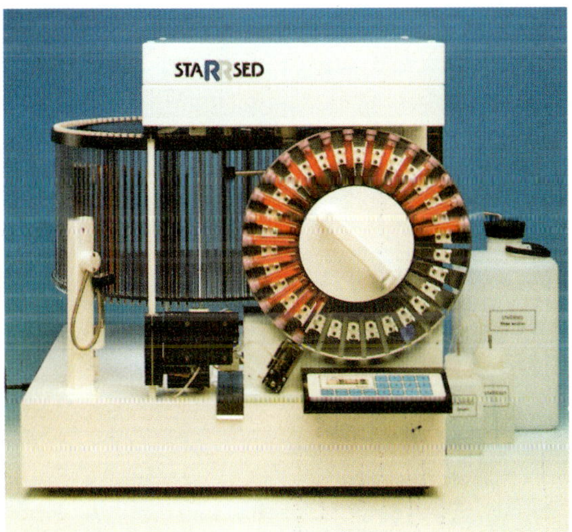

▶그림 2-41. STARRSED 전자동 ESR분석기

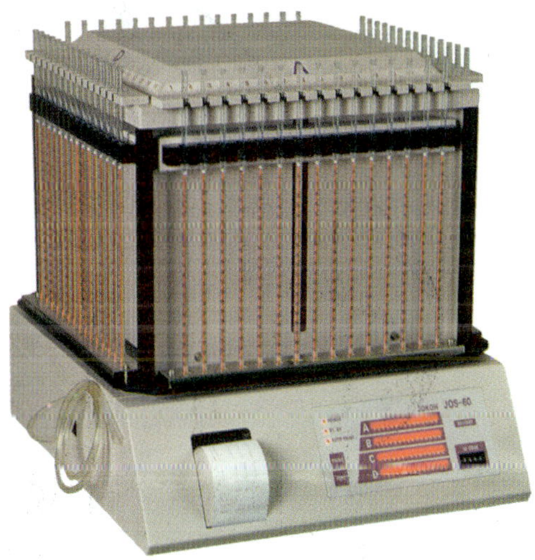

▶그림 2-42. JOKOH 전자동 ESR 측정기

- 방법 : Westergren method
- 측정관 : Disposable westergren tube
- 측정용량 : 60검체/시간
- 검출기 : 1-파장투과광측정 (raster scan system)
- 검체흡입기 (suction pump) 내장형

itainer 사용), VT 100 (Westergren pipette 사용) 기종과 또한 STARRSED 전자동 ESR 분석기 (그림 2-41)는 고정형 Westergren tube가 내장되어 있어서 측정 후 자동 세척하여 계속 사용할 수 있고, autosampler가 부착되어 있어 EDTA혈액만 장착하면 sodium citrate 희석시약의 자동주입과 혼합이 되어지며 시간당 200 검체를 판독해주는 automated ESR system 기기이다. 그 외 다양한 자동화 측정기가 사용되고 있다 (그림 2-42).

최근 Test-1 series는 혈액이 침전되는 상태를 빛을 통과시키면서 변화되는 빛의 양을 미리 입력되어 있는 공식을 통해 계산하는 원리다. 최소량의 검체 (150 μL)로 동시에 60 검체를 장착할 수 있으며 검체당 20초의 속도로 분석할 수 있다 (그림 2-43~45). 다양한 자동 ESR 측정기기들의 특성을 표 2-11에 소개하였다.

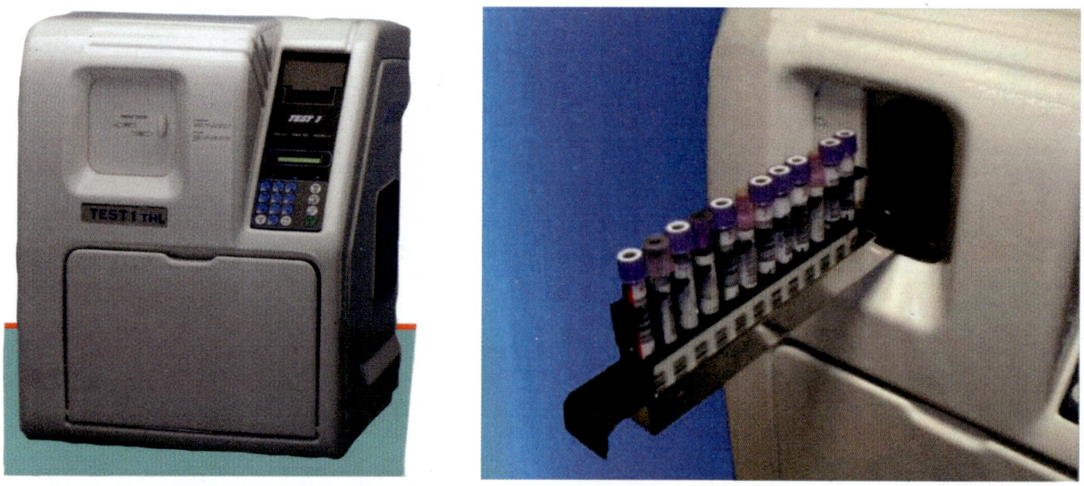

(a) (b)

▶그림 2-43. Test-1 전자동 ESR분석기 (a) 와 혈액검체의 장착 (b)

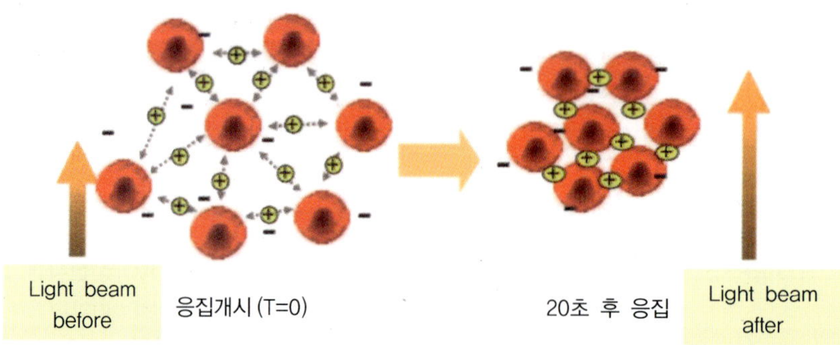

▶그림 2-44. Test-1 ESR 분석기에서의 적혈구응집능과 투과도의 변화

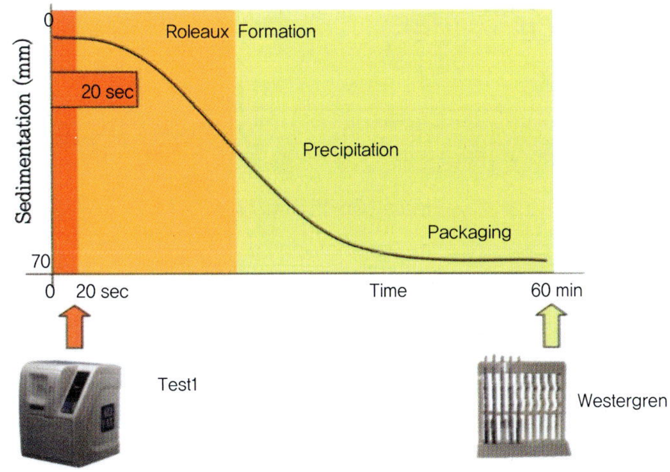

▶그림 2-45. Test-1과 Westergren 방법간의 분석시간 비교

표 2-11. 자동 ESR 측정기기의 특성구분

종류 / 구분	ESR-6000	VT-100	Sedimatic-100	Sediscan	StaRRsed
원리	발광 diode와 photo transister에 의한 photo interrupt 방식	Optical sensor (고해상 CCD CAMERA)	IR sensor	Image processing Technology (고해상 video camera)	IR sensor
Tube의 종류	Disposable Westergren pipette	Westergren pipette type (진공채혈관 사용 자동 filling처리)	Vacuum tube (100 mm ± 10 mm)	Seditainer tube (B/D사) (vacutainer system)	고정형 Glass Westergren tube 자동세척장치부착
필요한 검체량	2 mL	다양하다 sedi-RATEP-3 tube-1 mL 소요 (0.25 mL citrate + 1.0 mL blood)	2.04 mL	1.8 mL	1.7 mL Autosampler부착, EDTA 혈액장치 → 자동으로 citrate 용액주입 및 혼합됨
측정시간 mode (선택기능유)	(1분 간격 감지) 30분, 1시간, 2시간	(2분 간격 감지) 1시간 2시간	30분, 1시간	1시간 2시간	1시간 2시간 (상 · 하로 1분 간격 감지)
온도보정기능 (온도센서내장)	있음	없음	있음	있음	있음
Barcode reader	있음	있음	있음	있음 (선택)	있음
검체동시 탑재능력	60	10 tube sample holder 10개 장착 100 검체 VT-50 (50검체)	100 (Westergren치로 환산기능 있다)	25검체 × 2	120 tubes (Re-use) Autosampler 1회 검체장착수(30검체) 300검체 data memory 기능
Host computer와 interface 가능유무	가능	가능	가능	가능	가능

참조 : 1985년 Brarbro Hjalmarsson (Sweden인)에 의해 최초로 ESR 검사용 vacuum tube를 고안했고 그 후 Karl Fele 등이 항응고제가 들어있는 100 mm vacuum tube를 개발했다. 이 tube들의 내경은 Westergren tube보다 넓기 때문에 Westergren 검사수치로 환산하기 위해 환산수치에 대한 factor가 입력되어 있다.

4 참고치 (Reference values)

검사법	결과
Westergren	Male: 0~15 mm/hr Female: 0~20 mm/hr
Wintrobe	Male: 0~9 mm/hr (평균 3.7 mm/hr) Female: 0~20 mm/hr (평균 9.6 mm/hr)

ESR은 여성이 남성보다 촉진되고 임신 3개월 이후나 월경 시 촉진된다. 또한 생리적 변동에 민감하여 염증이나 조직괴사 같은 비특이적인 질환이 시 촉진되며 특이도는 낮지만 간단한 검사로 종합적인 정보제공 및 진단, 추적검사에 이용되고 있다. ESR이 촉진되거나 지연되는 질환을 표 2-12에 나타내었다.

촉진 질환	지연 질환
조직의 파괴, 염증, 혈장단백 이상 질환 - 악성종양, 다발성 골수종, 마크로글로불린혈증, 류마티스 열, 교원병, 진행성 폐결핵, 흉막염, 아급성 세균성 심내막염, 호지킨병	다혈증 Fibrinogen의 현저한 감소 (DIC) 출산 전 후

표 2-12. 침강속도반응에 영향을 주는 인자

	촉진인자	지연인자
혈 장	Fibrinogen 증가 Globulin 증가	Albumin 증가, 수분증가 (혈장단백 희석) 담즙산 증가, CO_2의 증가
혈 구	적혈구의 고도감소 (빈혈) Macrocytic 적혈구 용혈	적혈구의 증가, 혈소판 감소 Microcytic hypocromic 적혈구 그물적혈구
기술적 요인	경사 (3° 경사 시 30%) 고온 (27° 이상) 관의 길이가 길 때 관의 내경이 클 때 진동	채혈 후 3시간 이상 방치 저온 관의 길이가 짧을 때 관의 내경이 작을 때 오염된 관 기포, 알코올, 에테르 부분 응고된 혈액

5 오차의 원인(Error sources)

ESR 결과는 다양한 실험실 조건이나 기술적 요인에 따라 촉진되거나 지연된다. 따라서 검체를 채취한 후 2시간 이내, 측정 시의 온도(18~25°), 관의 길이와 내경이 정확한 관으로 측정해야 한다. 이 규정이 지켜지지 않으면 위양성이나 위음성 결과를 초래하게 된다. ESR에 영향을 주는 다양한 요인을 살펴보면 다음과 같다.

참고

① 측정시의 실온은 18~25℃로 한다. 온도가 높으면 촉진된다.
② Hematocrit치가 55% 이상일 때는 혈구의 침강이 적어 ESR 측정의 임상적 의의가 적다.
③ 혈액은 희석될수록 침강속도는 늦어진다.
④ 채혈은 30초 이내로 해야 하며 채혈 후 실온에서 4시간 이내, 4℃에서는 12시간 이내에 검사하도록 규정하고 있다. 오래 방치하면 침강속도가 지연된다.
⑤ EDTA나 Sodium citrate는 적정농도에서 ESR에 영향을 주지 않지만, Heparin은 적혈구막 음전하에 변화를 주기 때문에 사용될 수 없다.
⑥ 과도한 항응고제 사용은 침강속도를 증가시킬 수 있다.
⑦ 부분적인 응고가 일어났을 때 혈장의 점도가 강해서 침강이 지연된다.

학습토의

1. 적혈구 침강속도의 3단계 진행 과정을 설명하시오.

2. Westergren법과 Wintrobe법의 차이를 설명하시오(항응고제, 측정관, 참고치 등).

3. 빈혈 시 교정 ESR을 설명하시오.

4. 적혈구 침강속도가 촉진 및 지연되는 질환에 대하여 설명하시오.

5. 적혈구 침강속도의 억제인자 및 촉진인자를 열거하시오.

06 그물적혈구수 계산 (Reticulocyte Count)

학습목표

1. Reticulocyte 검사의 의의에 대해서 알고 있어야 한다.
2. Reticulocyte 검시법에 대해서 알고 있어야 한다.
3. Reticulocyte가 증가하는 경우에 대해서 알고 있어야 한다.
4. Reticulocyte 수기법의 검사 시약을 알고 있어야 한다.
5. Reticulocyte 절대 수 계산법을 알고 있어야 한다.

미성숙 적혈구인 정염적혈모세포(orthochromic normoblast)가 성숙되어 핵이 소실되면 세포질 안에 그물구조물(reticulumn strand)이 있는 그물적혈구(reticulocyte)가 된다. 이것은 보통 염색 방법으로는 보이지 않지만 염기성 색소인 1% brilliant cresyl blue 또는 new methylene blue(색소지수 927 또는 52030)로 초생체염색(supravital stain)을 하면 그물구조물이 녹청색으로 염색되어 보이게 된다. 이것은 RNA를 함유한 리보좀(ribosome) 구조물이 염색 중에 응집된 것으로 성숙되면 없어진다. 정상 성인에서 0.5~1.5% 정도 나타나고 정상 적혈구에 대한 백분율로 표시하고 있다. 그물적혈구 수 계산은 골수에서 적혈구 생산의 지표가 되기 때문에 빈혈의 진단 및 치료와 예후판정, 치료의 효과 판정서 많이 이용되고 있는 검사 중의 하나이다.

1 초생체 염색방법

혈액과 염기성 색소액을 사용하여 10분간 염색을 하게 되는데 이렇게 신선한 혈액 그대로 염색하는 방법을 초생체염색(supravital stain)이라고 한다. 염색시약으로는 1% brilliant cresyl blue액과 0.5% new methylene blue액이 사용되고 있다. 다항목 자동혈액분석기 기종에는 flow cytometry 원리를 이용한 reticulocyte count를 선택적으로 검사할 수 있다. 또한 전용 automated reticulocyte analyzer를 이용하여 ReT%와 ReT# 및 new parameter로서 IRF (immature reticulocyte fraction)를 알 수도 있다.

A. Brecher법 (1949)

1) 기구

① 채혈기구

② Capillary tube 또는 Sahli pipette

③ Slide glass와 spreader slide

④ Binocular microscope

2) 시약

• Brecher's new methylene blue (NMB) 용액

New methylene blue (color index 927 또는 52030)	0.5 g
Potassium oxalate	1.6 g
Distilled water	100 mL

3) 검사방법

① Capillary tube의 1/3 (또는 Sahli pipette의 1/2) 정도까지 염색액을 넣은 다음 혈액을 동량 넣는다 (모세관혈액 또는 EDTA혈액).

② Slide glass 위에 배출시킨 뒤 모세관 tube 끝 부위로 잘 혼합하고 다시 모세관 tube에 넣어 10분간 방치한다.

③ Slide glass 위에 한 방울을 놓고 도말표본을 만들고 건조시킨다.

④ 건조시킨 후 oil immersion objective lens로 RBC 1,000개를 count 하는 동안 몇 개의 reticulocyte가 있는지를 계수하고 %로 보고한다.

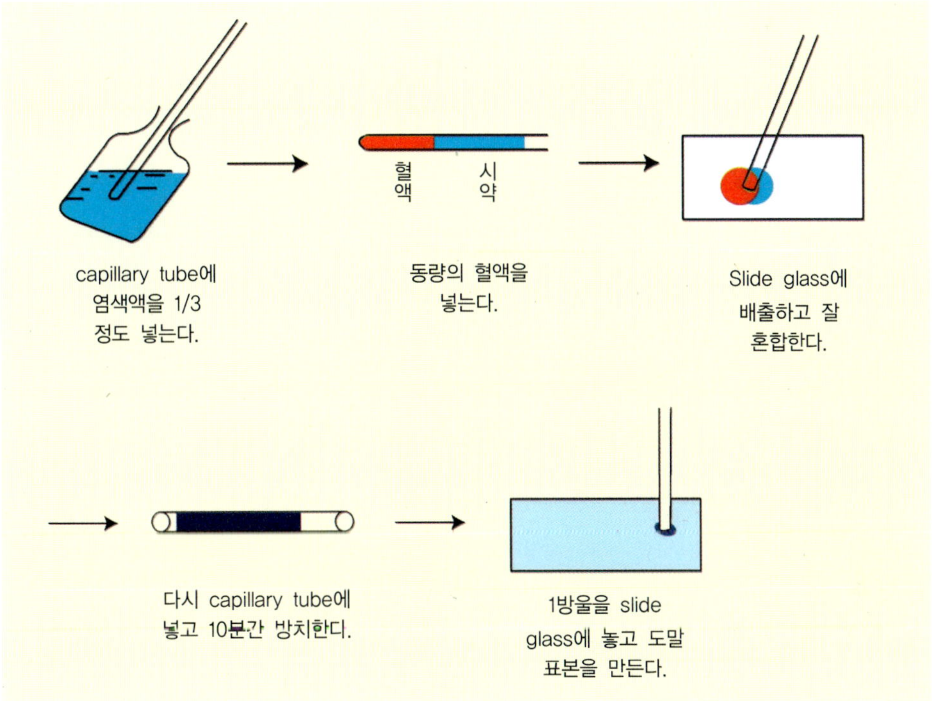

▶그림 2-46. Brecher의 NMB를 이용한 그물적혈구수 검사과정

참고

① 후염색(counter stain)은 하지 않는다.
② 적혈구는 엷은 녹청색으로 염색되고 망상구조가 있는 것은 진한 청색으로 보인다. 동량의 시약과 혈액을 작은 시험관에 넣고 검사해도 된다.
③ 전형적인 그물적혈구는 진한 청색 과립과 실 모양의 물질이 어우러져 망상으로 분포하지만 여러 형태가 있고 소수의 과립만 있는 것도 보인다.

B. Brilliant cresyl blue(BCB)법

1) 시약

- 1% brilliant cresyl blue 생리식염수 용액

Brilliant cresly blue	1 g
Sodium citrate	0.4 g
0.85% saline	100 mL

2) 검사방법

Brecher의 new methylene blue 방법과 동일하게 염색해도 되고 다음과 같이 실시해도 된다.

① 깨끗한 slide 상에 40 μL (Sahli pipette로 2번)의 brilliant cresyl blue 생리식염수 용액을 흡입하여 배출해 놓고 동량의 capillary blood (또는 EDTA blood)를 Sahli pipette로 넣고 applicator wood로 잘 혼합한다.

② 10분간 건조방지를 위해 Petri dish (젖은 거즈를 속에 넣은 것) 속에 방치하던가 또는 capillary tube에 넣어 방치한 후 깨끗한 slide상에 도말표본을 만든다.

③ 건조시킨 후 oil immersion objective lens로 RBC 1,000개를 count 하는 동안 몇 개의 reticulocyte가 있는지를 계수하고 %로 보고한다.

3) 결과

1,000개의 RBC를 count해서 5~15개 (0.5~1.5 %)의 reticulocyte가 보이면 정상이다.

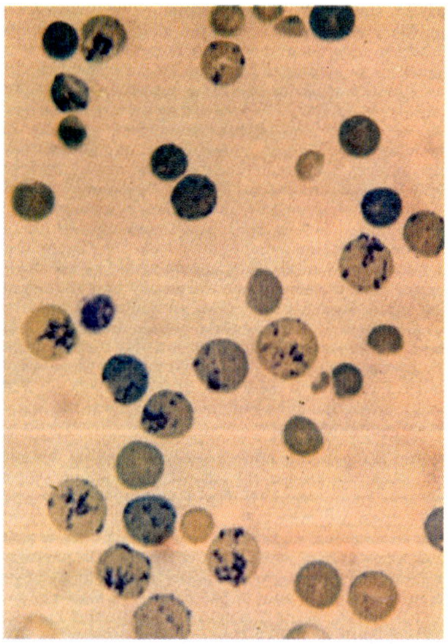

▶그림 2-47. 0.5% NMB액으로 염색한 그물적혈구 (1,000X)

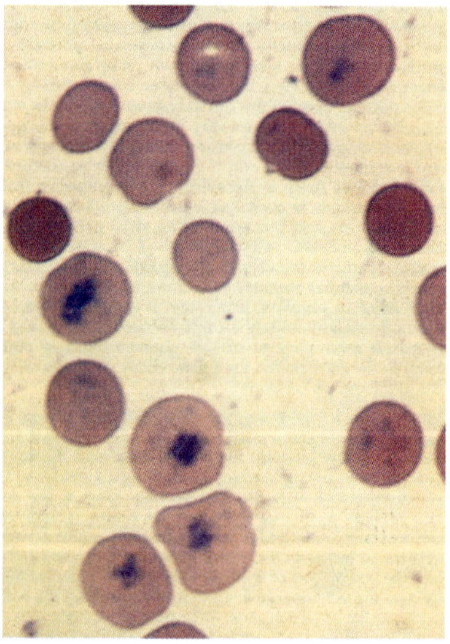

▶그림 2-48. 1% BCB액으로 염색한 그물적혈구 (1,000X)

2 그물적혈구 수의 산정

그물적혈구의 산정방법에는 표 2-13과 같이 3가지 방법이 있는데 상대수(정상 약 1 %)가 아닌 절대수(정상 24,000~84,000/μL)로 판정하는 것이 바람직하다. 그러나 적혈구 생산력의 지표로는 빈혈에 있어서 그물적혈구가 증가하고 있을 때의 미성숙한 그물적혈구의 출현은 수명이 길기 때문에 수명을 고려한 그물적혈구 생산지수로 보는 것이 바람직하다.

3 자동그물적혈구 분석기법 (Automated reticulocyte analyzer)

다항목 자동혈액분석기(multi automated hematology analyzer)에는 flow cytometry 원리의 그물적혈구 검출기가 장착되어 있다. CBC와 더불어 선택적으로 검사할 수 있는 기종들로서 Coulter GEN-S (Beckman Coulter co.), ADVIA-2120i (ADVIA co.) Cell Dyn sapphire (Abbott co.), XE-series (SYSMEX co.) Pentra-120 (ABX co.)들이 있는데, 대부분이 RET%, RET#, RET면적이 형광감도의 차이에 의해 세 부분으로 분할되어 display 된다. 즉, 성숙 그물적혈구를 나타내는 LFR (low fluorescence ratio), 중간 정도의 성숙을 나타내는 MFR (middle fluorescence ratio), 미성숙을 나타내는 HFR (high fluorescence ratio)로 표현된다. 또한 골수에서의 적혈구 조혈상태를 나타내는 새로운 항목으로 미성숙 그물적혈구 지수로써 IRF (immature reticulocyte fraction)를 제공하여 준다. 자세한 내용은 제 4장 자동혈액분석기 장을 참조하기 바란다.

표 2-13. 그물적혈구의 교정방법

① 그물적혈구 절대수(absolute reticulocyte index) : 그물적혈구수(%) × 적혈구수($\times 10^6/\mu L$)

② 보정 그물적혈구수(corrected reticulocyte count) : 그물적혈구수(%) $\times \dfrac{\text{환자의 Hematocrit (\%)}}{45}$

③ 그물적혈구생산지수(reticulocyte production index) :

$$\text{그물적혈구수 (\%)} \times \frac{\text{환자의 Hct (\%)}}{45} \times \frac{1}{\text{그물적혈구 성숙기간 (일)*}}$$

※ 그물적혈구 성숙기간 : Hct치 45 % - 1일, 35 % - 1.5일

25 % - 2일, 15 % - 2.5일

4 참고치 (Reference values)

Brecher법의 참고치는 보고자에 따라서 약간의 차이는 있으나 Wintrobe 등 (1974)에 의하면 0.8~2.2 % (평균 1.6 %) 정도이고, brilliant cresyl blue를 사용하는 방법은 0.5~1.5 % 정도로 약간 낮다. 남, 여 간의 차이는 없고 신생아에서는 2~6 % 정도이다.

그물적혈구 증가 및 감소 질환을 표 2-14에 나타내었다.

표 2-14. 그물적혈구 증가 및 감소

그물적혈구 증가	그물적혈구 감소
골수의 조혈기능 항진	골수의 조혈기능 저하
용혈빈혈 (낫적혈구빈혈, 태아적모구증)	재생불량성빈혈
철결핍빈혈, 악성빈혈 등의 회복기	
대량출혈 후 회복기	

참고

그물적혈구 결과에 영향을 줄 수 있는 요인:
- Howell-Jolly body, Heinz body, basophilic stipping
- 유핵적혈구, 말라리아 등의 세포에 물질이 있는 경우
- 혈소판응괴
- 적혈구응집, 백혈구증대증, 혈소판증가증

학습토의

1. Reticulocyte 검사의 의의에 대해서 설명하시오.

2. Reticulocyte 검사법에 대해서 설명하시오.

3. Reticulocyte가 증가하는 경우에 대해서 설명하시오.

4. Reticulocyte 수기법의 검사 시약을 열거하시오.

5. Reticulocyte 절대 수 계산법을 설명하시오.

6. Reticulocyte의 산정방법은 어떤 것들이 있는지 설명하시오.

제3장 말초혈액도말과 혈구의 관찰

Peripheral Blood Smear & Cell Morphology

말초혈액도말표본은 혈액질환이외에도 환자의 건강 상태에 대해 많은 정보를 임상의사에게 제공할 수 있는 매우 중요한 검사이다. 말초혈액도말표본의 정확한 판독과 해석을 위해서 판독자는 연령 및 성별에 따른 혈액세포의 참고범위를 기본적으로 숙지하고, 각종 세포 형태를 구분할 수 있어야 하며, 각 세포들의 판독기준을 숙지하고, 각 세포들의 질환별 임상적 의의에 대한 깊은 지식이 필요하다. 한 장의 혈액도말 염색표본으로 백혈구, 적혈구, 혈소판의 형태학적인 이상 유무를 판단할 뿐 아니라, 크기 및 수적 증감을 알 수 있어서 많은 정보를 얻게 되는 종합정보 상황실이라고도 할 수 있다. 혈액가검물은 항응고제를 사용하지 않은 신선혈액이나 EDTA 항응고제로 처리한 혈액을 사용하며, 채혈후 늦어도 2시간 이내에 도말표본을 만들어야만 혈구의 형태변화를 방지할 수 있다. 말초혈액도말표본의 제작을 위해서는 검사실 온도가 25℃, 그리고 습도가 40~50 %를 유지하는 환경이 필요하다.

혈액도말 표본의 제작은 보통 slide glass법 (wedge 도말법)을 사용하고 있고 특수한 경우에 cover glass법이 있다. 또한 자동혈액도말장치 (automated smearing unit)도 있어서 단독으로 또는 자동혈구계수기에 연결하여 도말표본을 만들기도 한다.

백혈구 백분율검사 (leukocyte differential count)와 적혈구 형태 관찰용으로는 주로 slide glass method에 의한 박층도말 (thin smear)이 이용되며, malaria 또는 사상충 (filaria) 검출용으로는 후층도말 (thick smear)과 박층도말을 병행해서 실시하게 된다.

01 혈액도말표본 (Preparation of Blood Smear)

학습목표

1. 말초혈액에 나타나는 혈구의 종류와 형태를 알고 있어야 한다.
2. 혈액도말방법의 종류(박층도말 또는 후층도말 등)와 장단점에 대하여 알고 있어야 한다.
3. 혈액도말표본을 작성할 수 있어야 하며, 염색표본을 만들 수 있어야 한다.

1 박층도말법 (Thin smear method)

1) Wedge smear method

(1) 기구

① 깨끗한 slide glass (25 × 75 mm) (그림 3-1)

② 밀대 slide

- 깨끗하고 절단면 부위가 고른 slide glass 한 면을 diamond pencil로 양쪽 끝을 2 mm 자른 것 또는 slide glass 그대로 사용해도 좋다 (그림 3-1).
- 혈구계산판용 cover glass를 slide glass 한쪽면 위에 조금 나오게 하고 scotch tape으로 감아 사용하는 것도 좋다.

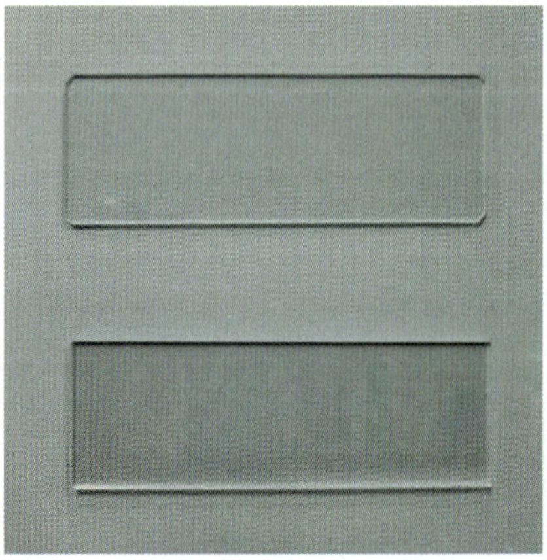

▶그림 3-1. Slide glass와 spreader slide

(2) 검사방법

① 슬라이드 전처리

유리 슬라이드는 반드시 깨끗해야 하고 윤활유 (기름)가 없어야 한다. 슬라이드는 한쪽이 젖빛 색의 부분이 있는 것을 사용하는 것이 방향과 위아래를 구분할 수 있으므로 유리하다.

슬라이드는 원칙적으로 새 slide glass를 사용하여야 하며 지방 때문에 혈액이 일정하게 도말되지 않고, 공포가 생길 수도 있을 뿐 아니라 slide의 알칼리성 때문에 염색성도 나쁠 수 있기 때문에 사용 전에 세척해야 한다. 또는 미리 지방을 제거한 precleaned slide glass도 상품화 되어있다. 슬라이드를 중성세제에 담갔다가 수돗물로 충분히 세척하여 건조시키고 무수알코올에 반나절 이상 담구어 지방을 제거한 뒤 건조되면 거즈로 닦아서 사용한다.

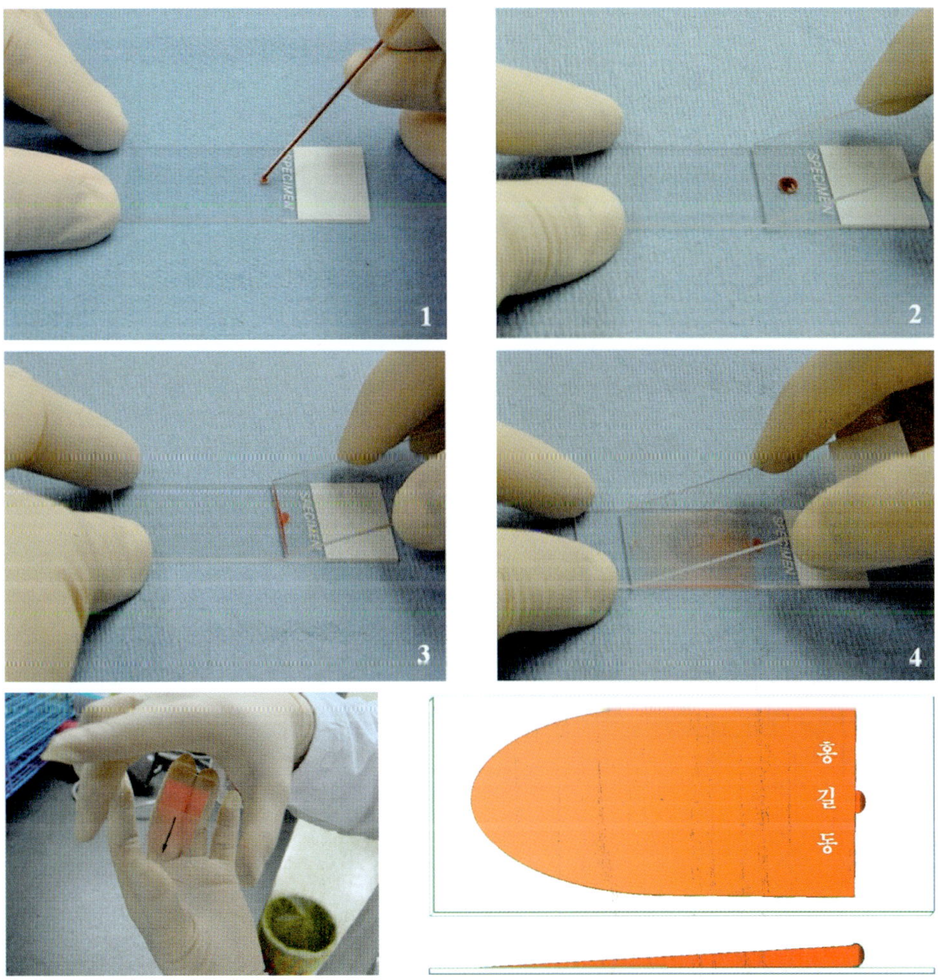

▶그림 3-2. 혈액도말표본의 실기

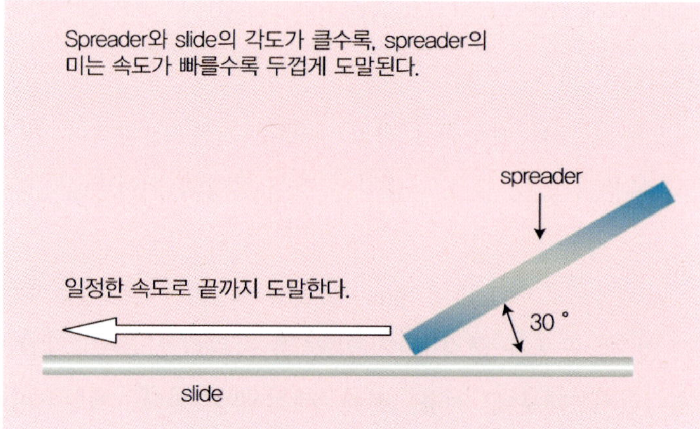

▶그림 3-3. 도말 유리의 각도와 도말 요령

손으로 슬라이드를 만지면 피지(皮脂) 때문에 오염되므로 슬라이드 양 끝을 엄지와 중지로 살며시 받쳐서 잡아야 한다.

② 새 slide glass의 우측 끝에서 1.5 cm 정도 안쪽 부위에 혈액 한 방울 놓고 spreader(밀대슬라이드)를 우측 손으로 쥐고 혈액에 접촉시켜 고르게 퍼지면 30° 각도를 유지하여 천천히(힘을 가하지 말 것) 같은 힘으로 slide 좌측방향으로 쭉 민다(그림 3-2, 3-3). 도말의 끝부분은 예리하게 절단되어야 한다.

③ Blood film을 공기 중에서 자연 건조 시킨다.

④ 연필로 blood film 앞부분에 환자의 이름과 병실 번호를 쓴다.

참고

① 정맥천자 혈액은 채혈 후 주사침으로부터 한 방울의 혈액을 slide 위에 놓고 도말하는 것이 좋고 손가락 끝 천자 시엔 첫 방울은 닦아버리고 자연스럽게 흘러나오는 혈액을 접촉시켜 실시한다.

② 밀대슬라이드의 도말하는 각도가 작으면 엷은 표본이 되고 크면 두꺼운 표본이 된다. 또한 미는 속도가 느리면 얇아지고, 빠르면 두껍게 된다(될 수 있는 대로 얇은 것이 좋으나 너무 얇으면 백혈구는 크고 가벼우므로 대부분 끝쪽으로 몰리는 일이 있으므로 고르게 분포 되도록 해야 한다).

③ 빈혈이 심한 환자의 혈액 도말기법은 밀대슬라이드를 조금 세워 각도를 약간 크게 하고 조금 빠른 속도로 밀고 다혈증인 환자의 경우는 이와 반대로 한다.

④ 도말을 한 첫 부위는 두껍고 차츰 엷어져 간다. 표본전체가 너무 짧으면 관찰하는 부위가 너무 좁아지므로 slide glass 끝에서 1~1.5 cm 정도 앞까지 도말하는 편이 좋으며 도말이 slide 전 길이의 2/3~1/2 정도가 되게 한다.

⑤ 건조에 시간이 걸리면 적혈구는 응집하고 백혈구는 위축되기 때문에 좋지 않으며 습도가 높으면 적혈구가 용혈이 되기 쉽다.

⑥ Blood film이 건조되면 곧 염색을 해야 한다. 3~4시간 이상 지연될 때에는 absolute methanol에 1~2분 정도 고정시키면 세포위축 및 변성을 방지할 수 있다.

⑦ 심한 백혈구감소증(leukopenia)인 경우 Wintrobe tube에 혈액을 넣어 1,500 rpm/5~10분간 원심분리 후 buffy coat층(백혈구와 혈소판층)을 분리하여 도말을 한다.

(3) 여러 가지 도말표본의 견본과 원인 분석(그림 3-4)

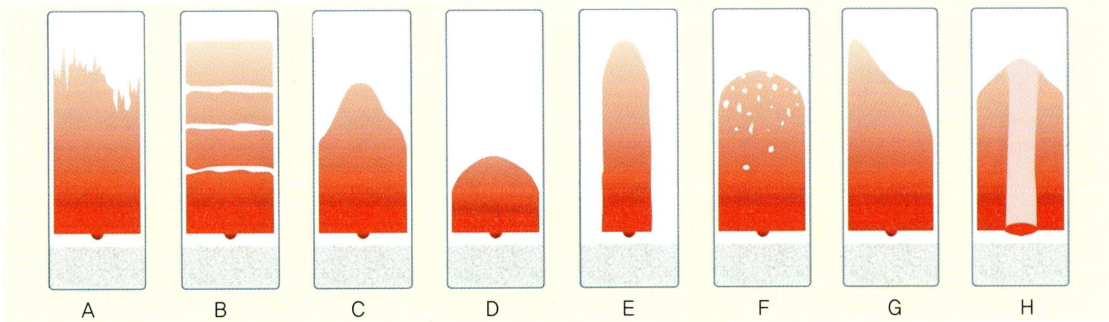

▶그림 3-4. 여러 가지 도말 표본의 예

A. Spreader의 가장자리 면이 흠집이 있거나, 도말했던 spreader를 닦지 않고 그대로 사용하였다.
B. 도말 도중에 손떨림이 있었다.
C. 도말표본이 너무 두껍다.
D. 도말표본이 너무 짧다.
E. 혈액이 spreader 양 끝에 닿기 전에 도말하였다.
F. Slide 표본이 지방으로 오염되어 있다.
G. 도말도중에 spreader의 오른쪽이 약간 들려 있었다.
H. 혈액을 slide에 떨어뜨린 후 도말이 지체되어 혈액이 응고되었다.

2) Cover glass method

(1) 기구

① 깨끗한 22 × 22 mm cover glass(두께 0.13~0.17 mm)

(2) 검사방법

① 깨끗한 cover glass를 우측 손가락으로 가볍게 잡고, 그 중앙에 직경 2~3 mm의 작은 혈액 한 방울을 놓고, 왼손에 잡고 있는 다른 cover glass를 혈액 위에 살며시 놓으면, 혈액이 cover glass 두 장 사이에서 고르게 모두 퍼지게 된다. 수평으로 서로 잡아당기면 도말표본을 얻을 수 있다(그림 3-5).

② 공기 중에서 건조시킨다.

참고

① Cover glass는 세포의 분포가 잘 되기 때문에 백혈구 백분율 산정에는 최적이다. 그러나 잘 깨어지는 단점도 있다.
② 손가락끝 천자(finger tip puncture)를 할 경우에는 혈액에 cover glass를 접촉시킨다(피부에는 닿지 않게 한다).
③ 혈액 한 방울을 놓는 양은 적당히 퍼지는 정도의 양이면 되고 경험적으로 결정한다.

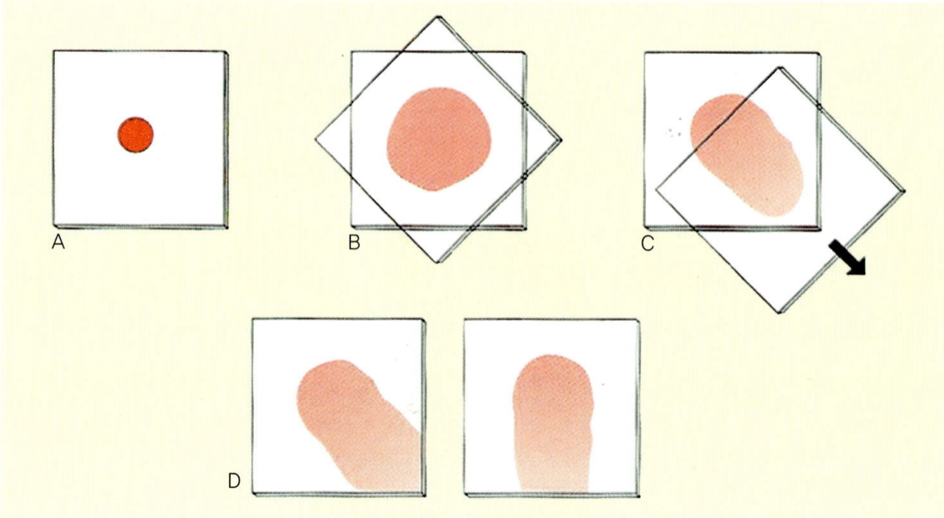

▶그림 3-5. Cover glass 도말법

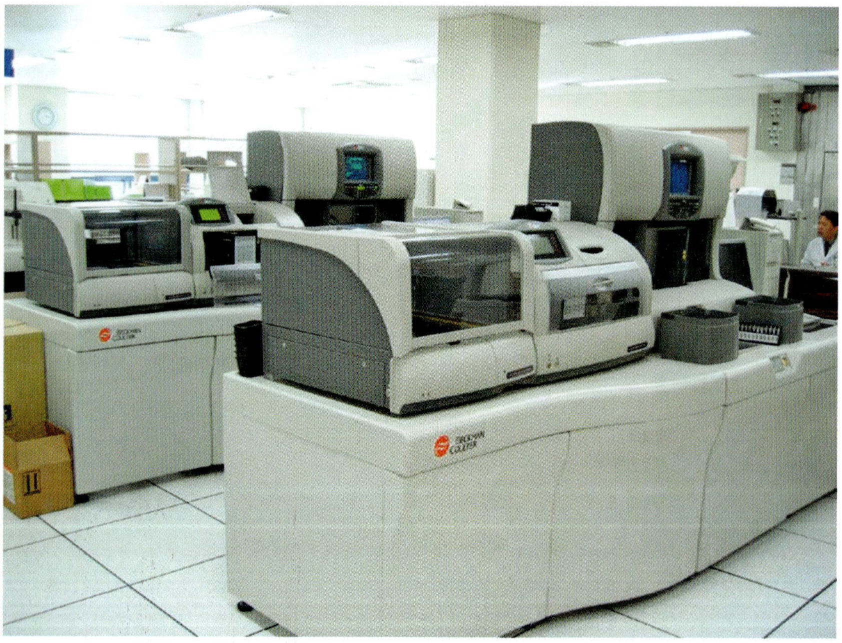

▶그림 3-6. Beckman Coulter 사의 LH 1502

3) 자동혈액표본 도말장치(automatic blood film devices)

수기법에 의한 말초혈액도말법의 문제점으로는 첫째는 혈액의 양이나 미는 각도와 힘 등이 검사자의 기술에 의존하기 때문에 개인에 따라 다를 수 있고, 둘째는 연필 등으로 환자의 인적사항을 일일이 기록하여야 하는 번거로움이 있으며, 셋째는 도말할 검체를 선정해야 하는 어려움, 그리고 넷째는 검사자가 감염성 혈액에 노출될 위험이 있다는 것이 지적되고 있다. 이러한 이유로 많은 병원에서 자동화된 혈액도말 기기를(그림 3-6, 3-7) 사용하고 있다.

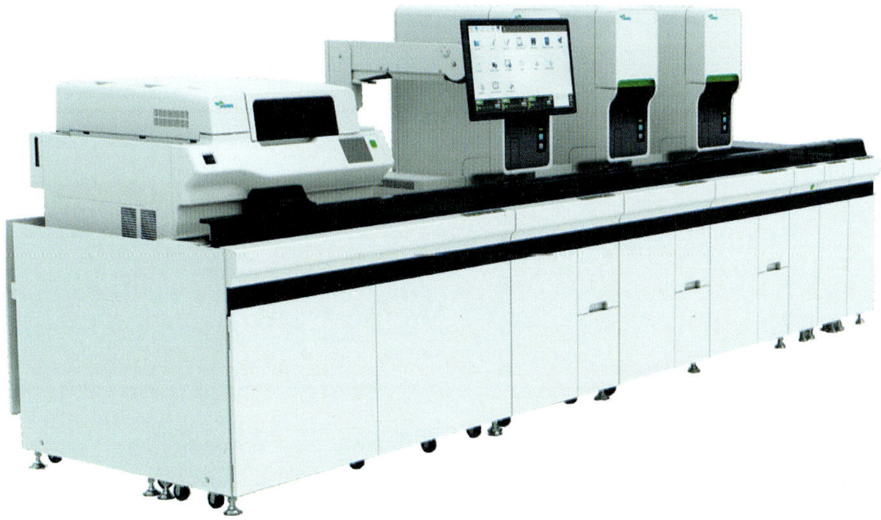

▶그림 3-7. Sysmex 사의 최신 자동혈구분석기인 Sysmex XN-9000과 자동 slide maker인 Sysmex SP-10

(1) 전자동 도말 방법(automated smear method)

Pattern 인식법에 의한 백혈구 분류장치에 사용되어지는 도말표본 제작을 위해 개발된 것들이다. 도말표본 제작의 자동화 이점은 slide glass 전 면적에 걸쳐 고르게 단층으로 도말되므로, 백혈구 분포는 수기법에 의한 도말표본 작성에 비해 더욱 균등하게 분포된다. 또한 검사실의 인력을 감축시킬 수 있고 감염성 혈액으로부터 검사자를 보호할 수 있으며, bar code 표지에 의해 환자의 인식오류를 감소시킬 수 있다.

Beckman Coulter 사의 SM/ST와 Abbott 사의 SMS 모델들이 알려져 있으나, 최근에 규모가 큰 대학병원에서는 Sysmex 사에서 개발한 SP-1000i Slide preparation unit를 XE-2100 automatic hematology analyzer와 setting시켜 많이 사용하고 있다.

일반혈액검사용 검체는 즉시 검사 시행이 불가능한 경우 냉장 보관 후 24시간 이내에 검사하며, 말초혈액도말 검사용 검체는 실온 보관시 2~3시간 이내에 도말을 시행해야 한다.

2 후층도말법(Thick smear method)

말라리아나 사상충류의 filaria를 검출하기 위해서 실시하며 후층도말(직경 1.3~1.5 cm 이내의 원형으로 도말한다)과 박층도말을 같이 조작한다(그림 3-8). 후층도말은 혈액 중에서 검사

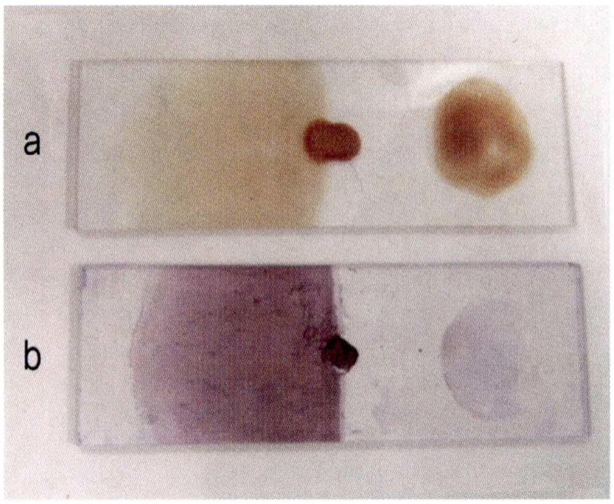

▶그림 3-8. 말라리아 검사를 위한 박층 및 후층도말의 예
(a : 염색하지 않은 도말, b : 후층도말은 고정하지 않고 염색하여 적혈구가 용해되어 보인다)

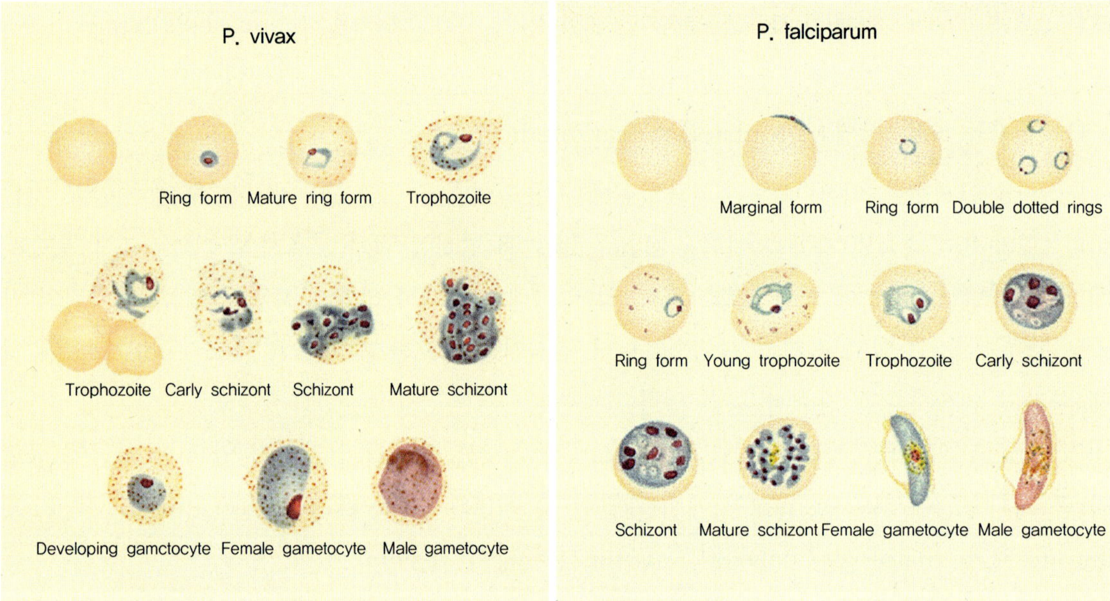

▶그림 3-9. 적혈구내 말라리아 봉입체

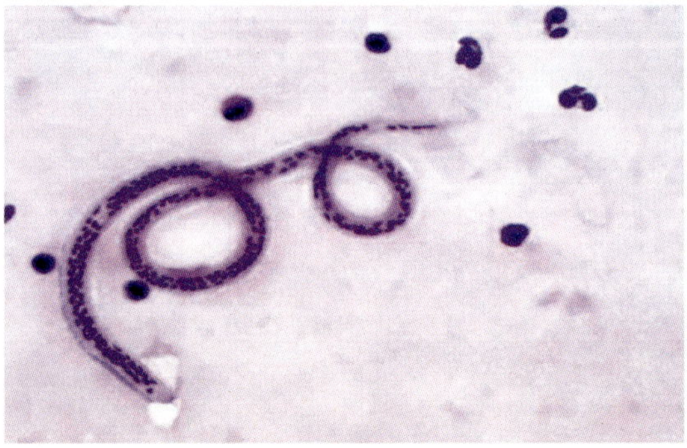

(a)

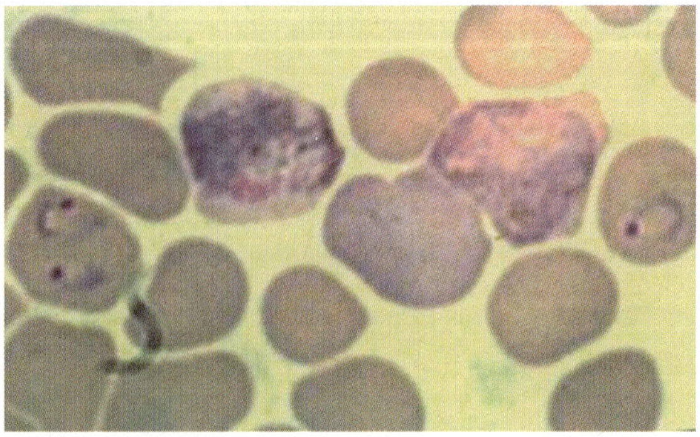

(b)

▶그림 3-10. (a) 후층혈액표본에서 관찰된 microfilaria
(b) 박층도말표본에서 관찰된 삼일열 말라리아 (*P. vivax*)

하고자 하는 기생충을 많은 량의 혈액에서 농축해서 원충을 신속하게 발견하기 위한 것이고 박층도말은 충체 형태 확인에 목적이 있다. 박층도말은 1분간 methanol에 고정하여 Giemsa stain을 한다. Malaria 검사용 도말표본은 조작이 간단하다.

표본제작은 하루 중에서 열나기 직전이거나 고열이 있을 때 슬라이드를 준비해 귓불천자(ear lobe puncture)를 해서 직접도말표본을 만들면 된다. 또한 microfilaria는 야간에만 말초혈액 중에 출현하므로, 채혈은 귓불(ear lobe)에서 오후 9:00~오전 2:00까지 실시하여 즉석에서 후층 및 박층 도말표본을 만든다.

적혈구 말라리아 봉입체와 도말표본에서 보이는 말라리아를 그림 3-9, 3-10에 나타내었다.

참고

① 1회 검사로는 예민도가 충분치 않으므로 발열시 3회 이상 검사를 추천한다.
② 먼저 고배율(×1,000)로 후층도말표본을 주의깊게 관찰한다.
③ 두 번째로 박층도말표본에서의 확인 및 300 시야 이상을 관찰한 후 판정한다.
④ Malaria 양성인 경우 단위 용적당 원충수(수/μL)의 보고는 아래의 Laserson 등의 방법을 이용하여 산출하게 된다.

※ 단위 용적당 원충수(수/μL) = $\frac{\text{도말원충수}}{\text{혈액도말상백혈구수}} \times \mu L$당 백혈구수

표 3-1. 말라리아원충의 현미경적 판독 point

특 징	*P. falciparum*	*P. vivax*
감염적혈구가 커짐	−	+
감염적혈구가 둥근 모양(ovalocyte)	−	−
감염적혈구의 색깔 변화	−	+
Schüffener's dot (stippling)	−	+
Mauer's dot	+	−
한 적혈구에 여러 개의 감염	+	rare
Large coarse ring	−	+
Double chromatin dot	+	rare
모든 단계가 말초혈액에 보임	−	+
Merozotie number	8~24	12~24
Crescentic gametocyte	+	−
Band-form trophozoite	−	−

02 표본의 염색 (Routine Staining of Blood Smear)

학습목표

1. Wright 염색 용액의 성분 특성을 알고 있어야 하며, 그 용액을 제조할 수 있어야 한다.
2. Wright 염색과정을 설명할 수 있어야 한다.
3. 염색시 주의점을 열거할 수 있어야 한다.
4. 일반염색에서 사용하는 완충액의 pH를 설명할 수 있어야 한다.
5. Giemsa 염색법에 대해서 설명할 수 있어야 한다.
6. 적혈구가 지나치게 빨갛게 염색되는 원인을 열거할 수 있어야 한다.
7. 적혈구가 파랗게 염색되는 원인을 열거할 수 있어야 한다.

현재 사용되고 있는 혈액도말 표본의 염색을 총칭하여 Romanowsky 염색이라고 하며, 염기성 색소인 methylene blue와 산성색소인 eosin이 포함된 염색액을 사용하는 방법이다. 1891년에 Romanowsky와 Malachowski에 의하여 이 염색법에 대하여 처음 기술되었고 10년 후 Leishmann에 의해 고정액으로 methanol을 첨가하여 혈액 염색법으로 정립되게 되었다. Giemsa (1902)는 Romanowsky 효과를 azure에 의한 것으로 생각하고 염색액에 azure dye를 첨가하여 안정된 성적을 얻을 수가 있었다 (1904년). 1906년 Kehrmann은 azure에는 B와 A가 따로 있음을 알게 되었고 이즈음 많은 학자들에 의해 개량된 염색법에 대한 연구에 의해 색소의 조성을 일정하게 해서 사용하게 되었다. Romanowsky 염색으로는 Wright stain, Giemsa stain, Wright-Giemsa stain, May-Grünwald stain 등이 있고 일명 polychrome stain이라고도 불리고 있다.

1 염색의 원리

세포의 주된 성분인 단백질은 양성전해질로서 약산성기와 약염기성기를 가지고 있다. 양성전해질은 산성의 용매에서는 염기성기의 ion이 증가하고 산성색소와 결합한다. 염기성의 용매에

표 3-2. 혈액학적 염색 방법들

Nonvital Polychrome Stain	Contents	Purpose of Stain
Romanowsky type ; Wright, Giemsa, and Wright-Giemsa	Methylene blue and eosin	Stain most cellular components
Vital Monochrome Stain	**Contents**	**Purpose of Stain**
Reticulocyte stain	Buffered methylene blue	Precipitates the RNA reticulum found in young erythrocytes
Heinz body stain	Brilliant cresyl green	Demonstrates denatured hemoglobin associated with G-6-PD deficiency
Nonvital Monochrome Stain	**Contents**	**Purpose of Stain**
Prussian blue stain	Potassium ferrocyanide Concentrated HCl Safranin counterstain	Demonstrates iron (Fe, hemosiderin) in peripheral erythrocytes, bone marrow histiocytes, and urine epithelial cells

서는 반대의 현상이 나타난다.

산성색소 (eosin)와 염기성색소 (methylene blue)의 혼합액인 Romanowsky 염색에서는 산성쪽에 등전점 (isoelectric point)을 가진 핵단백질, 호염기성 과립, azure 과립은 염기성 색소인 methylene blue에 염색되고 염기성에 등전점이 있는 적혈구, 호산성과립, 호중성구의 세포질은 산성색소인 eosin에 염색이 된다. 호중성구 과립의 등전점은 pH 7.0 전후로 산성색소에도 염기성색소에도 친화성이 없다.

위에서 설명한 바와 같이 염색반응은 이온결합 반응이므로 염색액의 pH가 가장 큰 영향을 미친다. 가장 많이 사용하고 있는 Wright stain는 간편하고 염색시간이 빨라서 많이 사용되고 있지만 Giemsa 염색보다 호중성 과립의 염색이 잘되고 핵의 염색은 Giemsa법이 잘되는 특징이 있다. 두 방법의 장·단점을 보완한 것이 Wright-Giemsa 염색법이다.

표 3-2에 혈액학에서 많이 사용되고 있는 염색방법들의 특징에 대해서 나열하였다.

2 염색방법

1) Wright stain법 (1904, 1910)

(1) 시약조제

가. Wright stain solution 조제

Wright stain powder	0.3 g
Glycerine	3.3 mL
Methanol (acetone free)	100 mL

유발 (mortar)에 Wright powder와 glycerin을 넣어 잘 혼합한 뒤 소량의 methanol을 넣으면서 갈아 잘 녹인 다음 마개가 있는 병에 옮겨 24시간 방치한 후 여과한다.

나. Wright stain 변법

Wright stain powder	0.3 g
Giemsa stain powder	30 mg
Methyl alcohol	100 mL

다. Buffer solution (완충액)조제

정확한 pH의 buffer 용액을 사용하는 것이 중요하다.

완충액은 보통 Sörenson의 phosphate buffer를 쓰며 pH는 6.8이다. Giemsa stain이나 Wright stain 변법에 사용하는 buffer는 pH 6.4가 적당하다.

① Buffer solution (pH 6.8)

KH_2PO_4	5.940 g
Na_2HPO_4	4.539 g
D.W.	1,000 mL

② Buffer (pH 6.4)

무수 KH_2PO_4	6.63 g

표 3-3. Sörensen table

pH	(a) M/15 KH_2PO_4 용액	(b) M/15 Na_2HPO_4 용액 (mL)
6.4	730	270
6.8	508	492
7.2	280	720

무수 Na_2PO_4 2.56 g

D.W. 1,000 mL

③ Sörensen의 phosphate buffer 조제법 (표 3-3)

(a) M/15 KH_2PO_4 용액 (KH_2PO_4 anhydrous 9.08 g/L D.W.)

(b) M/15 Na_2HPO_4 용액 (Na_2HPO_4 anhydrous 9.47 g/L D.W.)

(a)와 (b)액을 아래 표에 의해 혼합한다.

(2) 염색방법

① Rack 위에 도말표본을 올려놓고 Wright solution 15방울 (slide 위에 만재) 정도 떨어뜨려 2~5분 정도 고정 및 염색시킨다.

② 동량의 pH 6.8 buffer액을 염색액 위에 중첩시켜서 표면에 금속성의 물실이 형성될 때까지 입으로 살며시 좌, 우에서 교대로 불어준다 (4~5분이면 염색이 끝난다).

③ 수돗물 (tap water)로 씻고 건조시킨다.

(3) 염색결과

① 염색이 잘된 slide는 pinkish 색조가 나타난다.

② Wright powder에 포함되어 있는 methylene blue에 의하여 light to dark blue색의 알카리성 염색이 되고, eosin에 의하여 pink색의 산성 염색, 그리고 methanol에 의하여 고정되어진다.

- Staining jar에 들어있는 Wright 염색액을 오랫동안 (1주) 사용할 수가 있고 buffer액은 가끔 교환해준다. 염색시간은 사용하는 병원에서 경험적으로 결정하면 된다.

(4) 잘못된 염색도말의 원인과 교정

가. 알카리성 (진한 청색 또는 녹색) 염색이 되는 원인

① Blood film이 너무 두껍게 도말되었을 때

② 염색시간의 지연 또는 염색액이 증발되었을 때

③ 염색액이나 buffer액이 알카리성일 때

나. 심한 알카리성 염색이 될 때의 교정법

① 염색시간의 단축

② Wright stain solution을 1 % acetic acid나 10 % HCl용액으로 중성화 시킨다.

표 3-4. 염색액에 들어있는 색소와 염색성

색 소		염 색 물 질	색 조
염 기 성	Methylene blue	핵의 DNA, 세포질의 RNA	청 색
		호염기성과립	암자색
	Azure	핵의 DNA, 세포질의 RNA, Azure (과립)	청자색
산 성	Eosin	Hemoglobin, 호산성과립	적 색

표 3-5. 혈구들의 염색성 비교

Blood	Good stain	Acid stain	alkaline stain
RBC	Pink	Bright red or orange	Blue or green
All nuclei	Purple blue	Pale blue	Dark blue
Eosinophilic granules	Granules red	Brilliant distinct	Deep gray or blue
Neutrophilic granules	Violet-pink	Pale	Dark prominent
Lymphocyte cytoplasm	Blue	Pale blue	Gray or lavender

다. 산성(적색 또는 오렌지색)염색이 되는 원인

① Wright stain이나 buffer solution이 지나친 산성일 때

② 염색 후 slide를 너무 오래 씻을 때 또는 buffer를 너무 오래 중첩시켰을 때

③ Buffer액을 너무 많은 양 중첩시켰을 때

④ Methanol이 심한 산성일 때

라. 산성염색(acid stain) 때의 교정법

① 염색(고정)시간의 연장

② Wright solution을 1% $KHCO_3$나 희석된 NH_3OH 액으로 중성화시킨다.

③ Methanol이 지나친 산성일 때는 flask에 methanol을 넣은 후 소량의 hematoxylin을 넣고(alcohol이 산성이면 황색으로 된다) methanol이 연한 핑크색으로 될 때까지 소량의 buffer salt solution (pH 6.8)을 넣어주면 교정이 된다.

표 3-4에 염색 색소의 특징과 표 3-5에 잘된 염색과 산성 또는 알칼리성으로 염색되었을 때 나타나는 세포의 특징을 나열하였다.

참고

① 염색이 잘 안되었을 경우 slide를 95% ethyl alcohol로 세척하고 빨리 증류수로 씻은 후 다시 염색해도 된다.
② 심한 빈혈이 있을 때는 표본염색 시간은 짧게 하고 세포수가 많으면 염색 시간을 길게 해야 한다.

2) Giemsa stain법

(1) 시약조제

① 저장액(stock solution) 조제

Giemsa powder	0.5 g
Glycerine	33 mL

55~60℃ water bath상에서 30분~2시간 동안 가온하여 녹이고 순수한 methanol 33 mL를 가하여 overnight시킨 후 여과하고 갈색병에 보관한다.

② Giemsa 사용액(working solution) 조제

Giemsa 저장액	5 mL	비율(1 : 30×)
pH 6.4 Buffer 용액	150 mL	

※ Coplin jar(그림 3-11) 사용 시에는 Giemsa 저장액 2 mL에 Buffer(pH 6.4) 60 mL을 혼합 사용한다.

③ Buffer 용액(pH 6.4)
Wright stain법의 완충액 조제법 참조

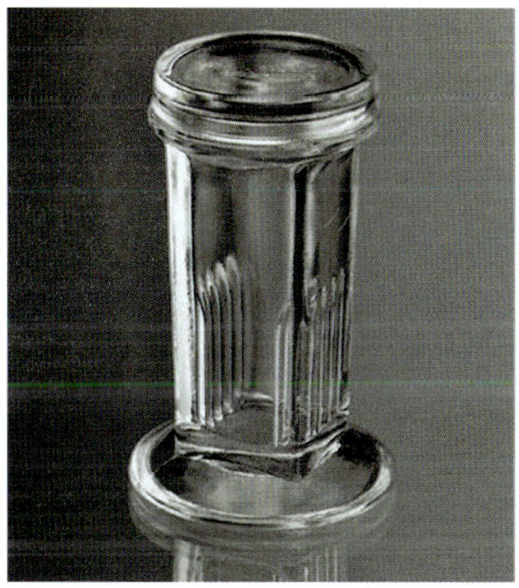

▶그림 3-11. Coplin jar

(2) 염색방법

① Methanol에서 1분간 고정시키고 공기 중에서 건조시킨다.
② 신선한 working solution을 사용하여 20~30분간 염색한다(여름에는 단축, 겨울이면 길게 한다).
③ 흐르는 수돗물로 수세 후 건조시킨다.

참고

① Giema stain은 핵의 염색이 잘 되나 호중구, 단구, 호염기구의 과립염색이 잘 안되고 basophil (호염기성)과립이 녹아 없어져 버리기 쉬우며 시간이 오래 걸리는 단점이 있다.
② 잘 염색된 표본은 핑크색으로 보인다.
③ Stock Giemsa stain solution은 조제하기가 까다로우므로 상품화된 제품을 구입하여 사용하는 것도 좋다. Giemsa 희석액은 시간이 지나면서 침전이 생기기 때문에 사용직전에 만든다.
④ Giemsa액에는 azure-Ⅰ-eosin (methylene azure Ⅰ과 methylene blue의 동량 혼합액)과 Azure Ⅱ (methylene blue와 methylene azure의 동량 혼합액)색소가 들어있다.
⑤ 실온이 낮을 때는 염색시간을 비교적 길게 잡고 실온이 높으면 염색시간을 짧게 처리하면 양호한 염색을 얻을 수가 있다.

3) Malaria 원충검사를 위한 Giemsa stain법

(1) 혈액도말

발열 직전이나 직후에 채혈한 검체로 박층 및 후층도말을 제작하여 검사하거나 또는 병실에 직접 가서 모세혈관 천자를 하여 도말하여 검사하는 편이 검출률이 좋다.

(2) 시약조제법

Giemsa stain법 참조

(3) 염색방법

① Thin smear 부분만 methanol에서 1분간 고정시킨다 (thick smear는 고정하지 않는다).
② Giemsa working액 (Stock sol. 5 mL에 buffer sol. 150 mL 혼합)을 coplin jar에 넣고 혈액 도말한 것을 넣어서 45~60분 (여름에는 단축, 겨울에는 길게 한다) 염색한다.
③ Buffer solution에 1분간 침적시킨 뒤 수세 후 자연 건조시킨다.

말라리아 판독을 위해 1000배율의 현미경 하에서 최소 100시야 (건장사항 300시야)를 관찰하며, 처음으로 말라리아 양성으로 나온 도말은 즉시 임상에 보고한다.

4) Wright-Giemsa stain법

핵의 염색성이 우수한 Giemsa액과 과립의 염색성이 우수한 Wright 염색의 장점을 둘 다 이용한 염색법이다.

(1) 염색방법

① Wright 염색액으로 2~3분간 염색한다.

② pH 6.8 buffer액을 중첩시킨 후 2~3분 방치한다.

③ Giemsa 원액 (상품화)을 buffer로 50× 희석한 용액을 만들어 10분간 염색 후 물로 씻고 건조시킨다.

5) MUTOH Co.의 Wright Giemsa 이중염색법

(1) 시약

Wright 염색액 (MUTOH 제품)

Giemsa 염색액 (MUTOH 제품)

M/15 phosphate buffer (pH 6.4, MUTOH 제품)

(2) 염색방법

① Methanol에 1분간 고정시킨다.

② Wright 염색액과 인산완충액 1 : 1 희석액으로 5분간 염색한다.

③ Giemsa 액을 희석시킨다 (Giemsa 염색액 2.5 mL을 M/15 phosphate buffer 50 mL에 혼합하여 조제, 당일만 사용한다).

④ 희석시킨 Giemsa 염색액에 15~20분간 염색한다.

⑤ 흐르는 수돗물에 씻고 건조시킨다.

6) May Grünwald-Giemsa (MG) 염색법

(1) 시약

① May Grünwald 염색액

Eosin methylene blue powder	0.5 gm
Methanol	100 mL

잘 갈아서 녹인 후 12시간 방치한 후 여과하여 사용한다.

Stain Tray에 염색액을 넣은 후 1주일간 사용하고 증발한 만큼씩만 염색액을 보충한다.

② Giemsa 액

③ pH 6.4 sörensen's phosphate buffer 용액 (표 5-2 참조)

(2) 염색방법

Blood film 제작
→ May Grünwald 염색액 ………………… 3분
→ pH 6.4 PBS 액으로 중첩 …………… 3분
→ Fresh Giemsa 액 (당일조제) …………… 20분
(Giemsa 원액 5 mL/PBS 150 mL)
↓
Tap water (가볍게 수세)
↓
Dry
↓
Mounting

참고

① 핵염색이 엷으면 3분 정도 과염색한다.
② 염색 후 세척을 지나치게 하지 않는 것이 좋은 염색이 되게 하는 비결이다.
③ 비정상세포 또는 이상세포의 판별 (PB, BM)을 위한 도말염색은 MG염색이 이상적이다.

7) 자동염색기법 (automatic slide stainer)

대량의 표본은 염색할 수 있도록 자동염색기가 개발되어 있다. Romanowsky 염색을 하는 기기들로서 표본을 고정, 염색, 수세, 건조과정을 자동으로 처리하게 microprocessor에 의해 작동되는 기기들과 염색기에서 자동적으로 고정액과 염색액 및 세정액을 차례로 분사시켜 3분 이내로 염색을 완료하는 자동염색 기기들이 있다. 이들 기기를 사용하는 경우, 일정한 조건으로 염색이 되기 때문에 검체에 따라서 각기 염색시간을 바꿀 수 없는 결점이 있다. 그리고 장점으로는 3분 이내에 표본 12장의 염색과 건조를 할 수 있어서 적은 인력으로 짧은 시간 내에 말초 및 골수도말표본 염색을 할 수가 있다 (시간당 180매 처리: aerospray slide stainer) 또한 표본 1매에 0.34 mL의 염색액이 소요되어 경제적이고 재현성이 양호하여 개인차에 의한 오차를 최소화 할 수 있다.

자동염색기의 종류를 보면 전용염색시약 PAK을 사용하여 시간당 60매의 표본을 Wright염색 또는 Wright-Giemsa 염색을 선택해서 할 수 있는 Hema Tek 2000 slide stainer (MiLES Co)와 Auto-matic Hematology stainer (Lipshaw Co), Auto stainer (Junberg Co), Chromomatic (Van Hopplynus Co), Aerospray slide stainer (Wescor Co), Bio color automated slide staining system (AES Lab사, FRANCE) 등의 자동염색기들이 있다 (그림

3-12, 3-13). Bio color 자동염색기는 27개의 내장된 program에 의해 표준화된 염색시간을 임의로 정할 수가 있고 1회에 24매의 slide를 처리할 수 있다. 8개의 시약을 장착할 수 있고 stirrer, rinse water control 및 건조기능이 있다. Microprocessor에 의해 전자동 처리되는 특수 및 일반혈액 염색용이다.

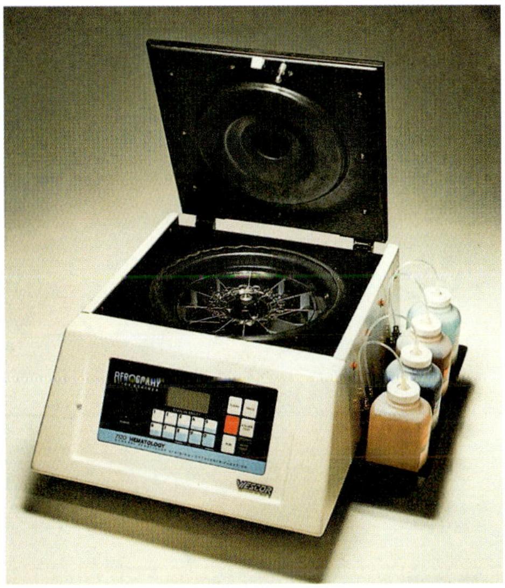

▶그림 3-12. Aerospray stainer (Wescor Co)

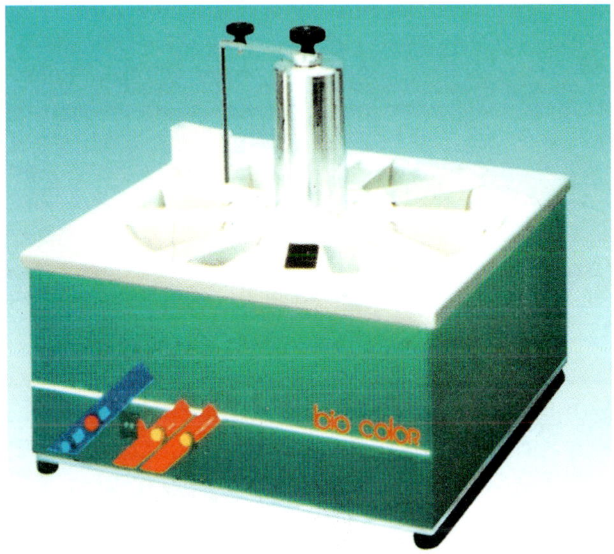

▶그림 3-13. Bio color 자동염색기

03 혈액염색표본 관찰

학습목표

1. 저배율에서 경검해야 할 내용을 설명할 수 있어야 한다.
2. 고배율에서 경검해야 할 내용을 설명할 수 있어야 한다.
3. 적혈구 형태 관찰을 하여 보고할 수 있어야 한다.
4. 건강인의 혈액으로 백혈구 백분율을 구할 수 있어야 한다.
5. 혈소판 형태 관찰을 보고할 수 있어야 한다.
6. 핵의 좌방이동과 우방이동에 대해서 설명할 수 있어야 한다.
7. 비정상 적혈구와 백혈구 종류와 형태의 특징을 설명할 수 있어야 한다.

혈구형태의 정확한 관찰은 환자의 진단 및 예후 판단, 그리고 전반적인 혈액검사의 검색과정을 수행하는 것으로서 의의가 있다. 염색이 끝나고 건조시킨 표본을 육안적으로 보면 pinkish (salmon pink) 색을 띠는 것이 가장 좋은 표본이다. 색은 염색조건에 좌우되지만 백혈병 환자의 표본에서와 같이 백혈구수가 대단히 많이 있을 경우, 고글로블린혈증이나 heparin을 사용한 혈액으로 만든 표본 등에서는 청색을 띠는 경우가 많다. 관찰 장소 (ideal thickness zone)는 대개 표본 전체 길이의 1/3 부위 안쪽 부위가 적당하다 (그림 3-14, 3-15).

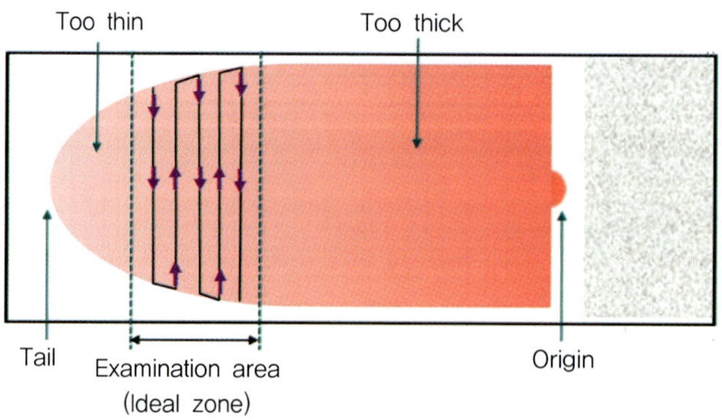

▶그림 3-14. 염색된 도말표본의 관찰장소 도해

1 현미경 관찰

혈액도말 표본을 현미경의 이동장치(mechanical stage)에 넣고 저배율(10 × 10배 또는 10 × 20배) 약확대로 적혈구가 중복이 안되고 고르게 분포되어 있고 염색성이 일정한 보기 좋은 부위(ideal zone, 그림 3-16(b))를 확인한다. 그리고 고배율(×450)로 돌려서 백혈구 핵의 염색성이 양호한가를 포함해 세포관찰에 적합한 부위를 고른다. 적혈구, 백혈구, 혈소판의 CBC 결과치와 비교하여 증감을 관찰하는 습관을 가지는 것이 좋다. 특히 WBC가 매 시야당 평균 몇 개인가를 관측하고 백혈구 수(μL)와 비교함으로써 대략적인 수치를 알 수 있게 된다.

세포의 형태학적인 변화 유무 및 비정상 세포가 보이는 것도 주의 깊게 관찰한다. 특히 혈소판은 수, 크기, 형태, 과립의 분포, 응집유무 상태에 대하여 관찰한다. 최종판단은 ideal zone에 oil immersion 한 방울을 놓고 ×1,000 유침렌즈를 접촉시켜 백혈구 백분율(%)과 혈구형태를 관찰한다.

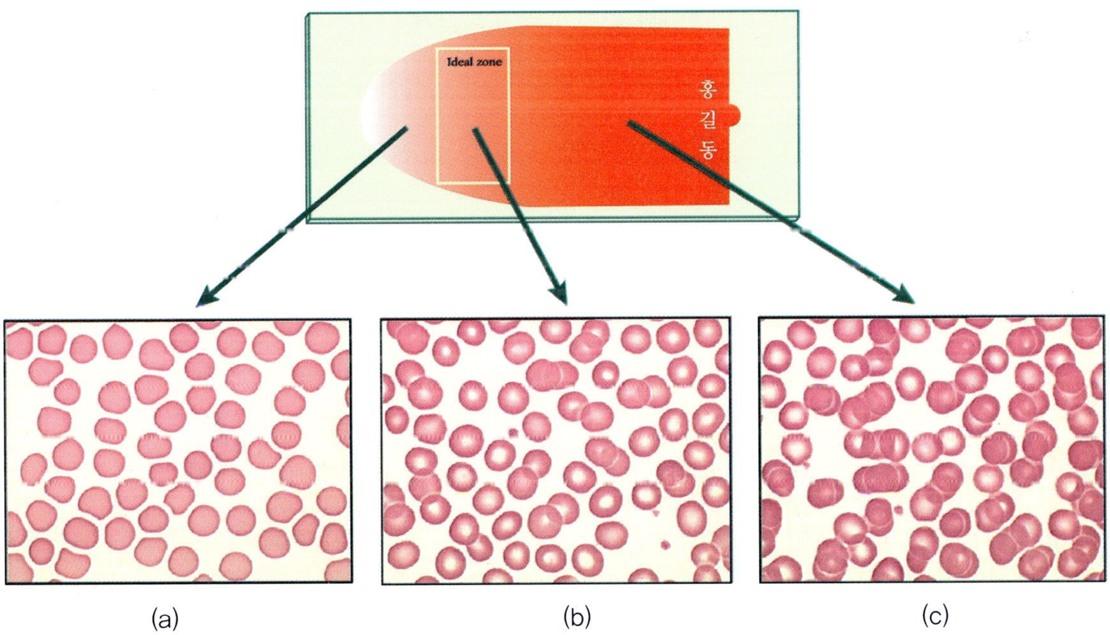

▶그림 3-15. 도말표본 위치에 의한 혈구형태의 차이
(a) 너무 얇은 부위 (b) 보기 좋은 부위 (c) 너무 두꺼운 부위

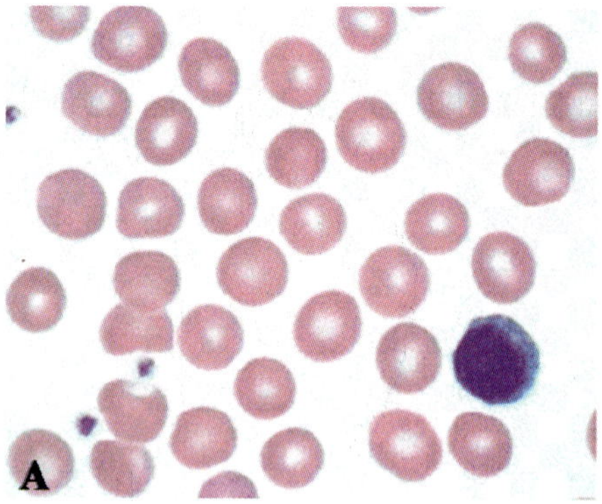

A. Normocyte

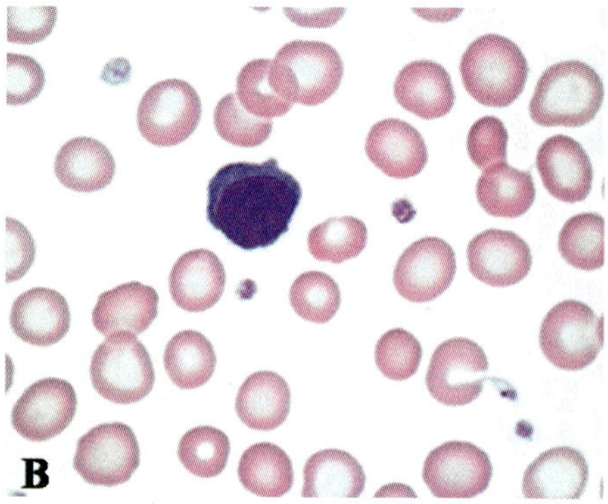

B. Microcyte

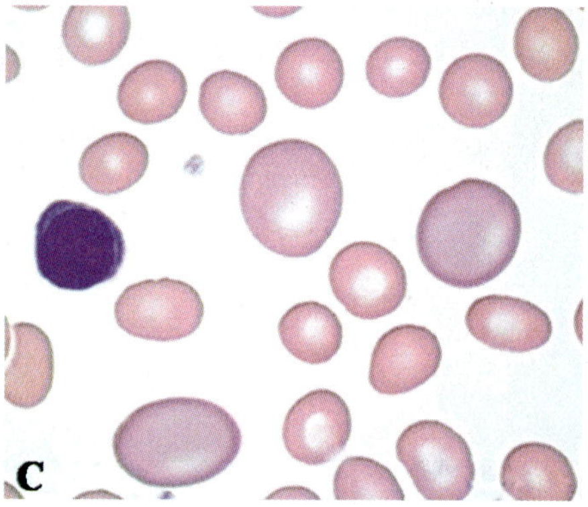

C. Macrocyte

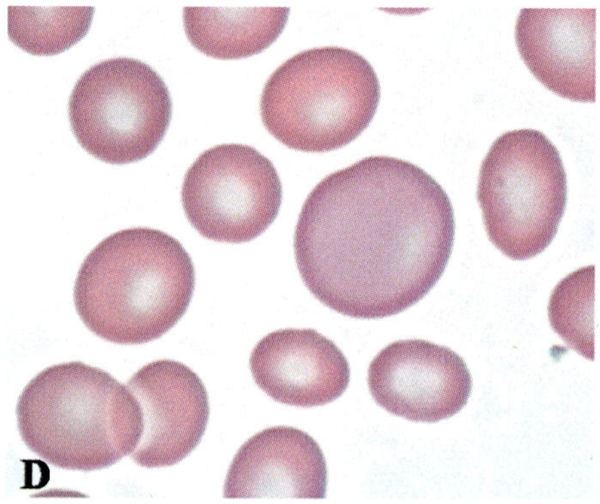

D. Anisocytosis

▶그림 3-16. 적혈구의 크기

2 적혈구의 관찰

적혈구상을 관찰하는 요령은 적합한 위치의 선택과 판단의 객관화를 위해, 자동혈액 분석기에서 연산된 평균적혈구용적 (MCV)이 정상인 혈액의 도말표본을 만든 다음, 눈에 충분히 익히도록 하는 과정이 필수적이다. 적혈구상의 관찰에는 크기 (size), 형태 (shape), 염색성 (stainability) 및 봉입체 (inclusions)의 유무를 보게 된다.

1) 크기 (size)

적혈구의 직경 6~8 μm (평균 7.2 μm)를 기준으로 하여 normocytic (정적혈구), microcytic (소적혈구), macrocytic (대적혈구), megalocytic (거적혈구), 대소부동증 (anisocytosis)의 유무 및 분열적혈구 (schizocyte)를 관찰한다 (그림 3-18). Microcytic, macrocytic의 정도를 파악하여 slightly, moderately, markedly로 구분하여 보고하고 anisocytosis의 정도는 −, ±,

표 3-6. 대소부동증과 변형적혈구증의 판정기준

기 준	대소부동증	변형적혈구증
−	5개 이하	0~1
±	5~10	1~2
1+	11~20	3~5
2+	21~30	6~10
3+	31~40	11~15
4+	41개 이상	15 이상

1+, 2+, 3+, 4+로 보고하고 있다 (표 3-6).

정확성을 위해 적혈구의 직경 측정을 실시해 Price Jones 곡선을 이용하면 되겠으나, 실제적으로는 어려우므로 객관적이고 합리적인 적혈구 size를 확인하는 방법인, MCV치를 보면서 도말표본을 판정기준을 참고로 하여 평가하게 된다.

2) 형태 (shape)

변형적혈구 (poikilocytosis)의 정도 판정요령과 적혈구의 형태 평가기준을 참고해서, 질병에 의한 규칙적인 형태 (regular shape)가 나타나는 비정상 형태의 적혈구를 관찰하여 보고한다 (그림 3-17).

3) 염색성 (stainability), 봉입체

염색조건에 따라서 색의 변화가 있는 것으로, 건강한 사람의 표본을 동일 조건으로 염색하고, 환자의 것과 비교해 보는 습관을 가지는 것이 좋다. 도말 표본의 염색성을 관찰하고 판단할 수 있는 것으로는 normochromic (정색소성), hypochromic (저색소성), hyperchromic (고색소성), polychromasia (다염성) 및 dimorphism (이형태색소성)이 있다 (그림 3-18). Dimorphism은 저색소성과 고색소성 적혈구가 섞여 있을 경우로, 철적혈모구빈혈 때 특징적으로 보이게 되고 철결핍빈혈에서 철분제 재치료 후, 수혈 후 임시적으로도 보이게 된다.

Polychromasia 평가를 위한 평균범위/10 field를 참고하여 보고한다. 또한 적혈구 봉입체로는 염기성 반점 (basophillic stippling), Cabot환, Howell-Jolly 소체, Pappenheimer 소체에 대하여 적혈구의 봉입체 평가를 위한 평균범위/10 field에 의해 기록하고 정도를 보고한다 (그림 3-19).

기타 적혈구 자체의 이상은 아니지만 도말표본을 만드는데 시간이 오래 걸려서 생긴 이상 고면역글로부린증, 한냉항체, 자가항체에 의한 자가응집 (autoagglutination)과 연전형성 (rouleaux formation)의 유무도 확인한다.

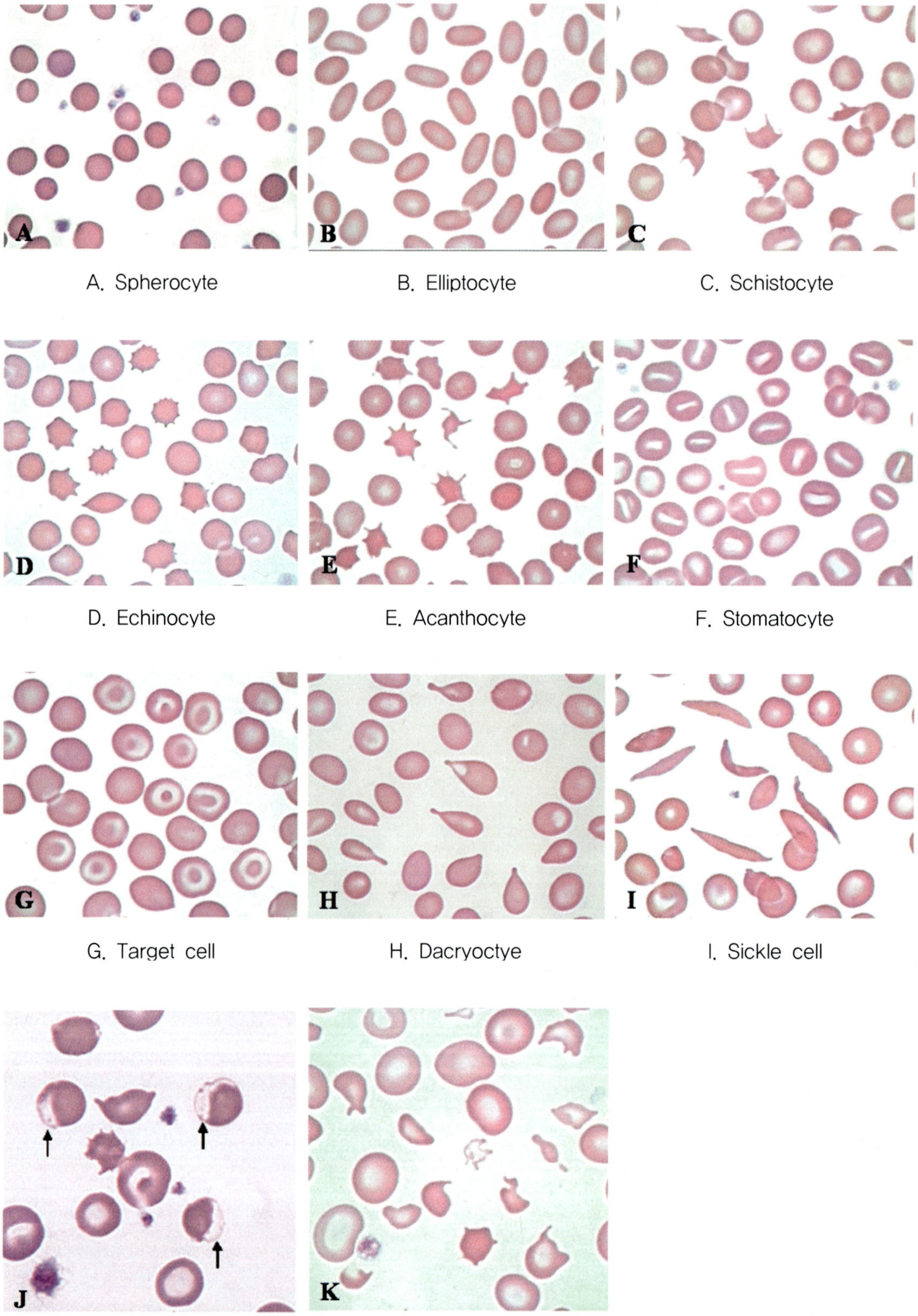

A. Spherocyte

B. Elliptocyte

C. Schistocyte

D. Echinocyte

E. Acanthocyte

F. Stomatocyte

G. Target cell

H. Dacryoctye

I. Sickle cell

J. Blister cell

K. Poikilocytosis

▶그림 3-17. 적혈구의 형태

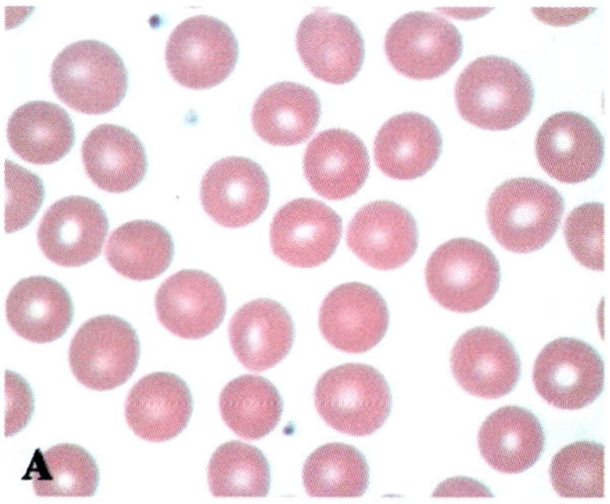

A. Normochromia

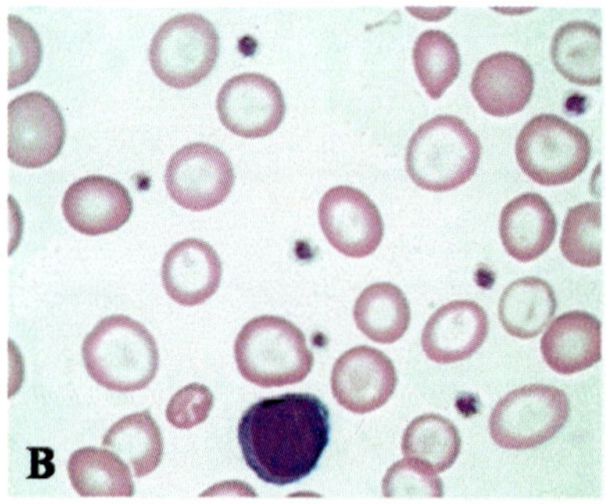

B. Hypochromia

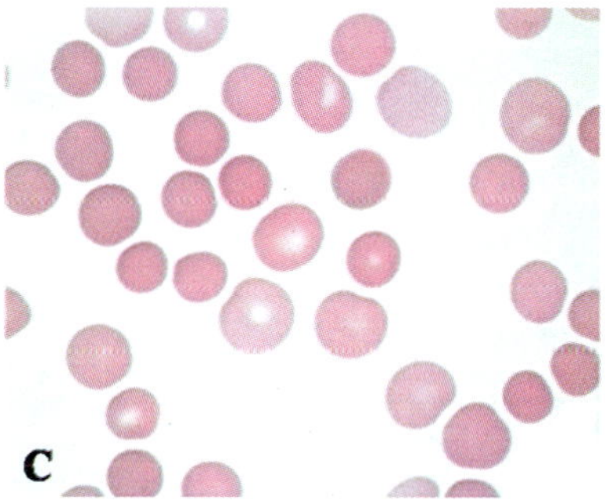

C. Hyperchromia

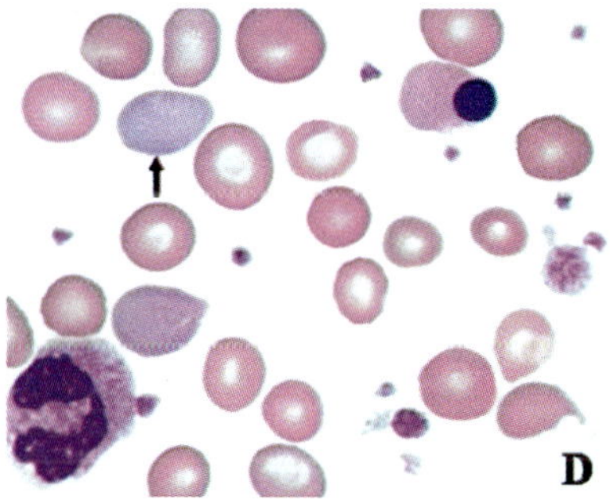

D. Polychromasia

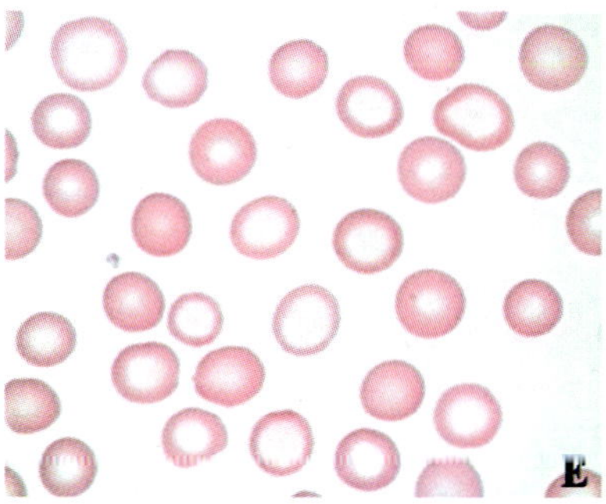

E. Dimorphism

▶그림 3-18. 적혈구의 염색성

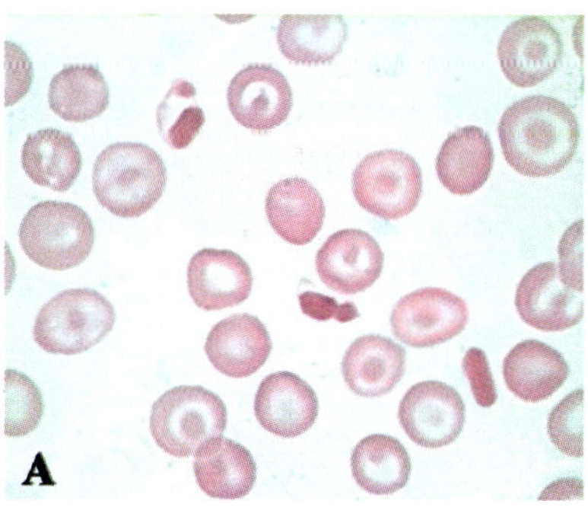

A. Hemoglobin C crystal

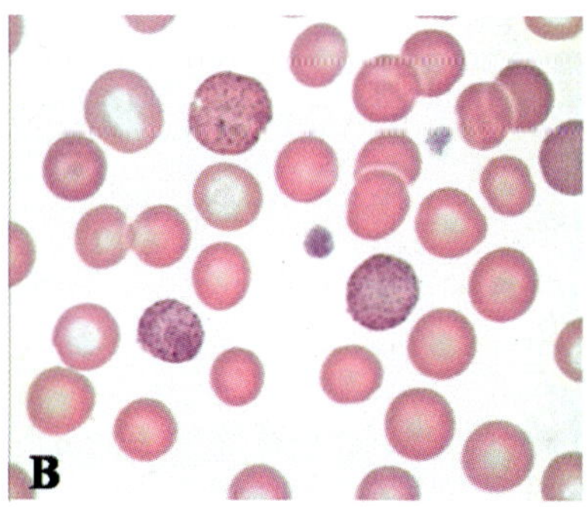

B. Basophilic stippling

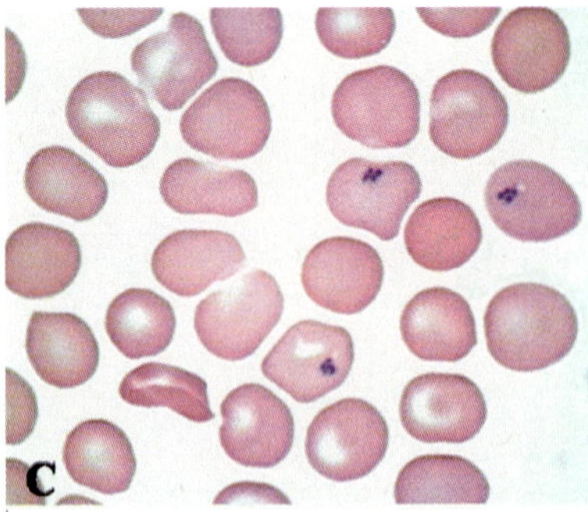

C. Pappenheimer body

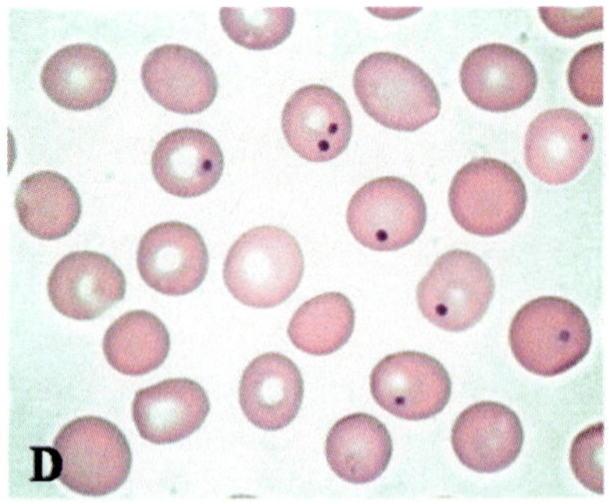

D. Howell-Jolly body

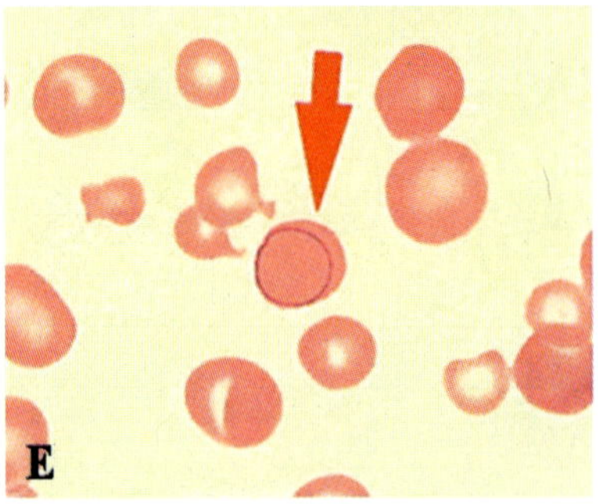

E. Cabot ring

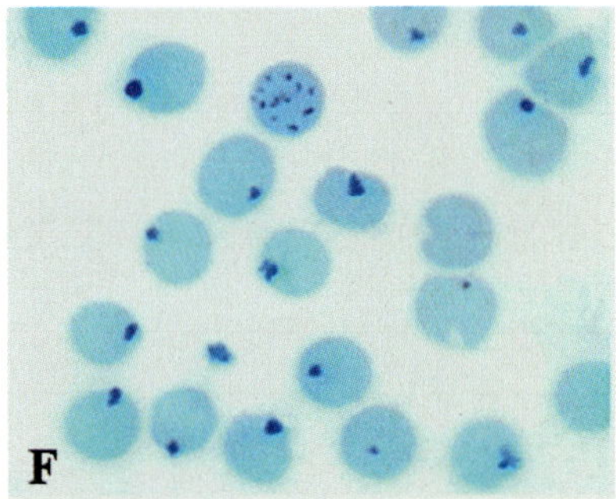

F. Heinz body

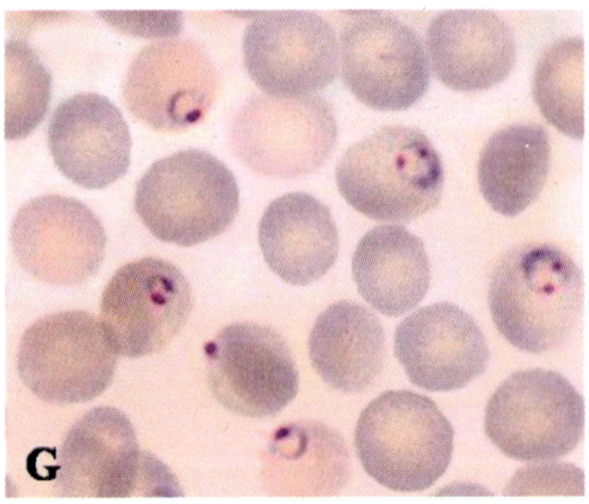

G. Malaria parasite

▶그림 3-19. 적혈구 봉입체

4) 적혈구 염색성(stainability)의 정도관찰 기준(대한 정도관리협회 진단혈액분과 위원회 제출안)

육안적으로 염색성을 판정하기 위한 기준은 ×1,000 유침렌즈 현미경하에서 normochromic RBC를 기준으로 hypochromic RBC와 hyperchromic RBC의 시야 당 관찰되는 평균 갯수를 기준으로 10시야 평균치를 산출해서 판정한다(표 3-7).

표 3-7. 염색성 판정기준(안)

Severity description	Normal	Slightly	Moderately	Markedly
Hypochromic RBC의 수	〈 5	5–15	15–30	〉 30
Hyperchromic RBC의 수	〈 5	5–15	15–30	〉 30

① Normochromic : Hypochromic 및 hyperchromic RBC가 모두 5개/HPF 미만일 것
② Hypochromic : Hypochromic RBC의 수 증가(5개 이상). Hyperchromic RBC는 존재하지 않거나 5개/HPF 미만일 것
③ Hyperchromic : Hyperchromic RBC의 수 증가(5개 이상). Hypochromic RBC는 존재하지 않거나 5개/HPF 미만일 것
④ Bichromic : Hypochromic 및 hyperchromic RBC가 모두 5개/HPF 이상씩 있을 것
예) 만약 어떤 말초혈액 도말표본 경검결과 10시야 평균 hypochromic RBC가 10개, hyperchromic RBC가 3개 관찰되었다면 표 3-7 기준에 의해 slightly hypochromic으로 보고한다.

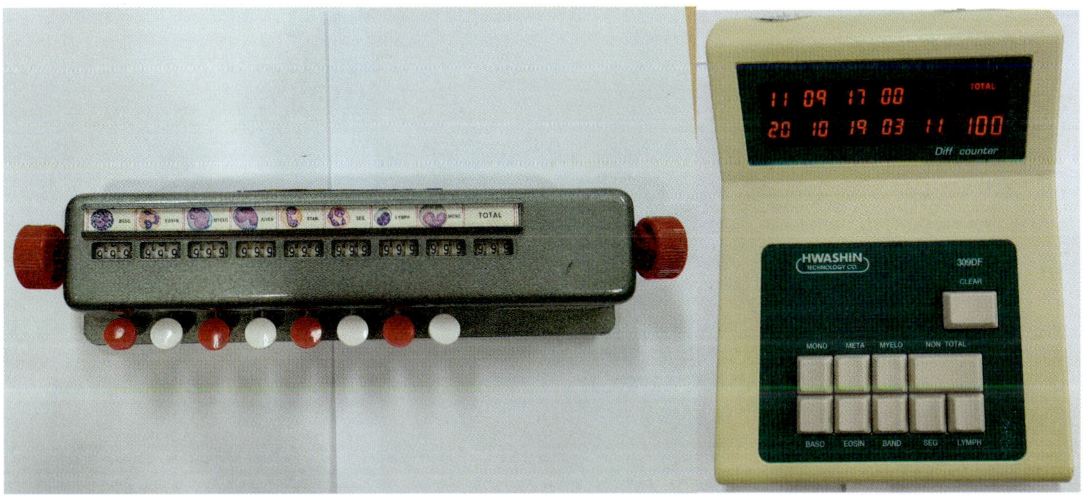

A. 기계식　　B. 전자식

▶그림 3-20. 백혈구 백분율 계산기

3 백혈구의 관찰

백혈구의 관찰은 도말표본의 관찰 중에서 제일 중요한 검사로 우선 표본의 염색성이 좋은지를 관찰해야 한다. 호중구와 림프구를 관찰하면 중성과립과 핵, 세포질 염색 상태를 확인 할 수 있다. 다음은 시야에서 보이는 백혈구 수의 분포가 정상(normal), 증가(increased), 감소(decreased) 되었는지를 여러 시야를 돌려서 파악하는 등 전체를 판단하는 습관을 가지고 백혈구 백분율 검사를 한다. 이렇게 백혈구를 종류별로 분류하여 백분율로 나타내는 것을 백혈구 백분율 검사(leukocyte differential count)라고 한다. 이때 백혈구 백분율계산기를 이용한다(그림 3-20).

표 3-8. 성인의 정상 백혈구 백분율 (말초혈액)

백혈구 종류	%	절 대 치(μL)
Neutrophilic band	3~5	150~500
Neutrophilic segment	55~65	2,750~6,500
Lymphocytes	20~35	1,000~3,500
Monocytes	2~6	100~600
Eosinophils	1~4	100~400
Basophil	0~1	0~100

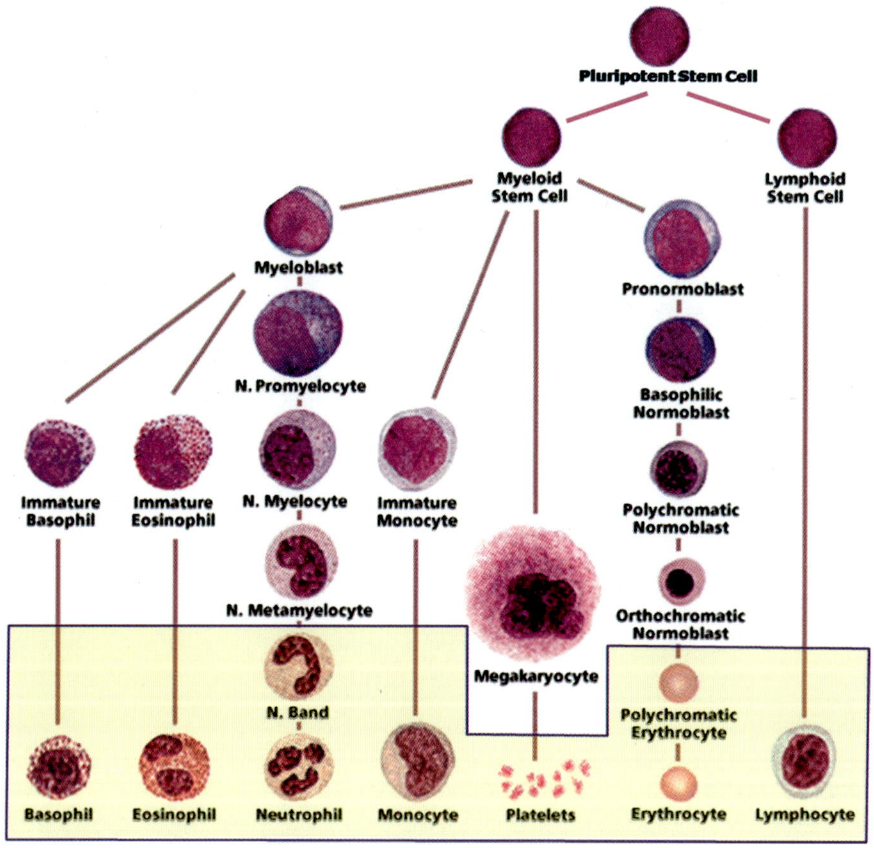

▶그림 3-21. 혈구성숙과정의 여러 가지 형태

1) 백혈구 종류의 분류

백혈구 종류의 구분은 세포의 크기, 핵의 특성, 세포질의 특성을 종합하고 정확히 파악해서 과립구계 (granulocytic series) 또는 무과립구계 (agranulocytic series)들 중 어느 계통에 가까운지를 판정한다. 정상인의 백혈구 백분율을 표 3-8, 그림 3-21, 3-22에 나타냈다.

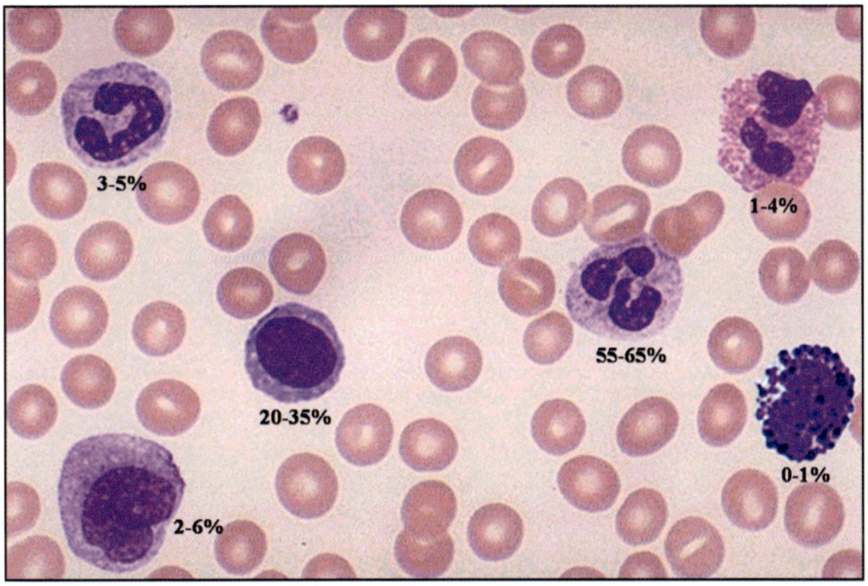

▶그림 3-22. 정상 성인의 백혈구 백분율

백혈구 종류의 구별을 위한 특성 파악은 다음과 같다.

① 세포의 크기와 형태
② 핵의 특성(크기, 위치, 색, 크로마틴구조, 핵막, 핵소체의 유무(크기, 수, 형태, 색), 과분엽 (hypersegmentation) 유무
③ 세포질의 특성
핵: 세포질비(N/C ratio), 색, 과립의 유무(색, 수, 크기, 형태, 분포), 핵 주위의 명정 (perinuclear zone) 유무, 봉입체의 유무와 성상(toxic granule, vacuole, Auer body, Döhle body, Russell body)들이 있으면 기록하고 그 정도를 보고한다(그림 3-23).
④ 좌빙이행(shift to left)이 심한 경우에 myelocyte, promyelocyte의 %를 비고란에 기록하고, myeloblast 또는 lymphoblast, monoblast는 각각 기록하지 말고 말초혈액도말 표본에서는 blast %로 보고한다.
⑤ 구분이 어려운 미성숙 림프구나 단구의 경우는 포괄해서 immature cell %로 보고한다.
⑥ 이 외에 plasmacytoid lymphocyte라고 명칭을 붙였던 이형림프구를 atypical lymphocyte로 표기하고 %로 보고한다. 표 3-9에 혈액검사 의뢰용지를 제시하였다.

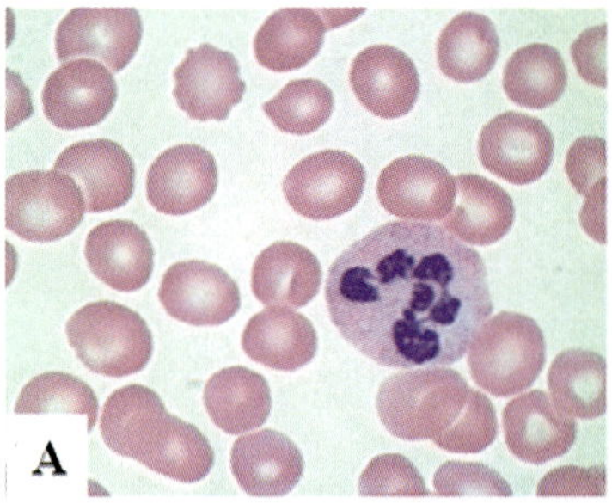

A. Hypersegmented neutrophil

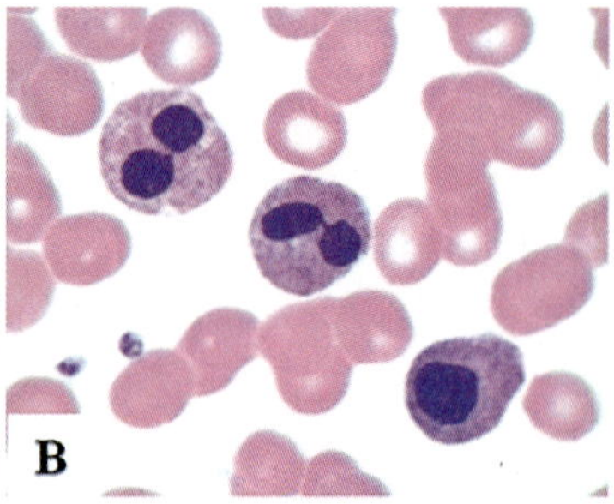

B. Pelger-Huët anomaly

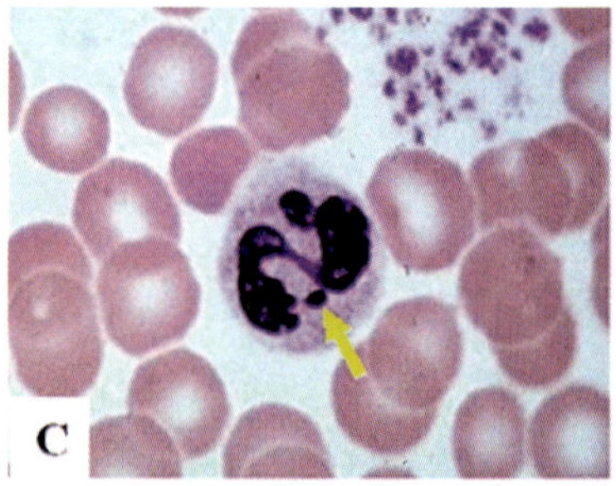

C. Sex chromatin (Drumstick: Barr body)

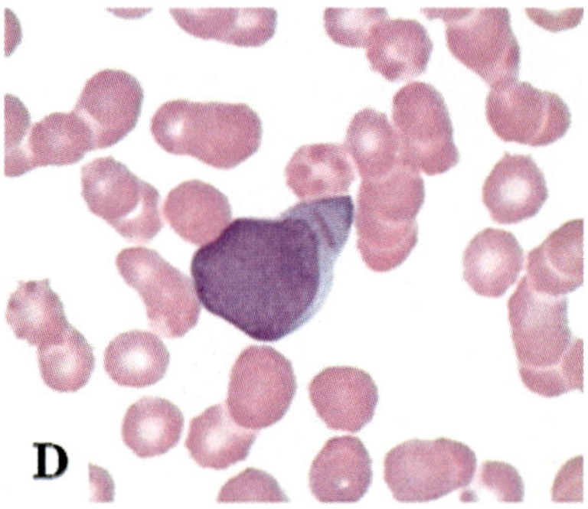

D. Auer body

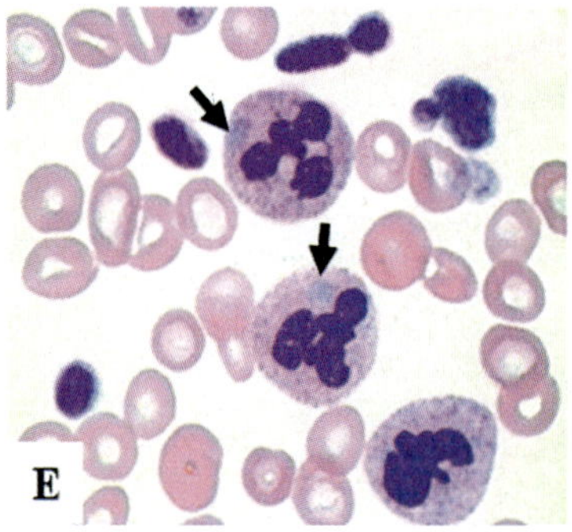

E. Döhle body

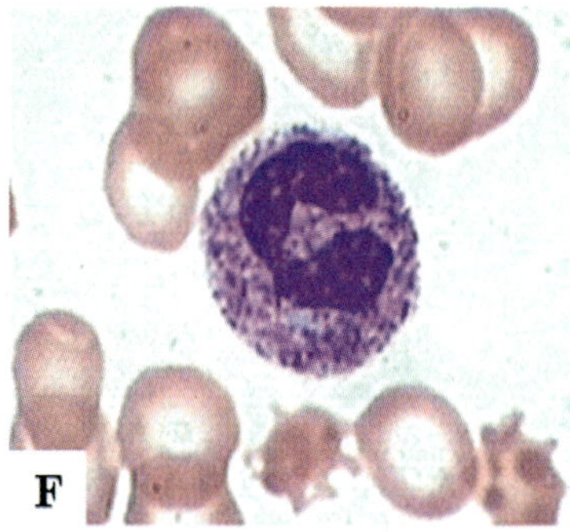

F. Toxic granules

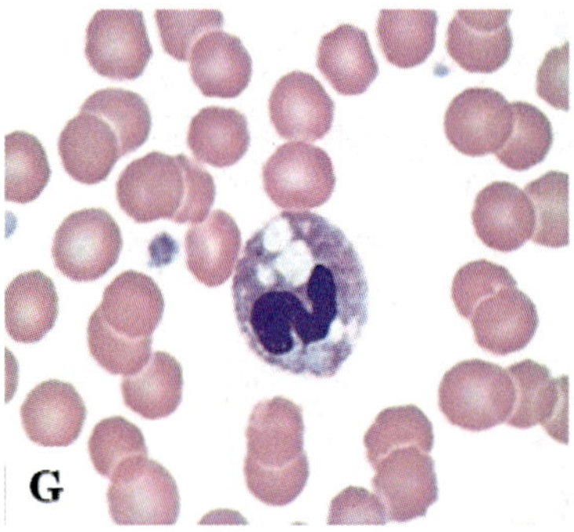

G. Vacuole

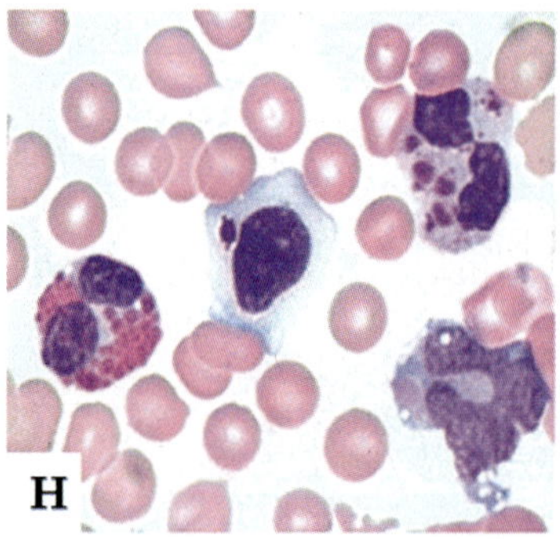

H. Chediak-Higashi granule

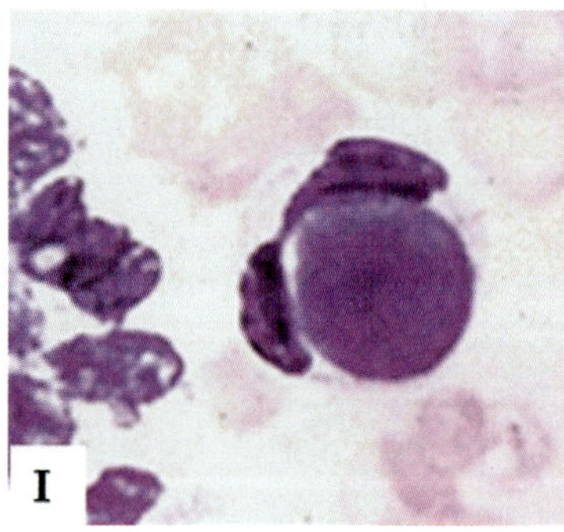

I. LE cell

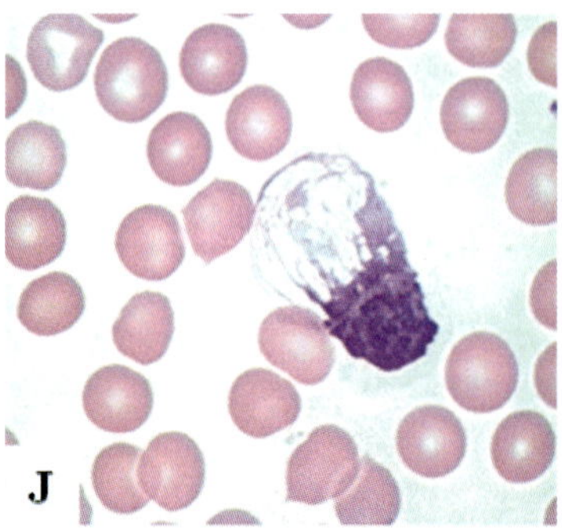

J. Basket cell

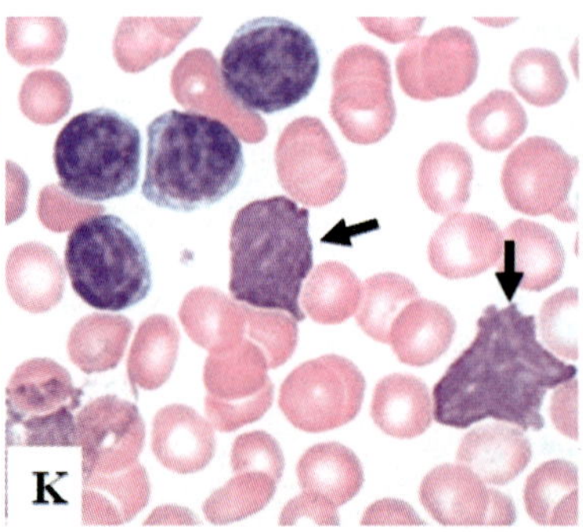

K. Smudge cell

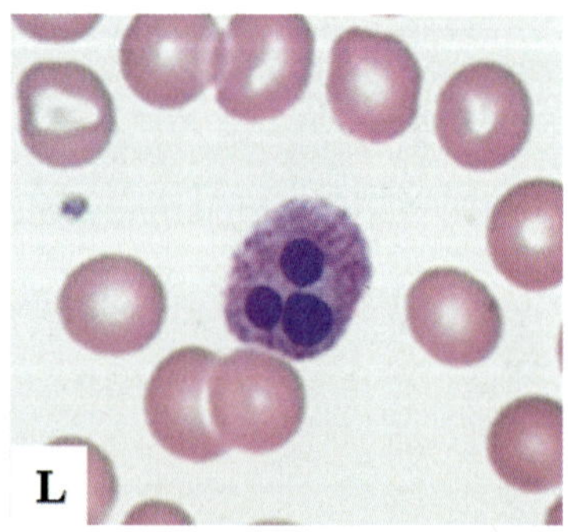

L. Necrobiotic cell

▶그림 3-23. 백혈구의 이상 형태

표 3-9. 혈액검사 의뢰용지

			HEMATOLOGY		
등록번호			발행의사		
성명					
주민번호	남 · 여	세	발행일시	20 . .	AM / PM
과	병실 No.		검체일시	20 . .	AM / PM
명			Provisional diagnosis		□입원시 □외래초진 □경과관찰 □수술전 □수술후
병명기호			보고일시 20 . . . 보고자		
임상소견 및 기타					

※Remarker Referance Normal Values by J. Bauer, Clinical Lab. methods.

코드(B)	항목		참고치	코드(B)	항목	결과	참고치
	□EMETGENCY CBC(101AA, 102AA, 104AA, 105AA, 106AA) □ROUTINE(101AA, 102AA, 104AA, 105AA, 106AA, 109AA)			110AA	PB cell □morphology.		
105AA	□WBC	×10^3	5,000~10,000	108AA	□Reticulocte	%	0.5~1.5
104AA	□RBC	×10^6	M 46~62 F 42~54	151AA	□BT.	min. sec.	1~3 min
101AA	□Hb	g/dL	M 13~17 F 12~16	152AA	□CT.	min. sec.	6~8 min
102AA	□Hct	%	M 40~54 F 36~47	154AA	□PT	sec. %	11~13 sec. 100~80%
106AA	□Platelet	/cmm	15만~40만				
122AA	□RDW(CV)	%	11.5~14.5 fL	153AA	□APTT	sec. %	27~40 sec
123AA	□PDW	fL	‹20%	160AA	□Fibrinogen	mg/dL	200~400
	□MPV	fL	8.0~10 fL	200AA	□ABO		
	□MCV	fL	82~92 fL	202AA	□Rho(D)		
	□MCH	pg	27~31 pg	107AA	□Eosino	/cm	100~300
	□MCHC	g/dL	32~36 g/dL	112AA	□L.E.Test		Neg.
109AA	□Diff Count ○Meta.	%	0~1	113AA	□Osmotic Fragility test ○Begin % ○Complete		B : 0.45-0.39 C : 0.33-0.30 %
	○Stab.	%	0~5	103AA	□E.S.R.	mm/hr	M 0~9 mm/h F 0~20 mm/h
	○Seg.	%	60~70		Corrected ESR	mm/hr	
	○Lympho.	%	20~30		□FDP		Neg(10 μg/mL)
	○mono	%	2~6	111AA	□Bone Marrow Examination		
	○Eosino.	%	1~4	550AA	□Bone marrow Special Stain		
	○Baso.	%	0~0.5	118AA	□Iron stain		
	○Atypical Lympho	%			□Remarks		
	○Normoblast.	/100WBC					

환자 구분	일반	교통	근재	보호	산재	의보	검사료		수납인
							조정액		
							수납액		

※ 절대치 (μL) $= \dfrac{\text{백혈구수}}{100} \times$ % (백혈구 백분율)

참고

① 도말의 첫 부분은 두껍고, WBC가 위축되고 RBC도 작게 보이며, 끝부분은 세포의 변형 및 파괴 되어 있거나 monocyte나 neutrophil segment가 모이기 쉬우므로 검경하면 안 된다. 또한 중앙부에는 lymphocyte가 많이 모이므로 ideal thickness에서 산정하는 것이 가장 중요한 것이다.
② 보통 100개의 WBC 백분율 검사를 하고 있으나 정상범위를 벗어났을 경우에는 200~300개의 감별검사를 하고 나누어주면 오차를 줄일 수가 있다.
③ 미성숙 세포(immature cell)가 있으면 어느 발생계통 인가를 비교 관찰해야 한다.
④ 감별이 곤란한 세포를 제외해 버리면 안 된다. 현미경의 표본이동장치(mechanical stage)의 눈금(scale)을 기록한다. 세포를 시야의 중심에 오게 한 후 예를 들어 15.1 × 74.5와 같이 기록한다.
⑤ 비정상적인 세포(atypical cell)가 있으면 가장 유사한 typical cell을 찾고 다시 양자 사이를 비교해 본다.
⑥ 적모구(normoblast)는 백혈구 감별 총수에 포함시키지 않으며 백혈구 100개당 적모구수를 기록한다.
⑦ 대한정도관리협회 진단혈액분과위원회(안)에 의하면 정상 백혈구 수의 범위를 $4 \times 10^3/\mu L \sim 10 \times 10^3/\mu L$로 정했으며 $4 \times 10^3/\mu L$ 미만을 decreased, $10 \times 10^3/\mu L$ 이상인 경우는 increased, 정상범위는 normal로 표시한다.

2) 백혈구 백분율과 신뢰성 문제

백혈구 백분율검사의 자동화 처리는 기기 제조회사에 따라 다소 차이가 있지만 약 5,000~8,000개의 백혈구를 분류해서 성적을 내기 때문에 재현성과 신뢰성이 좋다. 그러나 수기법에서는 관례대로 100개의 한정된 백혈구를 분류하므로 검사자에 따라 동일검체에 따라서 여러 변이 요인으로 많은 오차를 발생시켜 통계적 신뢰성이 결여되고 있음을 많은 학자들은 지적하고 있다.

Ruhmke는 임상적으로 믿을 만한 결과를 얻기 위해서는 최소한 800 cell을 분류해야 함을 강조하고 있고 실제로 NCCLS (national committee for clinical laboratory standards)에서도 이와 같은 주장에 동조하고 있다. 그래서 NCCLS에서는 1984년 백혈구 감별계산의 표준법(reference method)을 발표하였다. 즉, 네 사람의 병리사가 각각 200개씩을 계수하여 800개를 센 값을 여러 방법과 기기를 비교하는 기준으로 표시한 것이다(NCCLS H-T 1984). 그러나 현실적으로 routine 검사에서 60~70 % 정도의 형태학적으로 정상인 환자의 검체에 많은 시간과 인력이 투입되는 문제가 있기 때문에 백혈구수의 증가가 있을 때만 200개 이상의 분류를 권장하고 있다.

종합병원에서는 백혈구 백분율 검사도 자동화 처리가 증가되고 있고 정상인 경우는 보고하고 한 가지라도 입력시킨 참고치 범위를 벗어난 경우에는 수기법으로는 도말표본을 만들어 확인과정을 필히 거치게 함으로써 신뢰성 증가에 노력하고 있다.

수기법에서는 도말표본에서의 분포의 편차가 있게 마련이고 계수 편차도 더불어 줄이기 위해선 계수하는 백혈구 수를 많게 해야 한다. 예를 들면 백분율이 50% 차지하는 중성백혈구가 있다면 산정 결과의 신뢰한계(95 %의 신뢰구간, 표 3-10)는 백혈구 분류를 100개 계수한 경우는 ±10 % (즉, 40~60 %의 범위로 나올 수 있다), 200개를 계수하면 ±7 %, 500개를 계수하면 ±5 %로 줄어든다. 백분율이 적은 호산구, 호염기구에서는 범위가 더 커진다. 예를 들어, 3 % 호산구가 있다면 100개 계수법에서는 0~9 %, 200개 계수법에서 1~7 %이다. 즉, 100개 계수법에서는 산정결과가 개체에 따라서 0 %에서 9 %까지 차이가 발생할 수 있다는 것이다.

표 3-10. 백혈구 백분율의 신뢰한계(신뢰도 95%)

a (%) \ n	100	200	500	1,000
0	0~4	0~2	0~1	0~1
1	0~6	0~4	0~3	0~2
2	0~8	0~6	0~4	1~4
3	0~9	1~7	1~5	2~5
4	1~10	1~8	2~7	2~6
5	1~12	2~10	3~8	3~7
6	2~13	3~11	4~9	4~8
7	2~14	3~12	4~10	5~9
8	3~16	4~13	5~11	6~10
9	4~17	5~15	6~12	7~11
10	4~18	6~16	7~14	8~13
15	8~24	10~21	12~19	12~18
20	12~30	14~27	16~24	17~23
25	16~35	19~32	21~30	22~28
30	21~40	23~37	26~35	27~33
35	25~46	28~43	30~40	32~39
40	30~51	33~48	35~45	36~44
45	35~56	38~53	40~50	41~49
50	39~61	42~58	45~55	46~54

백혈구 n개를 계수했을 때 백혈구가 a%였다면 그 실제의 %는 표에 보인 수 사이에 있을 확률은 95 %이다. 백혈구의 %가 50을 넘을 때는 100부터 조사한 수에 옮겨 놓으면 된다.

4 혈소판의 관찰

1) 크기와 형태

정상 혈소판은 2~4 μm 정도로 크기가 불규칙하나 대부분 2 μm 정도의 크기로 형태는 정상적인 원형인 것과 돌기가 있는 것들이 있다. 세포질은 무색 또는 연한 청색으로 미세한 azure 과립이 중앙에 모여 있는 것이 보인다.

크기에 따라 구분해 보면 미세혈소판 (microthrombocyte)은 크기가 2 μm 이하이고 대형 혈소판의 크기는 5 μm에서 적혈구 크기 정도이며 거대혈소판 (giant platelet)의 크기는 적혈구보다 크다 (그림 3-24). 혈소판의 대소부동은 대형혈소판이나 거대혈소판이 도말표본에 섞여 있는 경우로 그 정도를 표시하고 형태의 기록과 함께 보고한다. Bernard Soulier syndrome에서는 60~80 % 이상에서 혈소판의 크기가 15~20 μm 정도의 거대한 것들도 보인다는 보고도 있다. 대형 혈소판이 증가하는 경우는 골수에서 혈소판의 생산이 촉진되어지는 경우, 특발성 혈소판 감소성 자반증 (ITP), 전신성 홍반 낭창증 (SLE), 파종성 혈관내 증후군 (DIC), 골수이형성 증후군 (MDS), 악성빈혈, 용혈빈혈, 비장적출 후, May-Hegglin 증후군 등이다.

2) 혈소판의 분포와 수

항응고제를 사용하지 않은 도말표본상의 혈소판은 점착능과 응집력이 있어서 도말표본의 시작부분 (head 부위)과 끝부분 (tail 부위) 그리고 주변부위에 많이 분포되어 있고 응집되어 있음을 볼 수가 있다.

EDTA 항응고제를 가한 혈액에서는 비교적 고르게 분포하고 있지만 roller mixer로 충분히 혼합시킨 검체에서도 신속히 도말을 하지 않으면 균등한 분포를 보이는 경우는 흔치 않다. 그래서 ideal zone의 여러 시야를 보고 평균 갯수를 계산하는 것이 좋다. 정상인에서는 ×1,000 유침렌즈 하에서 적혈구 15~30개당 1개 정도의 혈소판이 분포되어 있는 것이 보통이다. 또한

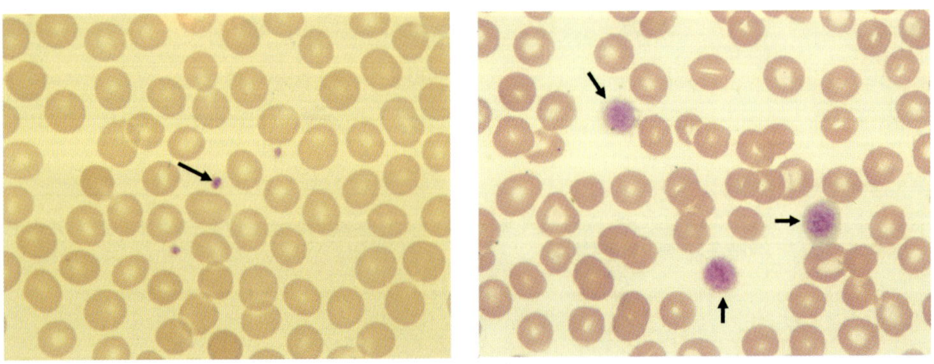

(a) (b)

▶그림 3-24. 정상 혈소판 (normal platelet) (a)와 거대혈소판 (giant platelet) (b) buffy coat로 염색했을 경우는 백혈구 1개당 혈소판 20~30개가 보이면 정상이다(표 3-11).

도말표본에서 혈소판의 증감은 대략 추정할 수 있으므로 관찰하는 습관을 기르고 adequate, decreased, increased로 보고한다. 혈소판의 숫적 이상에는 감소되는 것과 증가되는 것이 있는데 임상적으로는 혈소판 감소가 빈도면에서 높다. 혈소판 감소증이 오는 원인으로는 혈소판 생산장애(재생불량빈혈, 골수에서 생산억제 등), 혈소판의 파괴(ITP 등), 소비의 증가(DIC 등), 혈소판 분포의 이상(비종 등), 혈소판의 상실(출혈 등)과 같은 경우이다. 확인을 위해서는 골수에서의 거핵구수 계산이 중요하다.

3) 혈소판이 응집하는 경우

① 도말표본이 두꺼워서 건조에 시간이 오래 걸렸을 때

② 혈소판 항체가 있을 때

③ 골수증식성 질환에서 혈소판 수의 심한 증가가 있을 때

④ 비장적출 후

⑤ EDTA 항응고제에 의한 위혈소판 감소증(preudothrombocytopenia)일 때 혈소판 응집과 혈소판 위성현상(satellitism)을 나타낼 수가 있다(그림 3-25).

표 3-11. 도말표본상의 혈소판 평균수 범위와 보고 방법

도말표본상의 혈소판 수	혈소판수/μL	보 고
0~3	0~50,000	Markedly decreased
4~7	50,000~100,000	Moderate decreased
8~11	100,000~150,000	Slightly decreased
12~27	150,000~350,000	Adequate
over 28	〉350,000	Increased

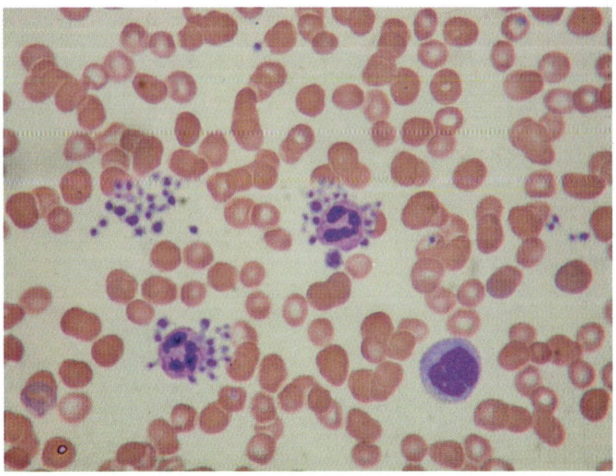

▶그림 3-25. 혈소판 응집과 위성현상(platelet aggregation and satellitism)

참고

1. 혈구세포들의 성숙단계

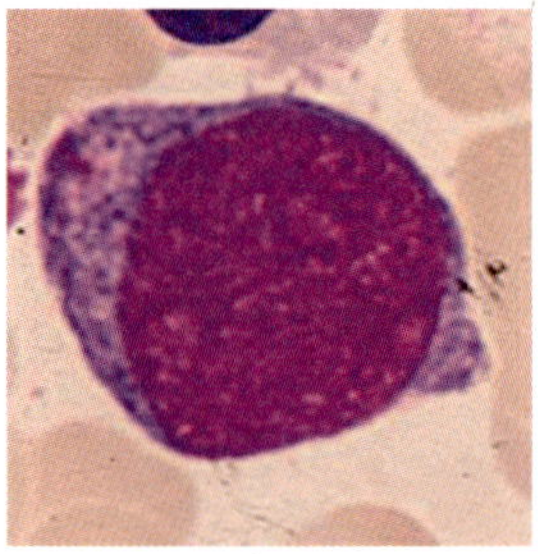

골수모구 (myeloblast)
※ 원형핵, 핵염색질 섬세,
핵소체명료, 과립없다.

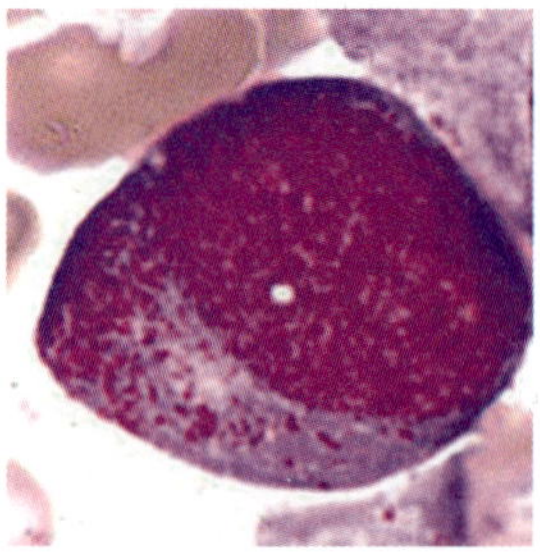

전골수구 (promyelocyte)
※ 유원형핵, 핵의 편재
Golgi field 보임, 핵염색질
약간 거칠다. 1차 과립이 있다.

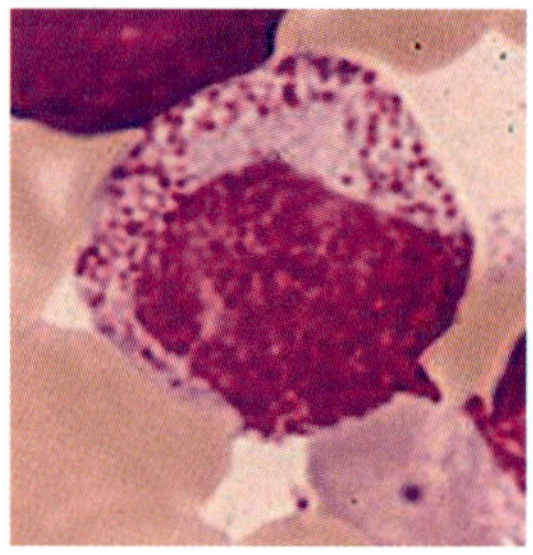

골수구 (myelocyte)
원형핵, 핵염색질 거칠다.
2차 과립이 보인다.

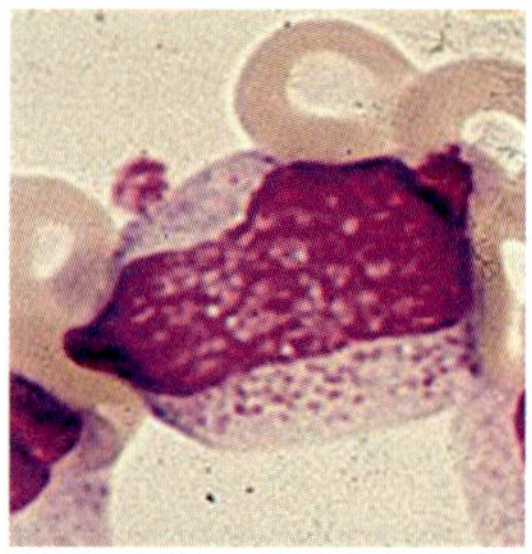

후골수구 (metamyelocyte)
핵의 함몰 (양쪽, 한쪽편
1 μm까지) 핵염색질은
거칠다.

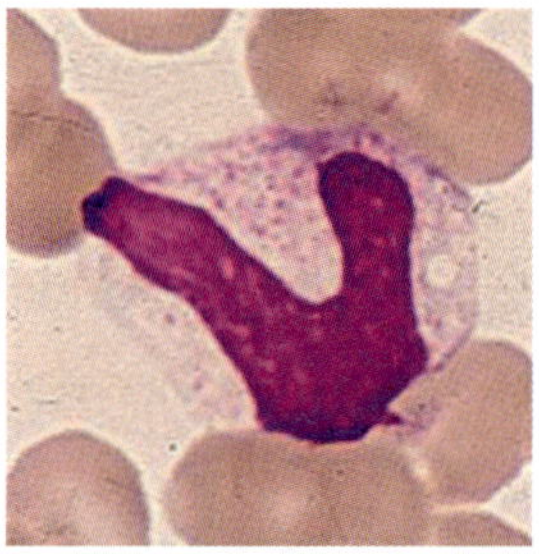

간상핵구 (stab, band)
바나나 비슷한 핵, 핵염색질
거칠다.

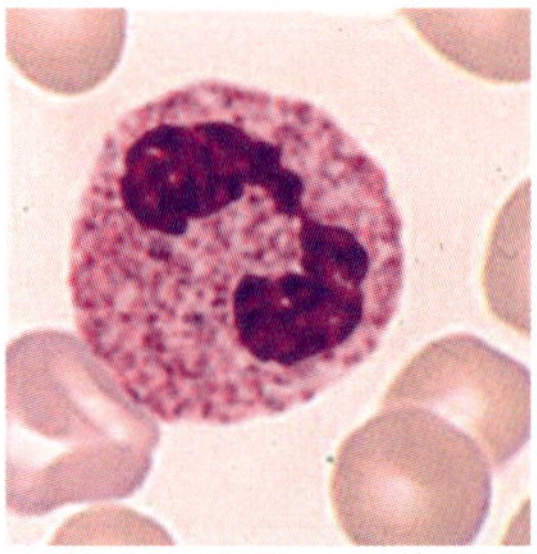

분엽핵구 (segment)
핵의 분엽, chromatin결절 강함
핵염색질 거칠다.

참고그림 1. 과립구계 세포의 성숙단계

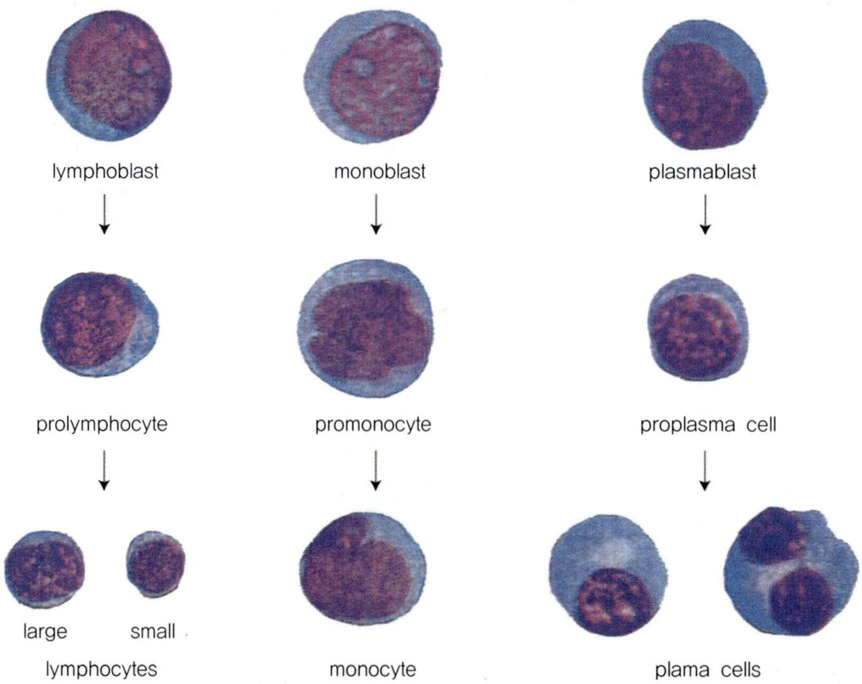

참고그림 2. 림프구, 단핵구, 형질구 세포의 성숙단계

참고

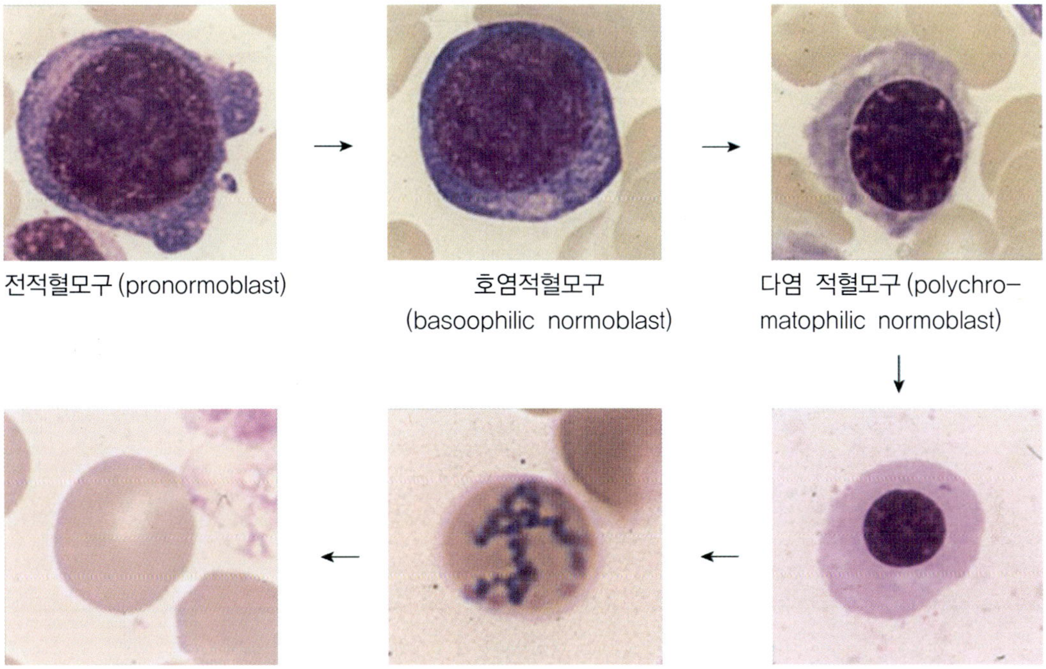

참고그림 3. 적혈구계 세포의 성숙단계

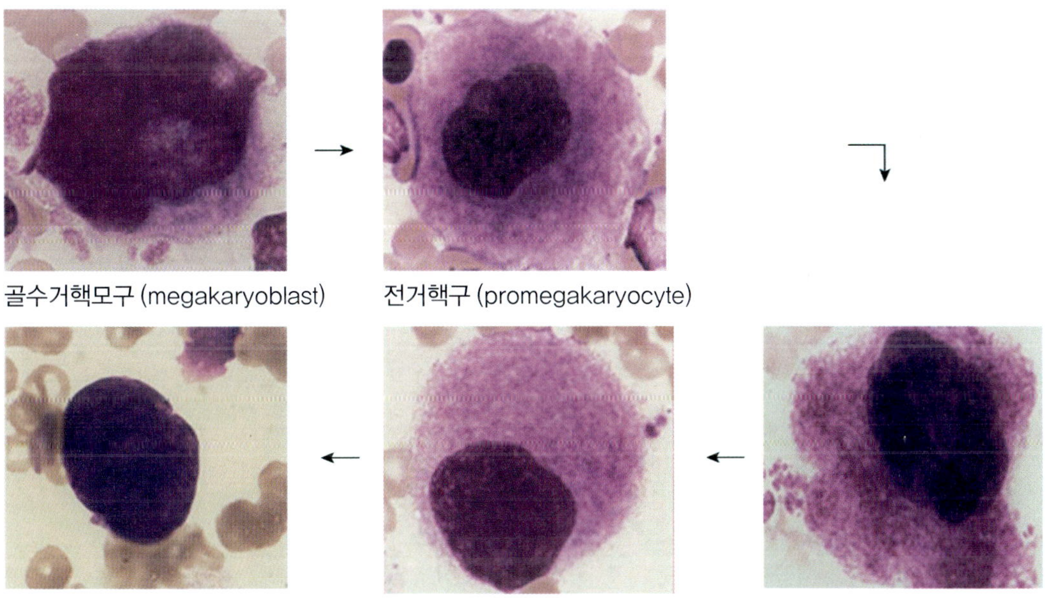

참고그림 4. 거핵구계 세포의 성숙단계

참고

2. 백혈구세포들의 형태학적 감별

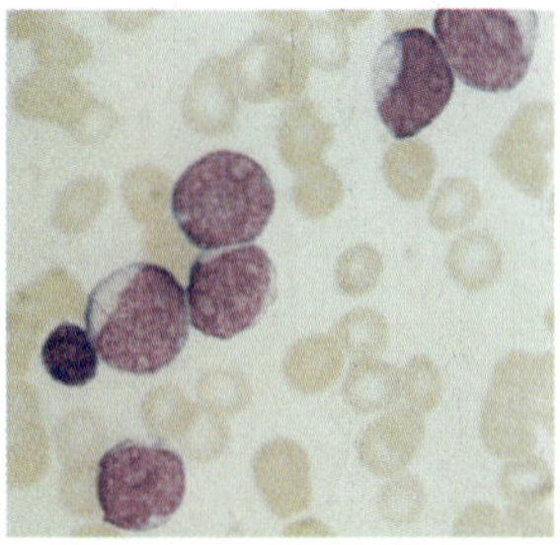

(a) 골수모구 (myeloblast)

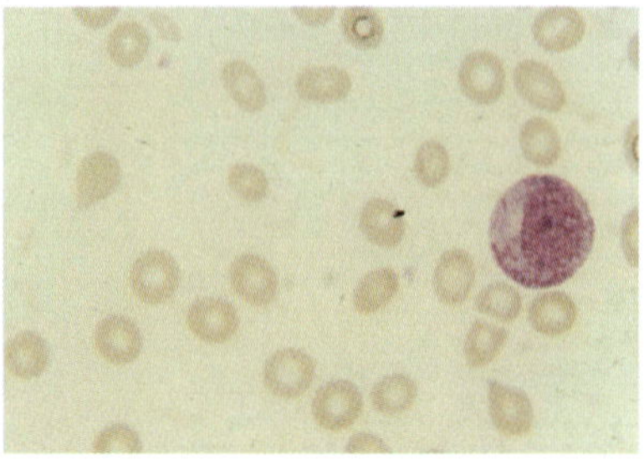

(b) 전골수구 (promyelocyte)

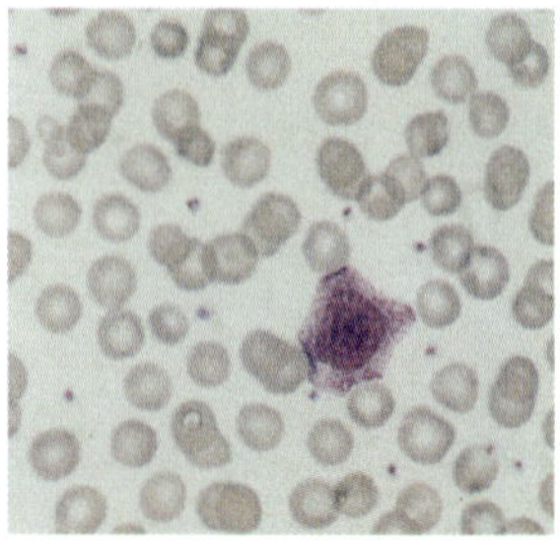

(c) 골수구 (myelocyte)

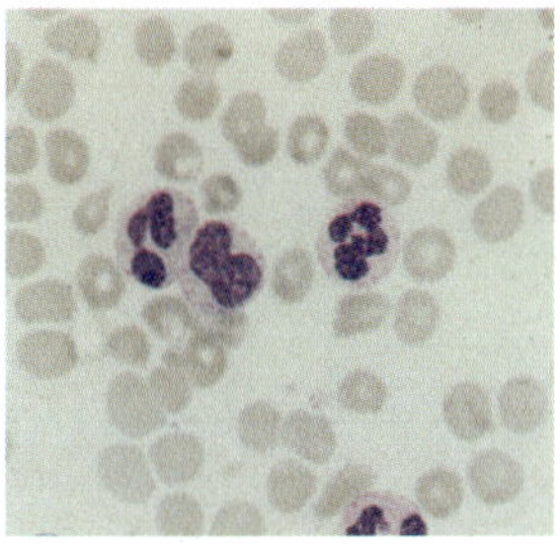

(d) 후골수구 (metamyelocyte; 중앙, 좌 · 우편: 분엽핵구 (N. Segment)

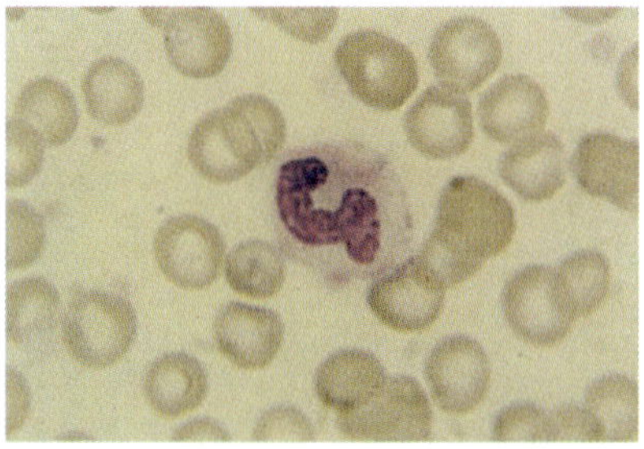

(e) 간상핵구 (N. band)

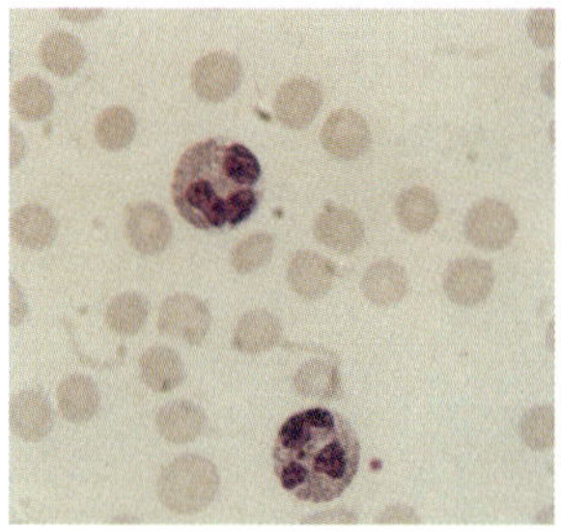

(f) 분엽핵구 (N. Segment)
※ 호중구내에 drum stick이 보인다.

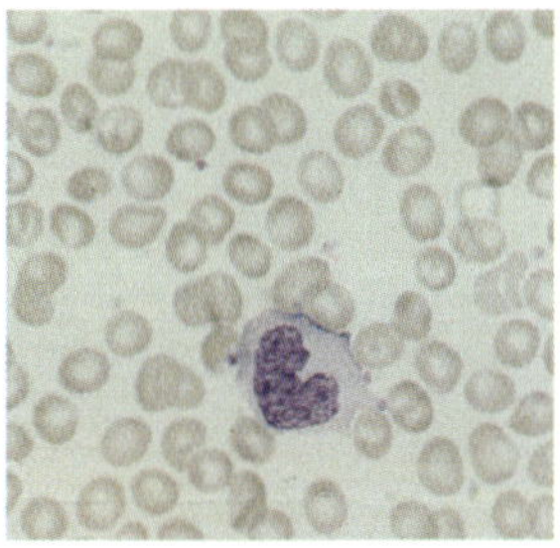

(g) 단구 (monocyte)

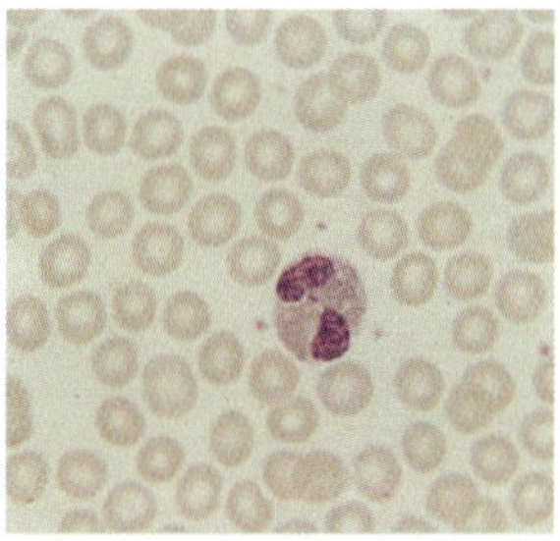

(h) 호산구 (eosinophil)

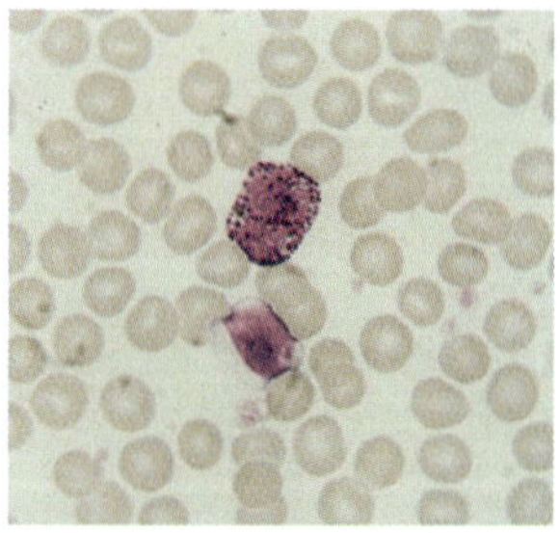

(i) 호염기구 (basophil, 위쪽)와 소림프구 (small lymphocyte)

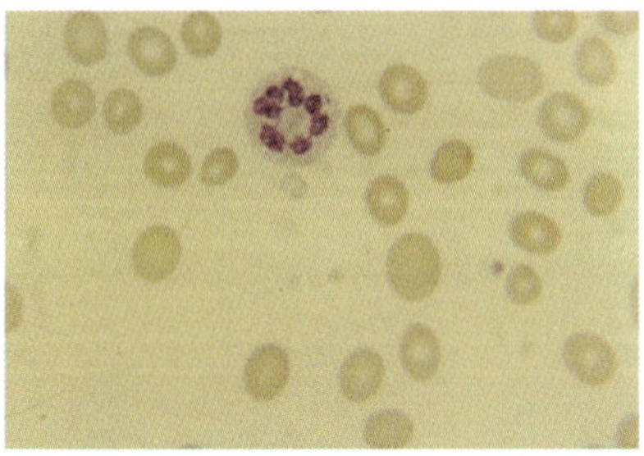

(j) 과분엽호중구 (hypersegmented neutrophil)

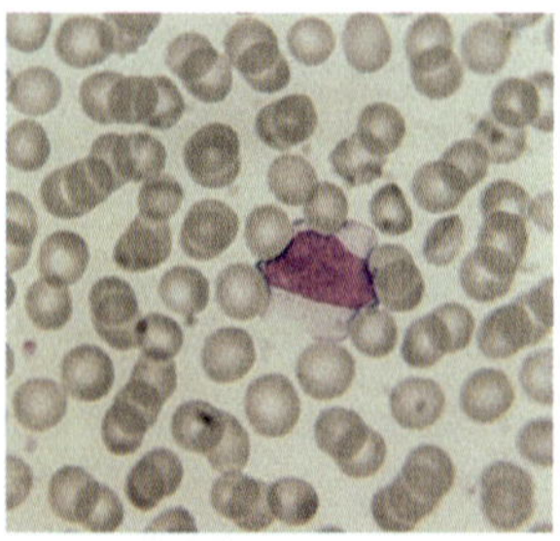

(k) 대형림프구 (large lymphocyte)

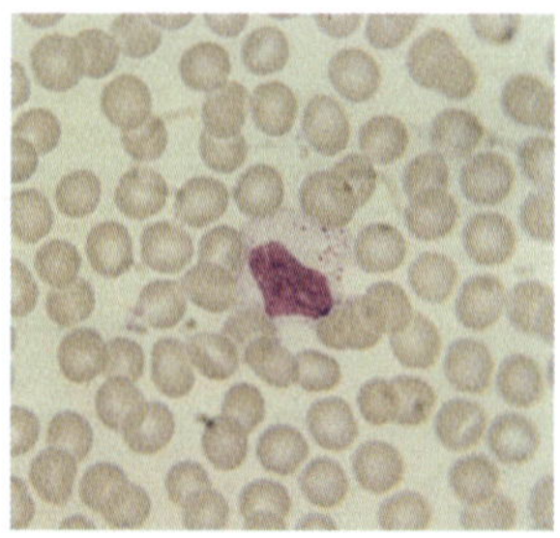

(l) 대형과립림프구 (large granular lymphocyte)

참고그림 5. 백혈구세포들의 현미경 사진

참고

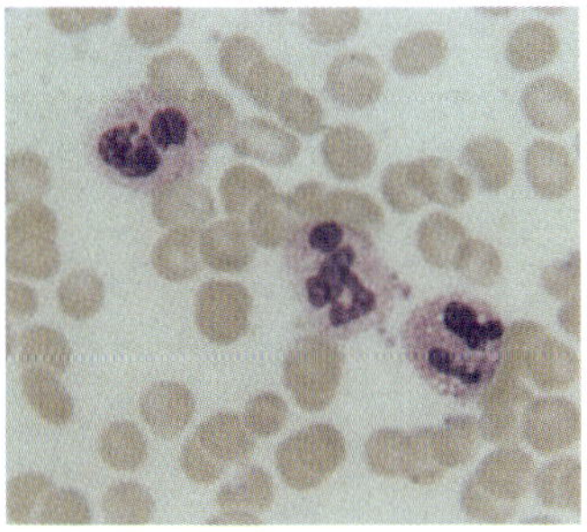
독성과립 (toxic granule)

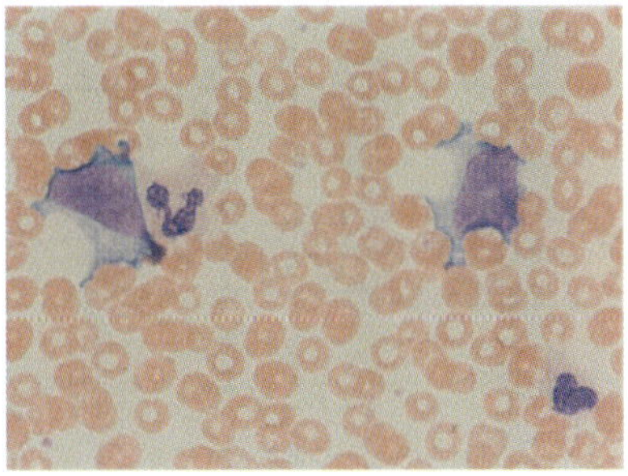
이형림프구 (atypical lymphocyte; Downey Ⅰ형)

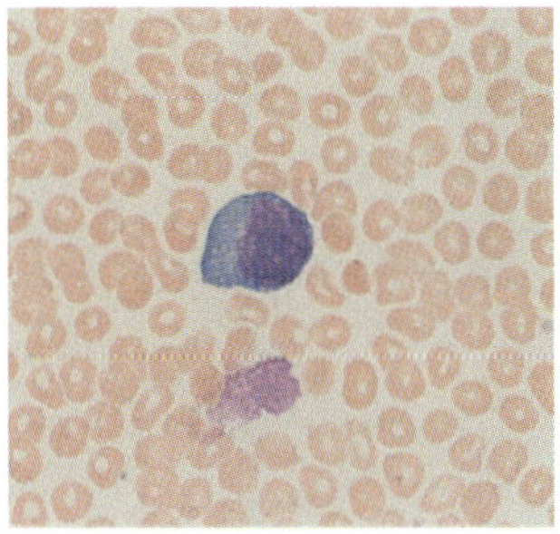
이형림프구 (Downey Ⅱ형)

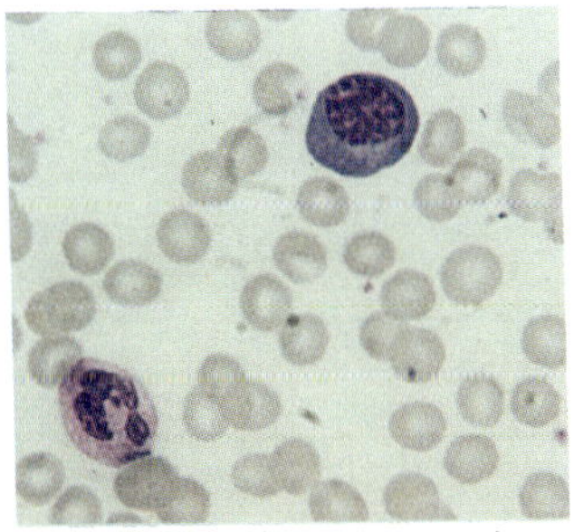
위: 형질세포 (plasma cell)
하: Toxic granule

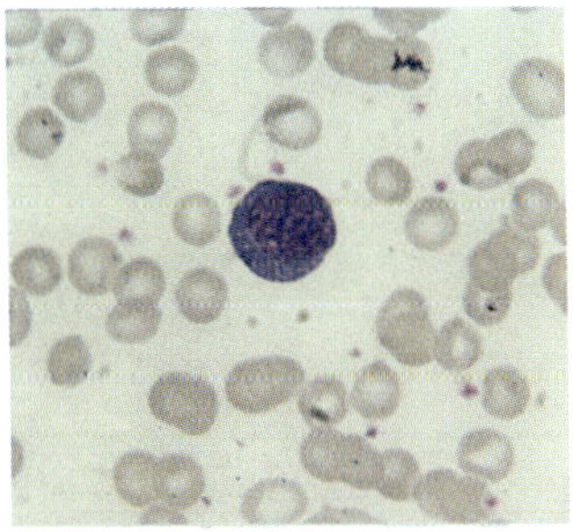
이형림프구 (plasmacytoid lymphocyte)

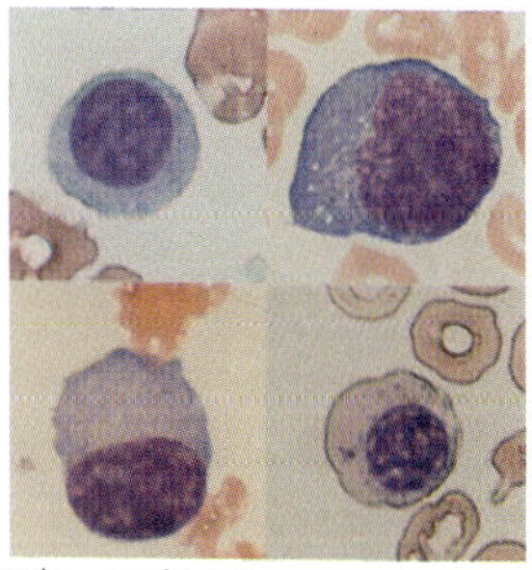
위 (왼쪽): 소림프구
위 (오른쪽): 이형림프구 (Downey Ⅱ형)
아래 (왼쪽): 형질세포 (plasma cell)
아래 (오른쪽): 유핵적혈구

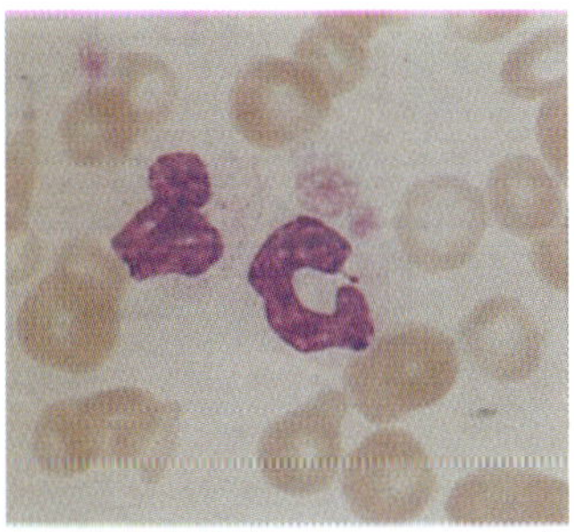
호중구탈과립 (degranulation)
; MDS에서 보이는 경우가 많다.

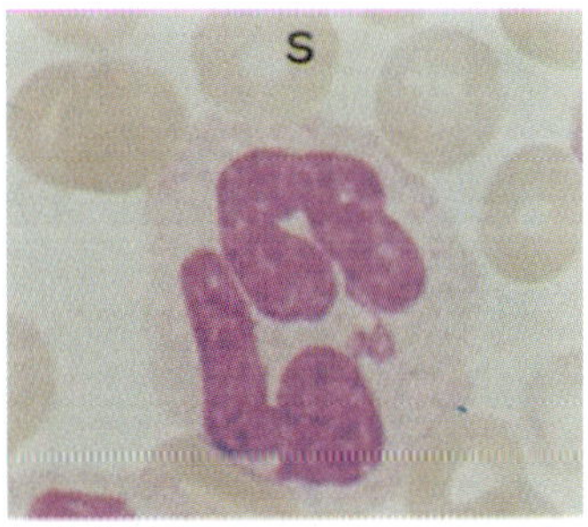

거대호중구 (giant neutrophil)
(악성빈혈, MDS에서 많이 보인다. 특히 후골수구에 많고 stab, segment에도 발견됨)

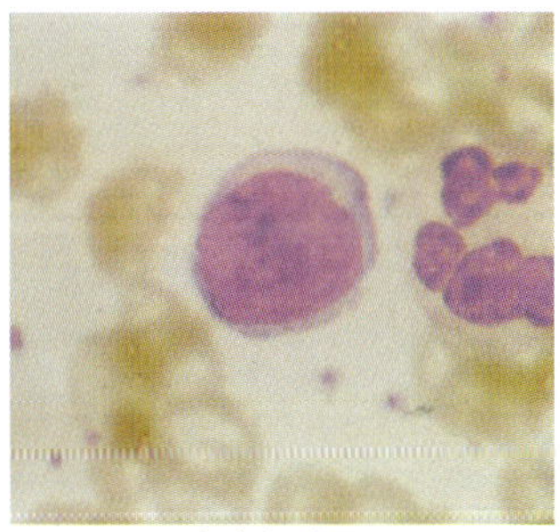
미성숙림프구
(immature lymphocyte)

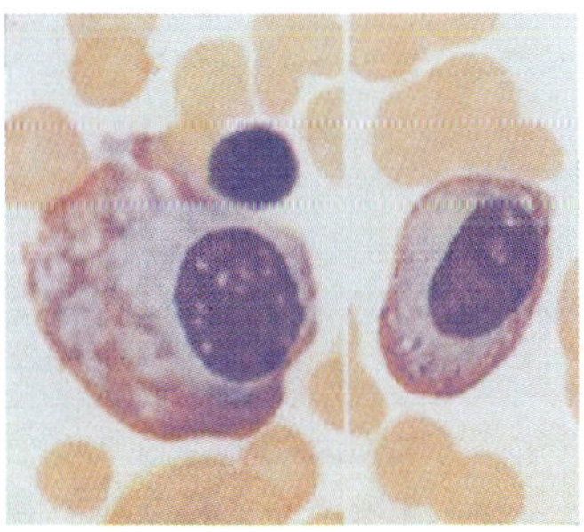
Flame cell
(atypical plasma cell)

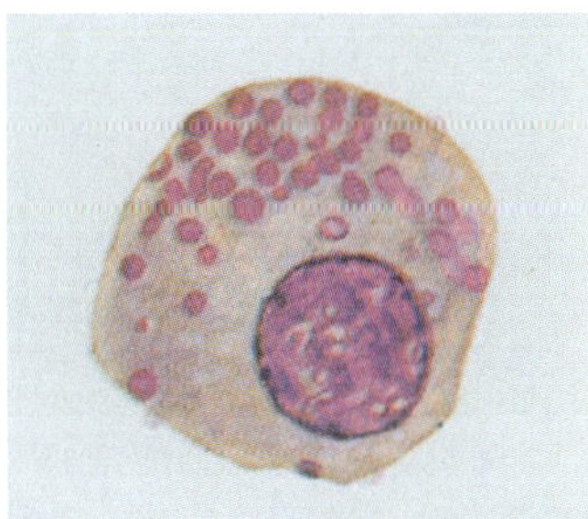
Russell body (세포질에 붉게 염색된 globules가 있는 plasma cell)

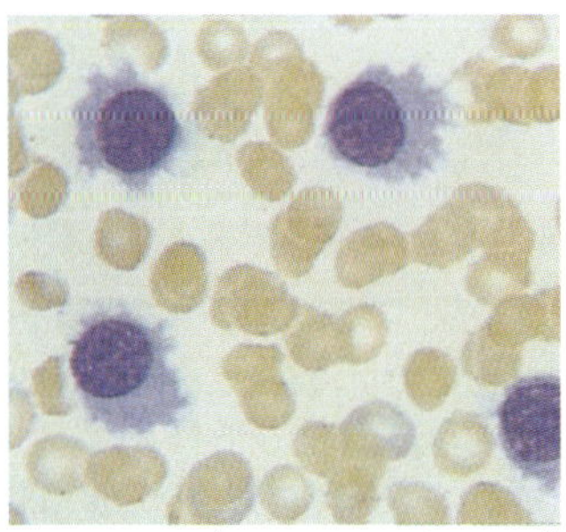
Hairy cell (hairy lymphocyte)
(hairy cell leukemia)

참고그림 6. 백혈구형태이상세포들의 관찰

참고

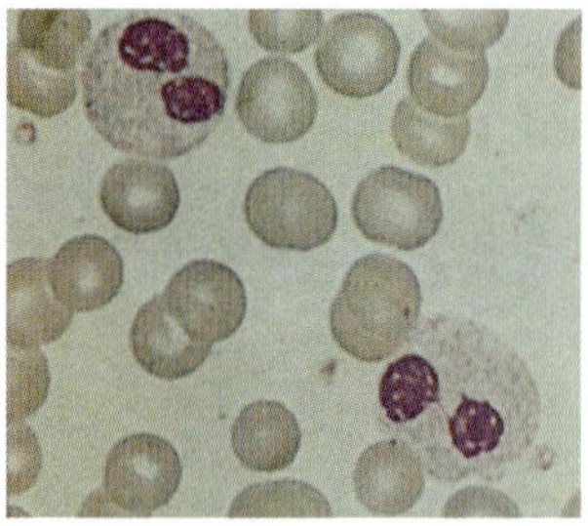

Pelger-Hüet anomaly
(2분엽 형태(안경모양)핵의 neutrophil)

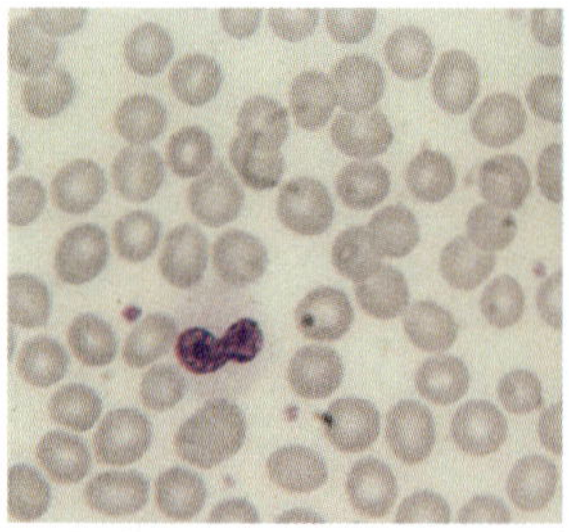

Pelger-Hüet anomaly
(땅콩모양핵의 neutrophil)

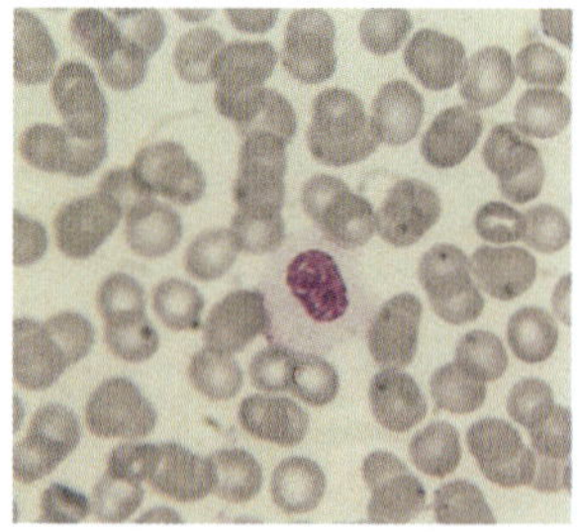

Pelger-Hüet anomaly
(비분엽핵의 neutorphil)

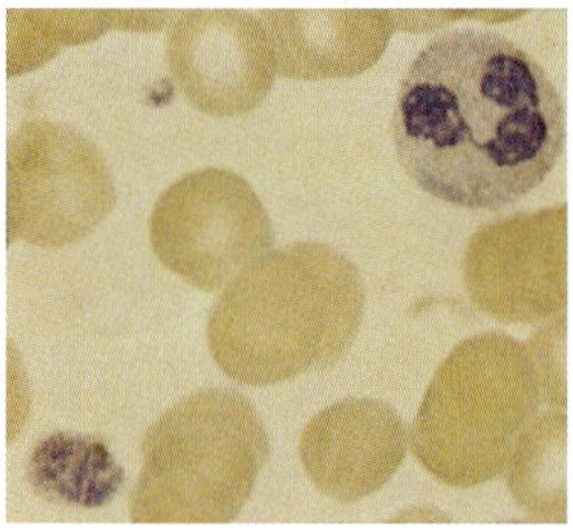

May-Hegglin anomaly
(Döhle body, Giant platelet, leukopenia)

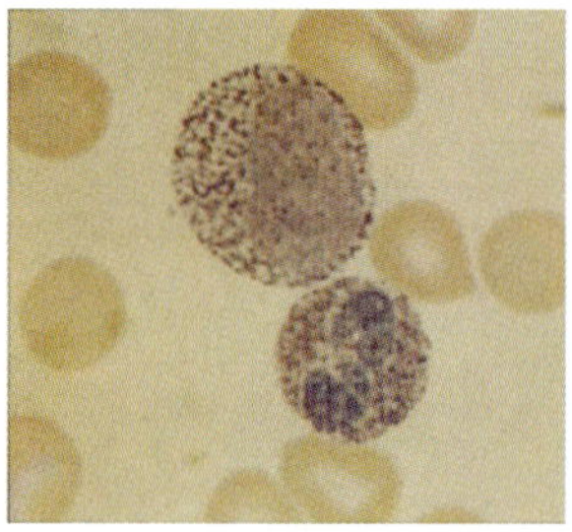

Alder-Reilly anomdy
(크고 수많은 적자색의 세포질 내 과립 보임)(단구, 호중구)

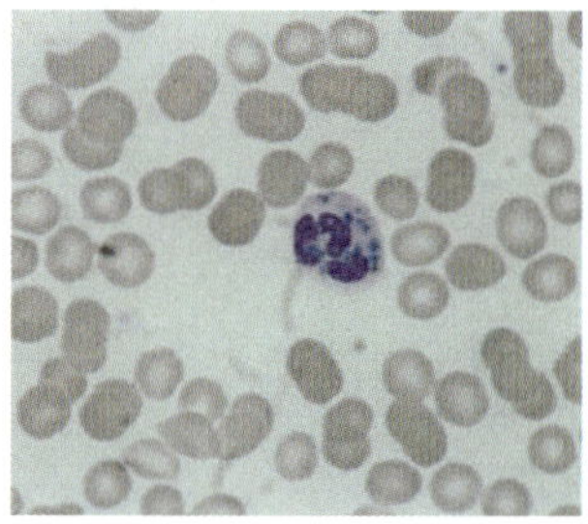

Chediac-Higashi syndrome
(거대, 비정상염색과립 보임)

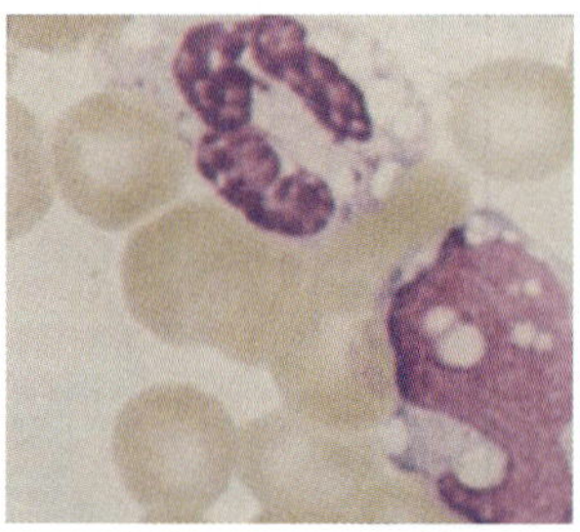

Jodans anomaly
(단구, 호중구 세포질에 대·소 크기의 공포가 보임)

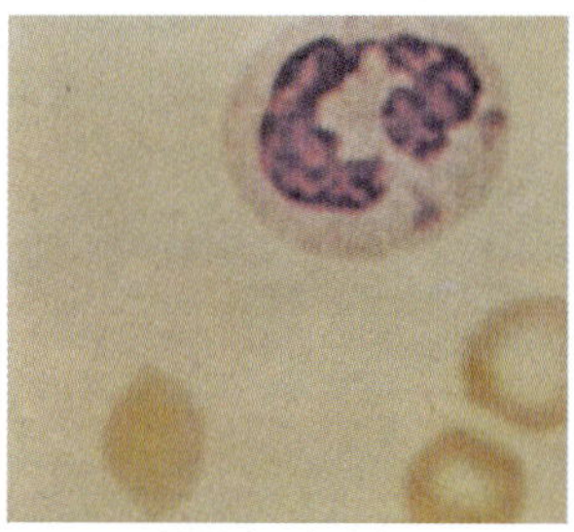

Döhle body
(성홍열, 패혈증에서 많이 보임)

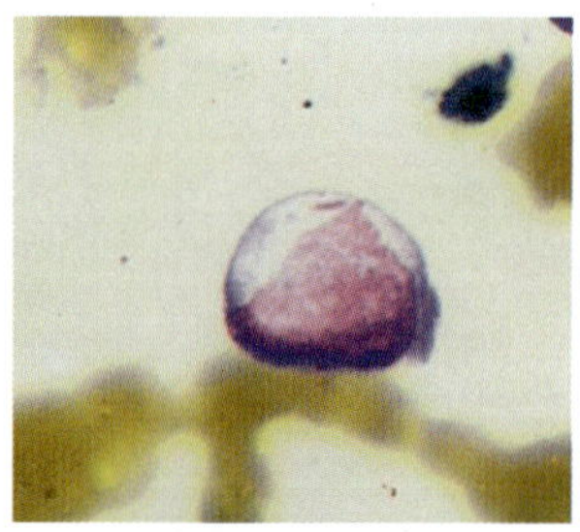

Auer body
(모구에서 관찰되면 급성백혈병 진단)

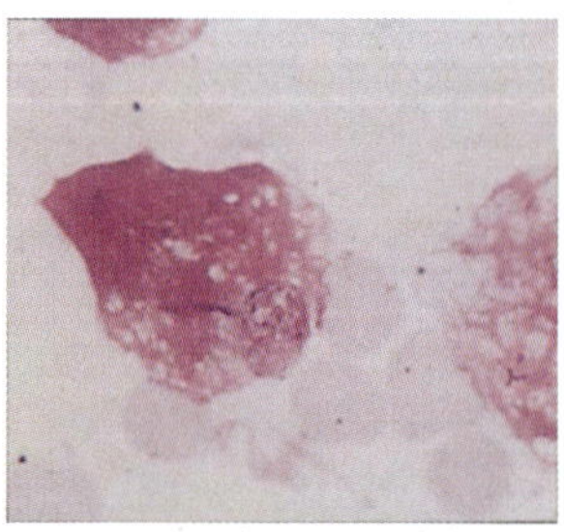

Basket (smudge) cell;
혈액도말 때 세포의 외상이나 정상세포사(死)로 인한 파괴된 세포로 건강인에서도 간혹 보임.

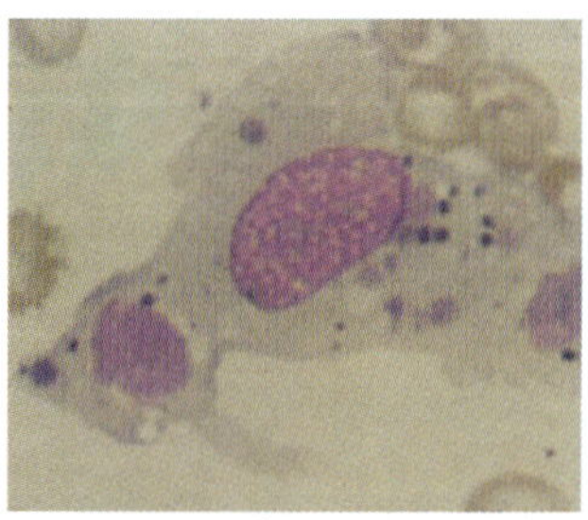

대식세포 (macrophage)
부정형의 세포질, 크기가 다른 탐식성 과립, 핵구조가 복잡.

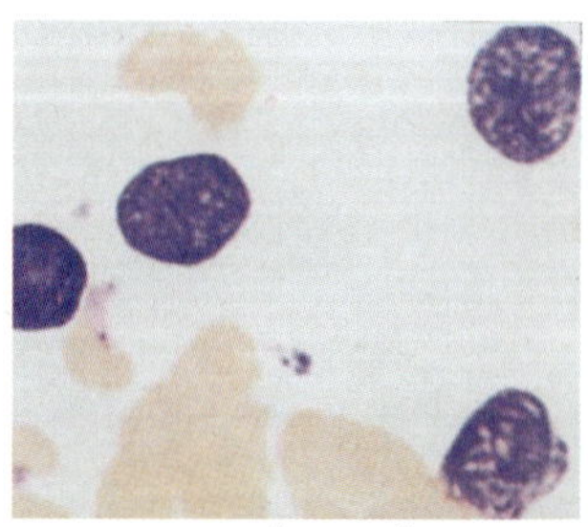

vascular cells
가는 혈관 손가락을 짜거나 문지른 후에 만든 도말에서 생기는 나핵의 비조혈세포임

참고그림 7. 백혈구형태이상 및 기타 세포들의 관찰

학습토의

1. 혈액도말 표본을 만드는 과정에 대하여 설명하시오.

2. 혈액도말 표본 중 잘된 표본(좋은 표본)이 되기 위한 조건을 나열하시오.

3. Wright 염색법의 염색시약과 그 역할에 대해서 설명하시오.

4. Wright 및 Giemsa염색에 사용되는 buffer액의 pH에 대해서 설명하시오.

5. Wright 염색과 Giemsa 염색 방법의 장단점에 대하여 설명하시오.

6. 혈액염색 표본의 ideal zone에 대해서 설명하시오.

7. Wright 염색의 고정에 대해서 설명하시오.

8. 적혈구의 염색성에 대해서 설명하시오(hypochromic, normochromic, hyperchromic).

9. 백혈구 백분율의 참고치를 열거하시오.

10. 대소부동증과 변형적혈구증에 대해서 설명하시오.

11. 혈소판이 응집하는 경우를 열거하시오.

제 4 장 자동혈액분석기

Automated Hematology Analyzer

최첨단 기능을 내장한 자동혈액분석기의 실용화가 이루어져서 60초 이내에 18~32항목의 분석치를 포함하여 혈구의 분포곡선(histogram)과 혈구의 크기와 밀도를 나타내는 2차원 분포(scattergram)를 display 해준다. 그래서 혈구의 각종 정보(적혈구, 혈소판의 분포상황, 비정상 백혈구의 출현여부, 부적합 검체 등)를 positive flag 표시와 더불어 IP(information processing) message로 제공해주고 있다.

다항목 자동혈액분석기(multi parameter automated hematology analyzer)들은 백혈구 백분율 분류에 대해 각 제조사에 따라서, 독특한 측정원리로 정밀도와 정확도가 크게 향상되었고, flowcytometry 원리를 적용하여 그물적혈구 %, 절대치(#) 뿐만 아니라 LFR, MFR, HFR & scattergram과 미성숙 그물적혈구지수 IRF(immature reticulocyte fraction)을 new parameter로 제공하고 있다.

Coulter Unicel DxH, Coulter-LH, Coulter GEN-S, Coulter DxH 500(Beckman Coulter Inc.), ADVIA-2120i(Siemens Co.), Cell Dyn sapphire(Abbott Co.), Pentra-120(Abx Co.), XN-series, XE-series(Sysmex Co.), Genius S(SEAC, ITALY) 등의 기종들이 다항목 자동혈액분석기들이다.

01 자동혈액분석기

학습목표

1. 자동혈액분석기의 측정원리를 설명할 수 있어야 한다.
2. 적혈구, 백혈구, 혈소판, histogram을 설명할 수 있어야 한다.
3. 사용하는 기종에서 display되는 scattergram을 설명할 수 있어야 한다.
4. 적혈구 항수 산출법과 new parameter를 알고 있어야 한다.
5. 자동혈액분석기로 적혈구 용적을 구하는 원리를 설명할 수 있어야 한다.
6. 사용되고 있는 자동혈액분석기 종류를 열거할 수 있어야 한다.
   Sysmex instrument series
   Siemens ADVIA instrument series
   Backman Coulter instrument series
   Abbott Cell Dyn instrunent series
7. 변화치 검색(delta check)을 정의할 수 있어야 한다.
8. 경고치 검색(panic value)을 정의할 수 있어야 한다.
9. 이상치(flag)가 보이면 말초혈액도말표본을 작성하여 확인하여야 한다.
10. 자동혈액분석기의 8 parameter와 이외의 측정항목을 열거할 수 있어야 한다.
11. 자동혈액분석기의 주요 interference의 원인을 열거할 수 있어야 한다.

1 XN-series 자동혈액분석기

SYSMEX 자동혈액분석기 XN-Series는 모듈러 타입의 장비로, 다양한 장비 구성이 가능하여 중소형 검사실에서부터 대형 검사실까지 다양한 규모의 기관에서 사용되고 있는 Sysmex사의 대표적 기종이다.

반도체 레이저를 광원으로 사용한 유세포분석법을 통해 WBC, 5-diff, reticulocyte, NRBC 항목을 검사하고, 직류저항법으로 RBC, PLT 항목 등이 분석된다. 혈소판을 3가지 측정원리로 각각 분석할 수 있다. 또한 new parameter로서 말초혈조혈모세포이식(PBST)에서 apheresis의 가장 좋은 시기를 파악할 수 있는 HPC(hematopoietic progenitor cell)와 혈소판 감소증의 원인 감별에 지표가 되는 IPF(immature platelet fraction)를 제공하는 등 최대 44개 항목이 동시에 분석되는 자동혈구분석기이다. Auto mode/Manual mode에서 검사당 88 μL의 검체량을 소모하며 시간당 100검체를 처리한다. 100,000 검체의 결과 저장이 가능하며 자동 재검 기능을 갖추고 있다.

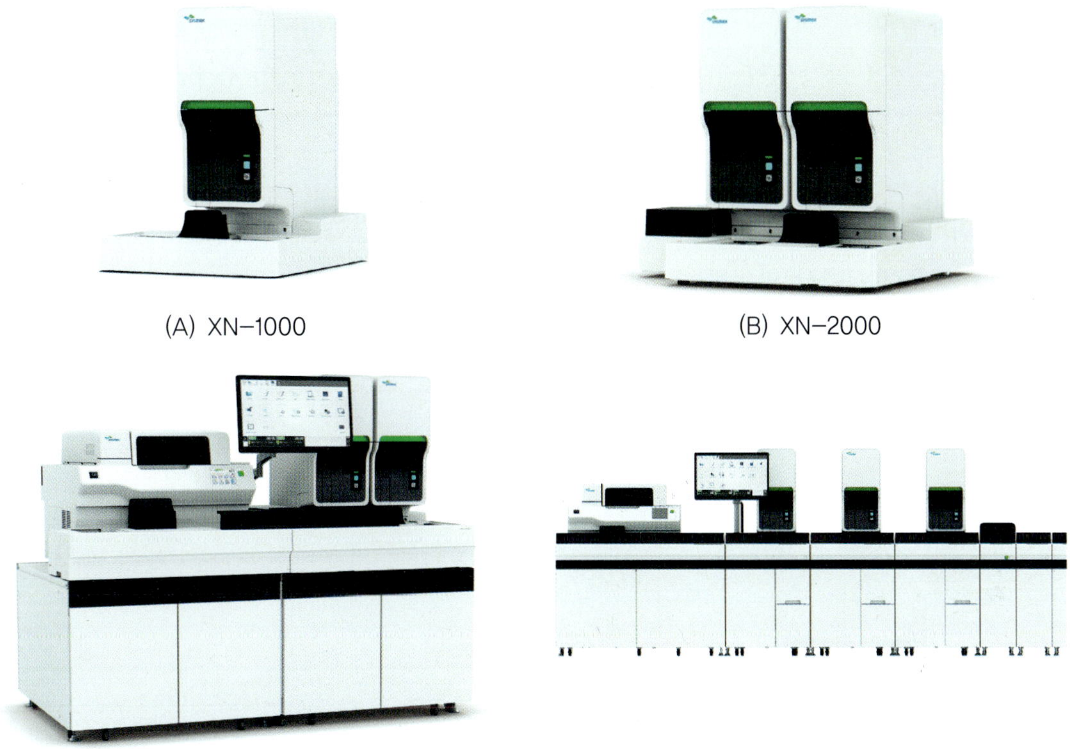

(A) XN-1000 (B) XN-2000

(C) XN-3000 (D) XN-9000

▶그림 4-1. XN-series의 다양한 모델

XN-L series는 XN-series 기종과 동일한 측정원리를 사용하는 소형 기종으로 시간당 70 검체의 분석이 가능하며 34개 항목까지 동시 측정할 수 있다. 측정모드는 CBC, CBC + Diff, DBC + Diff + Reti, CBC + Reti가 있다. 다양한 종류의 체액에서 자동으로 세포를 계수하는 Body Fluid 검사 모드를 탑재하고 있어 체액 검사에도 유용하다.

XP-300 기종은 전기저항법(electric resistance detection method)으로 혈구(WBC, RBC, platelct)를 측정하고 백혈구를 3종류로 분류하는 3-diff 장비이다.

1) 기기의 구성

XN-series는 분석기(XN-10/XN-20)와 sampler, IPU(Information Processing Unit) 그리고 별도의 공압 장치(pneumatic Unit)로 구성된다. Sampler는 분석기로 튜브를 이동시키는 역할을 하며, 분석기는 샘플을 흡입하여 시약과 반응시키고 전기적 신호를 분석하여 처리한다. 분석 데이터는 IPU 화면에 표시된다. 각 항목의 수치 결과를 포함하여 scattergram, IP message 등을 IPU에서 확인할 수 있다.

시스템 구성에 따라 자동혈액도말염색장치, 디지털이미지 분석기, 샘플튜브분류기 등을 추가로 연결할 수 있다.

1) 기기의 구성

XN-series는 분석기 (XN-10/XN-20)와 sampler, IPU (information processing unit) 그리고 별도의 공압 장치 (pneumatic unit)로 구성된다. Sampler는 분석기로 튜브를 이동시키는 역할을 하며, 분석기는 샘플을 흡입하여 시약과 반응시키고 전기적 신호를 분석하여 처리한다. 분석 데이터는 IPU 화면에 표시된다. 각 항목의 수치 결과를 포함하여 scattergram, IP message 등을 IPU에서 확인할 수 있다.

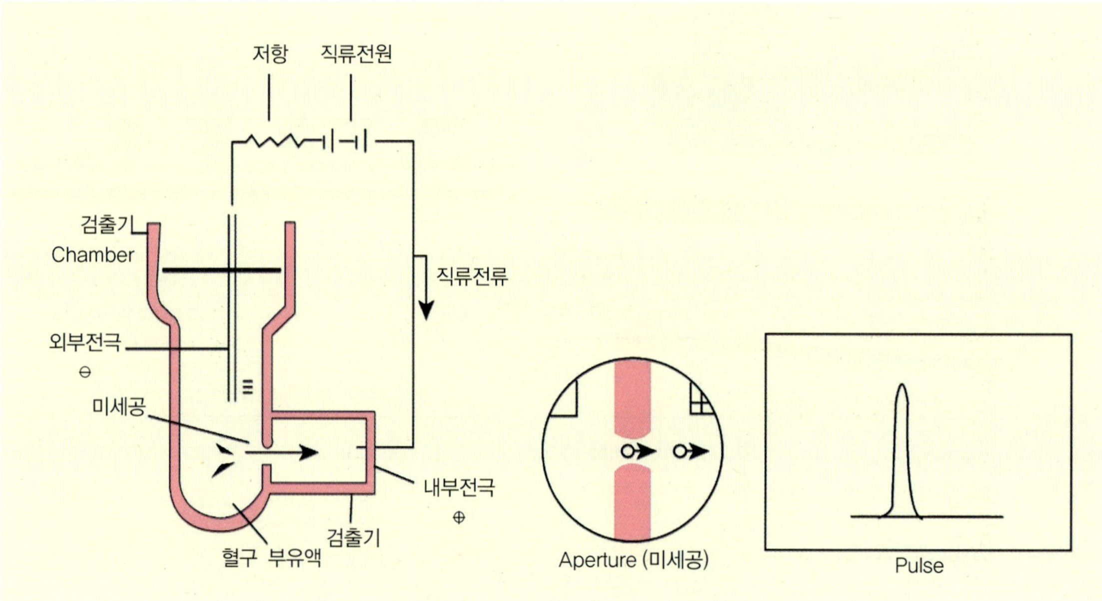

▶그림 4-2. 검출기의 내부구조와 전기저항방식의 원리도해

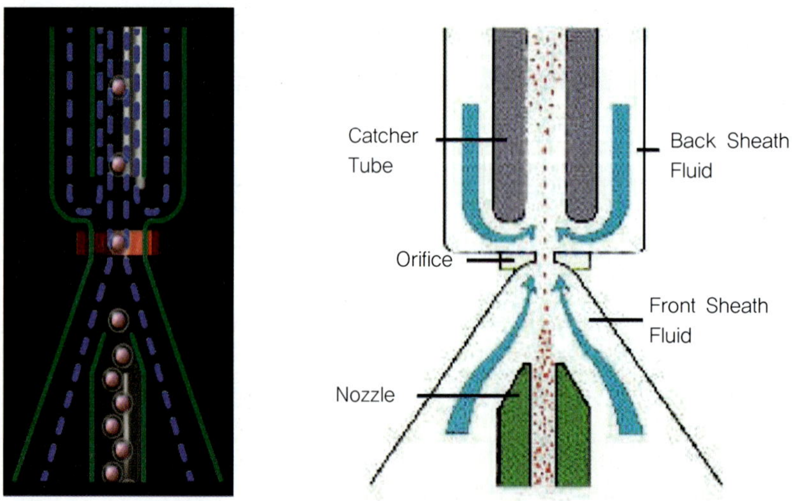

▶그림 4-3. Hydrodynamic Focusing System의 구조 도해

시스템 구성에 따라 자동혈액도말 염색장치, 디지털이미지 분석기, 샘플튜브 분류기 등을 추가로 연결할 수 있다.

2) 측정원리

(1) Shcath Flow 직류 검출법(sheath flow DC detection method)

직류검출법을 통해 적혈구와 혈소판을 계수한다. 이 방법은 전기저항법의 일종으로, 그림 4-2에서 보는 바와 같이 정량적으로 흡입된 혈액은 검출기 chamber 내에서 정해진 배율로 자동 희석된다. 검출기 내에는 내부전극과 외부전극이 들어 있어서 일정한 전류가 흐르고 있다. 여기에 희석된 혈구 부유액의 일정량이 미세공(aperture)을 통하여 들어가면서, 혈구가 미세공을 통과할 때 순간적으로 각 혈구에 대한 전기저항(electric resistance)이 발생한다. 이 전기저항의 변화는 신호로 감지된다. 총 신호의 개수는 세포의 개수에 상응하고, 신호의 크기는 각 세포이 크기에 비례한다.

Hydro dynamic focusing method를 이용한 적혈구와 혈소판의 측정을 자세히 설명하면 그림 4-3에서 보는 바와 같이 검출기 내부에 샘플 노즐(sample nozzle)은 aperture라고 부르는 미세공 전방의 중심에 맞춰 배치되어 있다. 희석된 검체가 샘플 노즐로부터 챔버로 유입되면 front sheath fluid에 둘러싸여 aperture 중심을 통과한다. Aperture를 통과한 후 희석된 검체는 back sheath fluid에 둘러싸여 catcher tube로 보내진다. 이를 통해 혈구가 역류하는 것을 막고 노이즈에 의한 비정상적 펄스 발생을 방지한다. 이러한 hydro dynamic focusing method은 혈구 측정의 정확성과 재현성을 향상시켰다.

(2) Flowcytometry 방법

XN-series에서는 633 nm의 반도체레이저를 세포에 조사하여 전방 산란광(FSC), 측방 산란광(SSC), 측방형광(SFL)을 얻으며, 이를 분석해 세포를 계수, 분류하고 있다. 두 종류의 산란광(FSC, SSC)은 세포표면 구조, 입자 형상, 핵 형태, 굴절률 및 반사율 등을 반영한다. 일반적으로 FSC는 세포가 커질수록, SSC는 세포 내부 구조가 복잡해질수록 신호가 커진다. 또한 측방형광은 주로 핵산이나 세포 소기관의 종류와 함량을 반영하고 있다. 이와 같은 3개의 신호에서 독창적인 디지털 기술이나 알고리즘을 구사해 백혈구, 유핵적혈구, 그물적혈구, 혈소판의 분류 및 계수와 이상 세포나 미성숙 세포를 검출한다.

① Forwarded scatter light (FSC)

빛의 주행경로에 입자가 존재하는 경우 입자에 부딪힌 빛은 여러 방향으로 산란한다. 이러한 산란은 입자의 크기나 표면특성에 영향을 받는다. 특히 전방산란광(forward scattered light)은 입자의 크기와 관련한 정보를 제공한다.

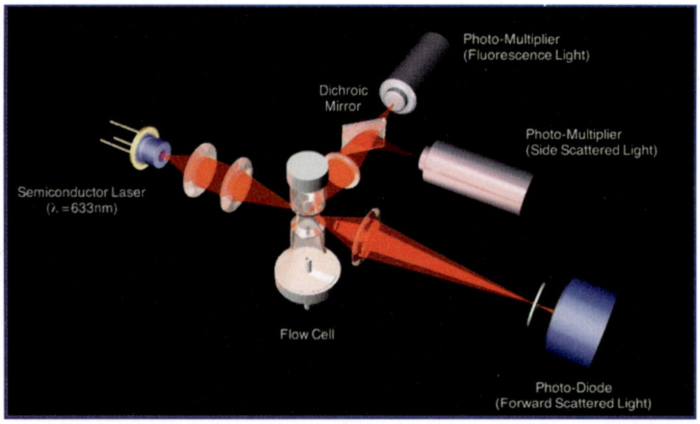

▶그림 4-4. Flowcytometory: Semi-Conductor Laser Detection

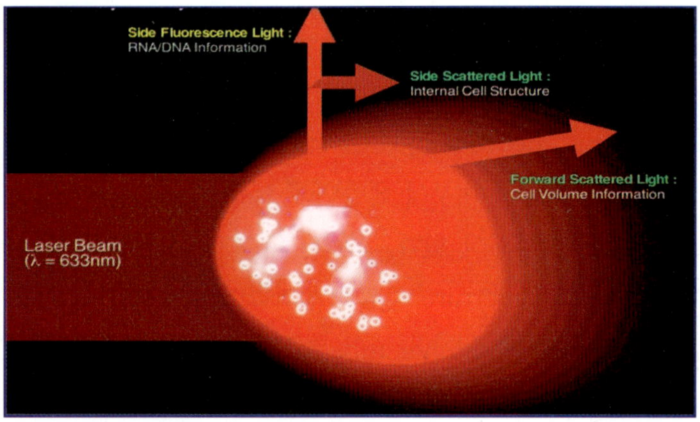

▶그림 4-5. Flowcytometory: FSC, SSC, SFL

표 4-1. XN-Series 자동혈액분석기의 측정 항목별 측정원리

WBC ($\times 10^3$/μ)	Flowcytometry method
RBC ($\times 10^6$/μ)	DC detection method
Hgb (g/dL)	SLS (sodium lauryl sulfate) Hb method
Hct (%)	Cumulative pulse height detection,
PLT ($\times 10^3$/μ)	DC detection method, Flowcytometry method, Optical method
Diff count (%)	Flowcytometry method
MCV (fL)	$\frac{Hct}{RBC} \times 10$
MCH (pg)	$\frac{Hb}{RBC} \times 10$
MCHC (g/dL)	$\frac{Hb}{Hct} \times 100$ 또는

② Side scattered light (SSC)

빛의 산란 중 측방산란광(side scattered light)은 입자의 내부 구성물에 의해 주로 영향을 받는다. 레이저 광을 혈구 입자에 조사하면 혈구 세포의 핵의 모양, 핵의 크기, 핵 염색질의 밀도, 세포질 내 과립의 특성에 따라 변화가 발생한다.

③ Side fluorescence (SFL)

형광물질을 이용하여 세포내 DNA 또는 RNA를 염색한 후 레이저 광을 조사하면 혈구를 통과한 빛은 원래 빛보다 긴 파장을 나타낸다. 방출되는 측방형광(side fluorescence)를 측정하여 혈구의 염색 정도에 대한 정보를 얻을 수 있다. 형광의 강도는 염색 농도에 비례한다.

(3) 백혈구 백분율 및 scattergram 측정원리

① 백혈구, 호염기구, 유핵적혈구의 측정(WNR Channel)

먼저 산성 용혈제의 계면 활성제는 적혈구를 용혈시키는 동시에 백혈구의 세포막을 투과한다. 각 백혈구는 세포 특성에 따라서 외형이나 내부 구조가 각각 변화한다. 이 형태적 차이를 산란광(FSC, SSC)으로 파악해 호염기구와 그 밖의 백혈구를 구별하여 계수한다. 또한 형광염색제는 백혈구 및 유핵적혈구의 핵산이나 세포 소기관을 형광 염색한다. 백혈구는 유핵 적혈구보다 형광 강도가 강하게 염색된다. 이렇게 반응된 시료를 반도체레이저를 이용한 유세포분석법으로 측정하여 전방산란광과 측방형광의 정보를 검출하며 WNR Scattergram(그림 4-6)을 얻는다. 이 scattergram을 해석하여 호염기구와 그 외 백혈구 및 유핵적혈구를 구별하여 계수한다.

② 백혈구 4분류의 측정(WDF channel)

용혈제 속의 계면 활성제의 작용은 적혈구 및 혈소판을 용혈시키고, 동시에 백혈구 세포막에

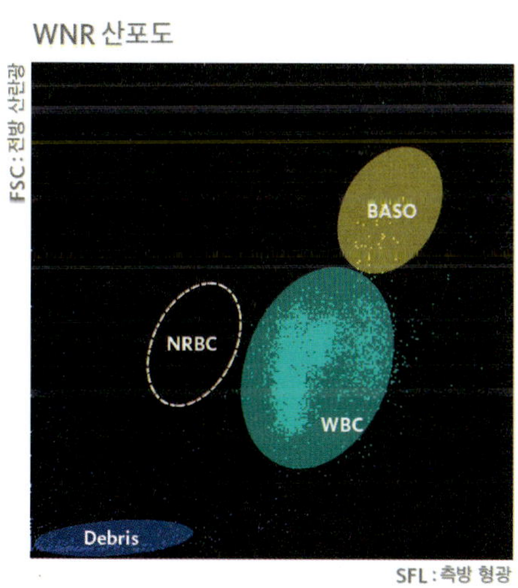

▶그림 4-6. WNR scattergram

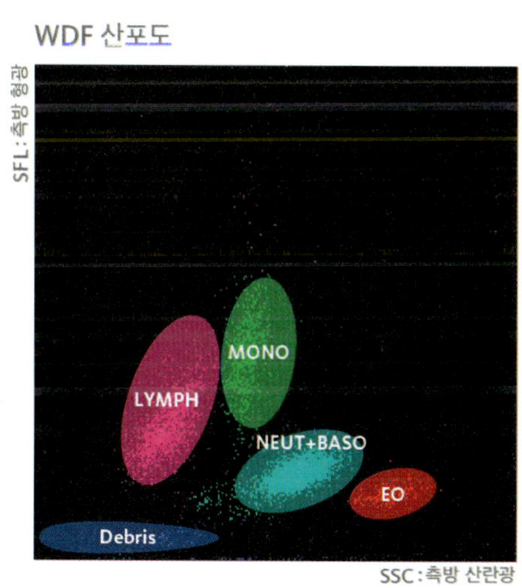

▶그림 4-7. WDF scattergram

표 4-2. XN-series의 검출 채널 및 원리와 측정 항목

검출채널	측정원리	측정 항목	의미
WNR 61배 희석	반도체 레이저를 사용한 유세포 측정법	WBC	백혈구 수
		BASO#	호염기구 수
		NRBC#	유핵 적혈구 수
		NRBC%	유핵 적혈구 비율
WDF 61배 희석		NEUT#	호중구 수
		NEUT%	호중구 비율
		LYMPH#	림프구 수
		LYMPH%	림프구 비율
		MONO#	단구 수
		MONO%	단구 비율
		EO#	호산구 수
		EO%	호산구 비율
		IG#	미성숙 과립구 수
		IG%	미성숙 과립구 비율
WPC 61배 희석		HPC#	조혈 전구 세포수
RET 204배 희석		RET#*	그물적혈구 수
		RET%*	그물적혈구 비율
		IRF*	미성숙 그물적혈구 지수
		LFR*	저형광 그물적혈구 비율
		MFR*	중형강 그물적혈구 비율
		HFR*	고형광 그물적혈구 비율
		RET-He*	그물적혈구 헤모글로빈 등량
		PLT-O*	혈소판 수 (RET 채널에서 측정)
PLT-F 204배 희석		PLT (PLT-F)*	혈소판 수 (PLT-F 채널에서 측정)
		IPF*	미성숙 혈소판 분획
RBC/PLT 498배 희석	Sheath Flow DC 검출법	RBC	적혈구 수
		HCT	적혈구 용적률
		MCV	평균 적혈구 용적
		RDW-SD	적혈구 분포 폭
		RDW-CV	적혈구 분포 폭
		PLT-I	혈소판 수 (RBC/PLT 채널에서 측정)
		PDW	혈소판 분포 폭
		MPV	평균 혈소판 용적
		PCT	혈소판 용적률
		P-LCR	대형 혈소판 비율
RBC/ PLT&HGB		MCH	평균 적혈구 형색소량
		MCHC	평균 적혈구 혈색소 농도
HGB 747배 희석	SLS-헤모글로빈법	HGB	혈색소량

도 작용하여 색소가 투과 가능하도록 세포막에 손상을 준다. 각 백혈구는 그 특성에 따라서 세포 형태가 변화하고 그 차이를 측방 산란광으로 구별한다. 또한 혼합 첨가된 형광 염색제의 색소가 세포 내로 들어가 핵산 및 세포 소기관을 염색한다. 핵산 및 세포 소기관의 종류와 함량에 따라 각 백혈구의 형광 강도에 차이가 발생한다. 이렇게 반응된 시료를 반도체 레이저를 이용한 유세포분석법으로 측정하여 측방산란광과 측방형광의 정보를 검출하는 것으로서 WDF scattergram (그림 4-7)을 얻는다. 각 백혈구가 지닌 산란광과 형광의 차이를 독자적인 알고리즘으로 클러스터 분석을 하면 Lymp (림프구), Mono (단구), Eo (호산구), Gran (과립구 = 호중구 + 호염기구/neut + Baso)의 분류 및 계수와 이상 세포의 존재를 표시한다.

③ 미성숙 및 이상 백혈구의 측정 (WPC channel)

WPC 채널에서는 아구, 림프구계의 이상 세포를 검출한다. 용혈제 속의 계면 활성제를 통해서 적혈구 및 혈소판을 용혈시키고, 또한 백혈구의 세포막을 투과한다. 그 후 형광염색제의 색소가 세포 내로 들어가 핵산 등을 염색하고, 백혈구 및 이상 세포의 집단을 검출한다. 아구나 림프구계의 이상세포는 질환이나 증례에 따라 다양한 특징을 가지고 있으며, 용혈제나 염색제에 대한 반응에서 형태 변화나 염색성 등 정상세포와는 다른 다양한 차이가 발생한다. 이 반응성의 차이는 산란광의 강도나 형광 강도에 반영되어 독자적인 알고리즘을 통해 이상 세포나 그 집단을 검출한다.

④ 그물적혈구/광학측정혈소판의 측정 (RET channel)

희석제에 의해 혈액을 일정 비율로 희석하면 혼합 첨가된 염색제에 의해 백혈구의 핵산 및 그물적혈구의 RNA가 염색된다. 이렇게 반응된 시료를 반도체레이저를 이용한 유세포분석법으로 측정하여 전방산란광과 측방형광의 정보를 검출하는 것으로서 RET scattergram (그림 4-13)을

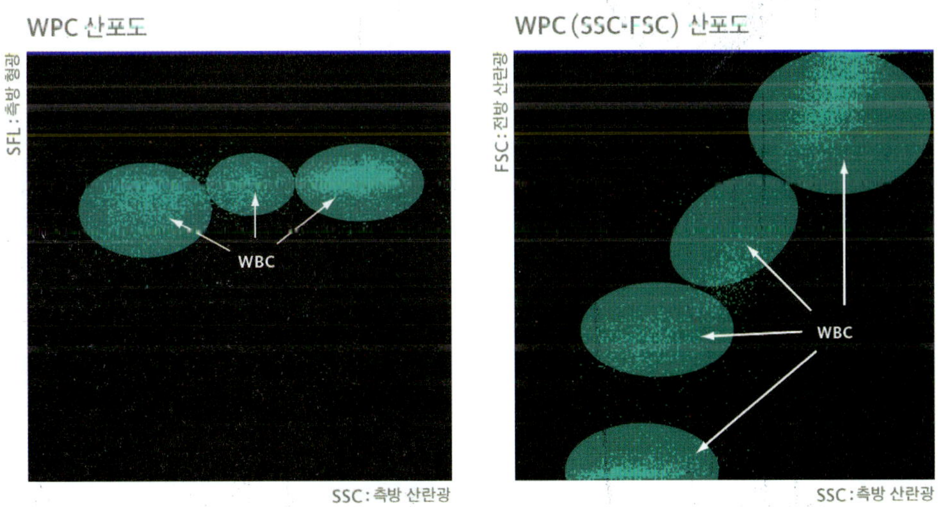

▶그림 4-8. WPC scattergram

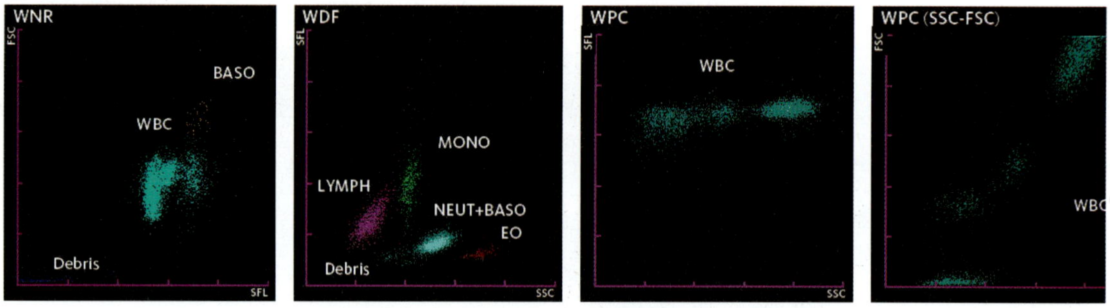

▶그림 4-9. 정상혈액검체의 scattergram 모식도

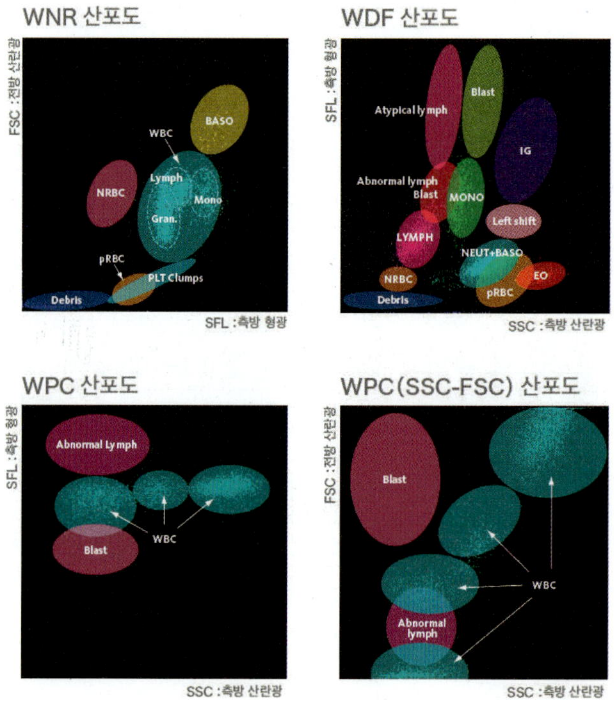

▶그림 4-10. 비정상 백혈구의 scattergram 모식도

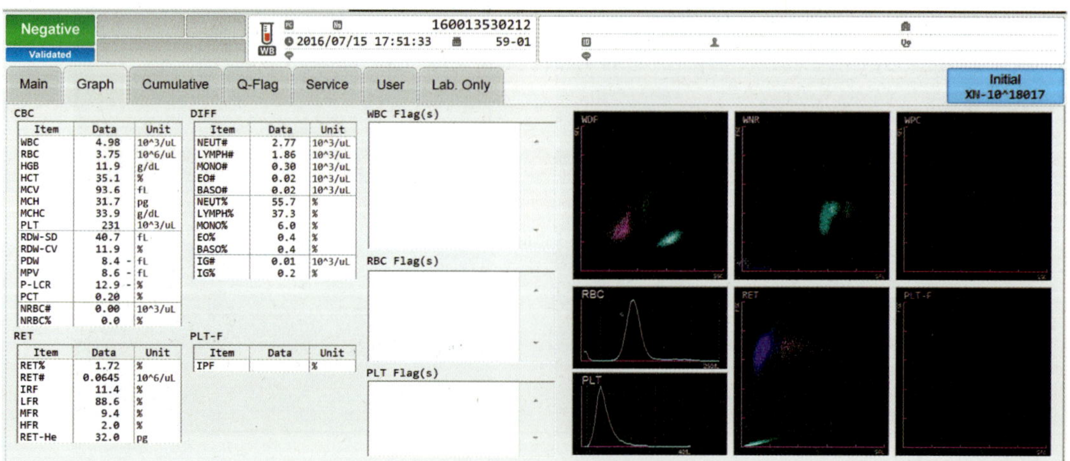

▶그림 4-11. XN-series의 결과화면

※ XN-Series의 결과화면은 각 검사항목별 결과값, scattergram, flag sign으로 구성되어 있다.

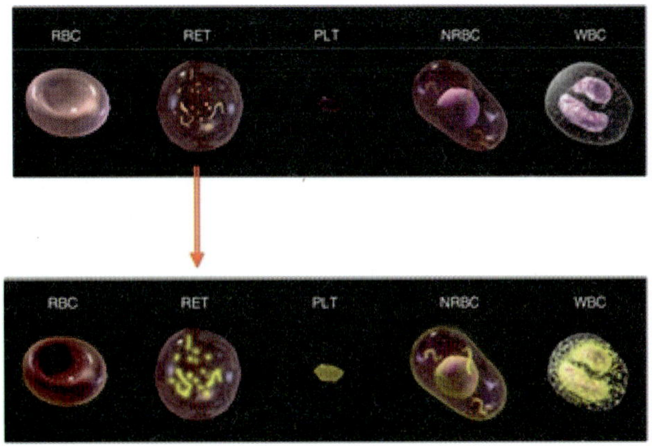

▶그림 4-12. Reticulocyte의 염색과정

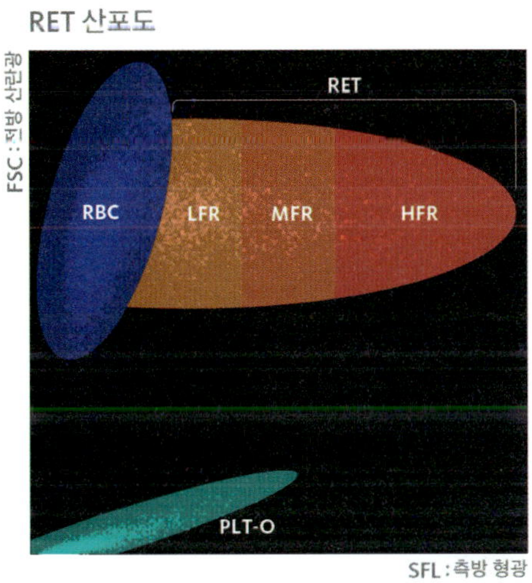

▶그림 4-13. RET scattergram

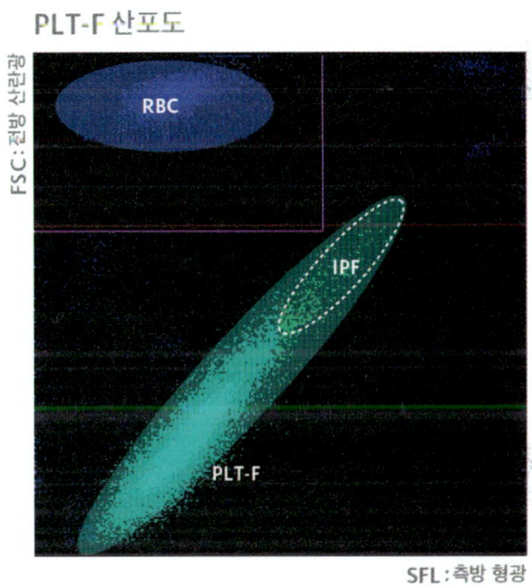

▶그림 4-14. PLT–F scattergram

얻는다. 이 scattergram을 해석하여 그물적혈구, 각 형광강도 영역의 그물적혈구비율(LFR, MFR, HFR) 미성숙그물적혈구비율(IRF)을 산출한다. 또한 광학적으로 측정한 혈소판(PLT–O)를 산출할 수 있다.

⑤ 유세포분서을 통한 혈소판이 측정(PLT–F channel)

PLT–F 채널에서는 희석제에 의해 처리된 혈소판을 혼합 첨가된 염색제의 형광 색소가 특이적으로 염색한다. 이렇게 반응된 시료를 반도체레이저를 이용한 유세포분석법으로 측정하여 전방산란광과 측방형광의 정보를 검출하여 PLT–F scattergram(그림 4–14)을 얻는다. Scattergram을 분석하여 총 혈소판 수를 계수할 뿐만 아니라 성숙혈소판보다 크기가 크고, 형광 강도가 강한 영역을 분획하여 미성숙혈소판분획(IPF, immature platelet fraction)을 산출한다.

XN-series에서는 sheath flow DC 검출방법을 기본으로 사용하여 혈소판을 측정하고 있다. 이 측정법은 정밀도가 높은 측정방법이다. 그러나 파쇄적혈구나 대형혈소판 등의 간섭인자가 존재하는 경우 혈소판 분포도(PLT histogram)에서 혈소판과 적혈구가 중첩되는 부분이 생겨 정확도가 낮아질 수 있다. 유세포분석을 통한 혈소판(PLT-F) 측정은 혈소판을 특이적으로 염색하여 측정하므로 원리적으로 간섭인자의 영향을 받을 가능성이 적다. 뿐만 아니라 다른 측정 방법보다 3배 많은 양의 혈액을 검사하므로 특히 임상적으로 중요한 혈소판이 적은 검체에서 정확하고 정밀한 혈소판 측정이 가능하다. XN-series에서는 3개의 혈소판 측정방법의 특징을 살려서 histogram, scattergram을 통해 정확도가 높은 측정방법의 결과를 적용함으로써 보다 신뢰성이 높은 혈소판 수를 제시하는 것이 가능하다.

3) 적혈구 및 혈소판의 parameters

(1) 적혈구 분포곡선(RBC histogram)

적혈구 분포곡선은 장착되어 있는 두 개의 선별기에 의해 수행되어진다.

lower discrminator (LD): 25~75 fL
upper discriminator (UD): 200~250 fL
} 자동 setting 및 결정

이 분석 기기는 적혈구 분포도에서 LD와 UD에서 비정상적인 상대 빈도를 나타내거나 peak가 둘 또는 그 이상이거나 비정상적인 분포폭을 나타내는지 모니터링한다. 기기는 적혈구 분포폭(RDW, RBC distribution width)을 두 가지 방법으로 산출한다. RDW는 적혈구 크기의 변화정도를 나타내는 것으로 해석한다.

① RDW-CV

적혈구 분포도에서 전체 분포 면적의 68.26 %에 해당되는 점 L1과 L2을 결정하며, 아래 공식에 의해 연산된다. 단위는 %로 보고한다.

$$\text{RDW-CV (\%)} = \frac{L2 - L1}{L2 + L1} \times 100$$

② RDW-SD (RBC arithmetic distribution width)

적혈구 분포곡선의 꼭대기 정점의 높이를 100 %로 잡았을 때, 상대적 높이 20 %에 해당되는 산술적 분포폭을 RDW-SD (적혈구 산술적 분포적-표준편차)로 정의한다. Femtoliter (fL)로 보고하게 된다.

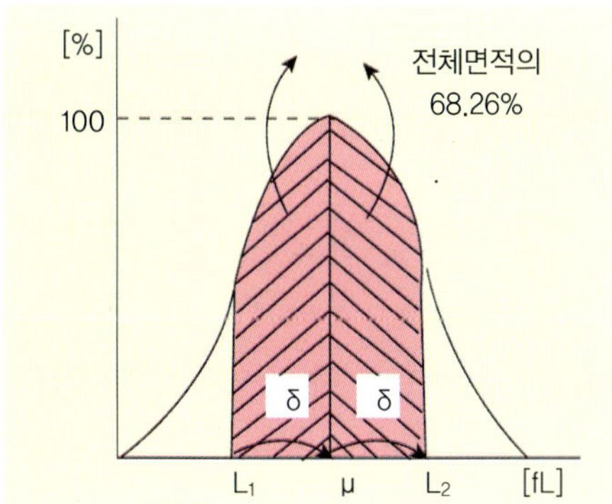

▶그림 4-15. RDW-CV의 연산면적

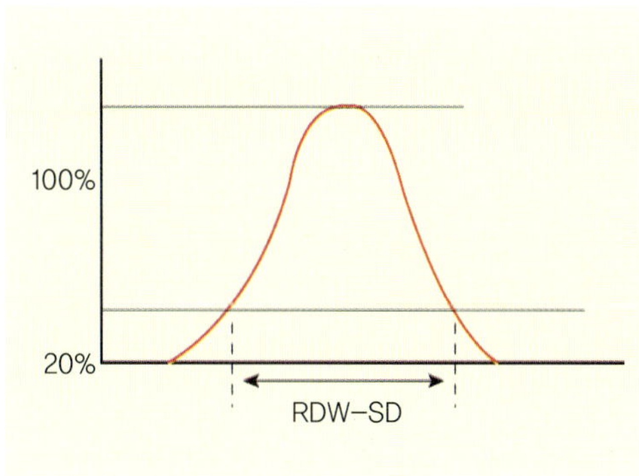

▶그림 4-16. RDW-SD의 정의

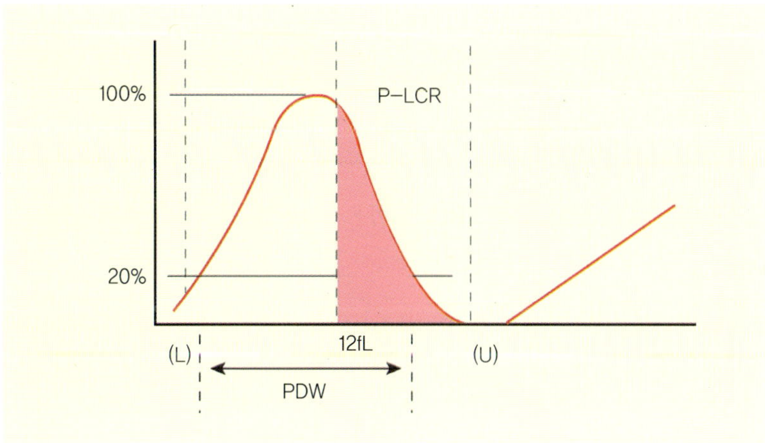

▶그림 4-17. PDW와 P-LCR의 정의

(2) 혈소판의 분포곡신 (platelet histogram)

혈소판 histogram은 혈소판의 크기와 비정상 혈소판 형태들을 해석하는데 이용되고 있다. 종래에는 혈소판 수만을 측정하였으나, 근래에는 평균 혈소판용적 (MPV), 혈소판 분포폭 (PDW)을 동시에 연산 측정하는 기종이 많이 보급되고 있다. 그러나 PDW와 질병과의 상관성에 대한 연구가 진행 중이지만 아직까지 확실한 PDW의 임상적 의의에 대하여 충분한 해석이 되지 않고 있다.

혈소판의 histogram은 장착된 세 가지의 선별기 (discriminator)에 의해 수행되어진다.

① LD: 2~6 fL } 자동 setting 및 결정
② UD: 12~30 fL }
③ 고정된 discriminator (FD): 12 fL으로 setting 됨 (그림 4-17)

이 기기는 혈소판 histogram에서 LD와 UD에서 비정상적인 상대 빈도를 나타내는지, 비정상적인 분포폭을 나타내는지, 두 개 이상의 peak가 존재하는지를 포함한 비정상 여부를 확인한다.

① PDW (platelet distribution width, 혈소판 분포폭)

Histogram의 정점을 100 %로 잡았을 때 20 % 높이의 분포폭이다. 혈소판 분포폭 (PDW)은 혈소판 크기의 상이성 (heterogenecity)의 정도를 나타내 주는 것으로, 정상인에서 혈소판 크기의 상이성은 MPV와 비례 관계를 보여주고 있다. 정상 참고치는 20 fL 미만이다.

혈소판의 크기는 생성 age와 관계가 깊어서 새로 만들어진 혈소판 일수록 그 크기가 크고 size가 큰 어린 혈소판 일수록 세포내 glycogen, nucleotide, orthophosphate 등이 많다. 그리고 ADP 분비, 단백질 합성능력, clot retraction, collagen에 부착하는 힘, ADP, epinephrine 및 thrombin에 노출될 때 aggregation되는 능력이 더 강하다. 그래서 혈소판 크기의 분포를 나타내는 PDW의 측정은 혈소판 기능의 평가와 생성의 변화를 예측해 보는 자료로서 매우 중요하다고 생각된다.

PDW가 증가되는 질환으로는 aplastic anemia, megaloblastic anemia, chronic myelogenous leukemia와 백혈병 환자에 대한 화학요법을 사용한 후에도 증가한다. 이상에서 기술한 질환들에 대한 PDW의 증가 원인은 아직 잘 모르고 있고 아마도, 거핵구계 세포의 성숙과정에서의 장애와 관계가 있는 것으로 생각되고 있다.

② P-LCR (platelet large cell ratio)

그림 4-17에서 보면 고정되어 있는 12 fL 선별기 보다 큰 size를 가진 대형 혈소판의 비율이다. P-LCR은 LD와 UD 사이에 있는 전체 혈소판수를 고정된 선별기 (12 fL 고정장착)와 UD 사이에 있는 혈소판수로 나누어서 얻어진 것이다.

③ MPV (mean platelet volume)

평균 혈소판 용적 (MPV)은 아래의 공식에 의해 연산되어진다.

$$\text{MPV (fL)} = \frac{\text{PCT (\%)} \times 10{,}000}{\text{PLT } (\times 10^3/\mu\text{L})}$$

MPV의 참고치는 8.0~10 fL이다.

※ PCT (plateletcrit)는 혈소판 용적 비율로 불리고 있다.

※ 참고치: 0.15~0.32 %

- 증가: 악성종양
- 감소: 특발성 혈소판 감소성자반증 (ITP)

  표 4-3의 혈소판수와 MPV (평균 혈소판 용적)치를 조합하여 봄으로서 병태를 추정하는 것에 대하여 의의가 있음을 주창하는 학자들이 많아지고 있다.

표 4-3. 혈소판수와 MPV 치에 의한 질환의 분류

혈소판수 / MPV치	혈소판수		
	감 소	정 상	증 가
감 소	재생불량성 빈혈, 거적아구성 빈혈, 항 종양제 치료후 Wiscott–Aldrich syndrome 비장기능 항진증	재생불량성 빈혈	반응성 혈소판 증가
증 가	Bernard–Soulier 증후군	Thalassemia 골수섬유증	만성골수성 백혈병 비장적출후

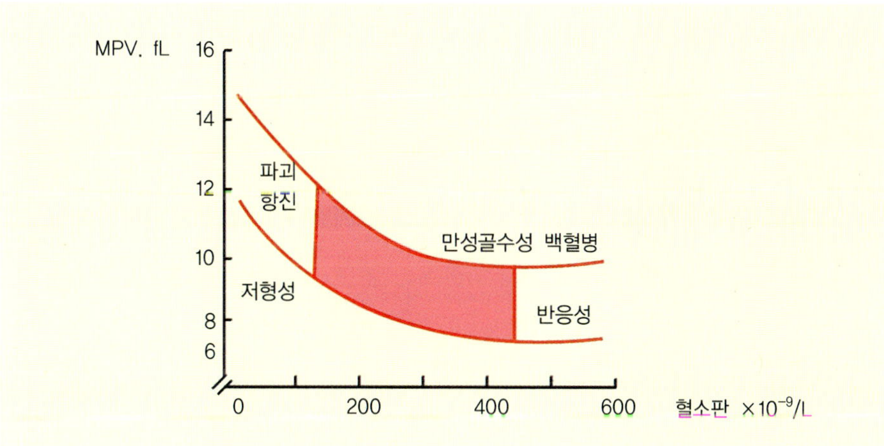

▶그림 4-18. MPV의 nomogram

Nelson에 의하면 혈소판 생성장애시에는 일반적으로 작은 혈소판이 많아진다. 그리고 혈소판의 파괴와 소모가 증가되는 여러 질환의 말초혈액상에는 거대혈소판 수가 많아지고 골수의 거핵구는 증가된다고 한다.

특발성 혈소판 감소성 자반증에서는 혈소판의 평균수명이 매우 짧고 생성이 증가됨으로써 혈소판의 크기도 커지고 골수에서의 거핵구 수도 증가되며 좌방 이동을 보인다. 이 질환에서는 혈소판 수 및 혈소판 용적비는 심한 감소를 보이고 평균 혈소판 용적(MPV)과 혈소판 분포폭(PDW)은 증가를 보인다. 그러나 혈소판의 감소증이 동반되지 않는 자반증의 경우 MPV와 PDW는 증가되지 않는다.

4) 정도관리

다항목 자동혈액분석기를 개발한 회사에서 분석기의 원리에 적합한 정도관리용 혈구가 상품화 되어 있다.

XN-series는 XN CHECK control, ADVIA 2120은 ADVIA test point hematology

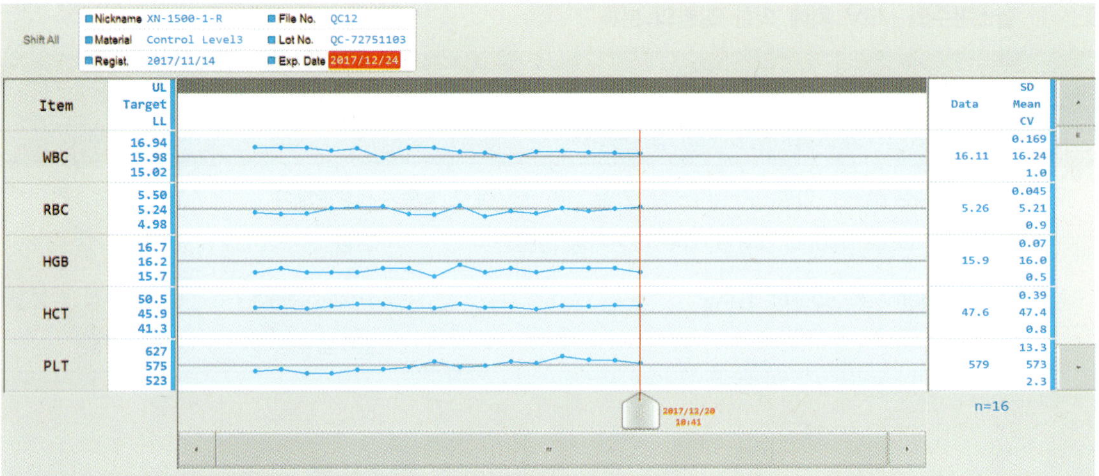

▶그림 4-19. L-J chart에 plot된 data의 예 (high control blood)

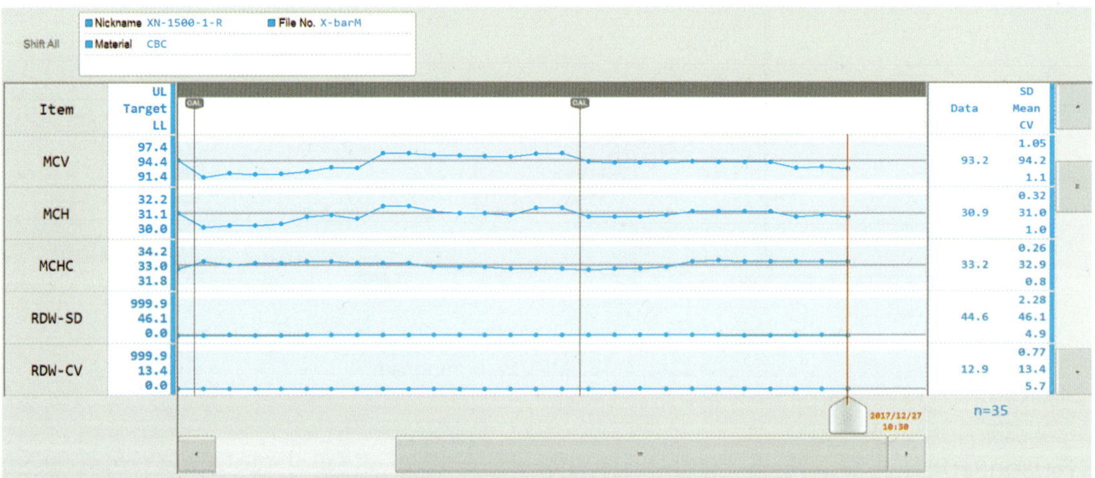

▶그림 4-20. $\overline{X}$M 관리 chart

control, CD 4000 control (Cell Dyn)의 low, normal, high 농도의 정도관리용 혈구가 있다.

(1) 정도관리용 혈구 (control blood)

다항목 자동혈액분석기 XN-series에 사용하는 정도관리용 혈구는 XN CHECK low, normal, high 3종류가 한 세트로 되어 있고 3.0 mL의 혈구가 들어있다. Control 혈액의 유효기간과 Lot No.가 표기된 assay sheet가 CD와 함께 공급되며, 이것을 이용하면 농도별로 최대 49 항목의 target과 limit치가 자동으로 입력된다. 입력된 control value와 비교하여 plotting된 QC data를 확인하게 된다.

QC 혈액은 실온에서 15분 동안 잘 혼합하여 상온화시킨 후 사용해야 한다.

(2) 정도관리 방법

① L-J (Levey-Jennings) control

상품화된 control 혈액을 사용하여 일간 변화 (day to day)를 감시하는 정도관리 방법이며 1회 측정 data가 chart에 plot된다. Levey Jenning chart에서 자동 입력된 data의 plotting을 확인한 후 허용범위 이내일 때만 환자 검체를 분석한다.

② $\overline{X}$M (X-bar M) control

이 정도관리 방법은 상품화된 control 혈액이 아닌, 환자 표본의 결과치를 이용하여 정도관리를 하는 방법이다. 이 프로그램은 적혈구 지수의 생물학적 안정성에 근거하여 적혈구 지수의 변화는 주로 생리적인 요인에 의한 것보다는 분석적 오류 때문에 발생함을 이용하는 방법으로, MCV, MCH, MCHC 항목을 대상으로 한다. 정상적인 일상 분석에서 batch (일반적으로 20개의 검체)에 포함된 환자 검체의 가중 평균을 자동으로 계산하여 plotting된다. Batch의 규모설정은 검사실에서 결정할 수 있으며, operator가 사전에 입력하면 된다. X-bar M control은 시간대별 변화를 확인하는데 효과적이며, 장비와 시약에서의 변화를 민감하게 감지할 수 있다. 그러나 batch에 포함된 모집단의 분석값의 차이에 영향을 받으므로, 만약 허용범위를 벗어난다면 모집단의 특성 등을 확인해야 한다.

2 ADVIA-2120i (Siemens) 자동혈액분석기

ADVIA-2120i 자동혈액분석기에는 5개의 검출기 channel (Baso/Lobularity), Peroxidase,

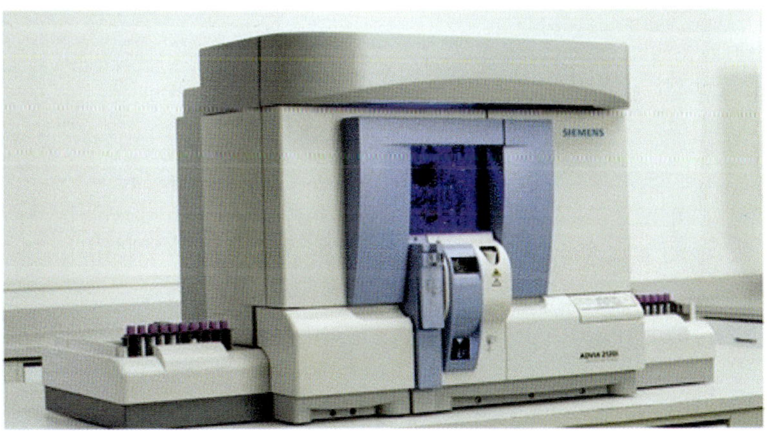

▶그림 4-21. ADVIA-2120i 자동혈액분석기

RBC/ PLT, Reticulocyte, Hb)로 나누어져서 각기 세포화학적 반응을 한 후 laser 광원에 의해 2각도 산란광측정 (low, high angle light scatter)과 Tungsten 광원을 이용한 방식으로 CBC, 5DiFF, reticulocyte를 측정하게 된다.

Base/Lobularity, Peroxidase, RBC/PLT, Reticulocyte, Hb channel의 세포화학적 반응 단계와 측정방법의 특성 및 각 검출기 channel의 세포분포도 (cytogram)를 그림과 함께 설명하였다.

1) Baso/Lobularity channel

(1) 세포화학적 반응과정 (Cytochemical reaction step)

1단계: Baso 시약에 의해 RBC, platelet가 용해된다.

2단계: Basophil을 제외한 모든 백혈구는 반응조 (reaction chamber)의 고온과 Baso 시약 (Phthalic acid와 계면활성제)에 의해 세포질은 제거되고 핵만 남는다.

※ 핵만 남은 WBC는 용적 (크기)과 핵 구조의 특징, 핵의 형태, 분엽도의 측정에 따라 단핵계 (림프구, 단구, LUC)와 다형핵구 (호중구, 호산구)로 2차원 해석이 되어지고 basophil은 핵만 남은 WBC에 비해서 size가 크기 때문에 쉽게 구별된다. 이때 blast (모구), left to the shift (LS, 좌방이동)의 형태 flag도 검출되게 된다.

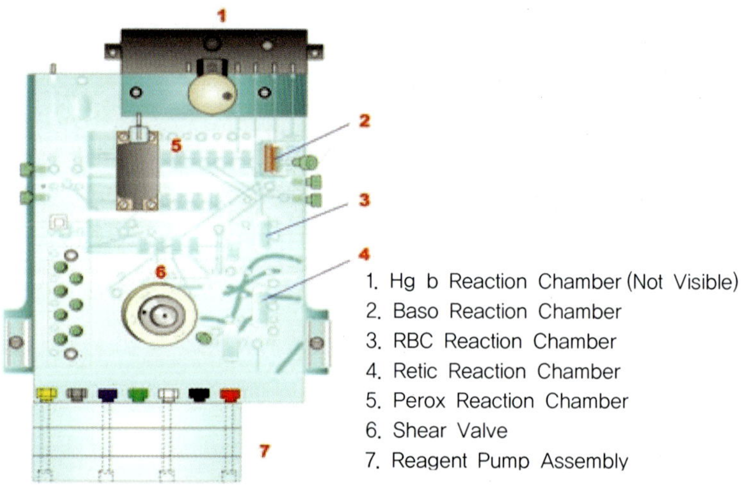

▶그림 4-22. UFC (unified fluids circuit) 판에 위치한 반응조 (reaction chamber)들의 위치
※ 검체와 시약의 혼합과 온도조절에 의해 세포화학적 반응을 일으킨다.

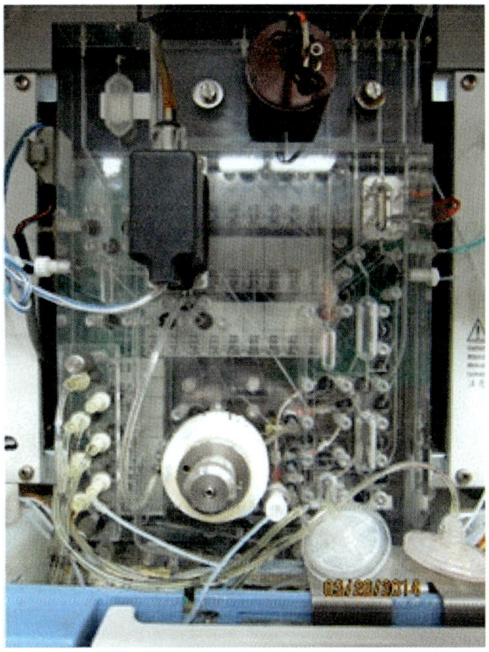

▶그림 4-23. ADVIA-2120i 자동혈액분석기의 UFC 상의 반응조실물사진

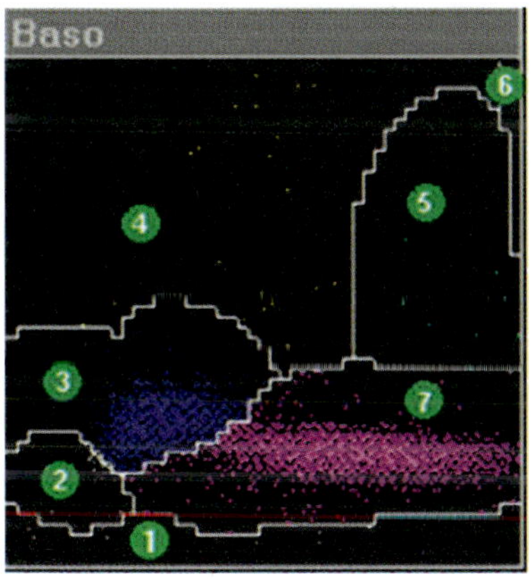

1. Noise
2. Blast Cell nuclei
3. Mononuclear WBCs (Monocyte and Lymphocyte nuclei)
4. Basophils
5. Baso Suspect
6. Saturation
7. Polymorphonuclear WBCs (Neutrophil and Eosinophil nuclei)

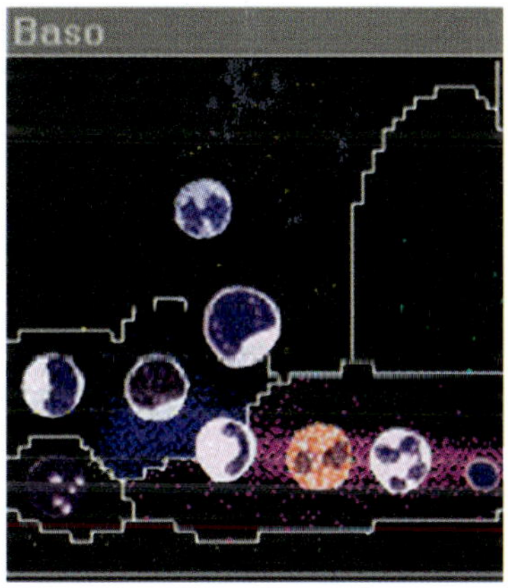

▶그림 4-24. Baso/Lobularity의 cytogram

참고

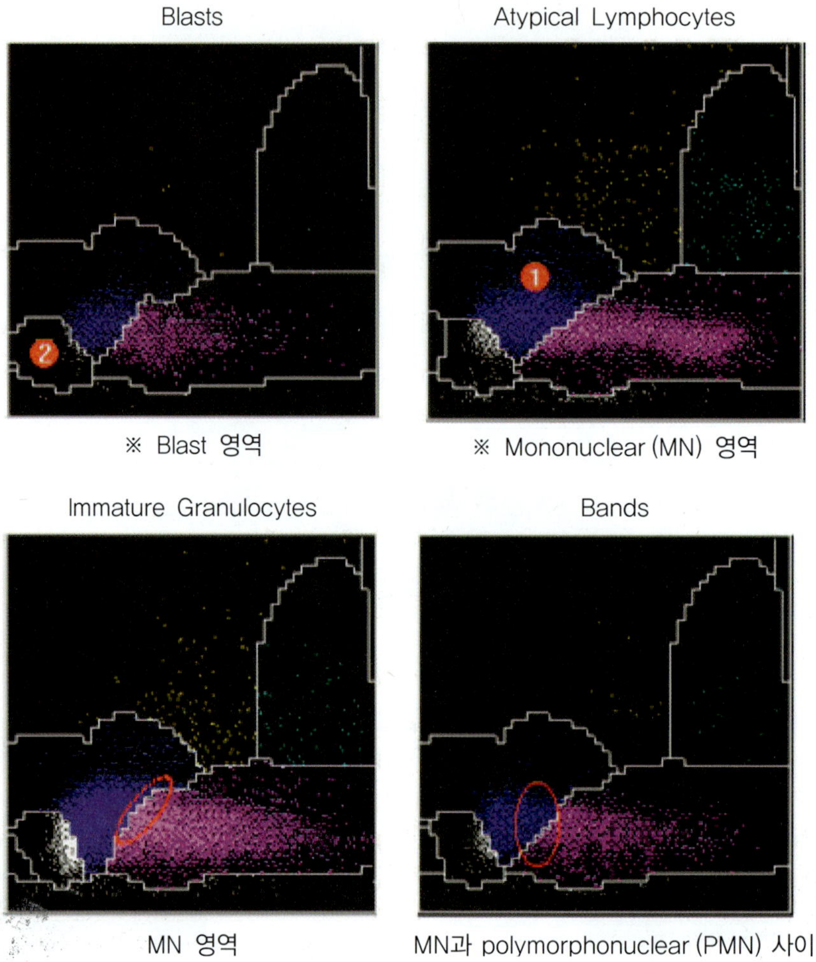

▶그림 4-25. BASO cytogram 상의 비정상세포의 위치

(2) 측정원리

Baso 반응조 (reaction chamber)로부터의 일정량의 검체가 flow cell을 통과하면서 low angle scatter에 의해 세포나 핵의 크기, high angle scatter에 의해 핵의 분엽도가 측정된다.

High angle light scatter (핵의 크기)가 x축에 찍히고, low angle light scatter (세포 크기)가 y축에 찍힘으로서 각각의 세포집단 (cluster)이 명확하게 구분되어 형성된다. Cluster analysis를 통해 각 집단의 위치, 영역, 밀도, 세포와 핵의 수에 기초하여 각각의 집단을 확인할 수 있다.

2) Peroxidase channel

(1) 세포화학적 반응과정 (3단계)

1단계: 가온되어진 반응조 안에서 Perox 1 시약 (sodium dodecylsulfate와 Brij 35)에 의해 RBC가 용해된다.

2단계: 백혈구들은 Perox 1 (formaldehyde) 성분에 의해 고정된다.

3단계: 백혈구들이 Perox 2 시약 (4-chloro-1-naphthol)과 Perox 3 시약 (H_2O_2)에 의해 염색된다.

(2) 측정원리

세포들은 peroxidase 염색의 정도에 비례하여 빛을 흡수 (absorption)하고 이것을 x축에 나타나며 세포크기에 비례하여 빛을 산란 (light scattering)시키게 되며 이것은 y축 상에 나타난다. Light scattering data와 absorption data가 찍힐 때 집단 (cluster)이 구분되어 나타난다. Cluster analysis에 의해 위치 영역, 밀도에 따라서 집단이 나타나고 각각의 집단에 있는 세포의 수가 나오게 되며 software 상에서 계산된다.

호중구, 단구, 호산구들은 peroxidase 활성 정도에 따라 염색되고 peroxidase가 없는 림프구, 호염기구, LUC (large peroxidase unstained cell)들은 염색이 되지 않는 상태로 남는다.

Peroxidase 염색원리는 아래와 같다.

$$H_2O_2 + 4\text{-chloro-1-naphthol} \xrightarrow[\text{peroxidase}]{} \text{세포내 과립에 침전물 형성}$$

※ Peroxidase 염색을 하는 이점은 MPX 1 (peroxidase 활성지수) 등에 의해 MPO (peroxidase 결손)의 형태 flag, LUC, Atypical lymphocyte의 clumps와 유핵적혈구 (NRBC)의 형태 flag도 검출되어진다.

Baso channel의 정보를 동시에 사용되어지는 것에 의해 IG (immature granulocyte) 등의 형태 flag 정보도 제공되어진다.

참고

PEROX cytogram에서의 비정상세포의 위치

※ Abnormal cell들은 cell size와 peroxidase activity 정도에 따라 PEROX cytogram에 일정한 위치에 나타나게 된다.

① Atypical lymphocyte와 blast들은 Peroxidase 활성이 없으므로 그림 4-26 perox cytogram의 ⑤번 LUC area에 위치한다.

② 미성숙과립구(immature granulocyte)는 큰세포이고, peroxidase activity가 강하기 때문에 호중구 area(그림 4-27 (A)의 ①번 위치)에 위치한다.

③ N. band는 peroxidase 염색 정도와 크기가 호중구와 비슷하므로 neutrophil area(그림 4-27(B)의 ①번 위치)에 나타난다.

④ 유핵적혈구(NRBC)는 그림 4-26의 림프구(4)와 noise area(①) 사이(②)에 위치한다.

⑤ Platelet clumps(③)는 noise area(①)으로부터 구분되어 나타난다(그림 4-26).

⑥ Unlysed RBC은 peroxide 활성이 없으므로 왼쪽하부에 나타난다(그림 4-26).

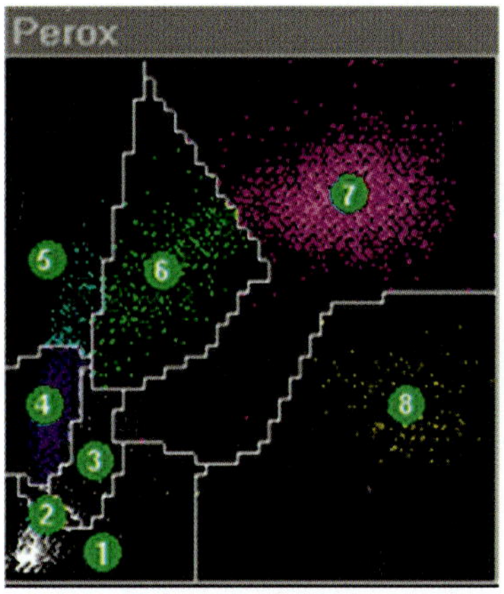

1. Noise area
2. Nucleated Red Blood Cells
3. Platelet Clumps
4. Lymphocytes and Basophils
5. Large Unstained Cells
6. Monocytes
7. Neutrophils
8. Eosinophils

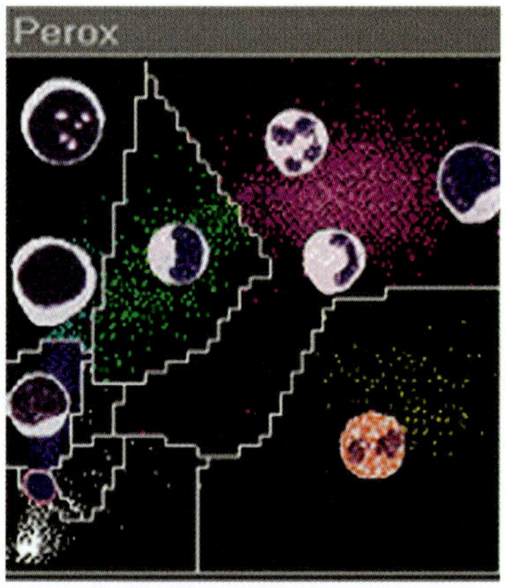

그림 4-26. Perox cytogram

※ 세포들은 peroxidase staining의 정도에 비례하여 빛을 흡수하고 이것은 x축에 나타나며 세포 크기와 비례하여 빛을 산란시키며 이것은 y축 상에 나타난다.
Light scattering data와 absorption data가 찍힐 때 집단이 분명하게 구분되어 나타난다.
Cluster analysis에 의해 위치, 영역, 밀도에 따라 각 집단이 나타나고 각각의 집단에 있는 세포의 수가 나온다. 각기 다른 세포 집단을 구분하는 선은 세포 하나하나에 대해 소프트웨어 상에서 계산된다.

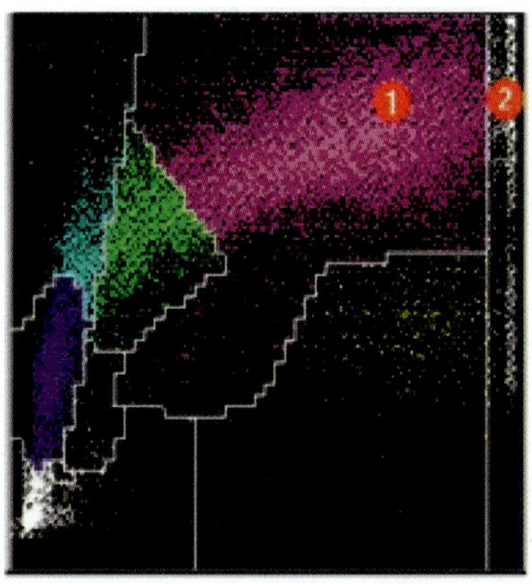

(A) Immature Granulocytes

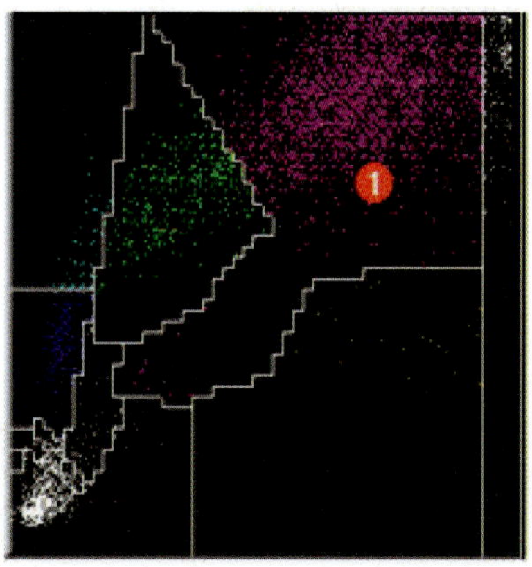

(B) Bands

▶그림 4-27. (A) 미성숙과립구(IG)와 (B) N.band의 위치(perox cytogram)

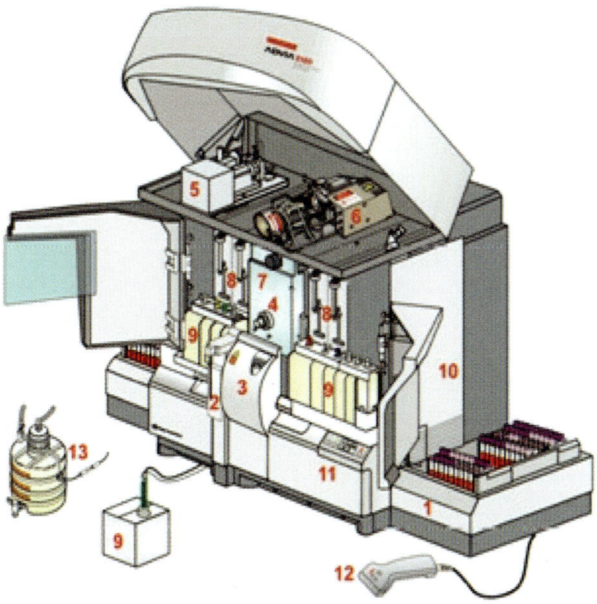

1. Autosampler
2. Manual open-tube sampler
3. Manual closed-tube sampler
4. Unifluidics™ technology
   → Shear valve
   → Reaction chambers

Optical assemblies
5. Perox optical assembly
6. RBC optical assembly
7. Hb colorimeter assembly
8. Sample, sheath, and diaphragm pumps
9. Reagents, sheath, wash, and rinse
10. Vacuum and pressure regulator knobs
11. Touchpad
12. Manual barcode reader
13. Waste removal system

▶그림 4-28. ADVIA 2120i 자동혈액분석기의 외관구조 명칭

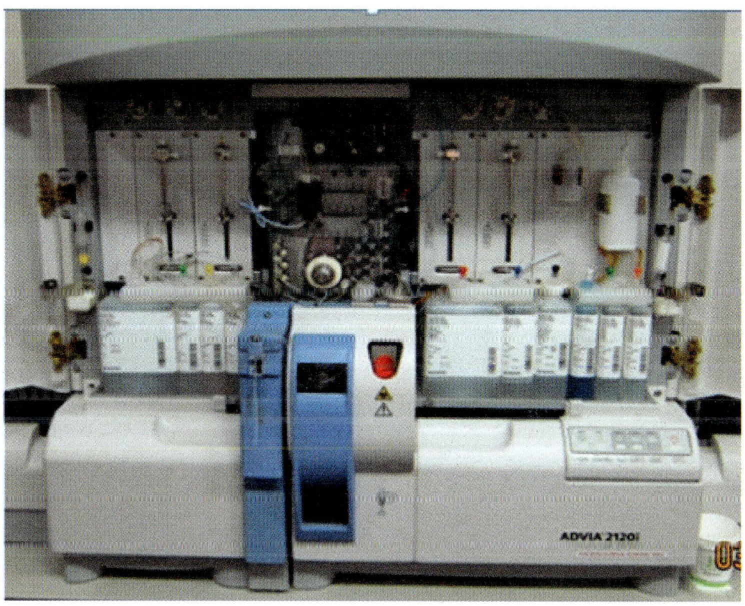

▶그림 4-29. ADVIA-2120i 자동혈액분석기의 앞면

3) RBC/PLT Channel

(1) 세포화학적 반응과정 (2단계)

1단계: RBC와 platelet는 ADVIA RBC/PLT 시약 (sodium dodecy/sulfate(SDS)와 glutaraldehyde)에 의해 균일한 부피로 구형화 된다.

2단계: Glutaraldecyde 시약 성분에 의해 RBC와 platelet가 고정되어진다.

(2) 측정원리

RBC 반응조 (reaction chamber)에서 일정량의 혈구부유액이 flow cell을 통과하면서 하나하나의 혈구는 laser 광원에 의해 2각도 산란광측정 (low angle(2~3°) 및 high angle light scatters (5~15°)로 detector에서 각각의 혈구수와 세포의 용적 및 세포내의 단백질 농도를 동시에 측정하게 되고 이것에 의해 세포의 대·소, 세포질내의 단백질 농도의 차이로 혈소판 측정 영역을 0~60 fL까지 확대하더라도 대형혈소판과 소형의 적혈구를 명확하게 식별하게 된다.

또한 각 개개의 정보에 의해 적혈구의 대소부동 (anisocytosis), 적혈구의 Hb 농도가 검출되고 더불어 혈소판의 새로운 지표로서 MPV (평균혈소판용적), MPM (평균혈소판단백함유량),

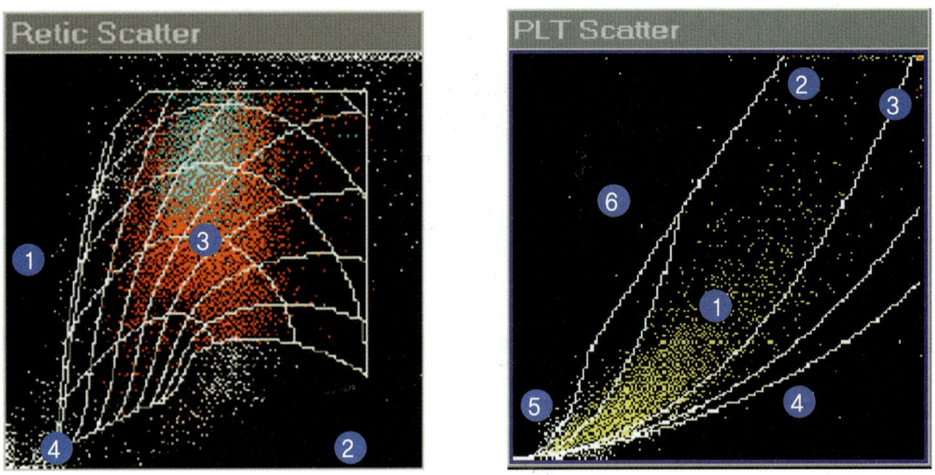

(A)

1. Low-angle light scatter (2° to 3°)
2. High-angle light scatter (5° to 15°)
3. Mie map containing RBCs
4. Platelets detected in RBC method

(B)

1. Platelets
2. Large platetets
3. Red blood cells
4. RBC fragmetns
5. Debris
6. RBC ghosts

▶그림 4-30. RBC scattergram (A) 과 PLT scattergram (B)

※ High angle light scatter (5~15°)가 x축에 찍히고 low angle light scatter (2~3°)가 y축에 찍히게 된다.

MPC (평균혈소판단백질농도)의 세 종류의 지수 (index)가 측정되어진다.

또한 RBC/PLT channel에서 적혈구세포 내의 Hb 측정치와 별도로 Hb channel에서 Hb 측정치와의 비교에 의해 측정에 이상이 있거나 유미 (lipemic) 검체, 한냉응집 등의 비정상검체를 식별하여 검출하게 된다.

4) Reticulocyte channel

(1) 세포화학적 반응과정 (2단계)

1단계: Auto Retic 시약 (Surfactant)에 의해 RBC/PLT가 구형화 되어진다.

2단계: 시약성분 중의 oxazine 750에 의해 RNA가 염색된다.

(2) 측정원리

Retic 반응조에서 세포화학적 반응과정을 거친 일정량의 혈구부유액이 flow cell을 통해 지나가는 동안 2각도산란광에 의해 세포의 크기, Hb 농도, 흡광도값의 측정에 의해 RNA 함량을 측정하게 된다.

이때 그물적혈구의 성숙도를 3영역 (L, M, H)으로 구분하여 Data를 얻게 된다. 백분율, 절대수, 그물적혈구의 크기 (MCVr), 그물적혈구 Hb 함량 (CHr) 등의 새로운 parameter가 함께 보고되고 있다.

CHr치는 철결핍성빈혈 (iron deficiency anemia, IDA)의 치료 효과면에서 민감한 반응을 보이는 항목으로 최근 주목을 받고 있다.

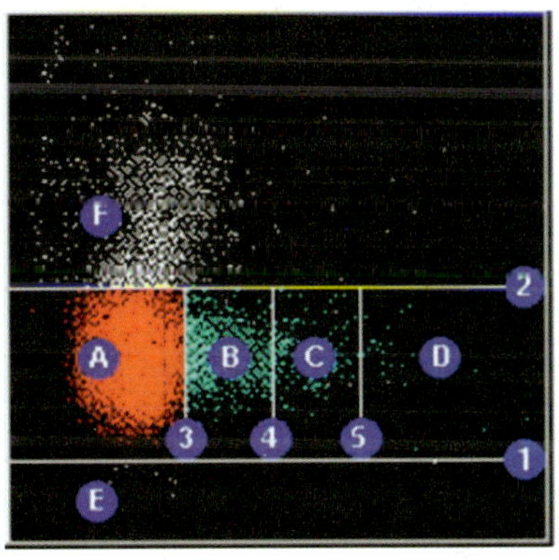

1. RTC Platelet threshold
2. RTC Coincidence threshold
3. RTC threshold
4. Low/Medium RTC threshold
5. Medium/High RTC threshold

A. Mature RBCs
B. Low absorption retics
C. Medium absorption retics
D. High absorption retics
E. Platelets
F. Coincidence events

▶그림 4-31. Reticulocyte scattergram

※ High gain absorption 결과 (세포의 성숙도)가 x축, high angle/low gain light scatter (세포의 크기)가 y축을 따라 찍힌다. 검체마다 특정적인 값을 갖는 threshold가 세포의 집단을 분리한다.

5) Hemoglobin channel

(1) 세포화학적 반응과정(2단계)과 측정

1단계: CN free Hb 시약에 의해 RBC가 용해되어 Hb이 유리된다.

2단계: Hb에 있는 heme기의 iron 성분이 ferrous 상태에서 ferric 상태로 산회되어진다. Ferric 상태로 변한 iron은 Hb 시약과 결합하여 반응산물을 만들어 546 nm에서 광학적으로 비색정량 측정한다.

6) ADVIA-2120i parameter의 해석과 계산식

(1) RBC paramenters

RBC	Number of Red cells × RBC Cal Factor × Dilution Factor × Coincidence − correction Factor
MCV	Mean of RBC Volume histogram
RDW	100 × (CV of RBC Volume histogram ÷ MCV)
CHCM	Mean of RBC HC histogram
HDW	SD of RBC HC histogram
CH	Mean of RBC CH histogram
HCT	(RBC × MCV) ÷ 10
MCH	(HGB ÷ RBC) × 10
MCHC	(HGB ÷ [RBC × MCV]) × 1,000
CHDW	SD of RBC CH histogram

(2) Platelet parameters

Large PLT	Platelets with volumes greater than 20 fL (대형혈소판)
MPC	Mean of Platelet PC histogram (평균혈소판 단백질 농도)
MPM	Mean of Platelet PM histogram (평균혈소판 단백질 함유량)
PCT	(PLT × MPV) ÷ 10,000 (혈소판 용적 비율)
PDW	100 × (SD of Platelet VOL histogram ÷ MPV) (혈소판 분포폭)
MPV	[PCT (%) ÷ PLT($\times 10^3/\mu L$)] × 10,000 (평균혈소판 용적)

(3) Reticulocyte count parameters

#Retic	RBC × (%Retic ÷ 100) × 1,000
%Retic	100 × (RETIC Count ÷ #RTC Gated Cells) × %RETIC Cal Factor
CHr	Mean of the RETIC CH histogram for the reticulyte population
CHCMr	Mean of the Retic HC histogram for the reticulocyte population
MCVr	Mean of the Retic volume histogram for the reticulocyte population
RDWr	Red cell distribution width is the CV of the Retic colume histogram for the reticulocyte population
HDWr	Hb distribution width is the SD of the Retic HC histogram for the recticulocyte population
IRF	Immature Reticulocyte Fraction

(4) WBC differential parameter

WBCP	RawWBC × (Perox CalFactor ÷ [1 − FracDT])
%NEUT	([100 × Neutrophil Count] + %HPX) ÷ PHA Cells
#NEUT	(%NEUT ÷ 100) × WBC
%LYMPH	([100 × Lymphocyte Count] ÷ PHA Cells) − %BASO
#LYMPH	(%LYMPH ÷ 100) × WBC
%MONO	(100 × Monocyte Count) ÷ PHA Cells
#MONO	(%MONO ÷ 100) × WBC
%EOS	(100 × Eosinophil Count) ÷ PHA Cells
#EOS	(%EOS ÷ 100) × WBC
%LUC	(100 × LUC Count) ÷ PHA Cells
#LUC	(%LUC ÷ 100) × WBC

(5) CHCM parameter

CHCM (corpuscular Hb concentration mean)과 MCHC에 의해 검체의 평균 corpuscular Hb 농도를 알 수 있다. CHCM은 cell 하나하나를 분석하여 직접적으로 측정된 parameter인 반면 MCHC는 Hb, MCV, RBC 결과를 이용하여 계산된 parameter이다.

두 값의 차이가 1.9 g/dL 이상이면 comparision error MCHC/CHCM (CHCMCE) sample/

system flag가 떠서 MCHC 계산에 사용되는 3개의 결과 (RBC, MCV, Hb) 중 하나 또는 그 이상에서 영향을 주는 것을 알려준다.

예를 들어 severe lipemia의 경우 colorimetric Hb method로부터 얻어진 HGB 결과가 더 증가되어 나타나므로 MCHC가 증가된다.

그러나 아래의 공식과 같이 CHCM을 이용하여 calculated HGB를 계산하면 CHCM은 직접적으로 측정되어진 항목으로 간섭을 피하므로 lipemia에 의한 영향을 실질적으로 받지 않게 된다.

MCHC = (Hb ÷ [RBC × MCV]) × 1,000

HGB = (MCHC × RBC × MCV) ÷ 1,000

Calculated Hb = (CHCM × RBC × MCV) ÷ 1,000 또는 (CHCM × Hct) ÷ 10

(6) Analytical Ranges (Linearity)

WBC	0.02~400 × 10^3/μL	Platelet	5.0~3,500 × 10^3/μL
RBC	0.0~7.0 × 10^6/μL	Hb	0~22.5 g/dL
Reticulocyte	0.2~24.5 %		

3 Beckman Coulter UniCel DxH series 자동혈액분석기

1947년 Wallace Coulter에 의해 세계 최초로 전기저항법 (eletctrical impedance method)이 개발되어 혈구계수 장비인 Model A가 출시되었고, 이 전기저항법은 국제 표준법 (ICSH)으로서 광범위하게 cell counter에 사용되고 있어 이것을 Coulter principle라고도 한다.

1) CBC 측정원리

DxH 800 series에서의 혈구계수는 전기저항법을 이용한다. 전기저항법은 전기전도성용액 내의 혈액이 전류가 흐르는 aperture (세공)를 통과할 때 생기는 전기저항의 변화를 측정하여 혈구의 수와 크기를 구한다.

전기저항법은 internal electrode (내부전극: aperture housing내의 전극)와 external electrode (외부 전극: bath내 전극)가 존재하며 혈액 희석액 속의 세포가 aperture (세공)를 통과하면서 전기흐름을 방해하여 전기적 신호를 발생시키고 이때 발생되는 전기 신호의 수는 혈구수와 비례하고 전기 신호의 크기는 혈구의 부피와 비례함을 이용한 것이다.

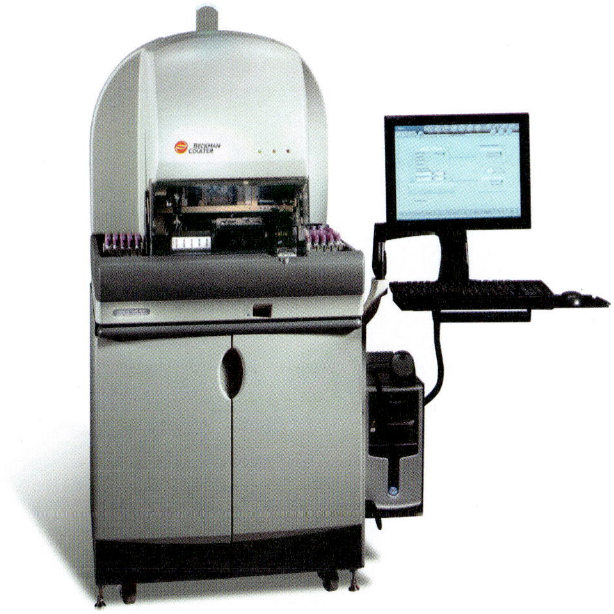

▶그림 4-32. Beckman Unicel DxH 800 자동혈액 분석기

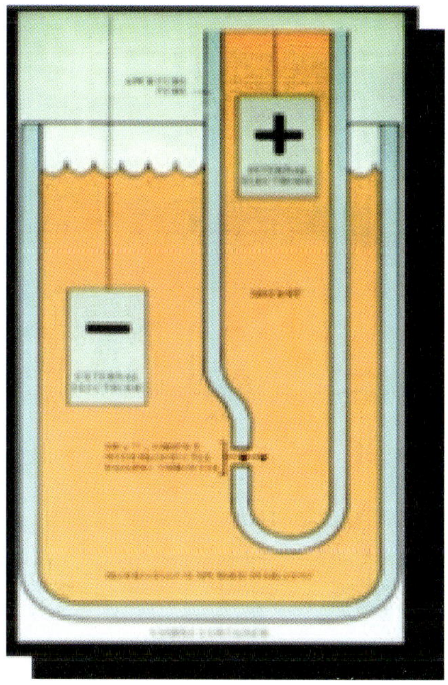

▶그림 4-33. 전기저항법 chamber

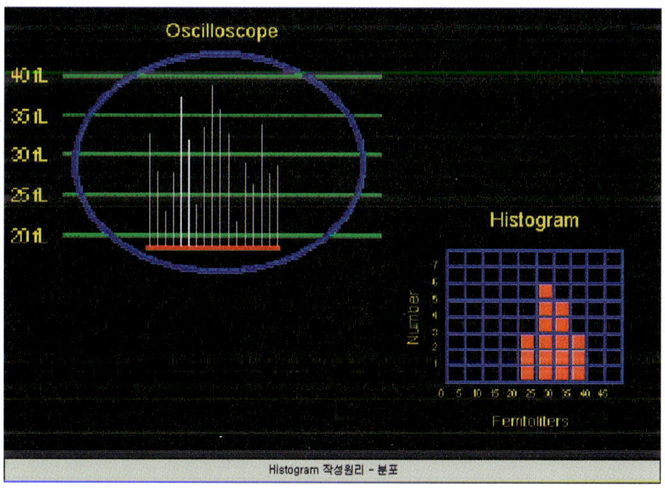

▶그림 4-34. 히스토그램의 생성원리

DxH 800 series 장비는 2개의 chamber에서 적혈구수, 백혈구수, 혈색소 등이 직접 측정된다. 흡인된 전혈은 일단 두 개의 분획으로 나눠지고 그 각각은 등장액으로 희석된다. 그 중 한 개의 희석된 혈구부유액은 적혈구 chamber로 들어가며, 나머지 혈구부유액은 백혈구 chamber로 이동한다. 적혈구 chamber에서는 적혈구수와 혈소판수가 계수되는데 부유혈구 들이 동시에 세 개의 aperture를 통해 흡인될 때 나타나는 전기저항법에 의해 적혈구와 혈소판은 별도로 구분되어 측정된다. 그리고 백혈구 chamber에서는 백혈구가 전기저항법에 의해 측정되

며, 또한 용혈액이 첨가되어 적혈구가 용혈되어 혈색소가 유리되고 525 nm 파장에서 투과도를 읽어 혈색소 농도가 측정된다.

측정 사이클에서 생성된 전기펄스가 분석기로 보내지면 디지털신호로 전환된다. 장비에서 유효한 적혈구나 백혈구 측정이 되려면 세 개의 aperture에서의 측정치를 평균으로 보고한다. 이러한 3회 동시 측정방법을 사용하여 미세공폐쇄나 통계학적 에러로 인한 데이터오류를 방지함으로써 Coulter장비의 재현성을 높일 수 있다.

펄스 크기 (파고)는 펄스파고 분석기에 의해 측정되고 또한 분류된다. 백혈구와 적혈구 분석에서는 256개의 채널로, 그리고 혈소판의 경우에는 64개의 채널로 구분되어 적혈구, 백혈구, 혈소판의 크기 분포 히스토그램이 각각 생성된다.

2) WBC 5 differential 측정원리

백혈구를 세포의 종합적인 특징에 따라 림프구 (lymphocyte), 단핵구 (monocyte), 호중구 (neutrophil), 호산구 (eosinophil) 및 호염기구 (basophil)로 분리 계수하기 위하여 다양한 세포들의 특징 중 세포 및 핵의 크기와 세포질의 과립도, 핵과 세포질의 비율, 5가지 각도에서의 세포 표면의 상태 등을 종합적으로 분석하는 기술이 VCSn technology이다. 또한 추가적으로 각 군집의 이러한 volume, conductivity, scacatter의 mean과 SD를 계산하여, 각 군집의 크기의 변화나 이형도 (variation)을 객관적인 지표로 알 수 있도록 cell population data를 제공하고 있다.

(1) Volume (volumetric sizing)

전해질 용액속의 비전도성 입자가 발생시키는 전기저항의 변화를 측정한다. 비전도성인 백혈구에 전류를 가하면 자신의 부피에 비례하는 voltage pulse를 발생시킨다.

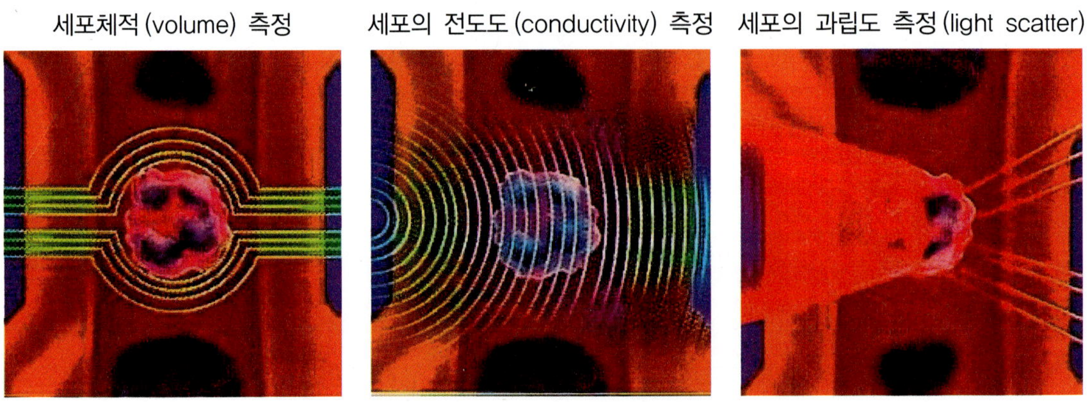

▶그림 4-35. VCS Technology 원리

(2) Conductivity

고주파전자장 에너지를 사용하여 세포내 함유물(internal structure)을 분석한다. 세포막은 저주파 전류에는 비전도성을 갖지만 고주파 전류에는 전도하는 특성을 갖는다. 고주파 전류는 세포를 투과할 때 핵과 과립 구성물 및 세포내 화학조성에 영향을 받아 변화를 보인다.

(3) Light scatter

세포 표면의 광산란 특징은 세포 유형에 따라서 뚜렷한 차이를 보이기 때문에 세포의 특징, 과립도 및 세포당의 과립량에 기본을 두고 세포를 분류한다. 각 세포에 레이저광을 조사하여 산란되는 빛을 분석하여 세포의 구조, 과립도(granularity)와 표면 특징(surface characteristics), 굴절도에 대한 정보를 가진다.

Volume(부피), conductivity(전도도), light scattering(광산란)에 의해 자연 상태 그대로의 백혈구를 측정하여 각 세포 간의 뚜렷한 형태 차이로 최상의 해상도를 제공한다. 왜냐하면 염색과정과 같은 대부분의 화학처리는 세포들의 특징 중 일부를 변형시킬 가능성이 있다. VCS기술은 저항에 의한 혈구 용적크기 측정, 혈구의 전도성 측정, 5가지 각도의 레이저의 광산란을 사용하는데 개별적인 혈구마다 이러한 일곱 가지 측정이 모두 동시에 이루어지며, 각 검체에서 8,192개의 백혈구가 분석되어, 5 Diff 항목에 대한 백분비(%)와 개수(#)가 보고된다.

이러한 기술의 조합으로 백혈구집단을 3차원 좌표(3D cube)나 세포분포도, surface plot(표면군집도)에 표시하고 3차원의 공간분석 기법의 컴퓨터 군집분석을 통해 군집을 분별하고 이에 맞게 혈구들을 종류별로 분류하게 된다.

그리고 DxH 800 series 제품은 IntelliKinetics라는 응용프로그램을 채택하여, 분석의 재현성을 높이고, 결과의 정확성을 재고시키고 있다. 주변 온도에 따라 전혈과 시약과의 비정상적인 반응 속도를 감쇄하기 위한 장치로, 주변 온도와 무관하게 항상 최적의 반응을 하기 위한 자동 시약량 조절 및 시약의 Heating 시스템 등이 자동으로 이루어지는 이 프로그램은 시약과 전혈 반응에서의 일관성을 제공하기 위해 사용된다. 즉, 검사실 환경에 대한 변이와 상관없이 항상 모든 검체 분석에서 최상의 결과를 장비에 제공한다.

3) 그물적혈구 측정

그물적혈구는 내부의 RNA를 new methylene blue(NMB)로 염색하여, VCS technology를 측정하여 전체 적혈구 군집내의 reticulocyte의 백분비를 계산하게 된다. 이때 분석되어지는 RBC는 32,000개 이상이며, intellikinetics를 사용하여, 반응의 재현성을 높이고 있다.

특히 IRF(immature reticulocyte fraction)는 VCS scatter plot에서 전체 reticulocyte 영역을 light scattering 기준으로 10등분(10 channel)한 후 이중 light scattering이 많이 일어

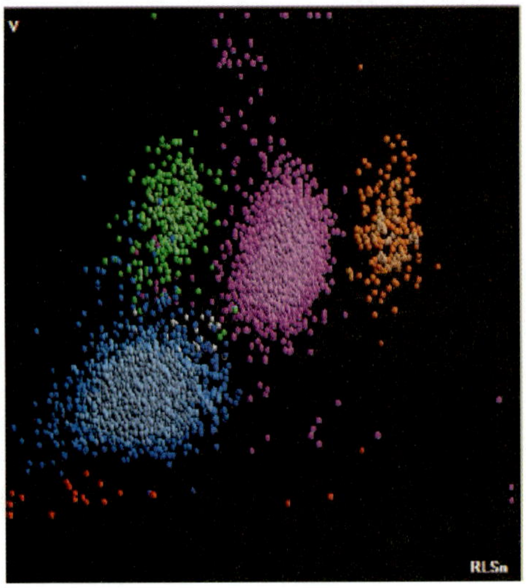

▶그림 4-36. 5PD1 Plot

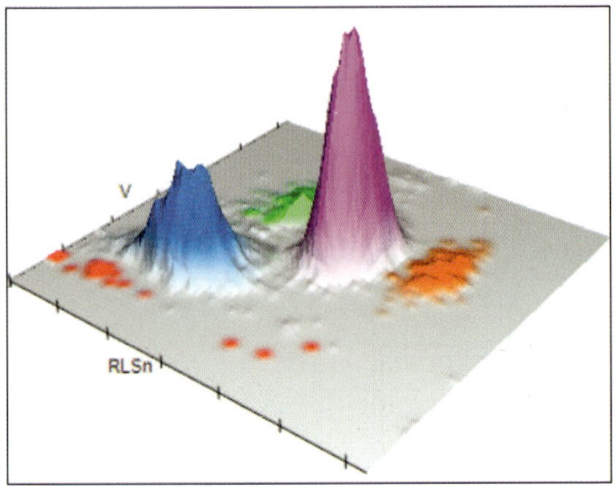

▶그림 4-37. WBC Analysis 3D Surface plot

- Lymphocytes – Light, bright blue to dark blue.
- Neutrophils – Light, bright pink/purple to dark purplish red.
- Eosinophils – Light, bright orange to dark reddish orange.
- Monocytes – Light, fluorescent green to dark green.
- Basophils – White to bright yellow.
- Non-whites – Light to dark, true red.

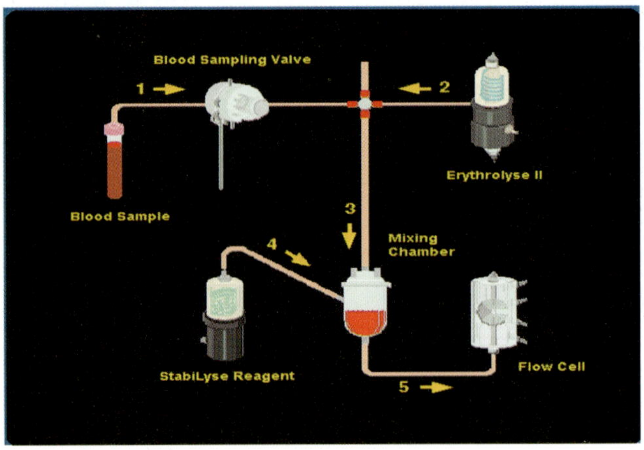

▶그림 4-38. IntelliKinetics 모식도

나는 상위영역 8개 channel을 immature reticulocyte region으로 정하여 이 region의 cell 수를 전체 reticulocyte area의 cell로 나누어 백분비로 나타낸다.

DxH 800 장비는 동시에 100개 검체를 장착할 수 있다. 검체 흡입량은 자동 mode에서 165 μl, 수동 mode는 165 μl이다.

측정항목은 WBC, RBC, Hb, Hct, MCV, MCH, MCHC, RDW, RDW-SD, PLT, MPV,

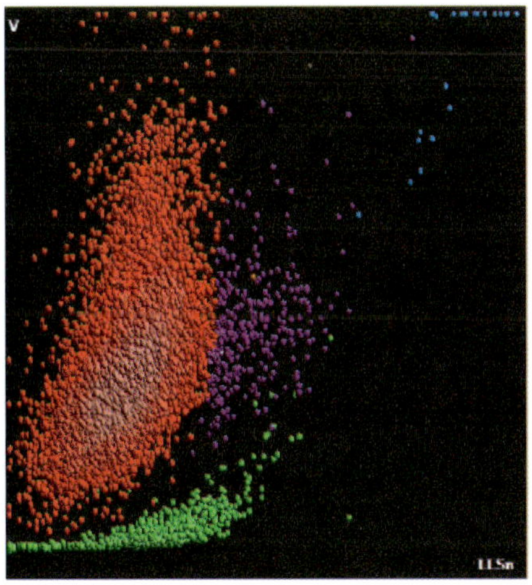

• rbcs – light to dark, true red.
• reticulocytcs – light to dark purple.
• other – light fluorescent green to dark green.
• white blood cells – light, bright blue to dark blue.

▶그림 4-39. coulter dxh 800 series의 그물적혈구 scatterplot

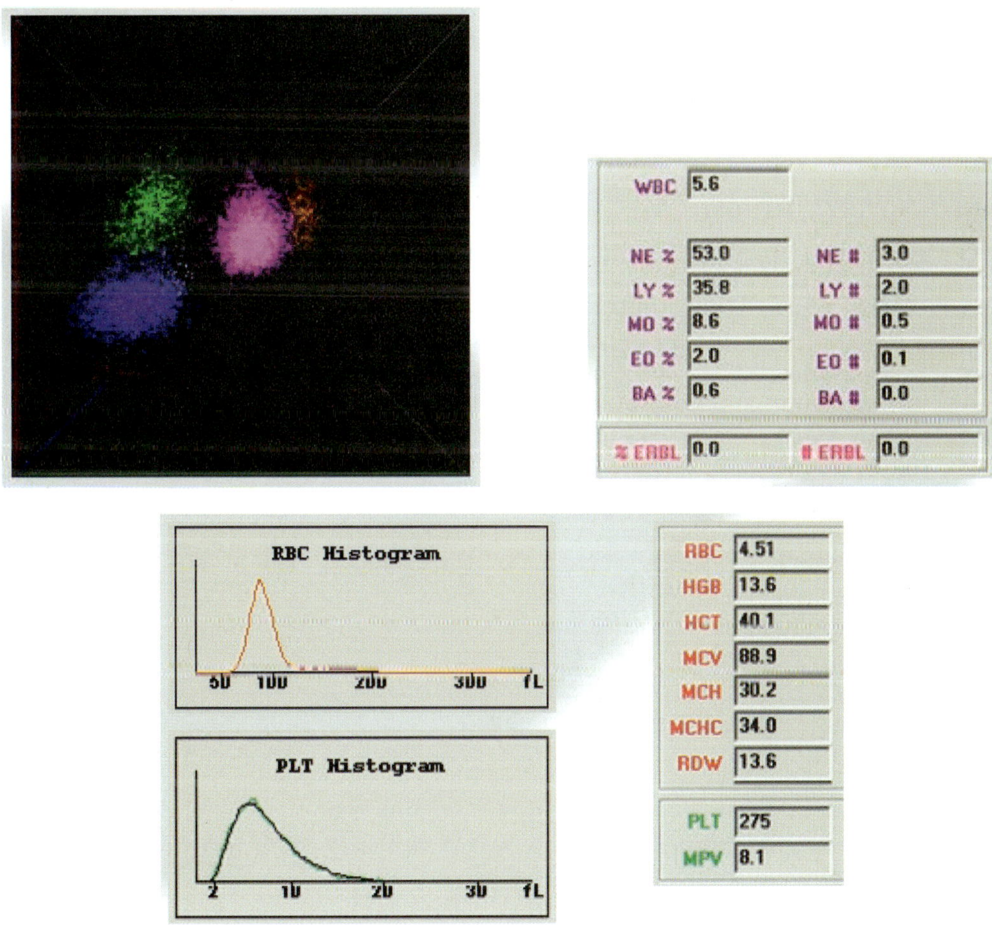

▶그림 4-40. wbc, rbc, plt normal histogram (cytogram)

PCT, PDW, Lym%, Lym No., Mono%, Mono No., Ne%, Ne No., Eos%, Eos No., Baso%, Baso No., NRBC%, NRBC #, Ret%, Ret No, MRV, IRF, MSCV, HLR%, HLR#, EGC%, EGC #, UGC %, UGC #, RSF, MAF, LHD의 34항목이 직접 또는 연산되어 나온다.

참고로 Beckman Coulter에서 제시한 DxH 800 자동혈액 분석기의 일부 검사항목들에 대한 정밀도는 다음과 같다.

WBC ≤ 1.7 %CV	Hb ≤ 0.8 %CV	MCV ≤ 0.8 %CV	MPV ≤ 2.2 %CV
RBC ≤0.8 %CV	PLT ≤ 3.3 %CV	PDW ≤ 2.2 %CV	

4 CELL-DYN Sapphire (Abbott) 자동혈액분석기

CELL-DYN 자동혈액분석기는 다각도편광산란광분리, 즉 M.A.P.S.S. (multi-angle polarized scatter separation) 기술을 이용한 광학채널로 백혈구, 적혈구, 혈소판, Reticulocyte를 검출한다. 세포의 크기를 측정하는 전기저항법에 비해 MAPSS technology는 4개의 scatter를 사용하여 혈구세포의 정보를 다양하게 파악하는 기술이다.

CELL-DYN 기종은 적혈구수, 혈소판수, 3-종류 백혈구분류를 포함한 백혈구분석을 수행하는 소형의 CELL-DYN Emerald와 그물적혈구계산과 5-종류 백혈구분류를 포함하여 25 항목의 검사를 수행하는 CELL-DYN Ruby, 그리고 전자동화 장비로 그물적혈구수를 포함하여 60 항목의 검사를 수행하는 CELL-DYN Sapphire가 있다.

1) 백혈구백분율 측정원리

MAPSS원리로 flow cell에 검체가 통과하는 동안 각 세포의 scatter 정보가 기록되고 해당 정 보에 의해 세포의 형태가 감별된다. 각 scatter에서 측정되는 세포의 특징은 아래와 같다.

- 0° 각도의 전방산란광은 혈구크기 측정
- 7° 각도의 산란광은 혈구세포내부의 복잡성
- 90° 각도의 직교산란광은 혈구의 분엽정도
- 90° 각도편광 (90 D) 산란광은 세포내 과립정도

이와 같이 하나의 세포에 대해 4개의 scatter 정보를 바탕으로 한 알고리즘에 의해 세포를 정의하게 된다. 각 세포의 특징을 정의하는 단계는 다음과 같다.

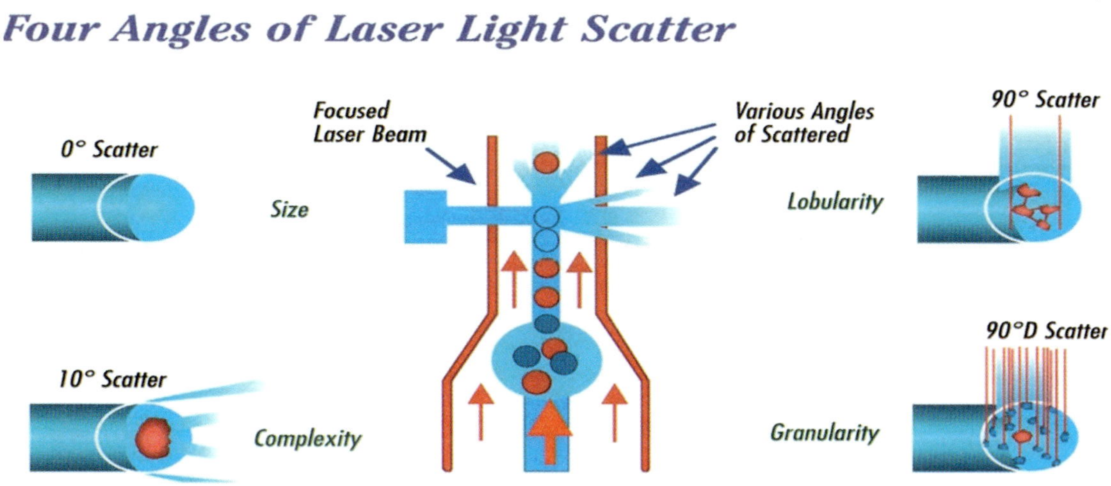

▶그림 4-41. MAPSS (multi-angle polarized scatter separation) technology 모식도

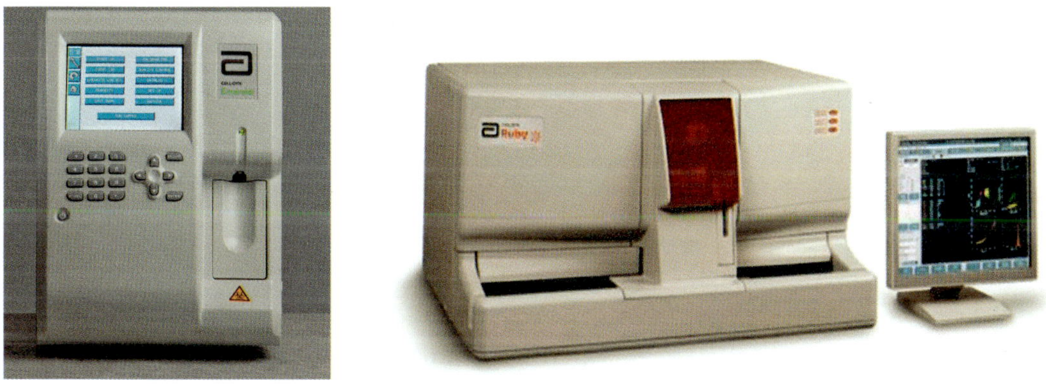

▶그림 4-42. CELL-DYN Emerald (좌), CELL-DYN Ruby (우)

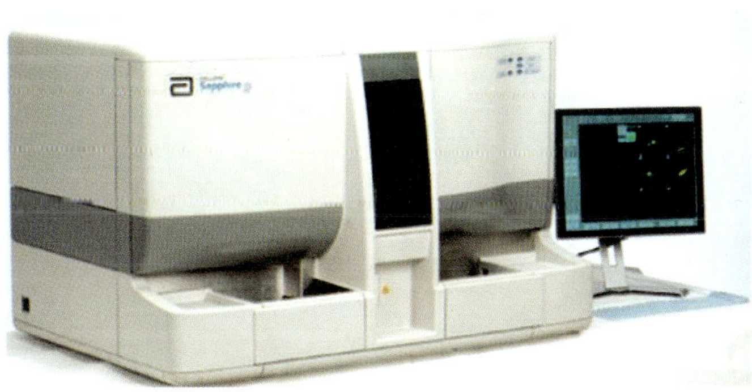

▶그림 4-43. CELL-DYN Sapphire

(1) 측정된 각각의 세포에 대해 list mode data 분석을 준비한다.

	SIZE	COMPLEXITY	LOBULARITY	GRANULARITY	CLASSIFICATION
CELL	0°	100°	90°	90° DEPOLARIZED	UNKNOWN
1	165	162	116	32	UNKNOWN
2	60	64	15	6	UNKNOWN
3	140	79	21	9	UNKNOWN
4	148	182	104	118	UNKNOWN
5	90	110	28	8	UNKNOWN
6	36	37	8	4	UNKNOWN

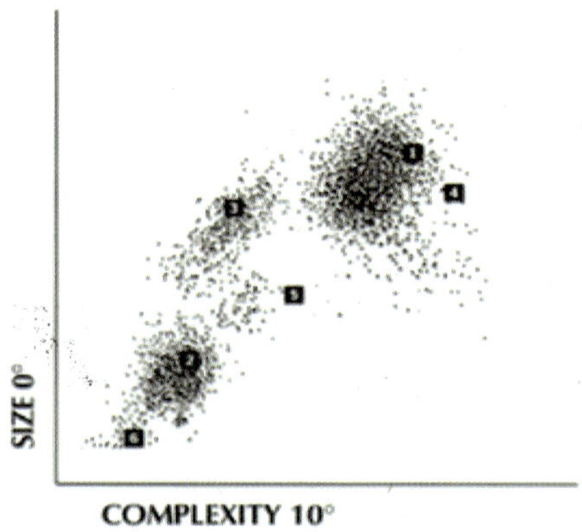

▶그림 4-44. 각 세포에 대한 List mode data 분석

(2) 10°와 90° scatter 정보를 근거로 단핵구와 다핵구를 구분한다. 이 분석에서 호염구는 단핵구와 군집을 이루는데 그 이유는 호염구과립이 외장용액(sheath reagent)에 녹아 과립이 없어진 호염구는 복잡성이 감소하게 되기 때문이다.

	SIZE	COMPLEXITY	LOBULARITY	GRANULARITY	CLASSIFICATION
CELL	0°	100°	90°	90° DEPOLARIZED	1ST
1	165	162	116	32	POLY
2	60	64	15	6	MONO
3	140	79	21	9	MONO
4	148	182	104	118	POLY
5	90	110	28	8	MONO
6	36	37	8	4	MONO

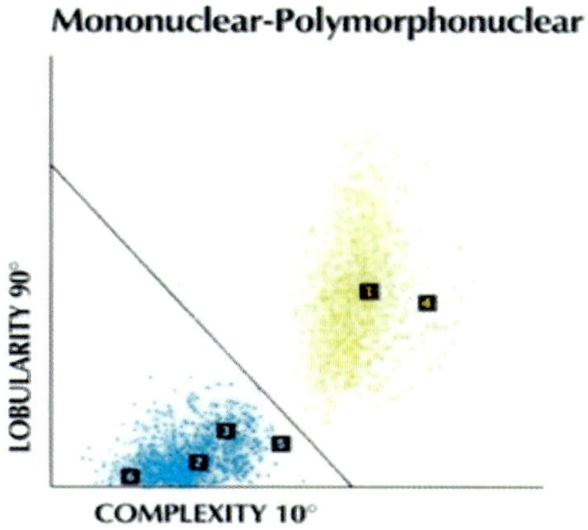

그림 4-45. 단핵구와 다핵구 분석

(3) 다핵구 (POLY)에 대해 90°와 90° 편광 scatter 정보를 근거로 neutrophil과 eosinophil로 추가 구분된다.

	SIZE	COMPLEXITY	LOBULARITY	GRANULARITY	CLASSIFICATION
CELL	0°	100°	90°	90° DEPOLARIZED	1ST
1	165	162	116	32	POLY
2	60	64	15	6	MONO
3	140	79	21	9	MONO
4	148	182	104	118	POLY
5	90	110	28	8	MONO
6	36	37	8	4	MONO

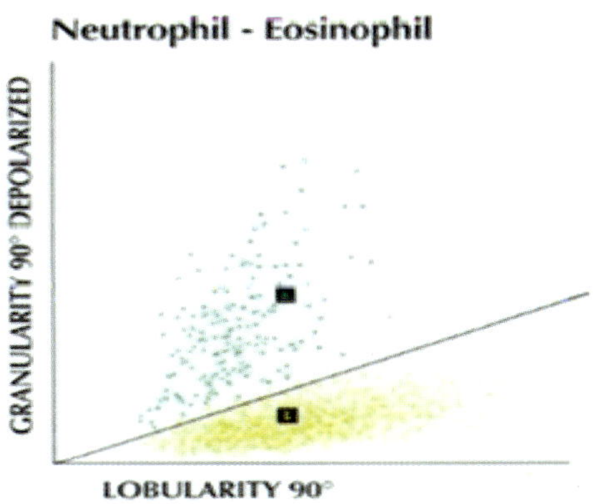

▶그림 4-46. 다핵구 내 neutrophil과 eosinophil 분석

(4) 0°와 10° scatter 정보를 근거로 단핵구 중 lymphocyte, monocyte, basophil이 구분된다. Scattergram에서 유핵적혈구, 비용혈적혈구, 거대혈소판, 혈소판응집은 혈구 크기상 림프구 아래쪽에 나타나며 백혈구수와 백혈구감별계산에서 제외된다.

	SIZE	COMPLEXITY	LOBULARITY	GRANULARITY	CLASSIFICATION
CELL	0°	100°	90°	90° DEPOLARIZED	1ST
❶	165	162	116	32	POLY
❷	60	64	15	6	MONO
❸	140	79	21	9	MONO
❹	148	182	104	118	POLY
❺	90	110	28	8	MONO
❻	36	37	8	4	MONO

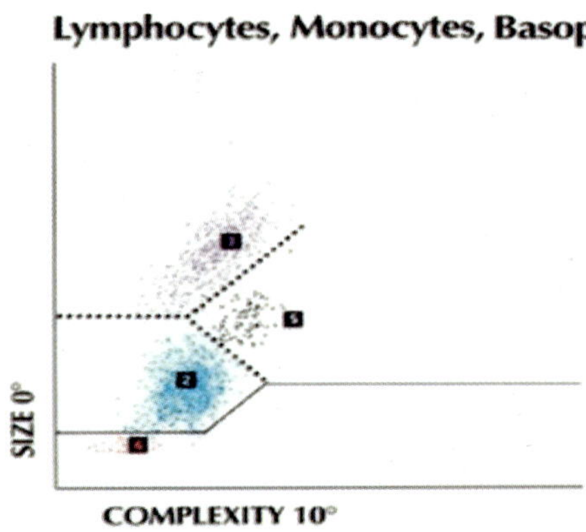

▶그림 4-47. 단핵구 내 Lymphocyte, Monocyte, Basophil 분석

(5) 다음 정보를 통합하여 백혈구감별이 이루어진다.

	SIZE	COMPLEXITY	LOBULARITY	GRANULARITY	CLASSIFICATION		
CELL	0°	10°	90°	90° DEPOLARIZED	1ST	2ND	
❶	165	162	116	32	POLY	NEUT	–
❷	60	64	15	6	MONO	–	LYMPH
❸	140	79	21	9	MONO	–	MONO
❹	148	182	104	118	POLY	EOS	–
❺	90	110	28	8	MONO	–	BASO
❻	36	37	8	4	MONO	NOISE	NOISE

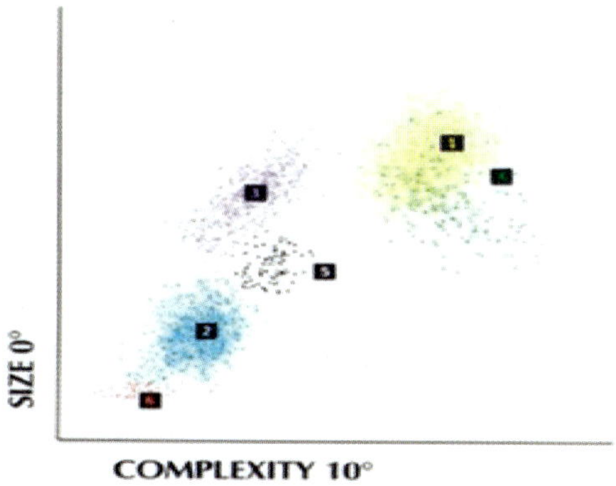

▶그림 4-48. 백혈구 Scattergram

2) 적혈구와 혈소판측정

MAPSS technology는 적혈구와 혈소판측정 시 light scatter 정보를 이용하여 측정한다. 적혈구는 0°, 10°, 90° scatter 정보를 이용하고 혈소판은 0°, 10° scatter 정보를 이용한다.

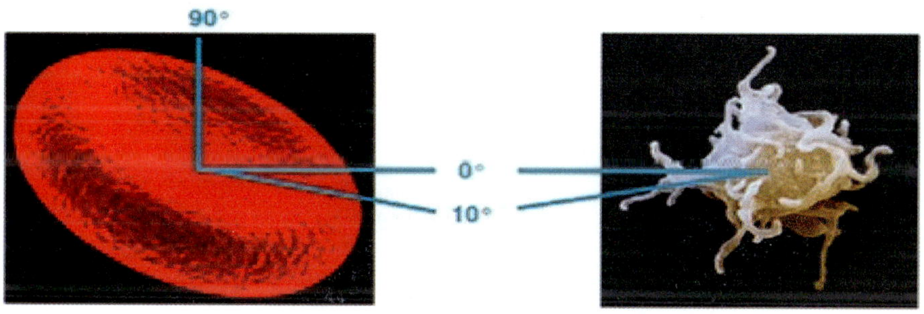

▶그림 4-49. MAPSS technology를 이용한 적혈구와 혈소판 측정

(1) 적혈구측정

세 개의 scatter 정보와 일반적인 방법으로 알려진 전기저항법에 의한 histogram과의 상관성을 아래와 같이 나타낸다(그림 4-48). 백혈구측정과 마찬가지로 각각 세포의 측정정보가 scattergram에 표시되고 그 정보가 histogram의 형태로 보고되는 것을 확인할 수 있다. 측정결과보고는 histogram의 형태로 이루어지며 검사자는 scattergram을 확인할 수 없다.

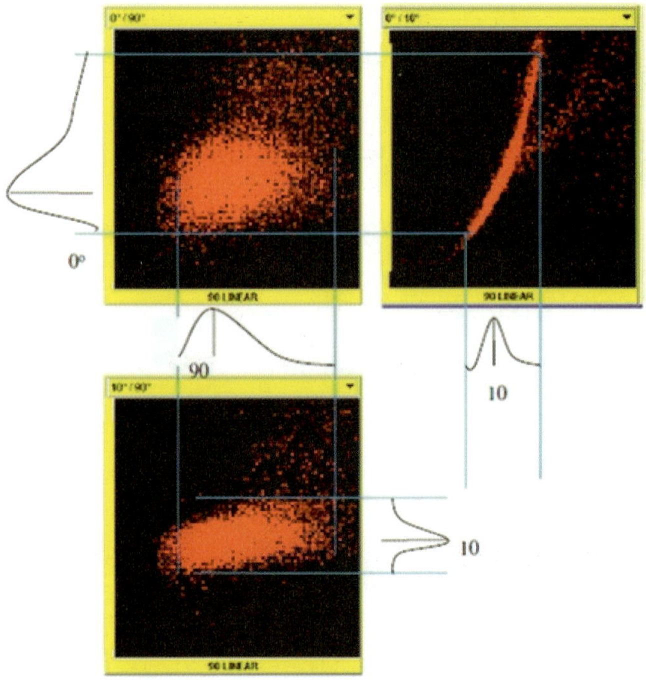

▶그림 4-50. 적혈구 Scattergram 및 Histogram

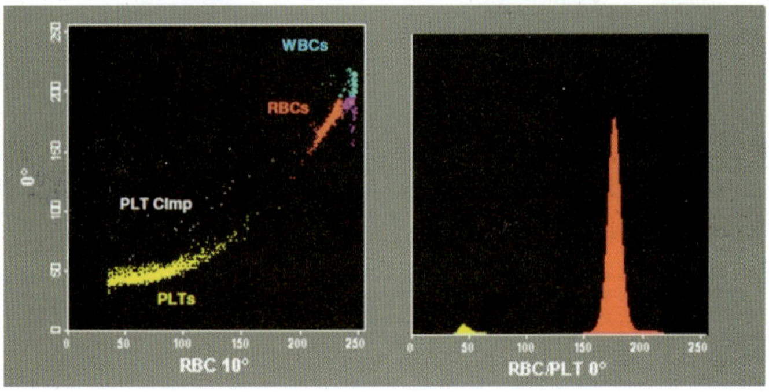

▶그림 4-51. 혈소판 Scattergram 및 Histogram

(2) **혈소판 측정**

다양한 light scatter 정보를 바탕으로 간섭효과를 최소화하여 결과를 보고한다. 좌측의 scattergram은 lightscatter 정보를 나타내는 것이며, 우측의 그림은 scatter 정보를 histogram의 형태로 보고하는 것을 확인할 수 있다.

3) Cell Dyn 그물적혈구측정

Methylene blue염색방법을 사용하여 일반적혈구와 구분하여 측정하게 된다. 세포 내에 RNA를 염색하여 90° scatter 정보를 기반으로 그물적혈구를 확인하게 된다. 아래 우측의 결과화면에 적색은 적혈구, 보라색은 그물적혈구, 하늘색은 미성숙그물적혈구를 차례로 나타낸다.

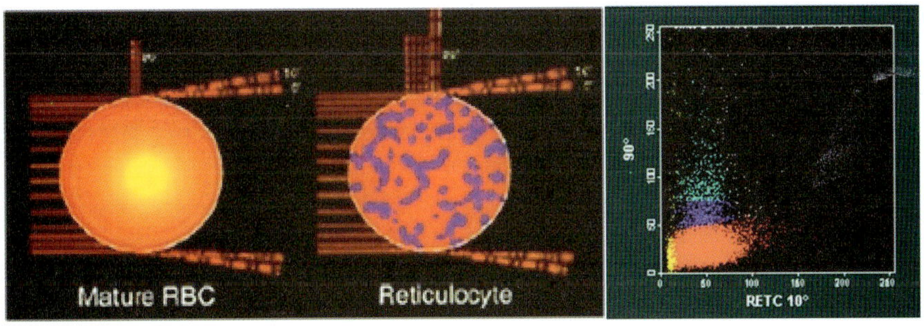

▶그림 4-52. Cell-dyn 그물적혈구측정

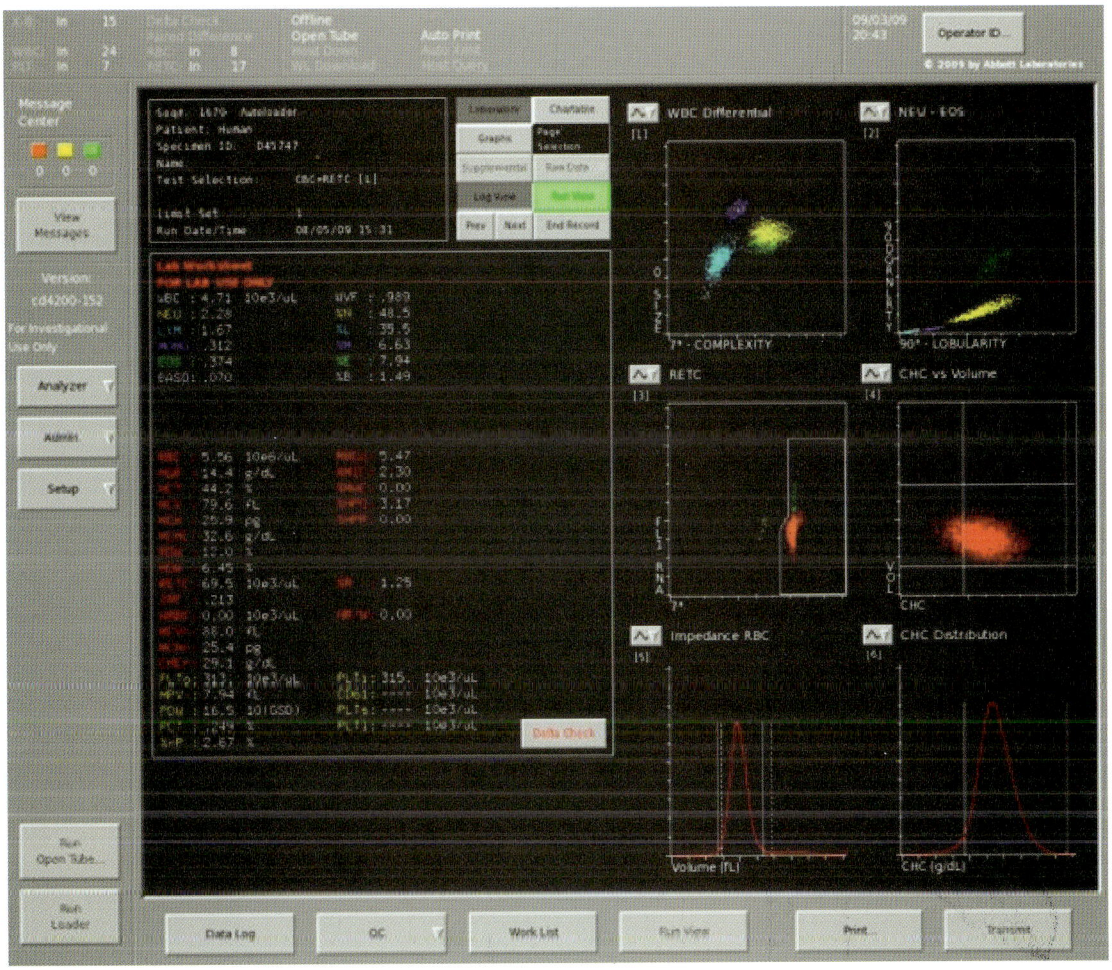

▶그림 4-53. Cell-dyn Sapphire 검사결과 화면

표 4-4. 일부 다항목자동혈액분석기의 측정 원리 비교

기 종	항 목	측정 원리
Beckman Coulter DxH800	WBC, RBC, PLT	전기저항법(volumetric Impedance method), 3회 동시 측정(Triplicate Counting), 동시측정보정(Coincidence correction)
	MCV	Volumetric Sizing
	Hgb	Cyan-Free Hb
	WBC Diff	VCSn Technology : 저주파, 고주파, 레이저의 3가지 광원을 사용한 3중 측정방법 • 세포체적(volume)측정 : DC impedance(저주파 저항) • 세포의 전도도(conductivity)측정 : 세포내부측정(고주파 저항) • Laser scatter 측정 : 세포의 과립도(granularity), 세포 표면(Suface Complexity) 측정 Data Fusion : 다중 채널에서 측정한 데이터를 서로 비교하여 서로간의 간섭등을 확인하는 결과 보고시스템
	NRBC	VCSn Technology, Data Fusion
	Retic	NMB(New Methylene Blue) Staining, Flow Cytometry and VCSn Technology
Siemens ADVIA-2120i	WBC RBC PLT	Laser scatter(Flowcytometry 원리적용)
	DIFF count	세포의 산란광(Light scatter) : WBC size 측정 peroxidase염색(cytochemistry) : 염색강도에 의한 흡광도 측정하여 백혈구의 감별
	Reticulocyte	Flowcytometry 원리 : oxazine 750으로 RNA 염색후 Laser scatteing
	Hb	Cyan-Free Hb 측정법
Abbott Cell Dyn -Sapphire	WBC RBC PCT	Focused flow 전기저항법과 Laser flowcytometry 조합 (Laser법은 혈소판계수시 백혈구, 적혈구의 fragment나 microcyte 간섭 억제)
	DIFF count	Laser 다각도 편광 산란분리법(multi angle polarized scatter separation, MAPSS) DNA염색에 의한 형광측정법의 조합
	Reticulocyte	형광염색법
	Hb	Cyan-Free 측정법
ABX Pentra-120	WBC RBC PLT	Focused flow impedance method
	DIFF count	Focused Flow impedance : cell volume 측정 cytochemistry : Eosinofix사용 Light absorbance : 세포내용분석
	Reticulocyte	Fluoro-Flowcytometry / Focused flow impedance] 조합
Sysmex XN-series	RBC PLT	Sheath flow DC detection method
	WBC/Baso DIFF NRBC Reticulocyte	Flowcytometry by using semi-conductor laser
	Hb	SLS-Hb 측정법

02 자동혈액분석기의 종류

앞에서도 언급한바있지만, 보통 WBC, RBC, Hb, HCT, MCV, MCH, MCHC, PLT의 8항목을 분석하는 기종들과 3종류의 백혈구 백분율들을 포함하여 18항목 측정기종과 5종류의 백혈구 백분율, 그리고 new parameter를 합쳐서 23~32항목이 분석된다. 다양한 종류의 기종들이 병·의원의 규모에 적합하게 선택하여 사용되고 있다.

표 4-5 자동혈액분석기의 종류일람을 참고하면 도움이 될 것이다.

표 4-5. 자동혈액분석기의 종류 일람

제조회사명	기종
Beckman Coulter, Inc.	STKR, S-plus IV, STKS, LH 750, LH 755, LH 780, LH 785 LH 1500 series, DxH 800 series T540, T890, Ac*T 10, Ac*T Diff, Ac*T Diff 2 등
Abbott-Cell Dyn Co.	Cell Dyn Sapphire Cell Dyn Ruby, Cell Dyn 3700, Cell Dyn 3200 Cell Dyn Emerald, Cell Dyn 1800
Cobas roche Co.	Cobas Micros (8항목, 18항목), STF-I (13항목), STE-X (18항목), STX (18항목), Cobas argos (5 diff)
Sysmex Co.	Sysmex K series, KX-21, XP-series, XE-series, XN-series
Siemens Co.	ADVIA-60, ADVIA-120, ADVIA-120 S, ADVIA-2120i
Serono Co.	System-9000, 9000 Rx, 9000 plus Ax
Ortho Diagnostics Co.	ELT series
Nikon Kohden Col.	Celltac 5100 K series (model MEK-5103K, 5105K, 5108D) MEX-6108K + QA-610JK (18항목)
Texas instrument Co.	H5-M, HEMAT-10, 12, 20 (18항목)
ABX Co. (FRANCE)	pentra-120, pentra-120 Reitc, pentra-sps, Micros-60, ABX pentra DX120
Mindray Co. (CHINA)	BC-2800 (3-diff), BC-5300 (5-diff)
SEAC (ITALY)	HGCO plus (5-diff), HGCO 5 plus (5-diff), HGCO-O (5-diff)

03 혈액학검사에서의 Delta check 및 Panic value의 검색

1967년 Lindberg에 의해 delta 및 Panic value의 검색을 lab data에 적용하는 것에 대한 제안이 있었다. 이후 90년대 후반에는 병원 및 검사실의 전산화가 급속히 이루어지면서, 이들 양 방법의 검색이 활용화 되었다. 검체채취 과정에서의 착오 (부분 응고, 수액에 의한 검체 희석 등)와 같은 기술적 오차 (technical error)와 검사자의 실수, 분석기의 검정불량, 시약의 불량, 부정확한 검사방법, 측정환경의 부적절과 같은 계통적인 오차 (systemic error)까지도 재검을 통하여 사전에 발견하여 수정보고 함으로서 검사결과에 대한 신빙성을 더욱 높이고 있다.

Delta check (변화치검색)란 현재의 검사결과치와 지난번 검사치와 비교하여 일정기준 이상을 벗어난 값의 변화를 보였을 때, 그 변화의 원인을 조사한 후 재검 등을 통하여 확인하여 data를 수정해 주는 것이다.

- $\text{Delta} = \dfrac{\text{오늘결과} - \text{전결과}}{\text{전결과}} \times 100$

Panic check (경고치검색)란 환자의 현재 검사결과가 생명이 위험할 정도로 참고치로부터 크게 벗어난 수치일 때, 원인 조사 및 재검 등의 과정을 거쳐 확인하는 것이다.

원인조사를 위한 예를 든다면 아래와 같다.

- 백혈구 증가시 : 발열 유무
  감염증후
  항암화학요법 유무
- 혈소판 증가시 : 수혈 유무
  종류 (적혈구 농축액, 혈소판 농축액, 전혈, …)
  양, 항암화학요법 유무
- 혈소판 감소시 : 수혈 유무 (언제, 수술명)
  출혈 정도

Dalta치와 Panic치의 변화폭을 너무 좁혀 잡으면 많은 수의 점검요망표시가 전산결과에 뜨기 때문에, 일일이 재검하여 확인해야 하는 등의 업무가 과다해지므로 문제가 될 수 있다. 병원규모나 실정에 맞게 운영해야 될 것이며, 확인 검사 후 data를 수정하거나 또는 전번 검사성적 그대로를 입력함으로써, 최종검사 보고가 이루어지게 된다.

표 4-6. Routine CBC항목의 Delta 및 Panic value 검색범위의 준거

항 목	참 고 치	Panic value		Delta(%)
		Low	High	
WBC	4,000~10,000	2,000	20,000	50 %
RBC	M 4.2~6.3 F 4.0~5.4	2.0	6.5	25 %
Hb	M 13~17 F 12~16	8.0	18.0	20 %
HCT	M 39~52 F 36~48	25	55	20 %
MCV	80~100	70	120	
PLT	150~350	50,000	700,000	50 %
segment neutrophil	50~75	30	85	50 %
Band	↓5		6	↑200 % ↓400 %
Lymphocyte	20~44	10	50	50 %
Monocyte	2~9		10	↑100 % ↓160 %
Eosinophil	1~7		10	↑100 % ↓160 %
Basophil	0~2		2	↑200 % ↓400 %
Blast		1 %		
Promyelocyte		1 %	1	20 %
Myelocyte		1/100WBC		

학습토의

1. 자동혈액분석기의 측정원리를 설명하시오.

2. 각 cell들의 histogram을 설명하시오.

3. Delta check와 Panic value에 대해서 설명하시오.

4. 자동혈액분석기의 종류를 열거하시오.

5. 자동혈액분석기에서 검사되는 종목들을 열거하시오.

6. 각 검사종목들의 참고치를 열거하시오.

7. Automatic cell counter에서의 reticulocyte의 검사원리를 설명하시오.

제5장 특수혈액학적 검사

Special Hematologic Test

용혈빈혈 (hemolytic anemia)은 골수의 조혈능력은 정상이지만 적혈구 파괴속도가 증가하여 발생한다. 적혈구의 평균 수명은 약 90~120일이며 성인의 경우 골수에서는 기본적혈구 생성 속도의 6~8배까지 증가시킬 수 있으나 이를 초과하여 용혈이 일어날 경우 빈혈이 발생한다. 크게는 선천성 용혈빈혈과 후천성 용혈빈혈로 구분할 수 있는데, 선천성 용혈빈혈은 적혈구 모양의 이상, 적혈구내 효소의 이상, 혈색소의 이상으로 용혈이 발생한다. 후천성 용혈빈혈은 적혈구는 정상적으로 생성되나 순환 혈액 내에서 면역학적, 물리적 또는 화학적 변화에 의하여 그 수명이 단축되어 발생한다. 환경적 요인에 의한 용혈은 적혈구에 대한 항체가 형성됨으로서 용혈이 일어나는 면역성 용혈빈혈과 비장 비대로 인한 용혈빈혈 등이 있다. 이 장에서는 용혈빈혈을 진단하는데 필요한 검사에 대해서 주로 다루었다.

또한 자가면역성 질환인 SLE (systemic lupus erythromatosus)를 진단하기 위한 LE cell 검사에 대해서도 설명하였다.

01 이상혈색소 검사 (Abnormal Hemoglobin Test)

학습목표

1. Methemoglobin의 특징과 검사원리를 설명할 수 있어야 한다.
2. Hb S의 특징과 검사원리를 설명할 수 있어야 한다.
3. Hb F의 특징과 검사원리를 설명할 수 있어야 한다.
4. 혈색소 전기영동검사법의 원리와 결과를 설명할 수 있어야 한다.

1 Methemoglobin 검사

1) 원리

Potassium cyanide (KCN)을 methemoglobin이 함유된 혈액에 가하면 methemoglobin은 cyanmethemoglobin으로 전환되어진다. Cyanmethemoglobin의 흡수계수 (absorption coefficient) 540 nm는 methemoglobin (630 nm)보다 적다. 만일 methemoglobin이 존재한다면, KCN을 가한 후에 흡광도의 감소가 나타나게 되며, 이것은 methemoglobin양과 비례되어 감소하기 때문에 정량을 할 수 있다.

2) 기구

Spectrophotometer

3) 시약

① Ammonia water 약 0.1 %

Conc. NH_3, 25 g NH_3/100 mL	4 mL
Distilled water	1,000 mL

② Potassium cyanide (KCN) powder　　극미량

4) 검사방법

① 10 mL의 0.1 % ammonia 용액을 넣은 50 mL volumetric flask에 잘 혼합된 EDTA 혈액 1 mL를 넣고 0.1 % ammonia 용액으로 50 mL mark까지 채우고 잘 혼합한다.

② Cuvette 2개에 7부 정도까지 위의 희석된 혈액을 넣는다 (No. 1과 No. 2).

③ 증류수를 맹검 (blank)으로 540 nm에서 10 mm cuvette를 사용하여 흡광도를 읽는다 (No. 1 cuvette).

④ No. 2 cuvette에다 KCN을 applicator wood로 조금 묻을 정도의 양을 떠서 넣고 parafilm을 덮고 잘 혼합한다.

⑤ D.W.를 blank로 540 nm에서 No. 2 cuvette의 흡광도를 읽는다.

5) 계산

$$\text{Methemoglobin (g/dL)} = \frac{\text{KCN을 넣기 전의 흡광도 (No. 1)} - \text{KCN을 넣은 후의 흡광도 (No. 2)}}{0.036}$$

참고

① 위에 적은 공식에서 0.036은 Beckman DU spectrophotometer로 10 mm cuvette를 사용했을 때 적용된다.

② 사전에 methemoglobin 함량을 알고 있는 용액을 사용하여 이 방법으로 분석하여 통계적으로 얻어진 것이다.

6) 참고치

2 % 이하

2 Hemoglobin S 검사

A. Sodium metabisulfite method

1) 원리

환원제인 sodium metabisulfite 용액을 혈액과 혼합하면 혈액 속의 산소를 제거시켜 산소결핍 상태가 된다. Hb S는 산소 결핍상태에서 적혈구의 형태를 낫형 (sickle shape)이나 반월형

(crescent)으로 변형시키므로 낫적혈구빈혈 (sickle cell disease) 또는 낫적혈구형질 (sickle cell trait)에서는 적혈구가 변형되어지고 정상 적혈구는 정상 원반형태로 남게 되어 screening 검사에 이용할 수가 있다. 확인검사로는 Hb electrophoresis를 통하여 인정되어야 한다.

2) 시약

2 % sodium metabisulfite ($Na_2S_2O_5$) 용액

$Na_2S_2O_5$	200 mg
Distilled	10 mL

이 용액은 검사 당일 만들어 사용해야 하며 1일간 안정하다.

3) 검사방법

① Slide glass상에 모세관혈액 (손가락 끝 마디에 고무 band를 매고 5분가량 압박시킨 후 채혈하면 더욱 좋다) 또는 잘 혼합된 EDTA 혈액 한 방울을 놓는다.

② 즉시 2 % sodium metabisulfite 용액을 한 방울 가해준 후 applicator로 혼합한다.

③ Cover glass (22 × 40 mm)를 덮고 살짝 눌러서 고르게 퍼지게 한 다음 petroleum jelly나 vaseline으로 건조방지를 위해 cover slip 끝부분을 모두 봉입한다. 그림 5-1에서와 같이 Petri dish 안에 여과지를 깔고 물로 적시어 습윤 상태를 만든 뒤 이곳에 최소 30분간 방치한다.

④ 고배율 (×450) 현미경하에서 관찰한다. 1시간, 2시간 사이를 두고 경검한다. Sickling 현상을 보기 위해서는 1시간이면 충분하다. Hb SS disease 또는 sickle thalassemia

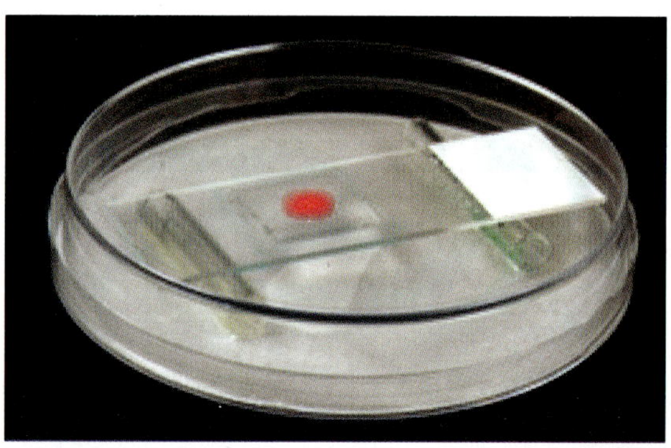

▶그림 5-1. 습윤상태의 Petri dish

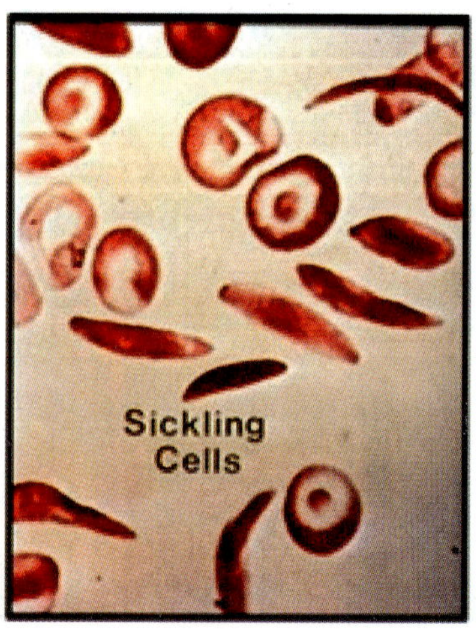

▶그림 5-2. 양성 sickle cell들 (sodium metabisulfite 처리)

인 경우는 즉시 생기기 시작하지만 sickle cell trait는 진행되는 것이 늦어지기 때문에 충분한 시간이 필요한 것이다.

4) 결과

그림 5-2에서 보이는 sickle cell이 나타난다면 양성이다.

5) 오차원인

오래된 2 % metabisulfite 용액을 사용하면 검사결과 위음성 (false negative)이 나오게 된다.

B. Dithionite solubility test (Ferrohemoglobin solubility test)

Dithionite 용액에서 Hb S는 잘 용해되지 않고 침전되어 불투명한 상태가 되지만 Hb A, Hb F 등 다른 혈색소는 용해도가 높아 투명하여 Hb S를 구별할 수 있는 screening 검사이다.

1) 시약

① 2.5 M phosphate buffer

KH_2PO_4	16.9 g
K_2HPO_4	21.7 g
D.W.	100 mL

② Sodium dithionite ($Na_2S_2O_4$) 20 mg

③ Barbital buffer pH 8.6

④ 0.9 % saline

2) 검사방법

① EDTA 혈액 1 mL를 saline으로 3번 세척하고 packed cell만 남긴다.

② Packed cell 양의 2배 정도의 barbital buffer를 넣고 냉동실에서 얼리고 하룻밤 방치한다. 다음 날 냉동실에서 꺼내 4℃ 냉장고에 넣고 녹인다

③ 시험관 2개를 준비하여 첫 번째 시험관에 sodium dithionite 20 mg과 phosphate 완충액 1.8 mL를 넣어 녹인다.

④ 이 완충액에 ③번의 용혈된 혈색소액 0.2 mL를 넣어 혼합하고 15분간 방치한 후 Whatman No. 5 여과지로 여과한다.

⑤ 두 번째 시험관에 phosphate 완충액 3.8 mL와 첫째 시험관의 여과액 0.2 mL를 넣고 혼합한다.

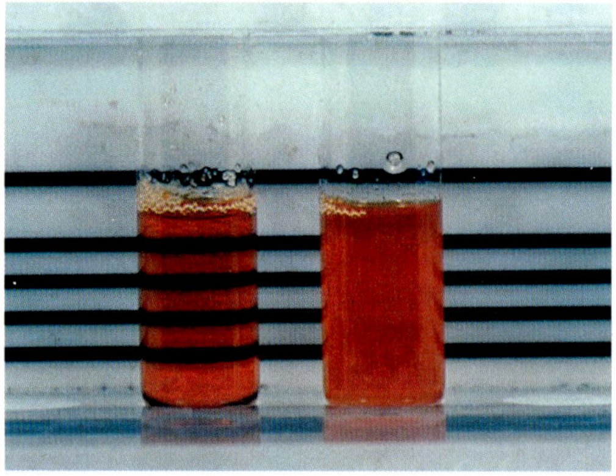

▶그림 5-3. 용해도 검사결과
(a) 높은 용해도를 보인 Hb A (b) 낮은 용해도를 보인 Hb S

⑥ Saline을 blank로 415 nm에서 A를 읽는다 (T).

⑦ Control로서 혈색소액 0.1 mL를 20 mL의 saline에 넣어 혼합하여 415 nm에서 A를 읽는다 (C).

3) 계산

$$\text{Solubility\%} = \frac{A\,(T)}{A\,(C)} \times 100$$

3 Hemoglobin F 검사

Hb F는 태아혈색소로 산성과 알칼리성에 저항성이 있으며 이것이 Hb F를 측정하는 원리가 된다. 특히 산성용액에 대한 저항은 Hb A의 2배가 되며 이것은 산 용출검사의 기초가 된다.

Hb F의 주요 특징

- Hb F는 Hb A보다 2배 빨리 methemoglobin으로 산화되어진다.
- Hb F는 비교적 높은 산소 친화력이 있으나 2, 3-DPG 결합에 대한 친화력은 감소된다.
- Hb F는 전기영동점이 Hb A보다 늦어서 Hb A와 Hb C 중간지점에 위치한다.

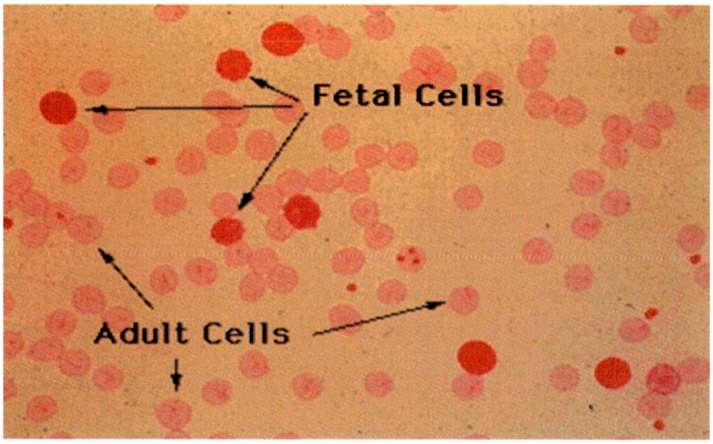

▶그림 5-4. 산성에 저항성이 있는 선홍색의 Hb F

A. Kleihauer-Betke test (Acid elution test)

1) 원리

건조시킨 도말표본을 공기건조한 후 pH 3.3의 citric acid phosphate buffer solution에 담가두면 Hb F 함유적혈구는 산에 저항력이 있어 적혈구 내에 침전되고 선홍색으로 염색되는 반면 Hb A 함유적혈구는 염색되지 않고 내용물이 없는 ghost cell로 희미하게 보인다.

2) 시약

① Citric acid-phosphate buffer solution (PH 3.2 -3.3)

- Stock 1; Sodium phosphate (Na_2HPO_4) 35.6 g + DW 1,000 mL
- Stock 2; citric acid anhydrous ($C_6H_8O_7$) 21 g + DW 1,000 mL
- Work; stock 1 14 mL + Stock 2 36 mL
- 사용전 37℃ water bath에 5분간 prewarming 한다.

② Eosin Y Solution

- Eosin Y 0.5 g + ethanol 120 mL + DW 280 mL + glacial acetic acid 2~3 drop 첨가한다.

3) 검사방법

① 혈액을 도말한 후 공기 건조로 말린다.

② 80 % ethanol에 5분간 고정한다.

③ Buffer 용액을 Coplin jar에 담고 37℃ water bath에서 slide를 6분 담근다. 6분 동안 매분마다 slide를 꺼내어 담갔다 하여 Hb A가 추출되게 한다.

④ Tap water로 수세한다.
⑤ Eosin Y로 3분간 염색한다.
⑥ 봉입한 후 현미경 1,000배에서 RBC 1,000개(또는 500개) 중에 센 Hb F 함유 RBC를 계수한다.

4) 결과

산에 저항력이 있는 Hb F가 함유된 적혈구는 Hb F가 적혈구내 침전되어 선홍색으로 염색되는 반면 Hb A를 함유한 적혈구는 염색되지 않고 내용물이 없는 ghost cell로 희미하게 보인다.

5) 참고범위(reference values)

2 % 이하 ; 1세~성인

Hb F는 생후 주당 3~4 %씩 감소하여 6개월이면 2 % 이하가 된다. Hb F가 증가되는 경우는 β-지중해성빈혈, 불안정혈색소증, 겸상적혈구증, 태아혈색소의 유전성지속(hereditary persistence of fetal hemoglobin, HPFH), Fanconi 빈혈 등이며 이들 질환의 진단에 유용하다.

참고

① 신선한 혈액으로 작성한 도말표본이 좋으며, 항응고제가 포함된 혈액을 하룻밤 놓아두면 위양성이 될 수가 있다.
② Hematocrit치가 높은 혈액은 saline으로 희석할 필요가 있다.
③ 고정한 경우 Hb A와 Hb F는 80 % alcohol로 용혈하기 어렵게 되며, 그 효과는 고정시간이 긴 만큼 더 어려우므로 고정시간은 5분을 넘지 않도록 한다. 완충액의 pH는 고정법에 따라 다르며, 80 % alcohol로 고정한 경우에는 완충액의 pH는 3.1~3.3이 좋다.

4 헤모글로빈 전기영동법(Hemoglobin electrophoresis)

Hemoglobin 전기영동법은 알카리성, 중성, 산성 전기장 하에서 아미노산 하전상태의 변화를 파악하는 것이다. 전압, 완충액의 pH와 이온강도, 지지체(supporting media)의 특성, 혈색소 분자의 모양, 크기, 전기침투현상 등에 영향을 받게 된다. 전압을 높이면 영동이 빠르나 열이 많이 발생하여 단백의 변성이 초래될 수 있고 이온강도를 낮게 하면 영동거리가 길어지게 된다.

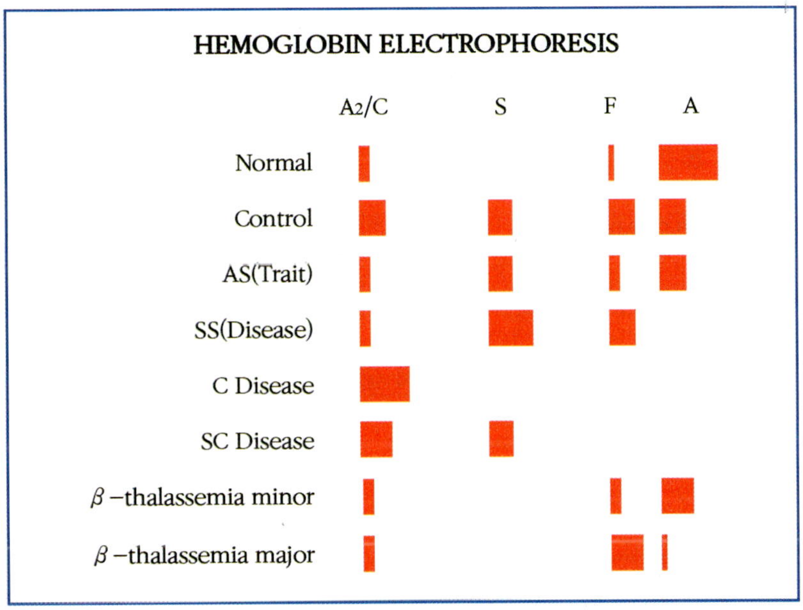

▶그림 5-5. Hb 전기영동 상

다. Hb A = 97 %, Hb A_2 = 2 % Hb F = 2 %

② Sickle cell trait (Hb AS)

Heterozygous (양친 중 한 명만 이상혈색소증일 때)인 경우 gel상에서 Hb A와 Hb S 이모두 나타나고 HB A_2와 Hb F도 나타난다.

③ Sickle cell anemia (Hb SS)

Homozygons (양친 모두 이상혈색소증)일 때는 Hb S만 나타난다. Hb A는 보이지 않고 Hb F는 증가하고 Hb A_2는 약간 증가할 수 있다.

④ Hemoglobin C disease (Hb CC)

Hb C가 나타나며 Hb A는 나타나지 않는다.

⑤ Sickle cell hemoglobin C disease (Hb SC)

Hb S와 Hb C가 동량 생산되어진다. Hb SS보다는 질환이 약하다.

⑥ Hemoglobin C trait (Hb SC)

Hb C, S band가 모두 나타나고 Hb A가 관찰될 수도 있다.

⑦ β−thalassemia minor

Hb A의 양은 감소되어지고 Hb A_2의 양은 4~7 %도 증가되고 Hb F가 관찰된다.

⑧ β−thalassemia major

Hb F가 50~95 % 이상 출현한다. Hb A_2의 양은 약간 증가되고 Hb A는 거의 볼 수 없다.

학습토의

1. 이상혈색소 (abnormal hemoglobin)의 종류를 설명하시오.

2. Methemoglobin의 특징과 검사법을 설명하시오.

3. Hb S의 특징과 검사법을 설명하시오.

4. Hb F의 특징과 검사법을 설명하시오.

5. Hb 전기영동법의 결과로 나타나는 Hb를 ⊖에서 ⊕방향으로 나열하고 질환별로 설명하시오.

02 적혈구 취약성검사 (Erythrocyte Osmotic Fragility Test)

학습목표

1. 적혈구 취약성검사 원리를 설명할 수 있어야 한다.
2. 저장식염수에서 sperocyte와 target cell의 변화에 대해서 설명할 수 있어야 한다.
3. 정상적혈구에서 용혈이 시작되는 농도와 완전용혈되는 식염수 농도를 설명할 수 있어야 한다.

적혈구막은 수분과 전해질의 출입이 허용되는 반투과막(semipermeable membrane)으로 되어 있다. 이 반투과막 사이에서 적혈구 세포질과 혈액 및 조직액(tissue fluid)간에 삼투현상이 생기게 된다. 이것을 이용하여 적혈구막의 취약성 검사를 하게 되는데 적혈구 취약성 검사는 구상적혈구에 의한 용혈빈혈의 진단에 유용하다.

적혈구를 저장식염수(hypotonic saline)에 넣으면 수분이 흡수되어 팽창(swelling)되면서 모양이 구형으로 변형되고, 막의 저항성이 적혈구내 삼투압을 이기지 못하면 적혈구가 파괴되어 용혈이 일어나게 된다. 이렇게 저장식염수 중에서 용혈을 일으키는 것을 삼투압 취약성 증가(삼투압 저항성 감소)라 하고 반대로 고장식염수(hypertonic saline)에 넣으면 수분이 빠져나가 쭈굴쭈굴하게 수축(shrinkage) 되어지는 것을 삼투압 취약성 감소(삼투압 저항성 증가)라 한다(그림 5-6). 구형적혈구(spherocyte)는 적혈구 용적에 비해 표면적이 작기 때문에, 정상적혈구

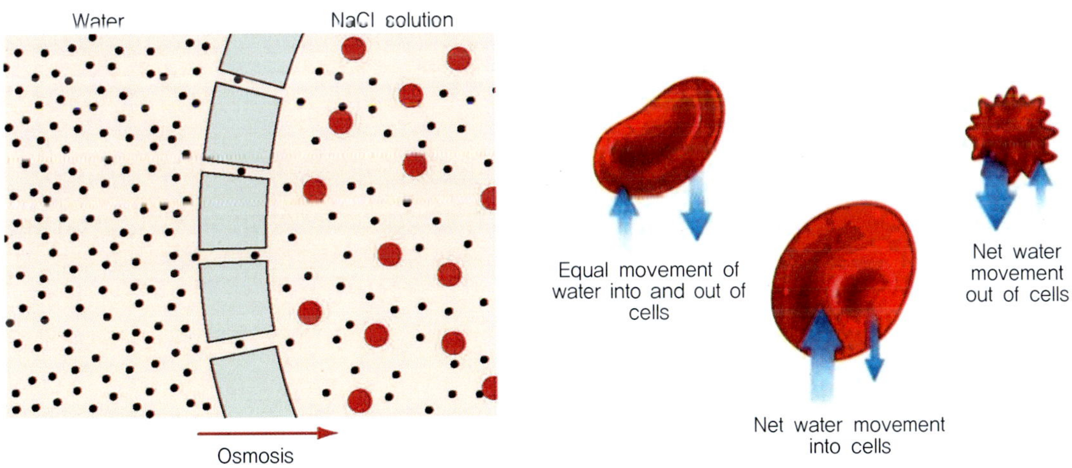

▶그림 5-6. 적혈구 취약성 검사와 원리

보다 저장식염수에서 쉽게 용혈을 일으키는 특성을 가지고 있다.

여러 단계의 저장식염수(hypotonic saline)에서 용혈이 시작되는 시험관과 완전히 용혈이 된 시험관의 식염수 농도(%)를 봄으로서, 적혈구 취약성 정도를 파악할 수가 있다. 적혈구의 취약성은 저장정도(hypotonicity)와 온도, 시간, pH 및 혼합비율에 의해 좌우되므로 표준상태의 유지가 중요하고 반드시 정상대조를 동시에 실시해야 한다.

A. Sanford 변법(정성법)

1) 원리

여러 단계의 농도가 다른 저장 식염수용액에 혈액을 넣어 실온에 일정시간 방치했을 때 적혈구 용혈의 저항성(resistance)이 증가 또는 감소하는가를 보는 것이다.

2) 시약

- 1 % NaCl 용액

NaCl (특급)	1.0 g
증류수	100 mL

NaCl 특급 표준액 제조용이 아니면 100℃/2~3시간 고온 건조기에서 수분을 빼고 desicator 안에서 식힌 후 정확히 잰다.

3) 기구

① Serological pipette	1 mL
② 3부 또는 4부 시험관	26개
③ Centrifuge	

4) 검체

항응고제가 포함되지 않은 탈섬유소혈액(defibrinated blood)이 가장 이상적이지만 여건상 어려움이 있고 heparinized blood면 된다. 또한 EDTA blood도 사용할 수 있다. Oxalate는 fragility에 변화를 주기 때문에 사용하지 않는다.

5) 검사방법

① 3부 시험관을 13개씩 2조 준비한다(한 조는 건강인의 대조검사용).

② 1 % NaCl 용액을 첫 시험관에 0.68 mL, 두 번째 0.64 mL, 세 번째 0.60 … 0.20 mL

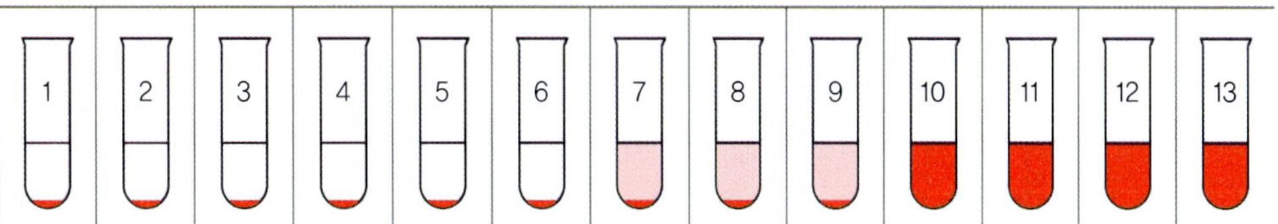

시험관 No.	1	2	3	4	5	6	7	8	9	10	11	12	13
1 % NaCl액	0.68	0.64	0.60	0.56	0.52	0.48	0.44	0.40	0.36	0.32	0.28	0.24	0.20
증류수	0.32	0.36	0.40	0.44	0.48	0.52	0.56	0.60	0.64	0.68	0.72	0.76	0.80
농도(%)	0.68	0.64	0.60	0.56	0.52	0.48	0.44	0.40	0.36	0.32	0.28	0.24	0.20

▶그림 5-7. 적혈구 취약성검사 정성법의 술식

까지 0.04 mL 간격으로 넣는다 (0.02 mL 간격으로 넣으면 더욱 좋다).

③ 증류수를 같은 방법으로 총량이 1.0 mL가 되도록 첫 시험관에 0.32 mL, 두 번째 0.36 mL, 세 번째 0.40 mL … 0.80 mL가 되도록 넣고 parafilm을 씌워서 잘 혼합한다 (그림 5-7).

④ 21~22 G needle을 끼운 주사기로 동일 각도에서 heparinized blood 한 방울씩 관벽에 묻히지 않고 희석된 용액 안에 넣고 잘 혼합한다.

⑤ 실온에서 2시간 방치시킨다. 또는 냉장고 (4~6℃)에 방치해도 된다. RBC가 충분히 가라앉지 않을 경우 원심침전 (2,000 rpm/5분) 시킨 후 판정한다

⑥ 판정방법은 상층이 용혈되기 시작하는 첫 시험관의 NaCl %가 용혈개시 (beginning)이고 적혈구 침전없이 완전히 용혈된 첫 시험관이 용혈완료 (complete)가 된다.

6) 참고치

Hemolysis
- beginning: 0.44~0.40 %
- complete: 0.33~0.30 %

7) 결과 및 보고방법

① 육안관찰: 분홍색으로 용혈이 나타나기 시작하는 농도가 시작점이고, 시험관 밑에 적혈구가 없는 농도가 완전 용혈이 이루어진 종말점이다 (그림 5-8, 9).

② % hemolysis (원심분리 후 540 nm에서 상층액의 흡광도를 측정)

$$\% \text{ hemolysis} = \frac{A_{x\%} - A_{0.85}}{A_{0.0\%} - A_{0.85}} \times 100\ \%$$

③ 그래프 작성 (그림 5-10)

X좌표 - 식염수 농도 %

Y좌표 - % hemolysis

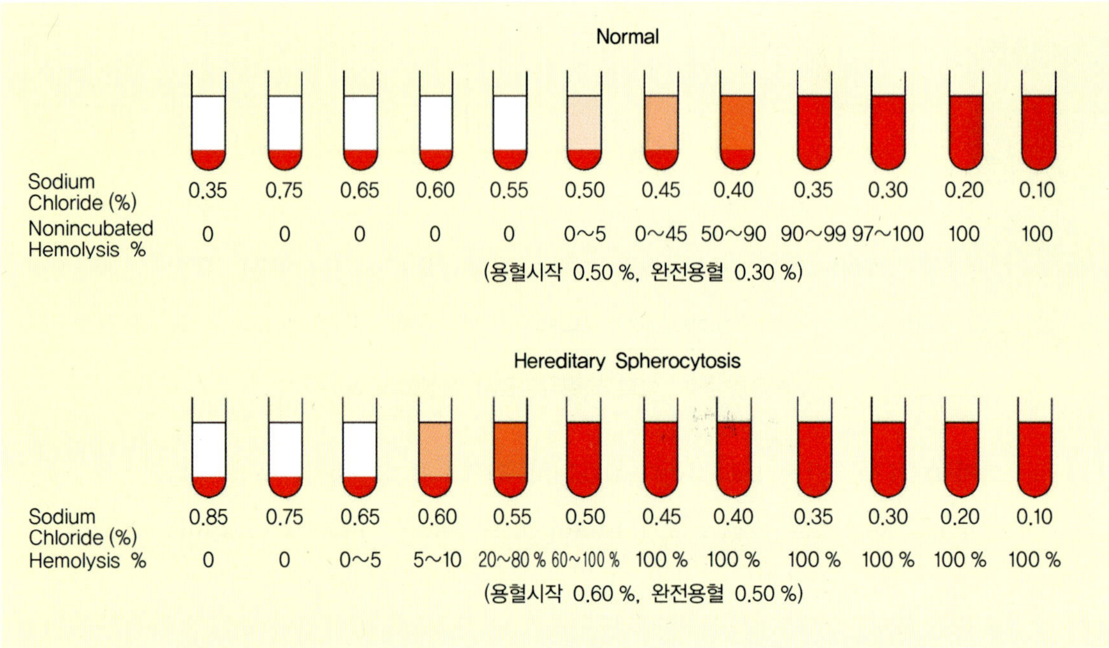

▶그림 5-8. 건강인 및 유전성 구형 적혈구증의 적혈구 취약성 검사 결과 비교

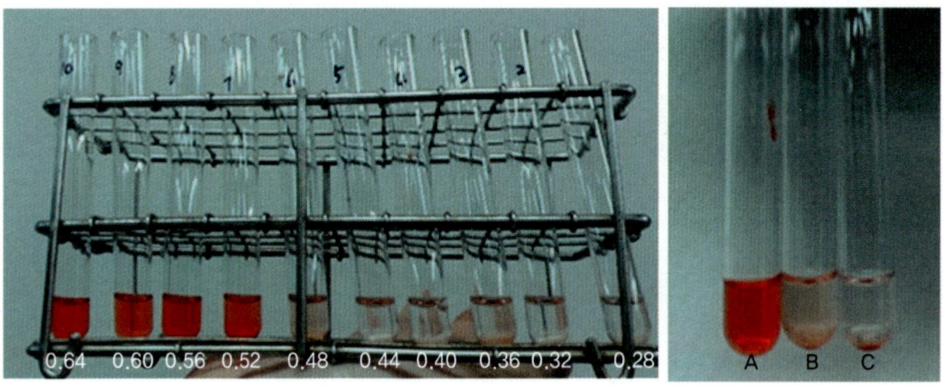

▶그림 5-9. 적혈구 취약성검사 결과사진
A: 완전용혈, B: 용혈시작, C: 용혈안됨

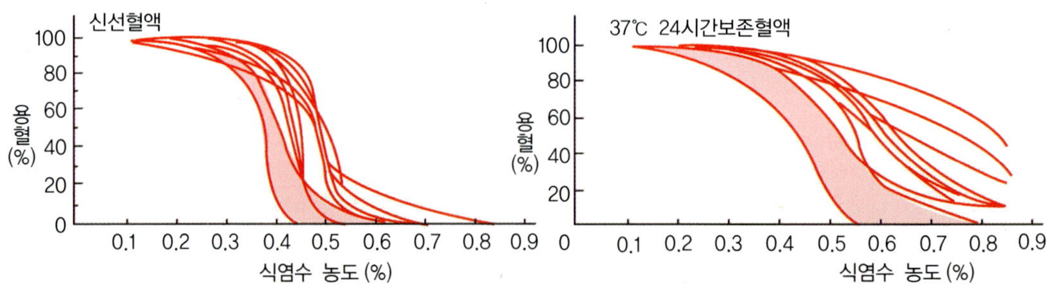

▶그림 5-10. 신선혈액 검체와 37℃/24시간 incubation 검체의 비교 (유전성 구형 적혈구증의 예)

여러 질환들에서의 적혈구취약성 검사결과와 적혈구 취약성 검사와 관련 질환을 표 5-1과 그림 5-11에 설명하였다.

표 5-1. 여러 질환들에서의 적혈구 취약성검사 결과

질 환 명	Beginning (% saline ± 1 S.D.)	Complete hemolysis (% saline ± 1 S.D.)
Hereditary spherocytosis	0.68 ± 0.14 (때로는 0.85%에서 용혈개시)	0.46 ± 0.10
Pernicious anemia	0.48 ± 0.04	0.36 ± 0.02
Thalassemia	0.38 ± 0.04	0.20 ± 0.06
Sickle cell anemia	0.36 ± 0.02	0.20 ± 0.04
Sickle cell trait	0.44 ± 0.04	0.32 ± 0.04
Hemoglobin C disease	0.34	0.22
Iron deficiency anemia	0.38 ± 0.02	0.28 ± 0.02

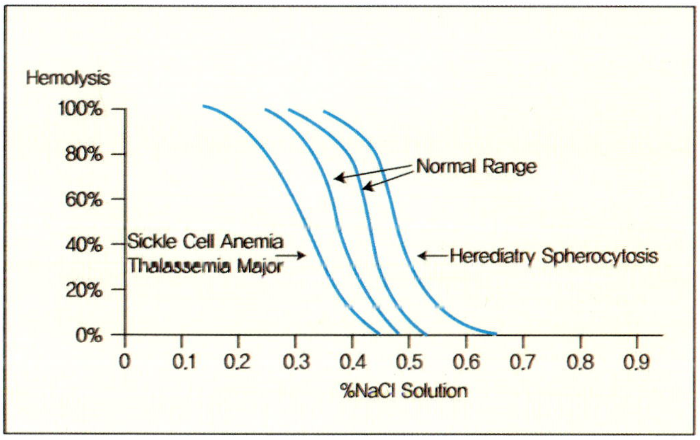

저항성 증가 (취약성 감소)	저항성 감소 (취약성 증가)
1. 간질환	1. 유전 구형적혈구증
2. 비장절제술	2. ABO 용혈 질환
3. 낫적혈구성 빈혈	
4. 지중해 빈혈	
5. 철결핍 빈혈	
6. 적무구증	

▶그림 5-11. 적혈구 취약성검사와 관련 질환

학습토의

1. 적혈구 취약성 검사의 의의를 설명하시오.

2. 저장액 식염수에서 적혈구의 변화에 대해서 설명하시오.

3. 저장 식염수에서 spherocyte와 target cell의 변화에 대해서 설명하시오.

4. 정상 적혈구의 용혈 시작 식염수 농도와 완전용혈 되는 식염수 농도를 설명하시오.

03 자가용혈검사 (Autohemolysis Test)

학습목표

1. 자가용혈검사의 의의에 대해서 설명할 수 있어야 한다.
2. 자가용혈검사 방법에 대해서 설명할 수 있어야 한다.

Autohemolysis 검사는 유전성 구형 적혈구증 진단과 비특이 용혈성 빈혈의 여러 형을 구분하는데 더욱 의미가 있는 검사법이다.

1) 원리

멸균 heparin 처리 혈액에 glucose와 ATP를 첨가시켜 48시간 incubation했을 때 용혈의 양 (hemolysis %)으로 용혈성 빈혈과 깊은 관계가 있는 적혈구 효소(G−6PD, pyruvate kinase)의 결핍을 구분할 수 있기 때문에 이용된다.

2) 시약 및 기구

① 멸균 adenosine triphosphate (ATP)액

ATP	1 gm
멸균 saline	4 mL

② 멸균 10 % glucose액

Glucose	1 gm
멸균 saline	10 mL

③ Sterile 생리식염수액

④ Heparin 처리 혈액

⑤ 멸균시험관 13×100 mm

⑥ Drabkin's 시약 (Hb 측정법 참조)

⑦ Spectrophotometer

⑧ Centrifuge

3) 검사방법

① 멸균시험관 (cap이 있는 것) 3개에 heparin 처리 혈액 20 mL를 균등하게 나누어 넣는다.

② 멸균 ATP액 0.2 mL를 1번 시험관에 넣는다.

③ 멸균 10 % glucose액 0.2 mL를 2번 시험관에 넣는다.

④ 멸균 생리식염수 0.2 mL를 3번 시험관에 넣는다.

⑤ 세 시험관을 전도 혼합하고 37℃/24 hrs 배양한다.

⑥ 그 후 다시 전도 혼합한 뒤 37℃/24 hrs 동안 다시 배양한다.

⑦ 세 시험관을 2,000 rpm/10분간 원심분리한다.

⑧ Drabkin's 시약을 blank로 하여 세 시험관의 상층에 대해 cyanmethemoglobin법에 의한 Hb 검사를 실시한다 (plasma hemoglobin 정량검사를 해도 된다).

⑨ 세 시험관을 재부유시켜 total hemoglobin 검사를 실시한다.

4) 계산

⑨번에서 측정한 total Hb (gm/dL)으로 각 시험관의 상층부위의 Hb양을 나누어 주고 100을 곱해 주면 각각 hemolysis %를 구할 수 있다. 3번 시험관은 control 시험관으로 이용된다.

5) 참고치 (% hemolysis)

정상과 질병 구분	시험관		
	1 (멸균 A.T.P)	2 (멸균 glucose)	3 (멸균 saline)
Normal	0.1 ~ 0.8	0.1 ~ 0.8	0.2 ~ 0.4
Ⅰ형	0.4 ~ 2.0	0.5 ~ 4.0	1.0 ~ 6.0
Ⅱ형	0.2 ~ 2.0	4.0 ~ 48.0	8.0 ~ 44.0
Ⅲ형	1.0 ~ 6.0	0.2 ~ 14.0	6.0 ~ 30.0

6) 결과

① 정상 혈액은 48시간 무균 조건하에서 배양하더라도 자연적으로 용혈되지 않는다.

② 용혈성 빈혈의 세 유형에서 autohemolysis가 증가하는데 그 유형은 아래와 같다.

- Ⅰ형: glucose-6-phosphate dehydrogenase deficiency anemia, hexokinase deficiency anemia, acquired nonspherocytic hemolytic anemia
- Ⅱ형: pyruvate kinase deficiency anemia, acquired spherocytic hemolytic anemia

- Ⅲ형: hereditary sperocytic hemolytic anemia, triose phosphate isomerase 결핍증

③ Glucose와 ATP를 가해주면 때로 용혈 정도가 감소된다.
Hereditary spherocytosis일 때는 3번 control과 비교하여 1, 2 시험관 모두 크게 감소되는 특징이 있다.

④ 멸균 ATP 또는 멸균 10% glucose액 중에서 한 종류로만 사용해도 결과의 판단에 도움이 된다.

학습토의

1. 자가용혈검사의 의의에 대해서 설명하시오.

2. 자가용혈검사 방법에 대해서 설명하시오.

04 발작야간혈색뇨 검사 (Paroxysmal Nocturnal Hemoglobinuria, PNH)

학습목표

1. PNH 질환의 발생기전에 대해서 설명할 수 있어야 한다.
2. PNH의 선별검사와 확진검사에 대해서 설명할 수 있어야 한다.
3. Ham's 검사의 원리와 결과에 대해서 설명할 수 있어야 한다.
4. Sucrose hemolysis 검사의 원리와 결과에 대해서 설명할 수 있어야 한다.
5. 유세포분석기를 이용한 검사에 대해서 설명할 수 있어야 한다.
6. 유세포분석기를 이용한 검사의 결과를 해석할 수 있어야 한다.

발작야간혈색뇨 (paroxysmal nocturnal hemoglobinuria, PNH)이란 적혈구막의 이상으로 용혈현상이 반복되는 혈액질환이다. 적혈구가 면역반응에 관여하는 보체 (complement)에 과도하게 반응하며 특히 야간에 잘 일어나 그와 같은 이름이 붙었다.

분자생물학적으로는 X 염색체에 위치한 PIG-A (phosphatidylinositol glycan-class A)유전자의 체성 돌연변이 (somatic mutation)에 의한 조혈모세포의 클론성 질환으로 밝혀졌다. 이 유전자의 돌연변이로 glycosyl-phosphatidylinositol (GPI) 단백질 합성에 결함이 초래되어 세포막에 존재하는 막단백성분이 결핍된다. 이 막단백은 보체로부터 적혈구와 백혈구 및 혈소판을 보호하는데, 특히 CD55 (decay accelerating factor: DAF)와 CD59 (membrane inhibitor of reactive lysis: MIRL)가 대표적인 막단백이다 (그림 5-12). 결국 이 단백질의 결손으로 인해 혈구세포가 보체의 공격을 받아 파괴되어 용혈성 빈혈 혹은 범혈구감소증이 초래되는 것이다.

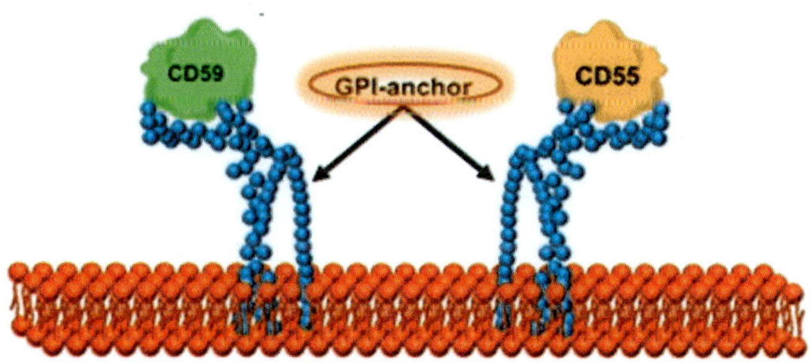

Johnson RJ et al. *Mol Pathol*. 2002;55:145-152.[1]
Adapted from Brodsky R. *Paroxysmal Nocturnal Hemoglobinuria*. 2005;419-427.[2]

▶그림 5-12. 세포막단백질

진단방법으로는 종래에 사용되어 왔던 Ham's test (acidified serum lysis test)와 자당용혈 시험 (sucrose hemolysis test or sugar water test)이 있으나, 예민도와 특이도가 낮다.

CD55/CD59 항원 검사는 PNH 환자에서 결핍되는 막단백 성분을 단클론항체와 유세포분석기를 이용하여 측정하는 직접검사법으로서, 적혈구 뿐 아니라 호중구에서도 검사가 가능하며 민감도와 정확도가 높은 확진 검사이다.

A. Ham's Test (acidified serum lysis test)

1) 원리

환자의 적혈구와 보체 (환자와 동일한 혈액형의 신선한 정상혈청이나 환자 혈청)에 0.2 N HCl을 첨가하여 37℃에서 작용시키면 산성화된 혈청 (acidified serum)은 보체의 부경로 (alternate complement pathway)를 활성화시켜 PNH 적혈구를 용혈시키는 점을 이용한 검사이다.

2) 시약

① 0.2 N HCl (17 mL HCl/1 L D.W.)

② 생리식염수

3) 검체

① 환자의 citrated blood 7~8 mL

② 신선한 환자의 혈청 3 mL

③ 정상인의 citrated blood (환자와 ABO 혈액형이 같은 혈액)

④ 신선한 정상인의 혈청 3 mL

4) 검사방법

① 환자 및 정상인의 검체를 생리식염수로 3회 세척한 후 50 % 적혈구 부유액을 만든다.

② 정상인 혈청 1 mL를 56℃ water bath에 30분간 비동화 (inactivation)시킨다.

③ 6개의 tube에 다음과 같이 실시한다.

3부시험관 No / 첨가성분	1	2	3	4	5
신선 정상혈청 (mL)	0.5	0.5	–	–	–
신선 환자혈청 (mL)	–	–	–	0.5	0.5
비동화 정상혈청 (mL)	–	–	0.5	–	–
0.2 N HCl (mL)	0.05	–	0.05	0.05	0.05
50 % 환자 적혈구부유액 (mL)	0.05	0.05	0.05	–	0.05
50 % 정상 적혈구부유액 (mL)	–	–	–	0.05	–

④ 각 시험관을 혼합한 후 1시간 동안 37℃에 incubation한다.

⑤ 2,000 rpm/5 min centrifuge하여 상층의 용혈유무를 육안적으로 관찰한다. 결과는 그림 5-13과 같은 용혈정도를 보이게 된다.

1번, 5번 시험관에 용혈이 없으면 검사가 종결되지만 용혈이 관찰되면 경과 관찰을 위해서 선택적으로 아래와 같이 정량검사를 한다.

⑥ 100 % hemolysis 준비: 50 % 정상인의 적혈구 부유액 0.05 mL를 Drabkins 시약 0.9 mL에 넣고 혼합한다.

⑦ 시험관 1~5의 상층액 0.5 mL씩 분리하여 Drabkin 시약 5.0 mL씩 넣고 혼합한다.

⑧ Zero blank로 정상인 혈청 0.05 mL에 saline 0.85 mL를 섞은 것을 준비한 후 540 nm 파장에서 ⑥, ⑦번 시험관의 흡광도를 측정한다.

5) 계산

$$\text{Hemolysis (\%)} = \frac{\text{각 시험관의 흡광도(A)}}{\text{100 \% hemolysis 시험관의 흡광도(A)}} \times 100$$

6) 결과

① Tube No. 1과 5에 용혈이 있고 2, 3, 4, 5 시험관에는 용혈이 없으면 PNH로 판정한다 (가장 중요한 PNH 판정에 고려할 점은 신선 정상혈청 + 환자 혈구부유액 + 0.2 N

Ham Test (Acidified Serum Lysis Test)

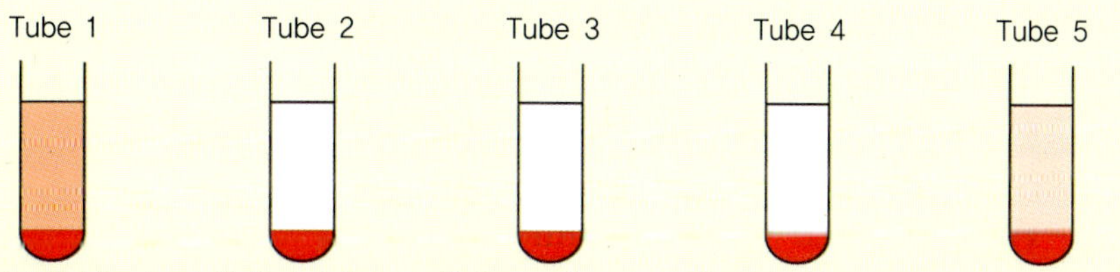

	Tube 1	Tube 2	Tube 3	Tube 4	Tube 5
	Patient cells, normal serum, 0.2N HCl	Patient cells, normal serum,	Patient cells, inactivated normal serum, 0.2N HCl	Normal cells, patient serum, 0.2N HCl	Patient cells, patient serum, 0.2N HCl
Hemolysis	↓	↓	↓	↓	↓
Normal	0	0	0	0	0
PNH	+	0	0	0	+*
CDA II (HEMPAS)	+**	0	0	0	0
Spherocytosis (hereditary or acquired)	+	+/0	+	+,0**	+

Key : PNH Paroxysmal nocturnal hemoglobinuris; CDA Congenital dyserythropoietic;
+ : 용혈 , 0 : 비용혈
*보체가 없으면 용혈안됨.
**정상혈청의 30 %에서 용혈됨.

▶그림 5-13. Ham's test 결과

HCl이 들어 있는 시험관에 용혈이 있어야 한다는 것이다).

② PNH의 용혈률은 보통 10~50 %이다 (5~80 % 범위).

③ Congenital dyserythropoietic anemia (CDA II)에서는 Ham's test 양성을 나타내지만 환자의 신선혈청 (5번 시험관)에서는 용혈이 나타나지 않는다. 추가 검사로서 sucrose hemolysis검사를 하면 음성을 나타낸다.

참고

① Ham's test는 항상 control을 사용해야 한다.
② Control은 환자의 혈액형과 일치되는 것으로 선택한다.
③ 0.2 N HCl을 첨가한 시험관의 pH는 5.6을 유지해야 한다.
④ 검사실기 tube No. 3 (보체를 비동화 시킨 것)에 용혈이 일어날 경우는 검사 과정을 다시 점검할 필요가 있다. 비동화된 보체에서 PNH cell은 용혈이 일어나지 않는다. 이런 경우에는 spherocyte이거나 항체에 감작된 혈구를 의심하게 된다.

B. Sucrose hemolysis test (sugar water test)

1) 원리

Sucrose를 첨가하면 medium의 이온강도 (ionic strength)가 감소되는데 이렇게 이온강도가 감소된 용액에서 PNH cell이 쉽게 용혈이 되는 점을 이용한 PNH 선별검사이다.

2) 시약

① Aqueous sucrose 액 (9.24 g/100 mL)

② Normal saline

3) 검체

① 환자의 citrated blood 7~8 mL

② 환자와 ABO 혈액형이 같은 정상인의 혈청 1 mL

4) 검사방법

① 환자의 혈액을 식염수로 3회 세척한 후 50 % 혈구 부유액을 만든다.

②

첨가성분 \ 시험관	tube 1	tube 2 (control)
Fresh serum	0.05 mL	0.05 mL
Sucrose sol.	0.85 mL	–
Normal saline	–	0.85 mL
환자의 50 % RBC 부유액	0.1 mL	0.1 mL

③ Tube 내의 내용물을 잘 섞고 37℃에서 30분간 가온한다.

④ 원심침전 후 육안상 용혈 유무를 판독한다. 용혈이 없으면 검사는 종결된다.

⑤ 용혈이 관찰되면 선택적으로 아래와 같이 용혈도(%)를 알기 위해 정량검사 준비를 한다.

ⓐ 100 % hemolysis 준비: 0.9 mL의 Drabkin's 시약에 50 % 환자 혈구부유액 0.1 mL를 넣고 용혈시킨 것을 100 % 용혈로 한다.

ⓑ Zero blank(맹검 준비): 환자의 ABO형과 동일한 건강인의 혈청 0.05 mL + 생리식염수 0.85 mL를 혼합한다.

⑥ Tube 1(환자의 hemolysis)의 상청액 0.5 mL를 분리해서 5.0 mL의 Drabkin's 시약에 넣어 540 nm에서 blank를 0으로 하여 흡광도를 측정한다.

5) 계산(calculation)

$$\frac{\text{시험관 1(환자의 hemolysis)의 흡광도 (A)}}{\text{100 \% hemolysis 시험관의 흡광도 (A)}} \times 100 = \text{\% sucrose hemolysis}$$

6) 참고치

용혈이 10 % 이하는 PNH 음성, 10 % 이상은 PNH 양성으로 판정한다.

참고

① EDTA, heparin 항응고제는 이 검사에 적합하지 않다.
② Control 시험관에는 trace 이상의 용혈이 보이지 않아야 한다.
③ PNH 환자의 용혈범위는 10~80 %이다.

C. Flow cytometry method

앞에서 설명한 PNH를 진단하기 위한 기본적인 검사법인 Ham 검사와 sucrose lysis 검사는 몇 가지 제한점이 있는데, 첫째로 PNH에 특이성이 높지 않고, 둘째로 적혈구에 있는 단백질의 결함만 선별할 수 있다는 점, 그리고 수혈 후에는 검사를 실시할 수 없다는 점이다. 그래서 유세포분석기를 이용하여 GPI 연결 단백질의 감소를 검출하기 위한 방법들이 개발되어 왔다. GPI 연결 단백질들 중 decay accelerating factor(DAF)인 CD55와 membrane inhibitor of reactive lysis(MIRL)인 CD59가 보체에 의한 세포의 용혈에 가장 크게 관여하는 것으로 알려져 있다. 이러한 세포막의 GPI 연결 단백질은 유세포분석법을 이용하여 적혈구나 과립구 등에서 정확하게 측정될 수 있으며, PNH의 진단에 중요한 방법으로 이용되고 있다(그림 5-14).

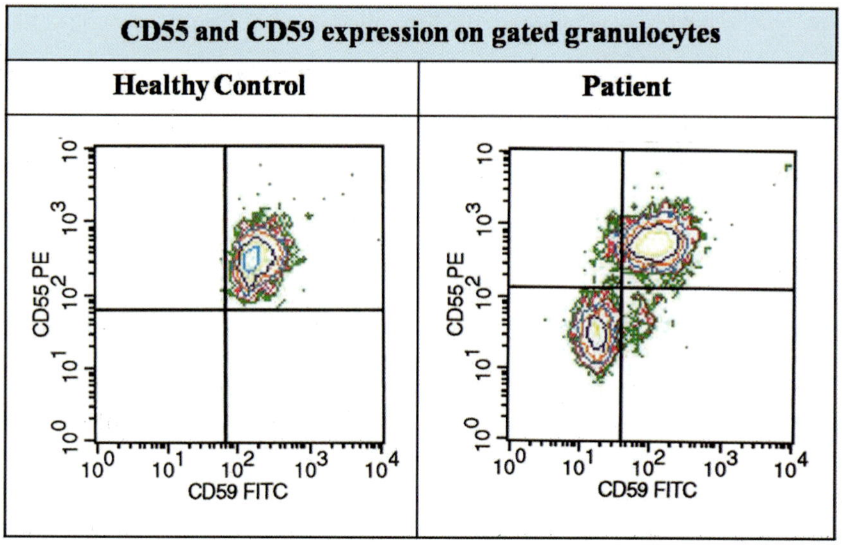

▶그림 5-14. 정상대조와 PNH 환자의 flow cytometry 결과

1) 원리

PNH의 원인이 되는 CD55 (decay accelerating factor)와 CD59 (membrane inhibitor of reactive lysis)의 결함을 검출하기 위하여 세포막에 존재하는 보체조절단백에 대한 단세포군항체인 항CD55, 항CD59 항체를 사용하여 RBC를 검출하고, FLAER, CD24, CD45, CD15를 이용하여 GPI anchor에 결합하여 모든 GPI 부착 단백에 결합함으로써 호중구 검사를 direct immuno flurescence법으로 유세포 분석기를 이용하여 검출한다.

2) 시약 및 기구

(1) 시약

① Flaer FITC, CD24PE, CD45 PerCp, CD15APC

② Anti-CD 59-FITC, anti-CD 59-PE

③ PBS

④ 1 % paraformaldehyde - PBS

⑤ Lysing solution

(2) 장비

① Flow cytometry (FACSCanto)

② Falcon 2052 tube

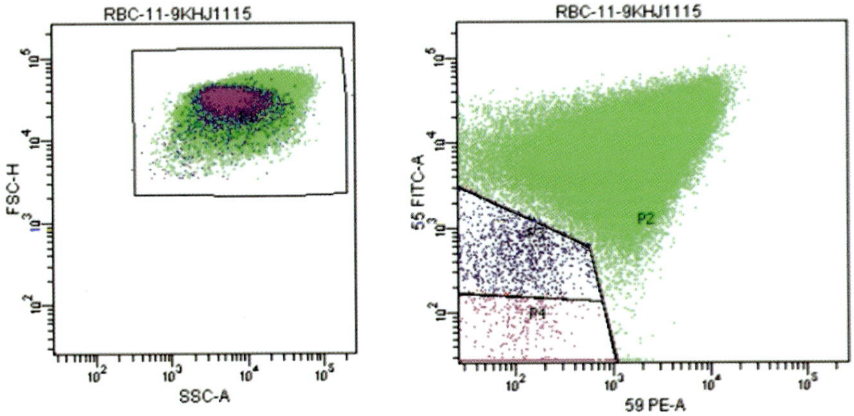

Tube: 9KHJ1115

Population	#Events	%Parent	%Total
All Events	250,000	####	100.0
P1	249,996	100.0	100.0
P2	242,863	97.1	97.1
P3	4,949	2.0	2.0
P4	2,134	0.9	0.9

Record Date: Nov 15, 2017 3:06:49 PM

Population	#Events	%Parent	%Total
All Events	250,000	####	100.000
P1	249,996	99.998	99.998
P2	242,853	97.143	97.141
P3	4,949	1.980	1.980
P4	2,134	0.854	0.854

(a)

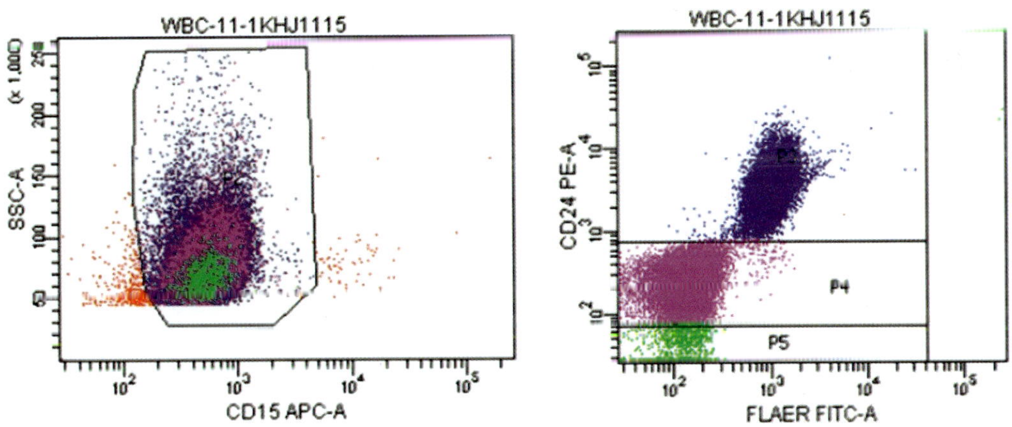

Tube: 1KHJ1115

Population	#Events	%Parent	%Total
All Events	250,000	####	100.0
P1	90,042	36.0	36.0
P2	89,650	99.6	35.9
P3	68,076	75.9	27.2
P4	20,268	22.6	8.1
P5	1,411	1.6	0.6

Tube Name: 1KHJ1115

Population	#Events	%Parent	%Total
P2	89,650	99.565	35.9
P3	68,076	75.935	27.2
P4	20,268	22.608	8.1
P5	1,411	1.574	0.6

(b)

▶그림 5-15. (a) 적혈구분석 결과, (b) 백혈구 분석결과

3) 검체

① EDTA blood 또는 heparin blood 2 mL
: EDTA인 경우 24시간, heparin인 경우 48시간 보관 가능함.

4) 검사방법

(1) 적혈구 검사법

① 2 color 방법으로 tube에 시약 CD55와 CD59를 5 μL씩 분주한다.
② Whole blood를 vortex하여 tube에 5 μL씩 분주하고, 실온에서 20분 간 차광하여 incubation한다.
③ Incubation한 후 PBS 2 mL를 분주하고 700 G (1,800 rpm)에서 5분간 원심분리하여 상층을 제거하고 cell만 남게 한다.
④ 2 mL의 PBS를 넣어 3번 washing한 다음 500 μL의 1 % paraformaldehyde-PBS를 첨가하여 FACSCanto II로 RBC gating하여 events수 250,000개를 live 분석한다.

(2) 백혈구 검사법

① 4color 방법으로 tube에 Flaer (Flaer3uL + PBS27uL) FITC/D24PE/CD45PerCP/CD15APC 시약을 8 μL씩 분주한다.
② Whole blood를 vortex하여 tube에 200 μL씩 분주하고, 실온에서 20분간 차광하여 incubation한다.
③ Incubation한 후 tube에 lysing 용액 2 mL를 분주하고 실온에서 10분간 차광하여 incubation한다.
④ 2 mL의 PBS를 넣어 2번 washing한 다음 500 μL의 1 % paraformaldehyde-PBS를 첨가하여 FACSCanto II로 WBC gating하여 events수 250,000개를 분석한다.

5) FACScanto II 분석

(1) Aquisition

통계학적으로 적혈구 및 백혈구 수를 임상적인 정밀도나 정확도를 위해 250,000개 이상이 되도록 collect한다.

(2) 적혈구(RBC) 분석

① Global work sheet에서 +를 열면 여러 개의 histogram이 나타난다.

② X축을 SSC, Y축을 FSC을 이용하여 적혈구를 gating하여 X축을 CD59PE, Y축을 CD55 FITC로 하고 normal control을 기준하여 cell의 모양을 보면서 %를 산정한다.

③ PNH sheet를 열어 data를 대입하여 결과를 산출한다.

④ PNH→ RBC-2012-03→ 각각의 환자 data를 불러내어 gate한다.

(3) 백혈구(Granulocyte) 분석

① Global work sheet에서 +를 열면 여러 개의 histogram이 나타난다.

② WBC의 각각의 normal control을 기준하여 cell의 모양을 보면서 PNH clone size type I, type II로 %를 산정한다.

6) 결 과

Normal control 기준으로 cutoff value를 설정하고 적혈구와 백혈구 각각의 gate에서 PNH clone identified, No PNH clone로 보고한다.

RBC PNH clone size_____ %, type II____ %, type III____ %

WBC PNH clone size_____ %, type II____ %, type III____ %

그림 5-15(a)의 적혈구 분석결과를 보면 전체 적혈구 구역 중 양성 구역인 P3와 P4의 %는 각각 2.0%, 0.9%로 2.9%의 결과를 보였다.

그림 5-15(b)의 백혈구 분석결과를 보면 전체 백혈구 구역 중 양성 구역인 P4와 P5의 %는 각각 22.6%, 1.6%로 24.2%의 결과를 보였다.

7) 참고치

① RBC PNH clone size 1% 이상인 경우 PNH clone identified
WBC PNH clone size 1% 이상인 경우 PNH clone identified

② RBC, WBC PNH clone size 0~1% 사이인 경우 No definite PNH clone

③ RBC, WBC PNH clone size 0%인 경우 No PNH clone

8) 임상적 의의

발작성 야간혈색뇨증(paroxysmal nocturnal hemoglobinuria; PNH)은 혈구가 보체에 대한 비정상적인 감수성을 보여 용혈이 일어나는 후천성 클론성 질환이다. PNH는 혈전형성, 감염, 골수형성부전, 심한 빈혈, 용혈 등에 의한 임상 증상을 나타내고 평균생존 기간은 진단 후

5~10년 정도이나 더 장기간 생존한 예도 있는 희귀한 질병으로 알려져 있다.

PNH의 원인으로는 somatic mutation에 의해 GPI (glycosylphophatitylinositol) anchoring 결함으로 GPI anchor protein 인 DAF (decay accelerating factor, CD 55), MIRL (membrane inhibitor of reactive lysis, CD 59) 등이 PNH세포의 막에 결핍되거나 감소되어 보체활성 조절능력의 이상이 생긴 것으로 알려져 있다. PNH 세포에서 용혈이 일어나는 원인은 대량의 C3가 세포막에 부착하기 때문이며 또한 PNH 세포막에서 C3의 convertase의 높은 효율성 때문이다.

DAF는 보체 조절단백으로 고전적 및 대체 경로를 통한 보체의 활성 증가를 C3 convertase의 형성을 저해함으로서 보체의 용혈작용으로 부터 정상세포를 보호한다. MIRL은 membrane attack complex (MAC)의 형성을 차단하여 보체매개에 의한 용혈반응을 저해하는데 PNH 세포에서는 이 두 factor가 감소되어 있거나 없는 것으로 나타난다.

참고

되도록 당일 검체를 사용하여야 하고 당일 검사가 불가능한 경우 냉장 보관하였다가 익일 검사한다.

학습토의

1. PNH 질환의 발생기전에 대해서 설명하시오

2. PNH의 선별검사와 확진검사에 대해서 설명하시오

3. Ham's 검사의 원리와 결과에 대해서 설명하시오

4. Sucrose hemolysis 검사의 원리와 결과에 대해서 설명하시오

3. 유세포분석기를 이용한 검사에 대해서 설명하시오

4. 유세포분석기를 이용한 검사의 결과를 해석하시오.

05 발작한냉혈색소뇨 검사 (Paroxysmal cold hemoglobinuria, PCH)

학습목표

1. PCH 질환에 대해서 설명할 수 있어야 한다.
2. Donath-Landsteiner 항체에 대해서 설명할 수 있어야 한다.
3. Donath-Landsteiner 검사에 대해서 설명할 수 있어야 한다.

발작한냉혈색소뇨(paroxysmal cold hemoglobinuria, PCH) 질환은 자가면역성 용혈빈혈의 일종으로 면역계에 이상이 생겨 온도에 따라 적혈구에 대한 항체가 발생하여 용혈을 일으키는 질환이다. 이때 Donath-Landsteiner 항체가 생기게 되는데 이 항체는 anti-P 특이성을 가지고 있는 IgG 항체로서 온도가 낮은 곳에 있다가 따뜻한 곳으로 가게 되면 용혈을 일으킨다.

1) 원리

Donath-Landsteiner antibody test는 PCH 환자 혈액 중에 존재하는 한냉자가용혈소(autohemolysin)가 한냉시에는 적혈구와 결합하고 37℃로 다시 가온해 주면, 보체의 존재하에서 용혈을 일으키는 원리를 이용한 검사이다.

2) 기구

① 얼음덩어리(crushed ice)

② 10 × 75 mm 시험관

③ 37℃ water bath

2) 검사방법

① 37℃로 미리 가온시킨 소시험관(Ⅰ과 Ⅱ) 2개에 환자 혈액을 2.5 mL씩 넣는다.

② Ⅰ시험관은 37℃ 항온수조에, Ⅱ시험관은 ice 덩어리가 들어있는 곳에 30분간 방치한다.

③ 얼음 속에 있던 Ⅱ시험관을 꺼내 37℃ 항온수조에 넣는다.

④ Ⅰ과 Ⅱ시험관을 약 1시간 동안 혈병수축이 일어날 때까지 37℃에 둔다.

3) 결과

PCH에서는 차가운 ice 속에서 clot된 Ⅱ 시험관에서 PCH 항체가 나와 용혈을 보여 주지만, 37℃에 방치했던 Ⅰ시험관의 혈청은 용혈이 생기지 않는다.

B. Sanford's method (modified)

1) 시약 및 기구

① 10 % guinea pig complement (saline dilution)

② 환자혈액의 EDTA혈액 및 clotted blood

③ 37℃ water bath와 refrigerator

2) 검사방법

① 응고된 혈액을 37℃ 항온수조에서 1시간 동안 방치하여 혈병 수축이 된 후 혈청을 사용한다.

② EDTA 혈액을 saline으로 3회 세척하여 5 % 혈구부유액을 만든다.

③ 아래와 같이 넣는다.

첨가성분구성 \ 소시험관	1	2	3	4
5 % 혈구부유액 (mL)	0.2	0.2	0.2	0.2
환자혈청 (mL)	0.5	0.5	0.5	0.5
10 % guinea pig보체 (mL)	0.2	–	0.2	–
생리식염수 (mL)	0.1	0.3	0.1	0.3

④ 1, 2번 시험관은 30분간 냉장고에 넣어둔다. 그다음 4개의 모든 시험관을 37 ℃/2시간 방치힌다.

3) 결과

PCH에서는 1번 시험관에 용혈이 생긴다. 때때로는 2번 시험관도 생길 수 있으나 3번, 4번 시험관에서는 용혈이 생기지 않는다 (그림 5-16).

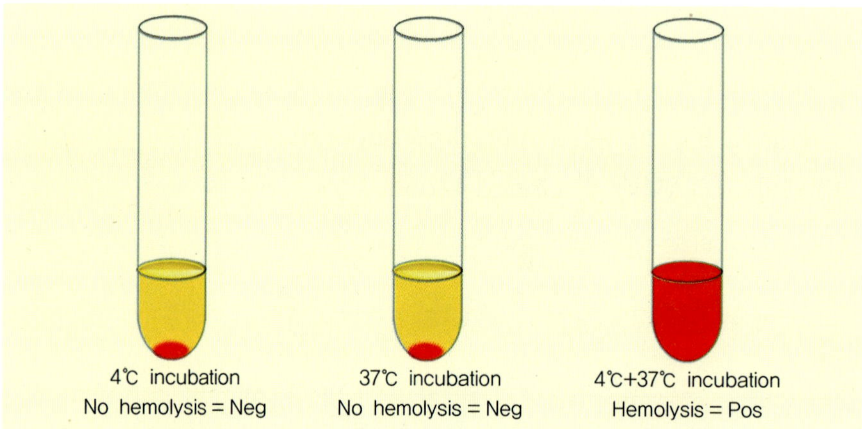

▶그림 5-16. Donath-Landsteiner test의 검사 결과

참고

Donath-Landsteiner 항체가 적혈구에 흡수되는 최대온도는 18℃이다. 그러므로 이 온도보다 저온에서 환자 혈청과 혈구부유액을 냉각되게 온도를 낮추지 않으면 용혈이 일어나지 않는다.

학습토의

1. PCH 질환에 대해서 설명하시오.

2. Donath-Landsteiner 항체에 대해서 설명하시오.

3. Donath-Landsteiner 검사에 대해서 설명하시오.

06 Heinz 소체 검사 (Heinz body test)

학습목표

1. Heinz 소체에 대해서 설명할 수 있어야 한다.
2. Heinz 소체 검사 방법과 발생질환에 대해서 설명할 수 있어야 한다.

Heinz body는 불안정 헤모글로빈이 적혈구 내에서 침전되어 적혈구막에 침전물을 형성시키는 것이다. 초생체 염색에서 증명이 되고 Romanowsky 염색법으로는 검출되지 않는다. 비장적출 후(특히 thalassemia 환자의 비장적출 후), 약제, 산화제에 중독되었을 경우 출현한다.

1) 원리

혈액을 초생체 염색시약 또는 methgl violet으로 염색하면 적혈구 가장 자리에 1~2 μm의 불규칙한 자색(purple)을 띤 Heinz body가 나타난다. 이것은 저장성(hypotonic)용액에서 적혈구를 팽창시켜서 검사하면 가장 잘 보인다.

2) 시약

① 2 % methyl violet 염색액(보존액)

Methy violet	2 gm
0.73 % NaCl	100 mL

5분간 흔들고 녹인 뒤 여과한다.

② 1 % 사용 염색액

Stock sol(보존액)과 동량의 0.73 % NaCl과 혼합하여 사용한다.

3) 염색방법

① 습윤표본법

Slide glass 위에 동량의 혈액과 1 % 사용 염색액을 놓고 22 × 40 mm cover glass를 덮은 후 vaseline으로 주위를 봉한 뒤 5분 방치 후 유침 경검한다.

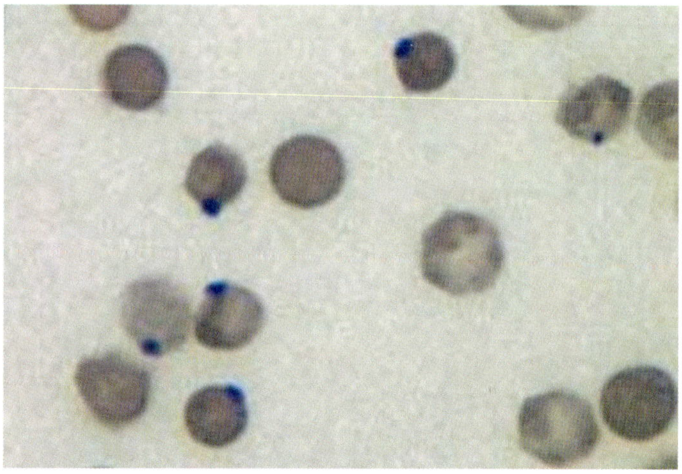

▶그림 5-17. Heinz bodies

② 도말표본법

Slide glass 위에 동량 혼합액을 소량 놓고 도말표본을 작성한다. 건조시킨 뒤 봉입제로 mounting 하고 경검한다.

③ 현미경 oil lenz 하에서 푸른색의 Heinz body를 관찰한다 (그림 5-17).

4) 결과

① 정상에서는 Heinz body는 관찰되지 않는다.

② 비장적출 후, G6PD 결핍증, 중증 지중해빈혈, 산화제로 인한 용혈빈혈 등에서 관찰된다.

참고

① Methyl violet (색소지수 42535), gentian violet, crystal violet (색소지수 42555), brilliant cresyl blue, new methylene blue도 사용되며 Methyl violet 염색이 가장 좋다.
② Methyl violet을 0.6 % 식염수액에 녹여서 Heinz 소체 염색을 처음 한 분은 Heinz (1890)였다.
③ 색소를 녹이는 저장식염수는 Beutler가 0.73 %를 사용했고 Dacie는 0.9 %를 사용했다.
④ Beutler, Cartwright는 1 % 사용 염색액을, Dacie는 0.5 %로 만들어 여과해서 사용했다.

학습토의

1. Heinz 소체에 대해서 설명하시오.

2. Heinz 소체 검사 방법과 발생질환에 대해서 설명하시오.

07 LE cell 검사 (LE Cell Test)

학습목표

1. LE cell의 생성과정 중 LE factor, LE body에 대해서 설명할 수 있어야 한다.
2. LE cell 검사방법에 대해서 설명할 수 있어야 한다.
3. LE cell과 Tart cell의 차이를 설명할 수 있어야 한다.
4. LE cell이 생길 수 있는 질환에 대해서 설명할 수 있어야 한다.

1948년 Hargraves가 전신성 홍반성 낭창증(systemic lupus erythematosus, SLE) 환자의 heparin 처리 골수천자액으로 만든 표본에서 균일하고 무구조한 봉입체를 가진 세포를 발견하였다. 그 후 SLE 환자의 혈장에 건강인 골수액을 가해서도 생기는 것을 보고하면서 이를 LE 세포라고 한 것이 시초였다.

LE 세포의 형성 1단계는 SLE 환자 혈청 중의 γ- globulin의 분획에 있는 LE 인자(일종의 항

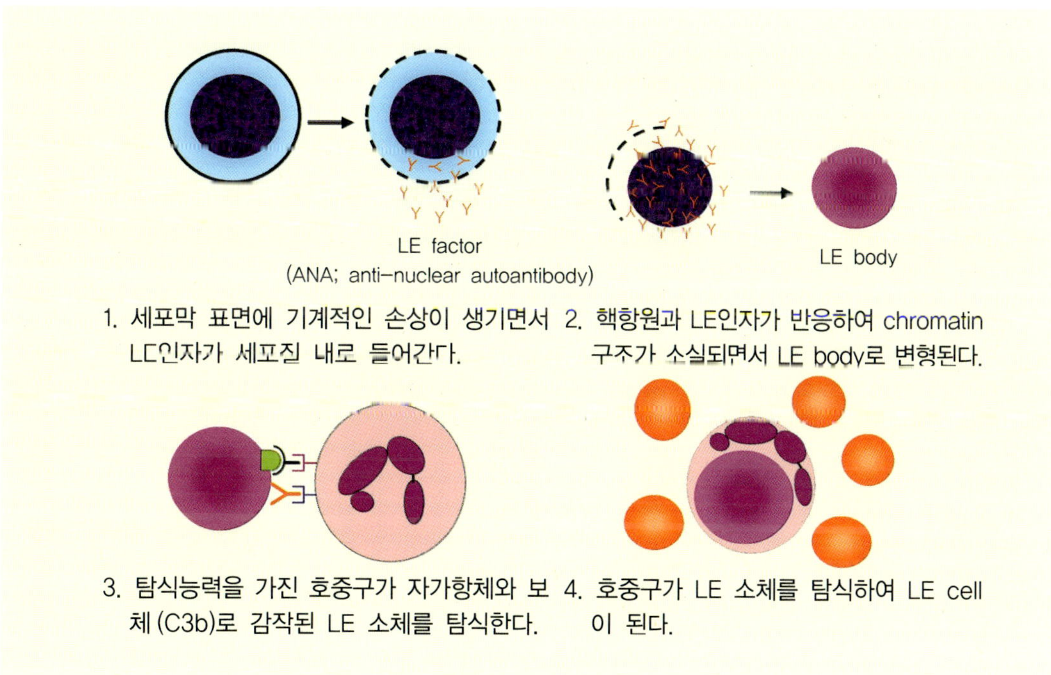

▶그림 5-18. *In vitro* 에서 LE 세포의 생성과정

핵항체, antinuclear antibody; 세포막을 통과하지 못하므로 인공적으로 세포막을 손상시켜 통과시킴)가 백혈구의 핵과 반응하고, 보체의 작용도 가해져서 핵성분이 변성 붕괴되어 균등한 무구조의 덩어리(structureless homogenous mass)로 변형되어 LE body 또는 hematoxylin body가 되는 단계이다. 2단계는 팽화되어진 LE body를 탐식능이 있는 호중구가 탐식하여 LE 세포가 형성되는 단계이다(그림 5-18).

A. Zimmer & Hargraves법 (2시간 응고법)

1) 원리

LE 세포현상(LE cell phenomenon)은 생체 내에서 자연히 생기는 것이 아니라 시험관내(*in vitro*)에서 항원-항체반응으로 생기는 현상이다. LE 세포가 형성되기 위해서는 LE 인자, 보체(탐식작용에 필요), 세포막이 파괴된 세포의 핵, 탐식백혈구가 있어야 한다.

LE 세포는 자가면역질환 환자의 LE 인자(항체)와 환자 자신의 세포핵이 항원항체 반응하여 시험관 내에서 나타나게 되므로, 충분한 기전(mechanism)을 이해해서 검사를 해야만 검출률이 높아지게 된다. 여러 종류의 방법들이 고안되어 사용되고 있으나, 현재는 환자의 혈액을 사용해서 검출하는 직접법이 가장 많이 사용되고 있다. SLE 환자는 호중구가 감소되는 질환이므로 건강인의 heparin 처리 혈액(백혈구 부유액)과 환자혈청을 혼합해서 검사하는 간접법도 있다.

2) 검사방법 (그림 5-19)

① 시험관에 정맥혈액을 10 mL 채취한다.

② 20℃ 실온(원법) 또는 37℃/2시간 방치하여 응고시킨다.

③ 분리된 혈청은 제거해 버리고 가는 철사망(fine wire sieve) 위에 혈병을 올려놓고 시험관 뒷면으로 문질러 부순다.

④ 여액을 가는 시험관에 넣고 1,500 rpm/5분간 원심분리한다(이곳에서 직접 Wintrobe tube 2개에 넣어서 1,500 rpm/5분 원심시킨 후 ⑦번과 같이 도말표본을 만들어도 된다).

⑤ Buffy coat 부위와 적혈구층 상층부 일부까지를 모세관 피펫으로 흡입하여 Wintrobe tube에 넣는다.

⑥ 다시 1,500 rpm/5분간 원심분리한다.

⑦ 상층을 제거하고 백혈구층과 적혈구층 상부를 소량 채취하여 slide glass에 놓고 혼합하여 도말표본을 3~4매 만든다.

⑧ 건조시킨 후 Wright 또는 Giemsa 염색을 실시한다.

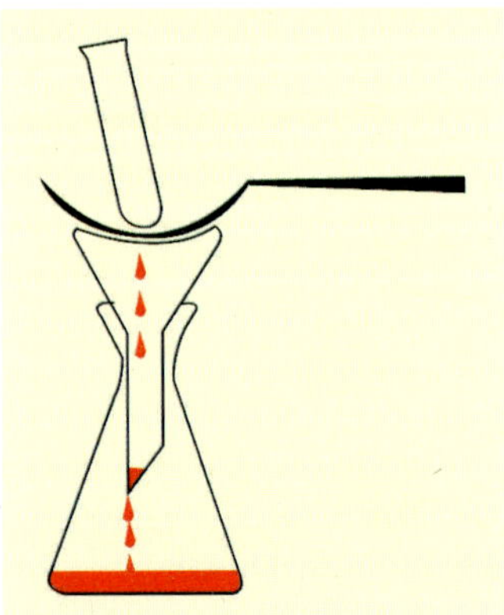

▶그림 5-19. 혈병의 분쇄법

참고

① 채혈량이 많을수록 백혈구층을 많이 얻으므로 LE cell 검출률이 높다.
② 원법에서 실온(20℃) 방치를 강조한 이유는 37℃에서는 세포변성이 많이 되기 때문에 실온에서 검사하는 것이 판별이 쉽다는 것이었다. 20℃ 이하의 온도는 LE 세포의 형성이 억제되어 진다.
③ 시간은 2시간 방치가 가장 좋으나 1~2시간도 좋다.
④ LE cell은 파괴되기 쉬우므로 centrifuge의 속도, 시간 및 도말기술이 좋아야 한다.
⑤ LE 세포의 비중은 1.054~1.062이므로 적혈구 상층부와 백혈구층의 혼합도말 표본이 좋다.

3) 결과판독 및 보고

① LE cell은 도말표본의 주변부위 및 끝부분에 모여있는 경우가 많다. 저배율로 관찰하고 의심이 나는 세포가 있으면 유침렌즈로 확인해야 한다.

② 그림 5-21 (a)의 화살표 표시된 LE소체(엷은 적자색의 균일한 무구조의 둥그스린 핵으로 크로마틴구조가 안보임)를 호중구가 탐식한 것이 LE 세포이다. 크기는 15~18 μm 정도로 호중구의 1.5~2배의 대형세포로 LE 소체를 보통 1개 탐식한 것이 많지만 드물게는 2개 이상의 LE 소체를 탐식한 것들도 볼 수 있다.

③ 때로는 LE 소체를 여러 호중구가 둘러싸서 rosette 형성을 한 것도 볼 수가 있다. LE 인자와 반응하는 세포의 핵은 보통 호중구이지만 때로는 림프구일 수도 있다. 탐식세포도 주로 호중구이지만 때로는 단구와 호산구도 참여하고 있다.

④ 그림 5-21 (b)의 Tart 세포와 LE 세포를 감별해야 되는데, Tart 세포는 보통 단구(monocyte)가 다른 세포를 탐식하여 생긴 것으로서 임상적 의의가 없다. Tart 세포는 크기가 LE 세포보다 작아서 8~10 μm 정도이며 크로마틴 구조가 명확하게 보이는 것이 특징

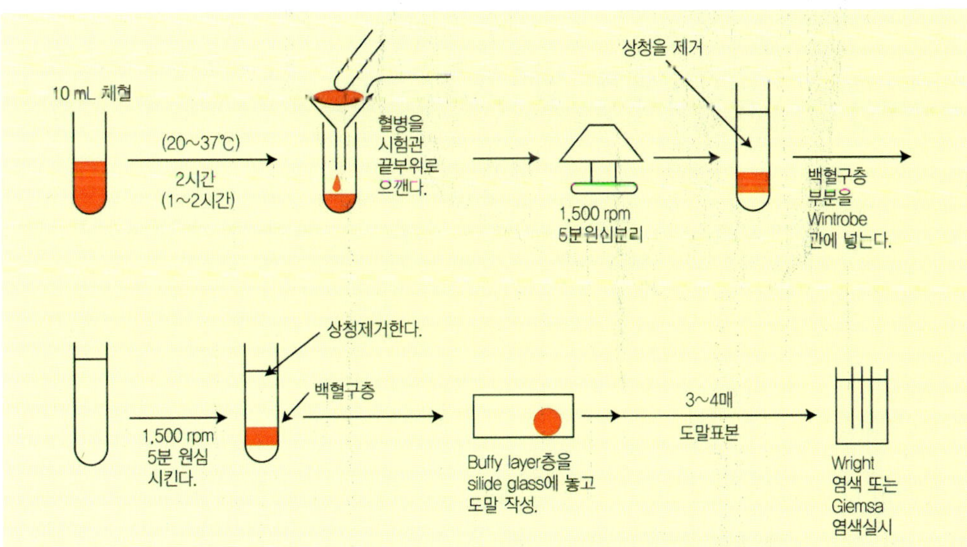

▶그림 5-20. Zimmer & Hargraves법의 검사도해

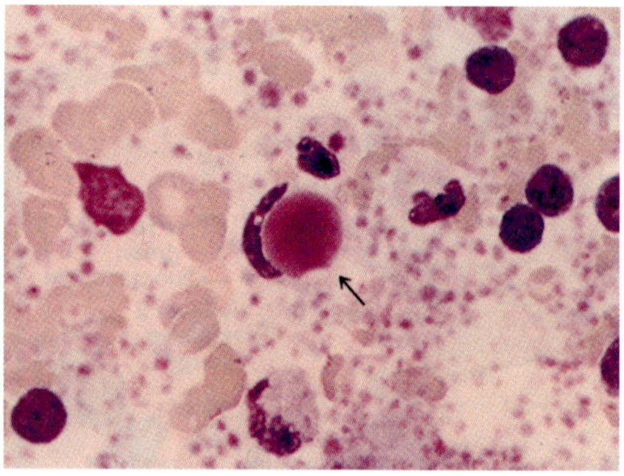

(a)

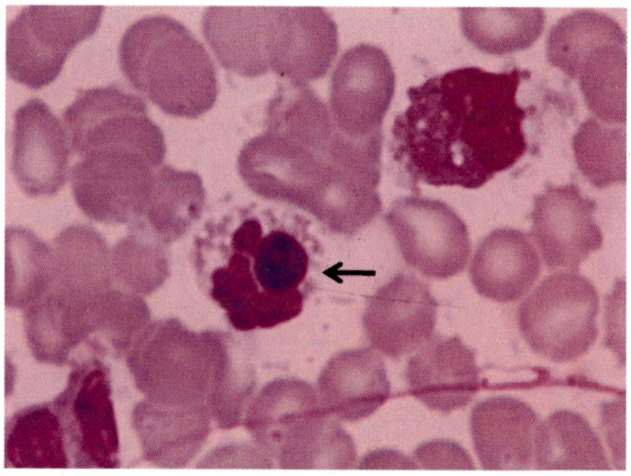

(b)

▶그림 5-21. LE cell (a) 과 Tart cell (b)

이다. Tart 세포는 정상 핵탐식작용에 의해 생긴 것으로 핵의 구조를 잘 관찰하면 판별하기에 어려움이 없다.

⑤ 보통 3매 정도의 표본을 주의 깊게 관찰하는데 20~30분간에 걸쳐서 관찰하는 습관을 기르고 음성 (negative) 또는 양성 (positive)으로 보고한다. 양성 보고는 표본에서 두 개 이상의 진성 LE 세포를 관찰한 후 해야 한다.

참고

① SLE 환자에서의 LE 세포 검사 양성률은 약 80 % 정도이다. 검사법에 따라서 LE 세포의 양성률의 차이를 볼 수 있는데 직접법이 간접법보다 양성률이 높으며 항응고제를 사용하지 않는 방법이 양성률이 높다.
② SLE 환자의 20 % 정도가 VDRL 검사에서 양성이고, 정구성 정색소성빈혈, 백혈구감소증, 혈소판감소증, ESR 증가, hyper γ-globulinemia, 단백뇨를 동반하게 된다.

B. 간접법 (건강인 백혈구 부유액을 사용하는 검출법)

1) 원리

간접법은 환자의 혈액을 충분히 채혈할 수 없을 경우 또는 백혈구수가 현저하게 감소되었을 경우 사용된다.

2) 검사방법

① 환자혈청 준비

10 mL의 정맥혈액을 채취하여 실온에서 응고시킨 뒤 혈청을 분리하여 사용할 때까지 -20℃에서 동결시켜 보관한다.

② 정상 백혈구 부유액 준비

환자 혈액형과 동일한 혈액형의 혈액 8~10 mL를 채혈하거나 5 mL의 heparinized O형의 혈액을 채취하여 3,000 rpm/5분간 원심시킨다. Spoid로 밑면 적혈구층 1/2 정도를 제거하여 버린 뒤 남아있는 적혈구와 혈장을 다시 혼합해서 37℃에서 plasma의 양이 1~2 mL가 될 때까지 방치한다. 상층 plasma층은 백혈구와 혈소판이 풍부한데 1,000 rpm에서 5분간씩 생리식염수로 3회 세척한다. 마지막 세척한 후 saline을 제거하고 백혈구를 saline으로 재 부유시킨다.

③ 환자의 혈청과 정상 백혈구 부유액을 1 : 1로 혼합한 뒤 37℃/3~4시간 방치한다.

④ 위의 serum leukocyte 부유액을 Wintrobe관에 넣고 1,000 rpm/5분간 원심시켜 buffy coat층을 흡입하여 도말표본을 만들고 Romanowsky 염색을 한 후 경검한다.

3) 결과판독 및 보고

위의 Zimmer & Hargraves법 (2시간 응고법)과 같다

참고

Heparin의 농도가 높으면 LE 세포형성을 억제하기 때문에 검출률이 낮아진다 (EDTA와 double oxalate는 사용할 수 없다). 적당한 heparin양은 ① 100 unit heparin 0.375 mL-혈액 5 mL ② 75 u/mL heparin 0.3 mL-혈액 3 mL ③ 1,000 unit heparin 3 drop-혈액 10 mL 채혈이 적당하다.

학습토의

1. LE cell의 생성과정 중 LE factor, LE body에 대해서 설명하시오.

2. LE cell 검사방법에 대해서 설명하시오.

3. LE cell과 Tart cell의 차이를 설명하시오.

4. LE cell이 생길 수 있는 질환에 대해서 설명하시오.

제6장 혈액응고와 섬유소용해검사

Blood Coagulation and Fibrinolysis Test

지혈과정은 일차 지혈(primary hemostasis)과 이차 지혈(secondary hemostasis)로 대별되며 서로 밀접하게 연관되어 이루어지고 있다.

손상된 혈관 부위에서 혈소판이 참여하여 출혈에 대한 첫 방어로서 신속하게 혈소판마개(platelet plug)를 형성하는 과정이 일차 지혈로서 혈소판 점착(platelet adhesion), 활성화(activation), 응집(aggregation), 분비(secretion) 등으로 이루어진다. 상처 등으로 혈관벽의 내피(endothelium)가 손상되면 subendothelial collagen이 직접 혈액에 노출되어 혈소판이 부착하게 된다.

혈소판이 collagen이나 외부물질의 표면에 부착한지 수 초 내에 형태의 변화가 생기는데 원반(disc) 모양의 세포가 구상(sphere) 모양으로 되면서 표면에 작은 돌기들이 생기는데 이러한 위족(pseudopod) 모양이 되면 혈소판들이 서로 접촉하기 용이해진다. 혈소판의 모양이 변화하면서 ADP, ATP, thrombin, serotonin 등을 분비한다. 분비된 ADP는 secondary platelet aggregation을 유도하고 이는 serotonin에 의한 혈관수축 작용과 함께 가장 중요한 지혈과정 중의 하나이다. 또한 혈소판은 membrane phospholipid(PF-3)로부터 생긴 arachidonic acid로부터 여러 종류의 prostaglandin(PG)을 만든다.

ADP는 혈소판이 서로 접착되어 뭉쳐지도록 유도하며 platelet membrane glycoprotein이 응집에 작용할 것으로 추정되고 있다.

혈소판의 부착, 형태의 변화, 응집 후 혈소판은 주위에 물질들을 방출하기 시작한다. 이를 혈소판 분비(platelet secretion) 또는 혈소판 방출반응(platelet release reaction)이라 한다. 활성화된 혈소판으로부터 분비되는 산물로는 ADP, thromboxane A_2 (TXA_2), platelet factor 4 (PF4), serotonin, β-thromboglonulin, platelet derivated growth factor 등이며 혈소판 자극은 혈소판막 안에 phospholipase 효소가 활성화를 일으켜 aracidonic acid를 thromboxane A_2 (TXA_2)로 전환시킨다. 이차 지혈은 혈장의 가용성 단백인 응고인자가 혈소판 응집덩어리 위에 섬유소 침착을 일으켜 응괴형성을 유도하는 과정이다. 과잉의 fibrin 석출이 있으면 plasmin이 용해하게 된다. 따라서 2차 지혈(영구지혈)에서 주역을 하는 것은 혈액응고와 섬유소 용해(fibrinolysis) 현상이라는 것이다.

01 혈소판계 검사

학습목표

1. 혈소판 기능을 검사하는 검사종목과 각 검사법의 원리를 설명할 수 있어야 한다.
2. 각 검사법의 결과보고 방법과 참고치를 알고 있어야 한다.

1 출혈시간(Bleeding time)

출혈시간(BT) 검사는 혈소판과 혈관벽 사이의 상호작용을 보는 것으로 피부 모세혈관을 천자하여 출혈하는 혈액이 지혈될 때까지의 소요시간을 측정하는 것이다. 이에 관여하는 주요 인자로는 혈소판 수, 기능(혈소판의 점착, 응집력, 방출력), 모세혈관벽의 수축성(constriction)과 저항성(resistance) 및 분포상태에 좌우되며 1차 지혈과정을 반영하는 검사이다. 응고인자는 2

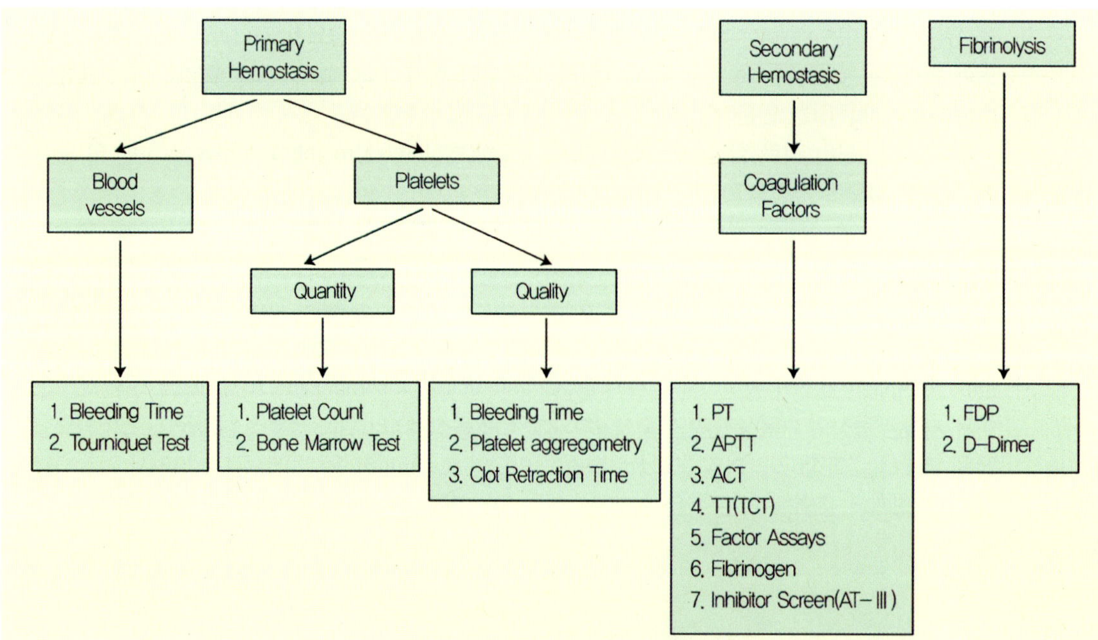

▶그림 6-1. 지혈검사의 개요

차적으로 관계할 뿐이다.

임상적으로 아스피린 복용, 폰 빌레브란트병 (vWD), 혈소판감소증과 기능 이상, 혈관장애의 경우 비정상적으로 연장되고, 응고장애의 경우는 흔히 정상이다.

출혈시간 측정은 많은 요인에 따라 변동하지만 가장 크게 관여하는 것이 혈소판 (platelet)이고 혈소판기능검사의 screening 검사라고도 할 수 있다. 보통 Duke법과 Ivy법 두 가지 방법을 사용하고 있다. Ivy법이 더 예민도가 좋으나 혈압기가 필요하는 등 번거로움으로 우리나라에서는 Duke법을 사용하고 있으나, 표준화가 어려워 최근 PFA 장비로 대체되고 있는 실정이다.

A. Duke method (1910)

1) 기구 및 준비물

① Disposable lancet

② Filter papcr (diameter 11 cm)

③ Stopwatch

④ 소독용 alcohol

2) 검사방법

① 70 % alcohol 솜으로 귓불 (ear lobe)을 닦고 건조시킨다.

② Disposable lancet으로 2~3 mm 깊이로 천자한다.

③ 혈액이 자연히 나오기 시작하면 stopwatch를 누르고 30초마다 여지를 가볍게 접촉시킨다.

④ 30초마다 계속 여지에 가볍게 접촉시키면 혈반점은 점점 작아져서 결국에는 완전히 지혈된다. 이때 stopwatch 작동을 중지시킨다 (혈반점의 수에 의해서도 출혈시간을 알 수가 있다).

참고

① Lancet 천자의 크기에 따라 처음 보이는 혈반점이 크기가 차이가 있을 수 있으나 출혈시간에는 영향이 없다.

② Aspirin을 복용하는 경우에는 출혈시간이 연장되는 경우가 있으므로 최소한 2일간 복용을 중지시킨다 (Quick, 1970).

③ 천자깊이는 여과지에 묻은 최초의 혈반점 (blood spot) 직경이 1~2 cm 정도면 좋다.

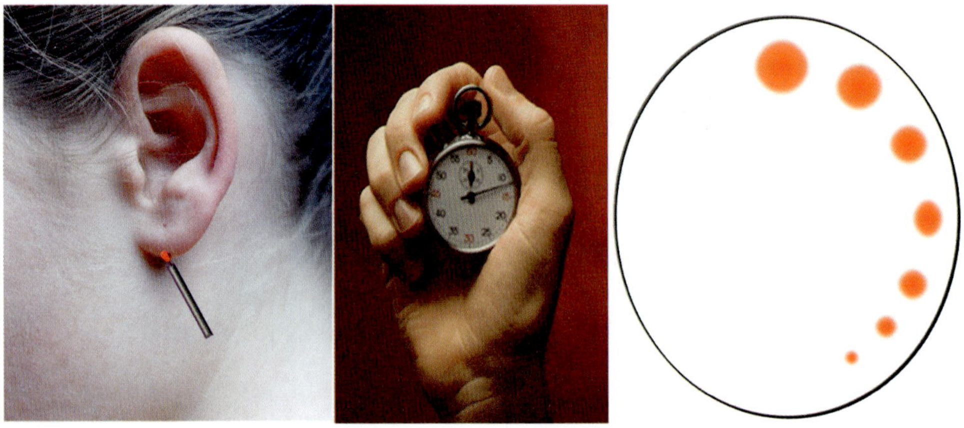

▶그림 6-2. Duke법의 실기; 30초 간격으로 접촉시킨 혈반점(출혈시간 3′30″)

3) 참고치

① 2.5~3.5분 정도가 대부분이고 5분까지도 정상으로 본다(2~5분). 성별 차이는 없고 노령에서는 단축되는 경향이 있다.

② 10분 경과해도 지혈이 안 될 경우는 중지해도 되나 15~20분까지 측정하는 곳도 있다.

B. IVY method

모세혈관 수축이 관여하는 Duke법에 비해 이 방법은 혈압계를 사용해서 일정하게 정맥압(40 mmHg)을 가하여 개인 간의 차이를 줄인 후, 전박에 란셋을 찔러 출혈이 멈출 때까지의 시간을 측정하는 방법이다.

1) 기구 및 준비물

① 혈압계(sphygmomanometer)

② Duke법 기구와 같다.

2) 검사방법

① 상박부에 blood pressure cuff(혈압대)를 감고 40 mmHg 압력을 유지시킨다.

② 전박부에 혈관이 없는 곳을 선택해서 alcohol sponge로 닦고 건조시킨 다음 Duke법과 같이 천자한다.

③ 혈액이 나오면 매 30초마다 여과지로 가볍게 갖다 대고 흡수시켜 지혈될 때까지의 시간을 측정한다.

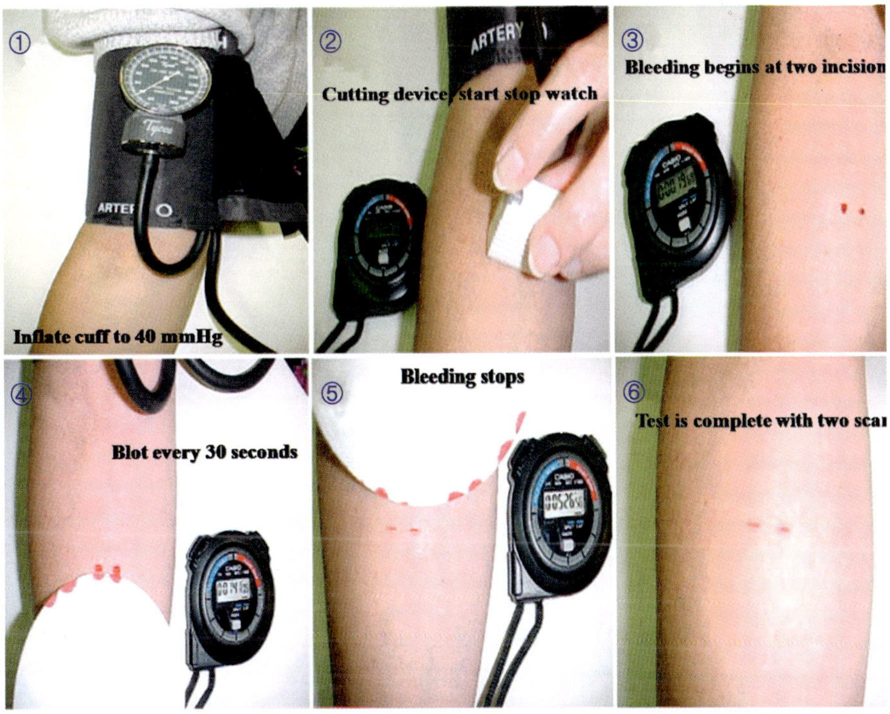

▶그림 6-3. Ivy법의 실기

3) 참고치

1~7분

C. Template method

상박부에 혈압계를 이용하여 일정한 압력을 주는 Ivy법과 유사하나 란셋 대신 일정한 깊이와 길이의 상처를 내는 기구(template)를 이용하여 출혈시간을 측정하는 방법으로 현재 사용되는 출혈시간 측정 방법으로는 가장 정확한 방법이나.

1) 기구 및 준비물

① 혈압계
② Template bleeding time device
③ Stop watch
④ 흡습지(Whatman Filter paper 11 cm)
⑤ 소독용 alcohol sponge

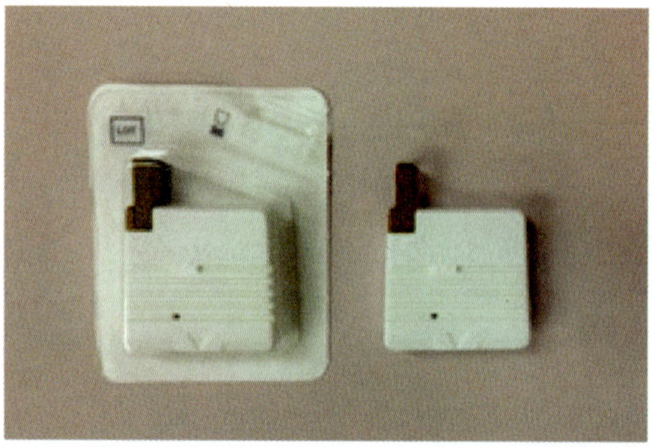

▶그림 6-4. 출혈시간 측정에 이용되는 기구 (template)

2) 검사방법

① Ivy법과 동일한 방법으로 진행되나 란셋 대신 template 기구를 사용한다.

② Template 기구 사용법

- Template 기구의 안전바를 빼고 trigger를 누르면 길이 0.6 cm, 깊이 0.1 cm의 절개가 형성되며 동시에 timer를 누른다.

3) 참고치

2.5~9분

2 모세혈관 저항성검사 (Capillary resistance test, tourniquet test)

혈관의 기능장애에는 선천성이상, 투과성 (permeability)의 항진, 취약성의 증가 (저항성감소) 등이 있다. 모세혈관의 투과성은 응고인자와 밀접한 관계가 있으나 모세혈관벽의 취약성 (fragility)을 좌우하는 큰 인자는 혈소판의 수와 기능이다. 혈소판이 감소되어 있을 때에는 모세혈관의 저항성이 약해져서 일정한 압력을 가하면 petechiae (출혈반점)가 피부에 터져 나오게 된다. 이것을 검사함으로써, 모세혈관의 저항성 (resistance)을 평가하는데 사용되고 있다.

측정법으로는 모세혈관에 일정압력을 가해서 검사하는 양압법 (positive pressure method)과 외부에서 음압을 작용시켜 검사하는 음압법 (negative pressure method)이 있다.

양압법이 간단하고 전박전반에 걸친 모세혈관 저항을 알 수 있어서 주로 많이 사용되며 Rumpel Leede법, Wright Lilienfeld변법이 대표적이다. 음압법은 특수장치가 필요해서 사용하기가 어려우나 국소부분 (쇄골하부의 피부)의 저항을 검사하는데 이용한다.

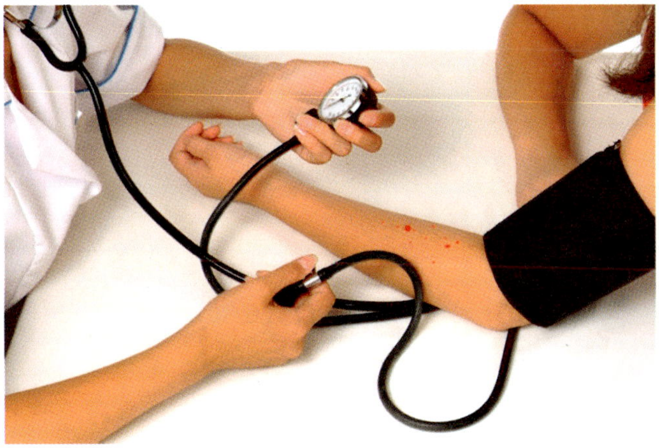

▶그림 6-5. 최고 혈압과 최저 혈압의 중간압으로 5분간 울혈시킨다 (양압법).

Rumpel-Leede법

1) 필요한 기구

① 혈압계

② 청진기

2) 검사방법

① 혈압을 측정해서 최고혈압과 최저혈압의 중간압으로 5분간 울혈시킨다.

② 혈압기를 제거하고 2~3분 후에 전박 부위에서 petechiae (출혈반점)의 유무 및 수를 센다.

참고

① Petechiae의 크기는 보통 0.5~1 mm 정도이다.

② Petechiae의 수와 size를 측정하는 것이 중요한데 1~3 mm 또는 그 이상일 때는 잠재성 자반발생 상태가 있다고 본다 (Rosman).

3) 결과

Petechiae 수			
	5개 이하는 정상	(−)	정상이다.
	5~10개	(+)	
	10~19개	(++)	비정상
	20개 이상	(+++)	
	무수함	(++++)	

• Cartwright (1963)에 의하면 건강인에서 (−)가 66 %, (+)가 27 %, (++) 6 %, (+++) 1 %, (++++) 0 %였다 (건강인 214명 조사).

3 혈병수축능 검사 (Clot retraction test)

혈병의 수축은 혈소판과 칼슘 ion의 정상적인 존재하에서 일어난다. 혈소판에 있는 수축성 단백 (actinomyosin)이 일부 관여하고 있는데, 혈소판 감소증 (수 및 기능이상)이나 혈소판 무력증에는 혈병 수축이 저하 (decreased) 되므로, 혈소판 검사의 종합 screening 검사로 이용된다.

1) 원리

채혈한 정맥혈액을 시험관에 넣어 37℃ water bath에 방치하면 1시간 정도 지나면서 응혈덩어리 (blood clot)는 점차 수축 (퇴축)되고 혈청이 빠져나오게 된다. 이 현상을 혈병수축 (또는 퇴축)이라 하고 혈청량이 많을수록 혈병수축력이 양호한 것이다. 혈병수축을 좌우하는 요인은 혈소판 및 fibrinogen의 양적, 질적 이상유무 및 hematocrit치의 높고 낮음에 있다.

2) 검체

① Fresh whole blood

② Tube법의 clotting time에 사용한 검체

3) 검사방법

① 깨끗한 4부 시험관에 3 mL 정맥혈액을 채혈해서 37℃ water bath에 넣어 둔다.

② 1시간 후가 되면 혈병수축의 유무를 관찰한다.

- 혈병수축이 안되었으면 applicator wood 또는 니크롬선으로 가볍게 시험관 안쪽 혈액면을 한 바퀴 돌려준다.

③ 최종적으로 2시간, 4시간 또는 24시간에 혈병수축 상태를 관찰한다.

4) 결과

① 정상적으로 수축은 1시간 이내에 시작이 되어 4시간 이내는 거의 완성된다 (예, beginning retraction : within 1 hour).

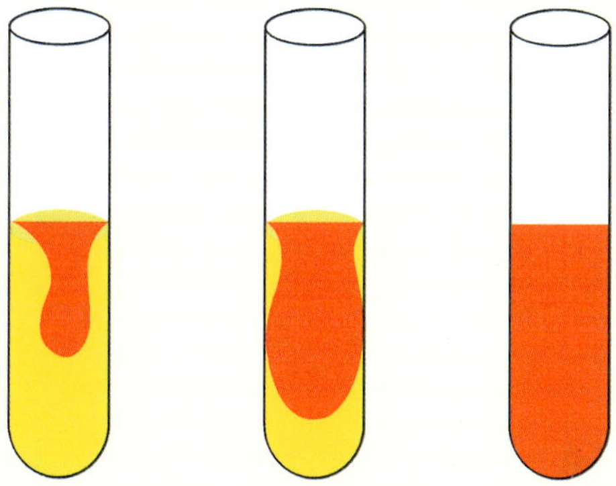

▶그림 6-6. 혈병수축의 판정 (정성법)

② 관찰시간대의 수축도를 normal, slightly, moderate decreased 또는 poor로 보고한다. 만약 24시간 이내에 혈병수축이 일어나지 않으면 "not completely retracted within 24 hours"로 보고한다.

③ 혈소판수가 10만/μL 이상이면 수축은 거의 정상을 보이고 5만/μL 이하는 불량이다. 거의 혈소판 수에 비례한다.

④ 혈소판 수축검사 결과가 심한 불량 (marked poor)이면 혈소판점착, 응집력, fibrinogen 정량 및 thromboelastograph (TEG) 측정을 하게 된다.

4 혈소판 점착능 (Platelet adhesiveness) 검사

혈소판은 모세관기능을 유지하고 지혈 및 응고과정에 필수불가결한 것이지만 그 중에도 혈소판 점착능은 지혈, 응고기전의 해명에 중요한 의의가 있는 동시에 혈전형성 경향을 알기 위한 유익한 자료이다. 혈소판 점착능은 혈액이 특수 1회용 측정관 속에 들어있는 glass bead를 통과한 혈액 (혈소판이 부착하는 특성 이용)과 대조혈액의 혈소판 수를 계산해서 구하는 방법이 일반화 되어 있다. 이 경우 glass bead 표면에 혈소판의 점착과 응고도 일어나므로 최근에는 혈소판 정체율 (platelet retention rate)이라고도 한다.

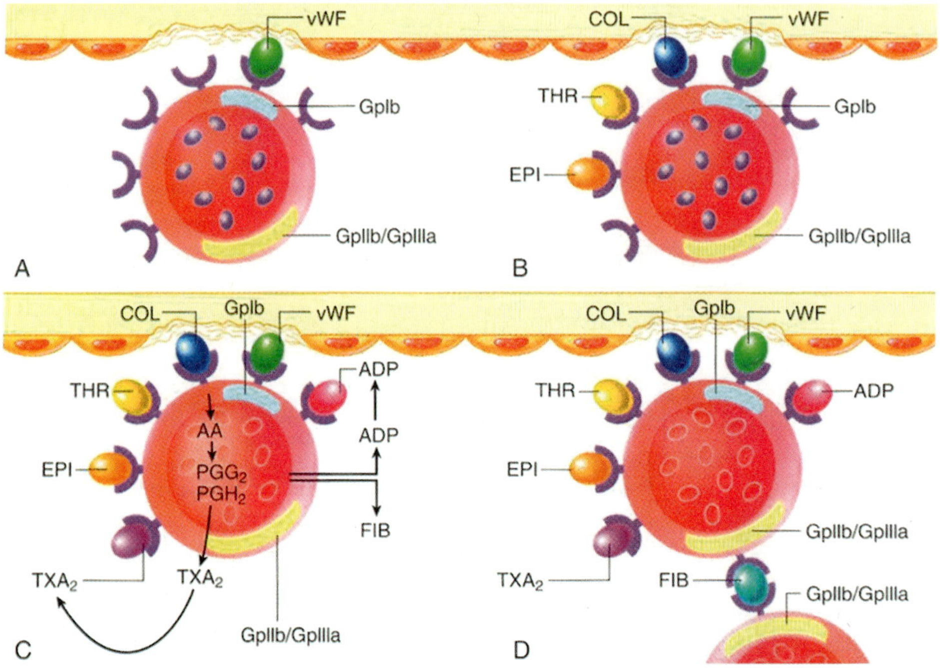

▶그림 6-7. 혈소판 활성화 과정에서의 점착반응과 응집반응

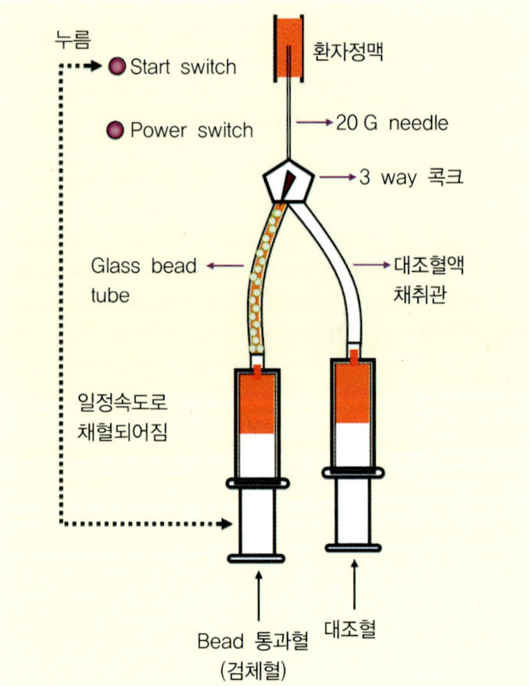

▶그림 6-8. 혈소판 점착능 측정관 (disposable)

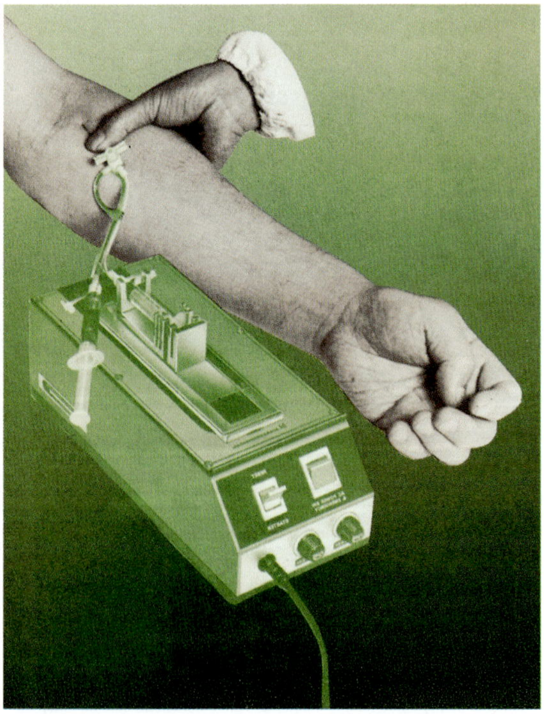

▶그림 6-9. 자동흡입장치에 연결한 측정관 (일정량, 일정속도의 혈액흡입, 재현성이 좋다)

A. Salzman 개량법

1) 기구

① Disposable 혈소판 점착능 측정관 내경 (2 mm, 길이 15 cm, 내부에 glass bead 0.5 g을 넣은 측정관과 대조혈액 채취관이 세 방향 콕크에 연결되어 있다).

② 2.5 mL disposablc syringe, 20 G needle

③ EDTA Tube

④ Automatic cell counter (Brecher Cronkite법 참조)

⑤ 자동혈액흡인장치 (그림 6-9 참조)

2) 준비과정

① 3 way 콕크의 off 손잡이를 glass bead 쪽으로 한다. 그리고 20 G needle을 cap을 씌운채루 끼운다 (대조혈액 채취목적).

② Glass bead 및 대조혈액 채취관 끝에 2.5 mL 주사기를 연결한다.

③ 환자의 혈관을 살펴보고 자동혈액흡인장치에 측정관을 연결한다. 그리고 전원 switch를 넣어 놓는다.

3) 검사방법

① Tourniquet을 매고 소독을 한 후 주정맥을 천자한다 (고무 band는 그대로 두고 자동혈액 흡인장치를 starter로 젖히면 1 mL의 혈액이 syringe에 자동흡입된다); 대조혈액 채취

② 반대로 3 way 콕크를 대조혈액 채취관 쪽으로 90° 돌리고 starter로 젖히면 30초 후에 주사침의 piston 끝이 1.5 cc 눈금까지 오면 자동으로 정지한다 (채혈량 1 mL).

③ 채혈부위를 알콜솜으로 누르고 needle을 세거한다.

④ 주사기 2개를 분리하고 각각 EDTA시험관에 넣고 혼합한 후 혈소판 수를 계산한다.

4) 계산

A : 대조혈액의 혈소판수

B : Glass bead관을 통과한 혈액의 혈소판수

$$\text{혈소판점착능 (\%)} = \frac{A-B}{A} \times 100$$

5) 참고치

10~51%

감소 : 혈소판무력증, von Willebrand병, 골수증식성 질환, storage pool 질환, Bernard Soulier 증후군, SLE 등

증가 : 심근경색, 갑상선기능항진증, 뇌혈전, 혈전증, 당뇨병, 고지혈증, 수술 후

참고

① 자동흡인장치가 없을 때는 stop watch를 보면서 일정한 속도로 흡입한다.
② Asprin 등 혈소판 기능억제약 복용은 1주 전부터 중지한다.

5 혈소판 응집능 (Platelet aggregation) 검사

혈소판은 손상된 혈관의 내피하에 노출된 collagen에 점착, 응집되어 혈소판 plug (혈전)를 형성함으로써 1차 지혈이 이루어지게 된다. 혈소판 응집능은 혈소판의 가장 중요한 기능이다. 각종 선천성 및 후천성 혈소판기능 이상의 진단과 혈전형성 경향의 사전파악과 치료방향 설정에 중요하다. 이와 같은 혈소판 응집능을 platelet aggregometer (혈소판응집기)를 이용하여 검사하는 것이다.

1) 원리

(1) Light transmission aggregometry (LTA, 광투과응집능검사)법

혈소판 풍부혈장 (Platelet Rich Plasma, PRP : 20만~40만/μL)에 응집촉진물질 (ADP, collagen, Epinephrine, Ristocetin)을 넣고 응집시키면서 응집력 정도를 광학적 원리를 이용하여 측정한다. 혈소판 결핍 혈장 (Platelet Poor Plasma, PPP : 1만 이하/μL)을 blank로 초기 흡광도를 측정하고 시간변화에 따른 빛의 흡광정도를 그래프로 나타낸다 (그림 6-10). 혈소판의 응집정도는 혈소판이 응집됨에 따라 광투과도가 증가하는 것으로 표현하는데, PPP로 투과도 100%, PRP로 투과도 0% (기준선)를 삼는다.

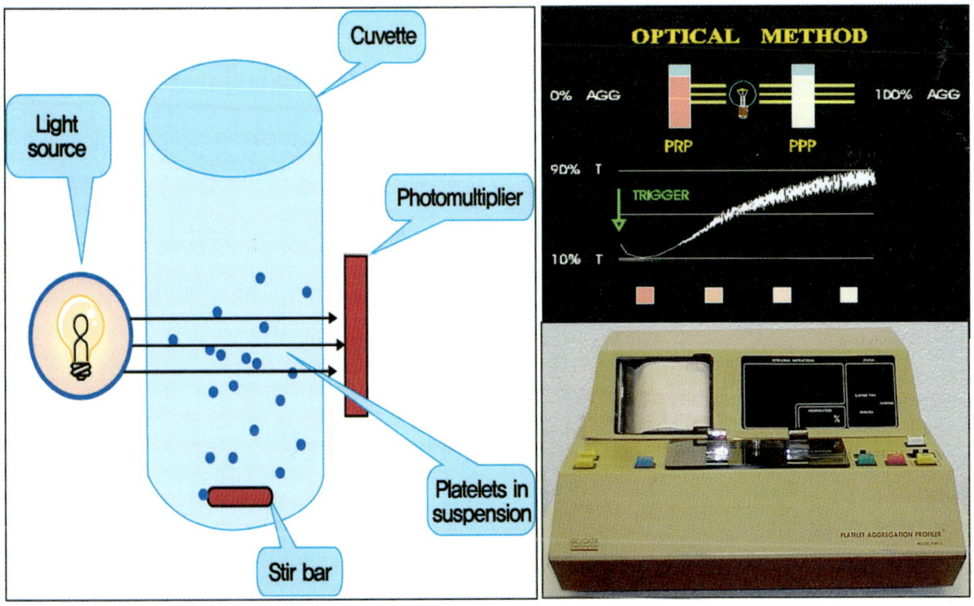

▶그림 6-10. 혈소판풍부혈장(PRP)을 사용하는 광학적 측정법의 Platelet Aggregometer 원리와 기기

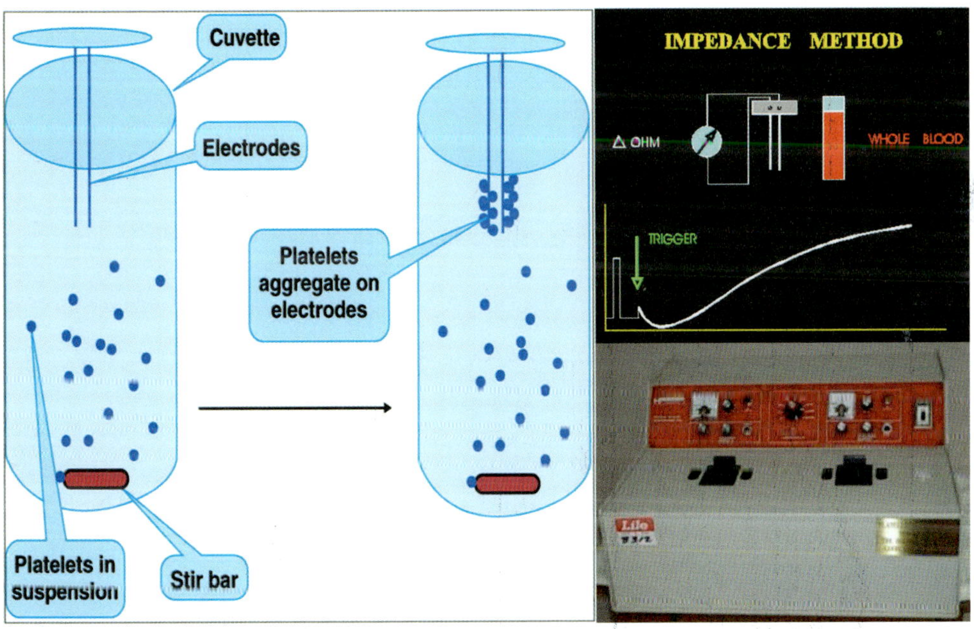

▶그림 6-11. 전혈(Whole Blood)을 사용하는 전기저항 측정법의 Platelet Aggregometer 원리와 기기

(2) Impedence aggregometry (교류저항응집능검사)법

전혈 (whole blood)를 사용하는 법으로 전기저항을 이용하여 측정한다. 응집촉진물을 첨가하여 응집이 생기면 전극에 혈소판이 모여 직류 (direct current)가 발생하고 전기저항이 증가하게 되는데 이는 혈소판의 응집과 비례하게 된다 (그림 6-11). 광학적 측정법의 원리와 유사하다.

(3) Luminesence aggregometry법

전혈 Lumiaggregometer는 혈소판응집과 dense 과립분비를 측정함으로써 비정상 혈소판 기능을 검사하는 기기이다. 전혈과 혈소판 풍부혈장(platelet rich plasma, PRP)을 검체로 사용할 수 있는데 전혈을 사용할 때는 전극을 사용하여 전기저항의 변화를 전압으로 변환시켜 recorder에서 그래프를 그려주게 된다. 또한 PRP 검체 사용시에는 응집을 촉진시키는 시약을 첨가시켜서 이것과 혈소판 결핍혈장(platelet poor plasma, PPP) 사이에 동일한 빛 투과에 대한 흡광도의 차이가 생기는데, 이를 전압으로 변환시켜 그래프에 나타냄으로써 응집반응을 나타내게 하는 원리를 이용하고 있다.

2) 검체

(1) 전혈검체

① 3.2 % sodium citrate액이 들어있는 진공시험관(상품)에 혈액 : 항응고제 = 9 : 1 비율로 채혈하면 epinephrine을 제외한 검사에 적합하다.

② Epinephrine 검사검체 : 전혈준비는 heparin 2 unit in 1 mL citrate 비율로 함유된 sodium citrate를 항응고제를 사용하여 1 : 9의 비율로 채혈한다.

- 전혈검체 채취 경우 공복은 필요 없으나 금연을 하고 aspirin 등 검사에 영향을 주는 약물복용은 10~14일간 피해야 된다.
- 채혈 후 실온(24~27℃)에 보관하고 3시간 이내에 검사해야 한다.

(2) 혈장검체

Plastic tube 또는 silicon 처리 tube를 사용한다.

① 혈소판 풍부혈장(platelet rich plasma, PRP)의 조제
전혈검체를 120 × G/10-15분간 원심분리한다(예; r = 18 cm 700 rpm). PRP의 혈소판수는 약 30만/μL(20만~40만/μL)으로 조정한다.

② 혈소판 결핍혈장(platelet poor plasma, PPP)의 조제
전혈검체를 1500 × G/15-20분간 원심분리한다(예; r = 18 cm, 약 3,400 rpm). PPP의 혈소판수는 약 1만/μL 이하로 조정한다.

3) 응집 촉진물

① ADP

② Collagen

③ Ristocetin
④ Epinephrine
⑤ Thrombin
⑥ Arachidonic acid
⑦ Chrono lume ATP standard

4) 결과

정상 혈소판에서는 적당한 농도의 ADP나 epinephrine에 의하여 그림 6-12에서 보는 바와 같이 1차응집 (primary aggregation)의 가역반응 (reversible response)이 일어난다. 농도를 증가시키면 1차응집에 이어서 혈소판으로부터 ADP의 방출에 의한 비가역반응 (irreversible response)인 2차응집 (secondary aggregation)이 일어난다. 또한 더욱 농도를 증가시키면 1차 응집없이 바로 2차응집이 일어난다.

Collagen 응집인 경우는 그 첨가 직후에 혈소판이 원판상으로부터 구상으로 형태변화를 일으켜 투과율은 상승하고 시약첨가 60~90초 후엔 명확한 강한 응집이 일어난다. 응집곡선의 최대 진폭의 투과율 (%T)과 PPP의 것과의 비를 최대응집률로 한다. 혈소판 응집능의 판정에는 최대 응집률, 응집곡선의 초기 구배, 응집개시까지의 잠복시간에 의해 판정한다. 또한 응집야기물질

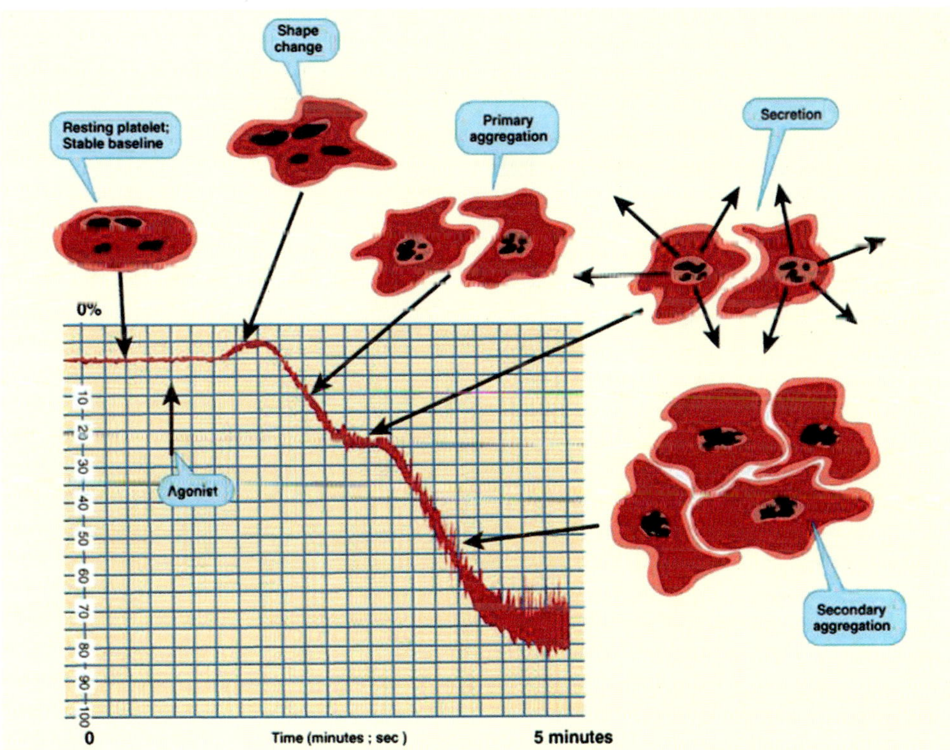

▶그림 6-12. ADP, Epinephreine 자극제에 대한 혈소판 응집곡선의 1차 응집파형과 2차 응집파형

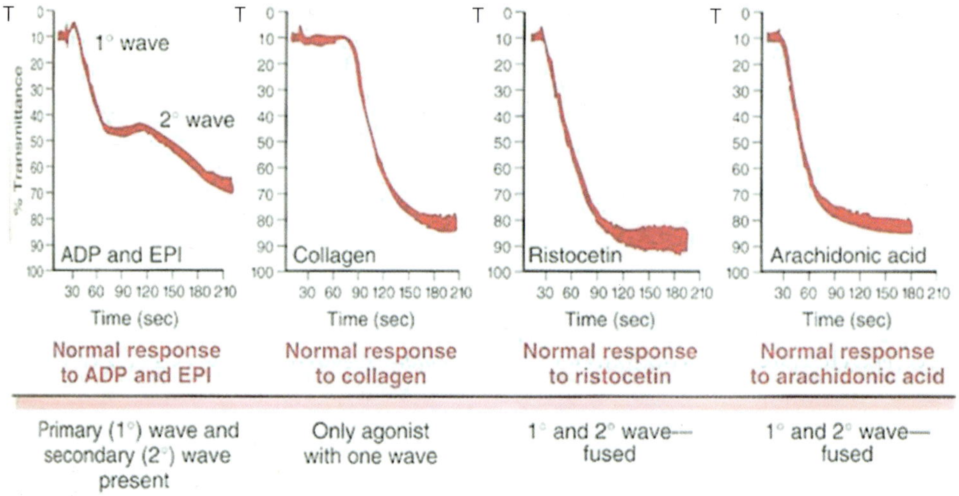

▶그림 6-13. 여러 가지 혈소판 자극제(agnonist)에 대한 정상 응집곡선

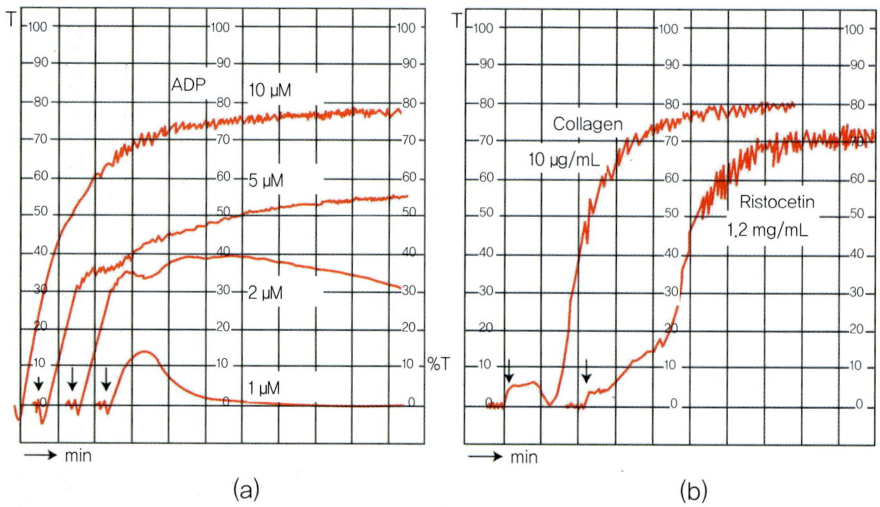

▶그림 6-14. 농도별 ADP 응집능 변화(a)와 collagen, ristocetin 응집능(b)

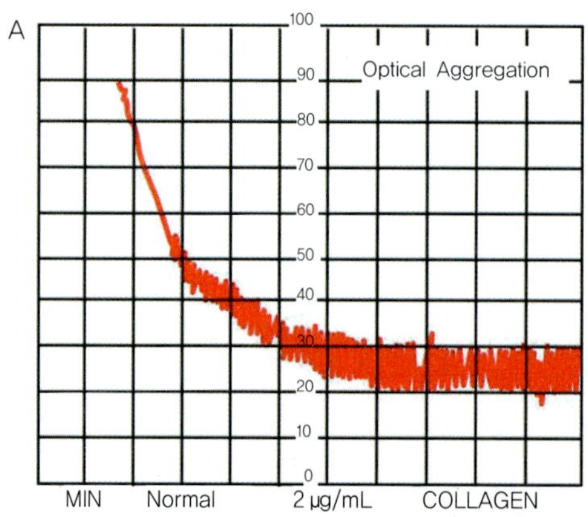

▶그림 6-15. Collagen의 정상응집반응

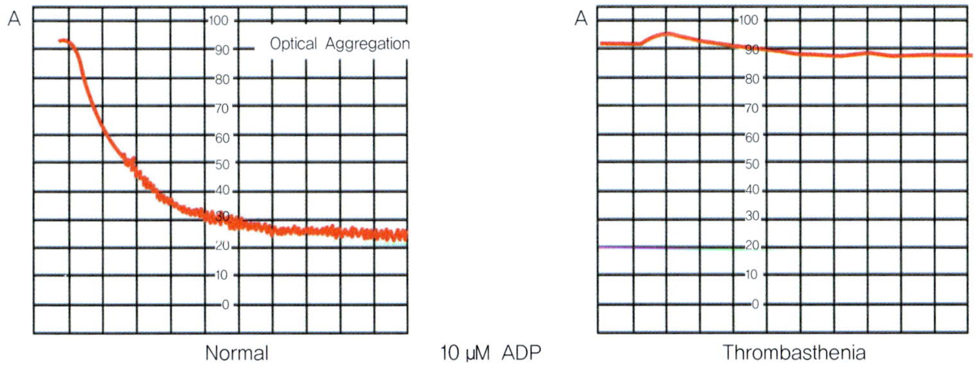

▶그림 6-16. 정상반응과 비교한 혈소판 무력증환자의 ADP 반응

표 6-1. **혈소판 질환별 혈소판 응집능 검사 결과**

Typical Aggregating Pattern in Platelet Disorders					
Platelet Disorders	Collagen	ADP	Epinephrine	Ristocetin	Arachidonic acid
Normal	2° wave only	1° and 2° wave	1° and 2° wave	1° and 2° wave	2° wave only
von Willebrand disease	Normal	Normal	Normal	No response	Normal
Bernard-Soulier syndrome	Normal	Normal	Normal	No response	Normal
Glanzmann's thrombasthenia	No response	No response	No response	Normal	No response
Glycogen storage disease	No response	1° wave only	1° wave only	Normal	Normal
Aspirin ingestion	No response	1° wave only	1° wave only	No response	No response

이 종말농도의 변화에 의한 응집곡선의 변화(1차 및 2차 응집의 상태)에 의해서도 판정한다. 기타 여러 가지 혈소판 자극제에 대한 정상응집곡선을 그림 6-13에 나타내었다.

그림 6-14 (a)는 ADP 농도가 높아질수록 강한 응집반응이 생겨 투과도가 증가하는 결과를 나타내고 (b)는 collagen과 ristocetin 자극제에 응집반응이 생겨 투과도가 증가하는 결과를 나타낸다.

그림 6-15은 collagen이 정상응집반응을 흡광도를 측정한 그래프고, 그림 6-16은 정상과 혈소판무력증환자의 ADP 자극제에 대한 응집반응을 흡광도 그래프로 나타낸 결과이다. 정상에서는 응집이 생겨 흡광도가 감소한 반면 혈소판무력증환자의 경우 혈소판이 응집하지 않아 흡광도의 변화가 없음을 알 수 있다.

응집능 저하를 보이는 질환은 선천성 혈소판질환인 von Willebrand disease, Bernard Soulier syndrome, Glanzmann's thrombasthenia, storage pool disease 등과 후천성 혈소판질환인 골수증식성질환, 요독증, 간질환, 고감마글로부린혈증 등이 있다.

응집능 항진을 보이는 질환에는 동맥혈전증, 일부 교원병, 만성골수성백혈병, 심근경색증 등이 있다. 표 6-1과 그림 6-17~19에 질환에 따른 혈소판응집능결과를 나타내었다.

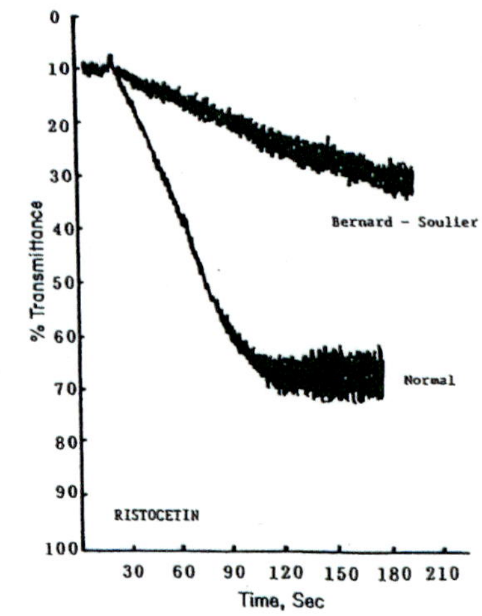

▶그림 6-17. von Willebrand disease와 Bernard-Soulier syndrome 결과
(ADP, collagen, epinephrine에는 정상반응이고 Ristocetin에는 응집하지 않음.)

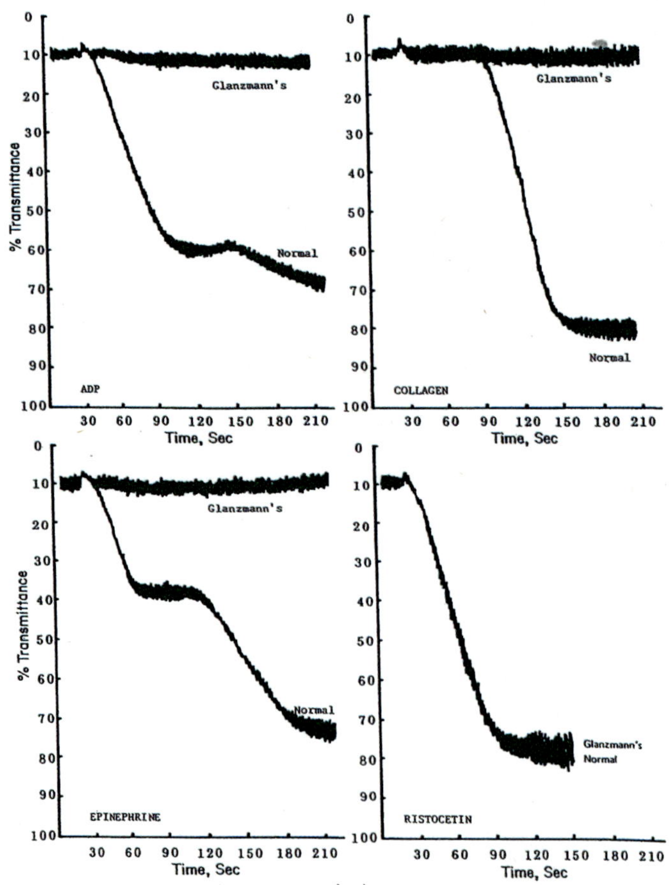

▶그림 6-18. Glanzmann's thrombathenia 결과
(ADP, collagen, epinephrine에는 응집하지 않고 ristocetin에는 정상반응)

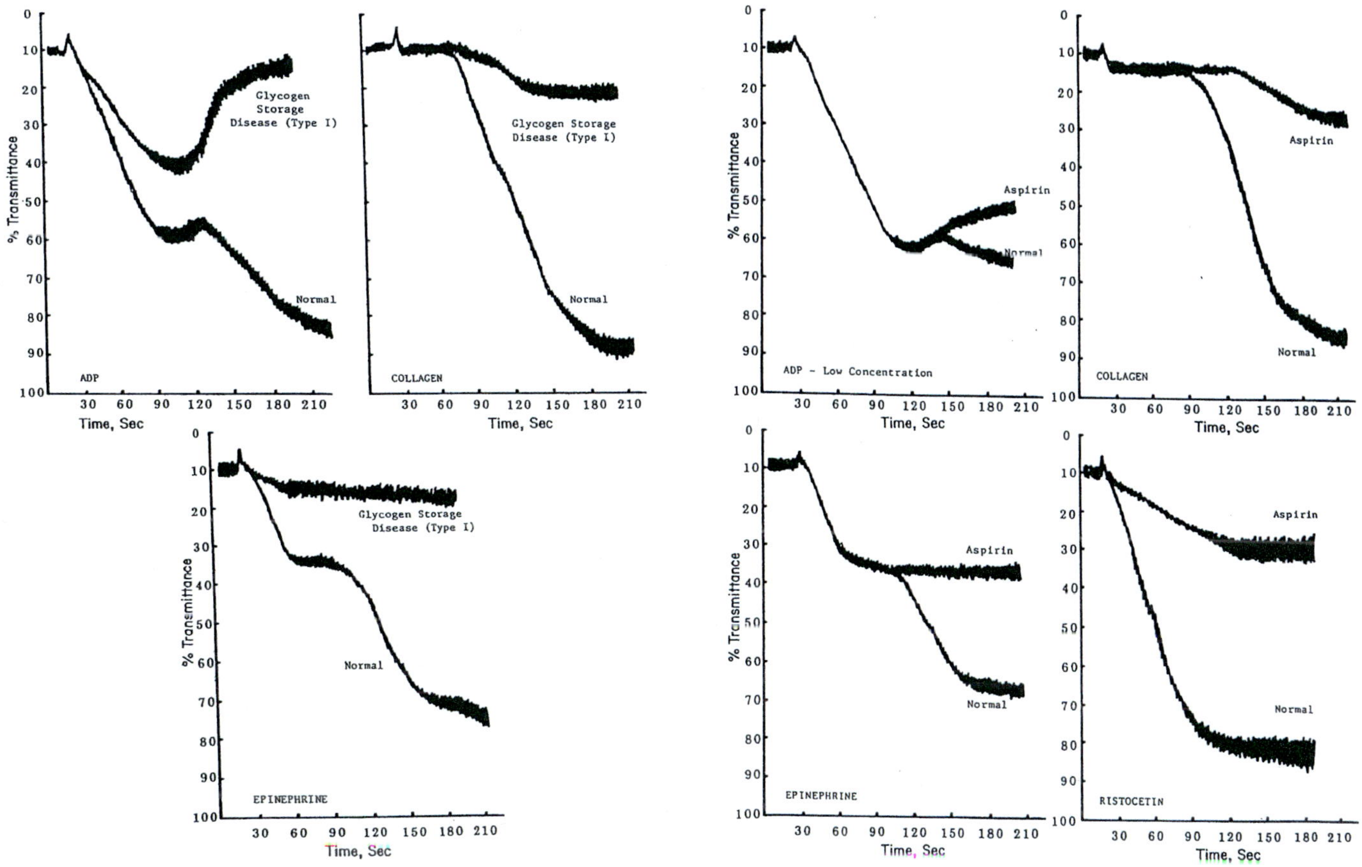

(a) (b)

▶그림 6-19. Glycogen storage disease (a)와 아스피린 복용 (b) 결과
(a) ADP, collagen, epinephrine에는 응집하지 않고 ristocetin, arachidonic acid에는 정상반응.
(b) 모든 자극제에 반응하지 않음.

6 혈소판 제 3 인자 이용도 (Platelet factor 3 availability test) 검사

혈소판 제 3인자는 내인성 응고기전에 필요한 혈소판 인지질 성분 (platelet factor 3, PF 3)이다. 이 혈소판 제 3인자는 어떤 자극을 주면 활성화 되는데, 일반적으로 kaolin을 첨가하여 혈소판을 활성화 시켜서 혈소판 풍부혈장 (PRP)의 응고시간이 단축되는 것을 검사한다. 이것은 검사로서 혈장칼슘재가 시간 (plasma recalcification time) 측정법과 유사하다. 혈소판 제 3인자 이용도의 감소나 결핍은 유전적, 그리고 후천성 몇몇 질환에서 발견이 된다.

7 혈소판 방출력 (Release reaction of platelet) 검사

혈소판의 dense granule (고밀도과립)에서 serotonin, ATP, ADP, calcium이 방출되고 혈소판 α-과립에서 PF3, 혈소판 제 4 인자 (PF4), β-thromboglobulin (β-TG) 등이 방출된다. 미량 존재하므로 검출이 쉽지 않지만 serotonin (5-hydoxytryptamine)은 PRP 검체로 HPLC 법 또는 14C-5-HT uptake시켜 scintillation counter로 측정하고, β-TG와 RF 4는 분자구조가 유사한 혈소판 특이단백으로 RIA kit가 상품화된 것을 이용한다. 임상적 의의로서 serotonin은 약물의 항혈소판작용을 조사하는데 이용이 된다. β-TG와 PF4는 응고항진상태, 혈전증의 검출에 유용한 지표가 된다. 특히 PF4는 선천성혈소판 기능이상증과 storage pool disease 진단에 도움이 된다.

8 PFA system의 혈소판 기능이상 screening 검사

PFA system은 인체 내 일차 지혈과정을 체외에서 시뮬레이션하여 혈소판 기능부전을 선별하는 검사로 이 목적으로 많이 사용되었던 출혈시간 (bleeding time) 검사가 피검사자에게 침습적이며, 임상적 신빙성과 재현성이 낮아 이 검사를 대체하는 검사로 이용되고 있다. PFA-100과 PFA-200 두 종류가 있다 (그림 6-20).

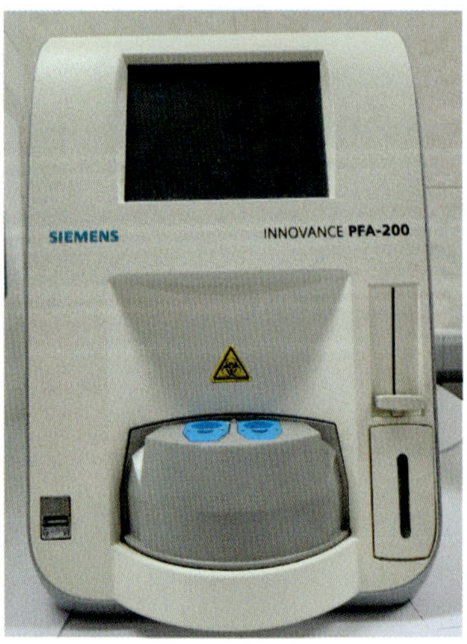

(a) PFA-100

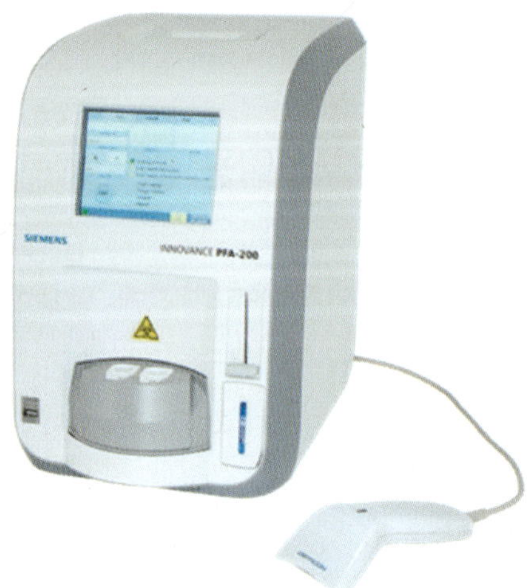

(b) PFA-200

▶그림 6-20. PFA 기기

1) 원리

카트리지 내로 전혈을 통과시키면 전혈은 높은 전단력(high shear force)을 이용해 혈소판을 활성화시키고 collagen과 epinephrine(CEPI), collagen과 ADP(CADP) 같은 혈소판 활성물질이 코팅되어 있는 구멍(약 150 μm)을 통과하면서 혈소판이 활성화되어 구멍을 폐쇄하게 되는 데 이때까지 걸리는 시간을 측정하는 방법이다. 이때 높은 전단력은 혈관손상을, collagen은

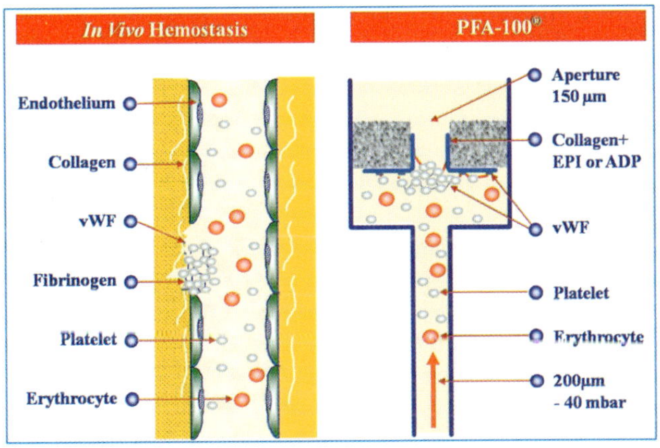

(a)

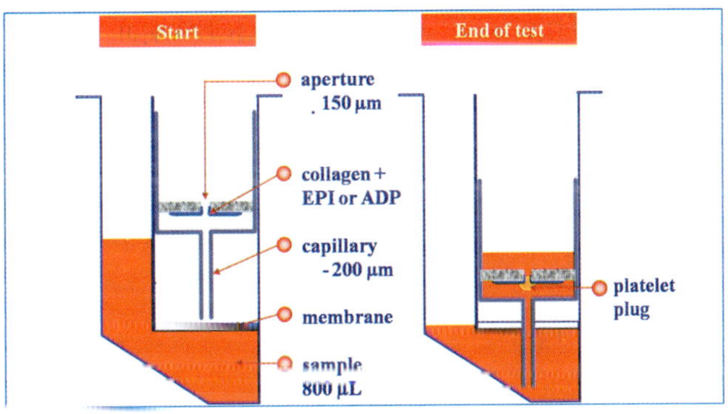

(b)

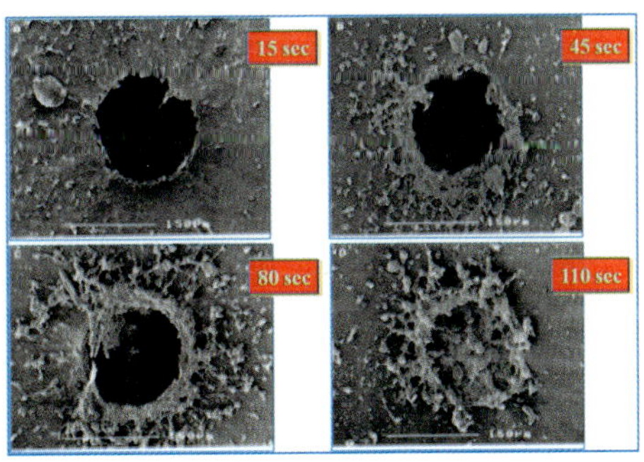

(c)

▶그림 6-21. PFA system 원리(a), 카트리지 내 plug 형성(b), aperture의 폐쇄과정(c)

혈관 내피세포를 시뮬레이션한 것으로 이 과정을 통해 전혈 중의 혈소판이 collagen에 부착되고, 활성화된 혈소판은 서로 응집을 일으켜 구멍을 폐쇄하게 되고 구멍이 폐쇄될 때까지 걸리는 시간인 closure time (sec)이 결과로 표시된다. 만약 혈소판 기능에 이상이 있으면 closure time이 참고범위보다 연장된다 (그림 6-21).

2) 검체 및 시약

(1) **검체 : 전혈** (3.2 % sodium citrate tube**에 채취**)

(2) Cartridge**의 종류와 적용**

① Collagen/epinephrine : 수술이나 침습적 시술 전 출혈소인의 선별검사
② Collagen/epinephrine & collagen/ADP : 선천성 혈소판 기능부전의 선별검사
③ P2Y12 : 클로피도그렐 (clopidogrels, P2Y12 수용체 길항제) 혈소판 약물반응검사

카트리지의 종류는 3가지로 Collagen에 epinephrine이 코팅되어 있는 Col/EPI, ADP가 코팅되어 있는 Col/ADP와 Innovance P2Y가 있다 (그림 6-22). 일반적으로 수술이나 침습적 시술 전 출혈소인의 선별검사로 Col/EPI을 일차적으로 검사하고, 만약 closure time의 연장이 있으면 Col/ADP로 후속검사를 실시한다. 검사의 주요목적은 일차지혈 기능부전을 선별하는데 있다.

P2Y12는 클로피도그렐 (clopidogrels, P2Y12 수용체 길항제)을 이용한 검사로 항혈소판제

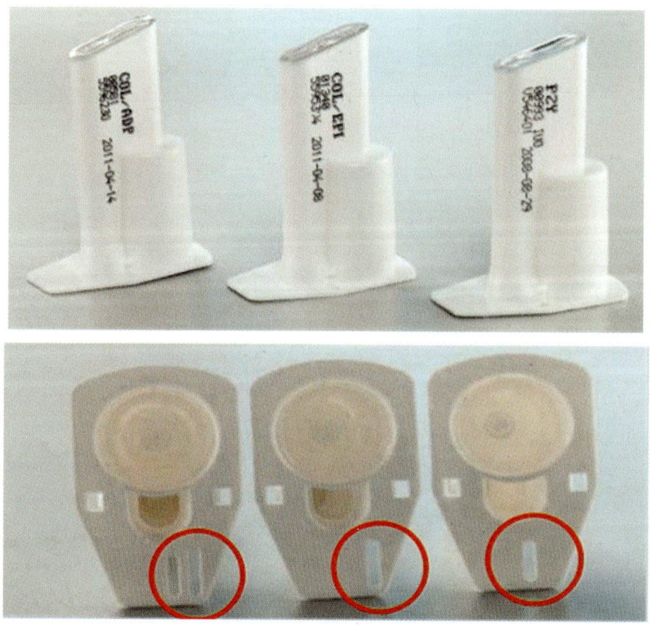

▶그림 6-22. Test cartridge의 종류

치료환자의 혈소판 약물반응검사로 이용된다.

3) 방법

그림 6-23에 작동방법을 나타내었다.

4) 참고범위

① Collagen/epinephrine : 82~182초

② Collagen/ADP : 62~109초

③ P2Y12 : 106초 이상인 경우 약물반응 있음
106초 이하인 경우 약물반응 없음
* 참고범위는 각 검사실에서 검증하거나 재설정하여 사용하여야 한다.

5) 임상적 의의

PFA 검사결과 연장되는 질환은 다음과 같다.

① 폰빌레브란트병 (von Willebrand's disease)

② 선천성혈소판기능장애
Glanzmann's thrombasthenia
Bernard Soulier syndrome
Storage pool disease
Primary secretion disorder

③ 혈소판억제약물 복용
Aspirin, abciximab, tirofiban, epitifibatide
* 혈우병, 헤파린, 와파린 복용 – 정상 closure time

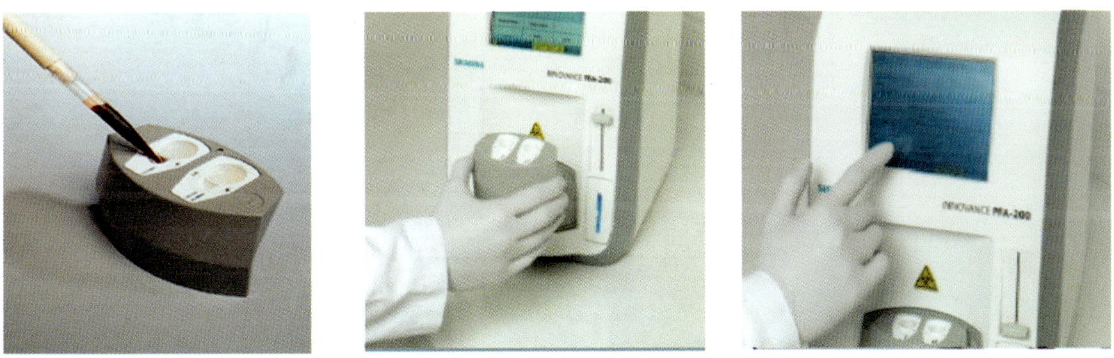

▶그림 6-23. PFA-200의 작동 과정

참고

PFA system 장단점

	장 점	단 점
검사 특성	간편, 신속, 비침습적, 현장검사에 유용(전혈 800 μL 필요)	2종류의 혈소판 활성물질로 한정 CT값이 300초까지만 측정됨 여러 변수에 영향을 받음 재현성이 비교적 낮음
출혈성질환에 대한 민감도	vWD나 중증 혈소판 기능장애에 민감함	경증 혈소판 기능장애에는 민감도가 낮음
혈소판 억제약물에 대한 민감도	Aspirin 복용시 CEPI-CT가 연장됨	Clopidogrel에 대한 민감도는 낮음

혈소판 기능이상을 알아보기 위한 PFA-100 system flow chart를 그림 6-24에 나타내었다.

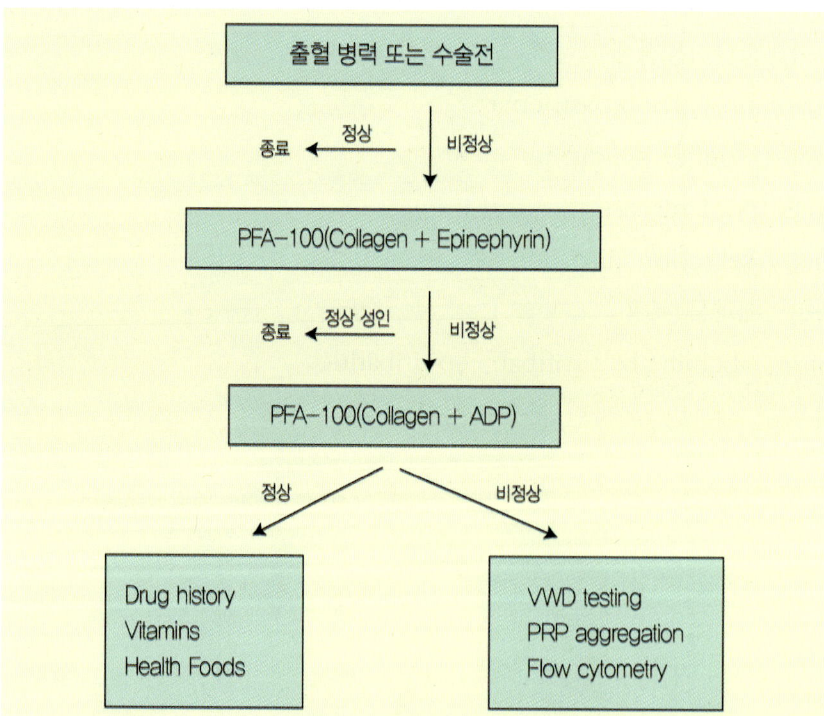

▶그림 6-24. PFA-100을 사용하여 혈소판 기능 이상을 알아보기 위한 검사 순서

9 VerifyNow® system의 혈소판 기능이상 screening 검사

A. ASPRIN 검사 (Platelet Drug Response Assay)

1) 검사원리

Aspirin은 arachidonic acid를 thromboxane A2로 전환시키는 cyclooxygenase-1 (COX-1) 효소를 억제하여 혈소판 기능에 영향을 주며 혈소판 응집에 관여하는 GPIIb/IIIa receptor와 반응하게 된다. VerifyNow aspirin assay는 citrated whole blood에서 바로 이러한 aspirin의 작용에 의해서 혈소판이 기능장애를 일으키는 것을 탐지하기 위해 고안된 정성분석법이다. 환자의 혈액이 assay device에 결합되면 혈소판은 assay device의 mixing chamber의 arachidonic acid로 인하여 활성화 된다. 활성화된 혈소판은 fibrinogen이 함유된 구슬선 (beads)과 결합하고 응집상태가 결과로 표시되는데 mixing chamber에 응집이 많이 발생하면 할수록 빛 투과성은 증가하게 된다. 측정된 변화율과 범위는 aspirin reaction units (ARU)로 표시된다.

2) 검체

- 전혈 (3.2% sodium citrate)

3) 시약 및 기구

(1) 시약

① Aspirin assay device

: Fibrinogen이 함유된 구슬선 (beads), 혈소판 작용제, peptide, bovine serum albumin, 안정제, buffer 등이 냉동건조 상태로 함유되어 있나.

- Assay device의 보관온도: 2~25℃ (36~37℉)
- 냉장 부관된 경우 사용하기 전 assay device가 실내온도 (18~25℃, 64~77℉)에 도달히도록 하여야 한다.

② WQC (Wet Quality Control) Level 1, Level 2 : 정도관리 물질

③ EQC (Electronic Quality Control) : 정도관리 물질

(2) 장비

VerifyNow System (그림 6-25)

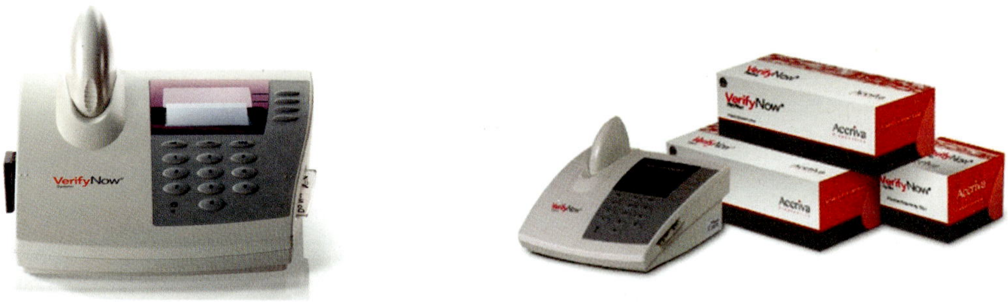

▶그림 6-25. VerifyNow® 장비

4) 검사 방법

(1) 커버를 열고 메시지가 나타나면 테스트 카트리지를 장착한다.

(2) 테스트 카트리지의 바늘에 맞춰 환자 검체를 4~5회 정도 부드럽게 흔들어 혼합한 후 검체 튜브를 장착한다.

(3) 커버를 닫고 5분 정도 검사가 진행되며 결과가 ARU 값으로 표시된다.

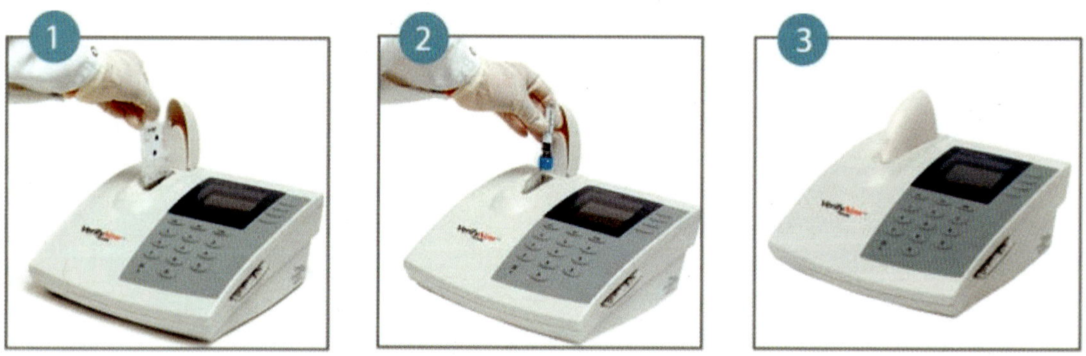

▶그림 6-26. VerifyNow® 작동순서

5) 결과 보고

(1) 보고 방법

: ARU (Aspirin Reaction Units)

(2) 참고치

① ≦520 ARU

: Response – 혈소판 기능 장애가 탐지된 것으로 Aspirin이 작용하고 있다는 의미

② 520〉 or 〈580 ARU : Borderline

③ ≧ 580 ARU

: Non-response – 혈소판 기능 장애가 탐지되지 않으며 Aspirin이 작용하지 않고 있다는 의미

(3) 임상적 의의

① Aspirin을 복용하는 5~40% 환자가 반응이 없거나 (non-responsive) 저항성 (resistant)이 보고되고 있어 aspirin을 장기간 복용하는 관상동맥환자, 뇌졸중환자, 당뇨병환자의 경우 aspirin 저항성 측정을 통해 aspirin 저항성 예측 및 aspirin 저항성 개선 효과 예측에 도움을 줄 수 있다.

② 검사 결과가 non-response로 판명된 환자는 환자에 맞게 용량을 늘리거나 다른 항혈소판 제제를 추가 처방하여 환자의 약물에 대한 반응도를 관리하여 약물의 부작용 및 재발 위험을 감소시킬 수가 있다.

B. P2Y12 (Platelet Drug Response Assay) 검사

1) 원리

VerifyNow P2Y12 assay는 혈소판의 P2Y12 수용기의 억제 정도를 측정하기 위해 고안된 것으로 P2Y12검사는 fibrinogen을 엉기게 하는 활성화된 혈소판의 능력에 기반한 것이다.

Fibrinogen이 함유된 microparticles들은 혈소판의 GPIIb/IIIa receptor와 비례하여 전혈에서 응집을 일으키며 혈소판이 활성화 되면 응집률은 더 증가하게 된다. Adenosin-5-diphosphate (ADP/ fatty acid)는 assay device와 결합하여 fibrin 형성 없이 혈소판 활성화를 유도하고 P2Y12가 매개된 혈소판 응집을 측정하도록 한다. 활성화된 혈소판은 fibrinogen이 함유된 구슬선과 결합하여 응집되므로 응집이 많이 일어날수록 빛 투과성이 증가하게 된다. VerifyNow 제품 본체는 광학적 표시의 변화를 측정하여 P2Y12 reaction unit (PRU) 값으로 표시된다.

다음으로 두 번째 활성제 iso-TRAP (thrombin recertor activating peptide)과 fibrinogen이 함유된 미세입자가 assay device의 두 번째 channel에서 결합하며 제품 본체는 이러한 channel의 빛 투과 변화를 측정하여 sample에 대한 기본 혈소판 기능 (baseline)을 계산하여 억제 결과를 백분율 (%)로 표시한다.

2) 검체

– 전혈 (3.2% sodium citrate)

3) 시약 및 기구

(1) 시약

① P2Y12 Assay device

: fibrinogen이 함유된 구슬선(beads), ADP, iso-TRAP, bovine serum albumin, fatty acid, buffer 등이 냉동건조 상태로 함유되어 있다.

② WQC (Wet Quality Control) Level 1, Level 2 : 정도관리 물질

③ EQC (Electronic Quality Control) : 정도관리 물질

(2) 장비

: VerifyNow System

4) 검사 방법

(1) 커버를 열고 메시지가 나타나면 테스트 카트리지를 장착한다.

(2) 테스트 카트리지의 바늘에 맞춰 환자 검체를 4~5회 정도 부드럽게 흔들어 혼합한 후 검체 튜브를 장착한다.

(3) 커버를 닫고 3분 정도 검사가 진행되며 결과가 PRU, base, % inhibition으로 표시된다.

5) 결과 보고

(1) 보고 방법

① PRU (P2Y12 reaction units)

: 혈소판에 대한 P2Y12 receptor가 매개된 응집량을 표시하며 ADP 채널에서의 혈소판응집률 및 응집정도의 기능으로서의 계산이다.

② % inhibition (%)

: 기본 응집 (baseline aggregation)으로부터의 백분율 변화이며 PRU 결과 및 base 결과로부터 계산하여 얻어진다.

% inhibition (%) = (1 − PRU/BASE) × 100

(2) 참고치

% inhibition이 20% 이상: response

(3) 임상적 의의

① Clopidogrel을 복용하는 5~30% 환자가 반응이 없거나(non-responsive) 저항성(resistant)이 보고되고 있어 clopidogrel을 장기간 복용하는 관상동맥환자, 뇌졸중환자, 당뇨병환자의 경우 clopidogrel 저항성 측정을 통해 clopidogrel 저항성 예측 및 clopidogrel 저항성 개선 효과 예측에 도움을 줄 수 있다.

② 검사결과가 non-response로 판명된 환자는 환자에 맞게 용량을 늘리거나 다른 항혈소판 제제를 추가 처방하여 환자의 약물에 대한 반응도를 관리하여 약물의 부작용 및 재발 위험을 감소시킬 수가 있다.

학습토의

1. 혈소판기능을 검사하는 검사 종목을 열거하시오.
2. 혈소판 점착능 검사의 원리와 의의에 대해서 설명하시오.
3. 혈소판 응집능 검사의 원리와 의의에 대해서 설명하시오.
4. 혈소판 응집능 검사시 응집 촉진물질을 나열하시오.
5. PFA 장비의 원리와 의의에 대해서 설명하시오.
6. VerifyNow 혈소판 기능이상 검사의 원리와 의의에 대해서 설명하시오.

02 혈액응고계 검사

학습목표

1. 내인계검사와 외인계검사의 종류와 의의를 설명할 수 있어야 한다.
2. aPTT 검사의 측정의의와 응고시간이 연장되는 원인을 열거할 수 있어야 한다.
3. Prothrombin time(PT)검사의 측정원리와 측정의의를 설명할 수 있어야 한다.
4. Prothrombin time 검사에서 결과 보고방법을 설명할 수 있어야 한다.
5. Mixting test의 측정원리와 측정의의를 설명할 수 있어야 한다.
6. TT 검사의 측정원리와 의의를 설명할 수 있어야 한다.
7. 응고억제물질들의 종류와 검사 의의를 설명할 수 있어야 한다.

1) 응고인자

응고인자들은 그들의 생화학적 기능에 따라서 prothrombin group, fibrinogen group, contact group의 세 군으로 나눌 수가 있다.

① Prothrombin group

Prothrombin군은 factor Ⅱ·Ⅶ·Ⅸ·Ⅹ을 포함하고 비타민 K는 이들 group에서 기능적인 인자의 합성에 있어서 대단히 중요한 역할을 하므로 prothrombin군 인자들은 비타민 K 의존 인자(vitamin K dependant factor)로 알려져 있다.

② Fibrinogen group

Fibrinogen군에 속하는 인자들은 Ⅰ·Ⅴ·Ⅷ·ⅩⅢ 인자들이나. 이들 군에 속하는 인자들은 섬유소(fibrin)가 형성되는 동안에 소모되기 때문에 소모성 group으로도 불리운다. 이들 group 인자들은 정상 혈청에서는 나타나지 않는다.

③ Contact group

접촉 group의 인자들은 Ⅺ·Ⅻ, prekallikrein, 그리고 고분자 kininogen들이다. 이들 인자들은 응고계의 최초 활성화에 관여하고 있고 활성화를 위해 음전하 표면에 접촉하여 응고를 시작하는데 중요한 역할을 한다.

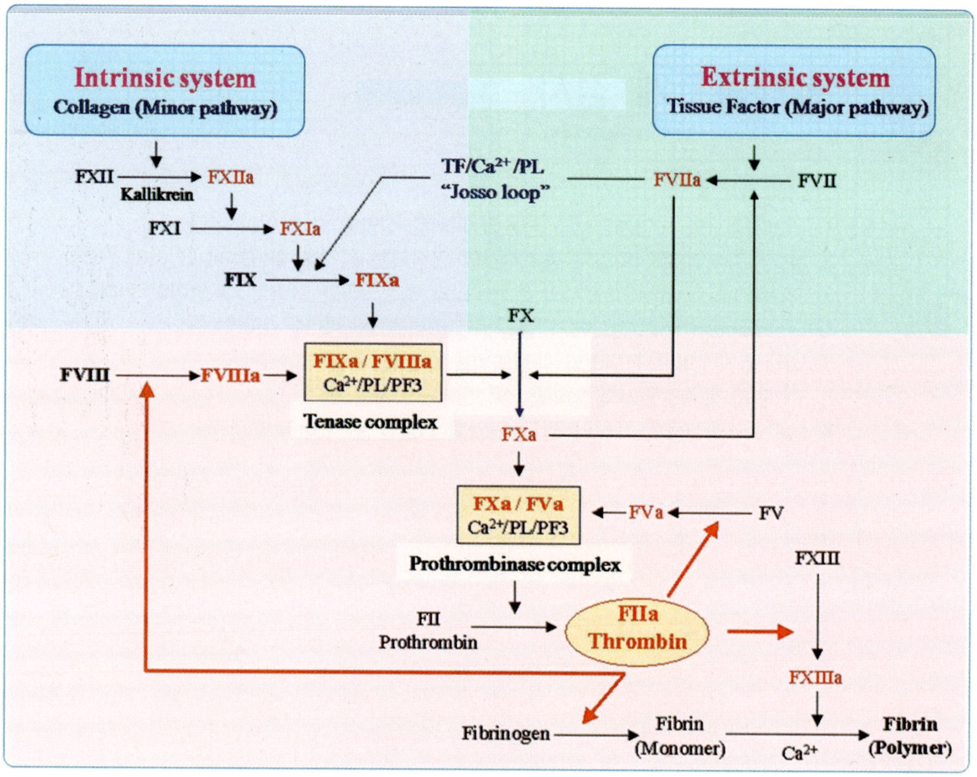

▶그림 6-27. 혈액응고 기전

2) 혈액응고의 기전 (Mechanism of blood coagulation) (그림 6-27)

(1) 내인성 응고경로 (Intrinsic coagulation pathway)

혈관벽의 손상에 의해 출혈이 있을 때 혈액 중의 응고인자만이 관여하여 작동하는 구조이며 반응이 늦다. 그러나 내인성 활성화 (intrinsic activation)는 생리적 fibrin 형성의 주경로가 된다.

제 XII인자가 음전하를 띈 collagen에 접촉하면 XII_a ($_a$는 활성형)가 되고 XII_a는 제 XI인자가 XI_a로 활성화 되도록 하고 XI_a는 Ca^{++}과 함께 제 IX인자는 IX_a로 활성화 인자가 되며 여기에 Ca^{++}, 제 VIII인자 그리고 인지질 (혈소판 제 3인자)에 결합하여 복합체를 만들어 제 X인자를 활성화한다 (X_a). X_a는 제 V인자, Ca^{++}, 인지질이 복합체를 형성한다. 이 복합체는 prothrombin을 thrombin으로 전환시키며 thrombin은 fibrinogen을 fibrin으로 전환시킨다.

(2) 외인성 응고경로 (Extrinsic coagulation pathway)

손상을 입은 혈관의 혈액 중에 조직액 (tissue fluid)이 혼입되어 작동하는 응고구조를 말하며 반응은 빠르다. 조직액 (III인자)이 혈액 중으로 유입되면 제 VII인자 및 calcium ion과 함께 활성인자 복합체 ($III - VII_a - Ca^{++}$)가 형성된다. 이 복합체는 제 X인자를 X_a로 전환시키지만 X_a 이

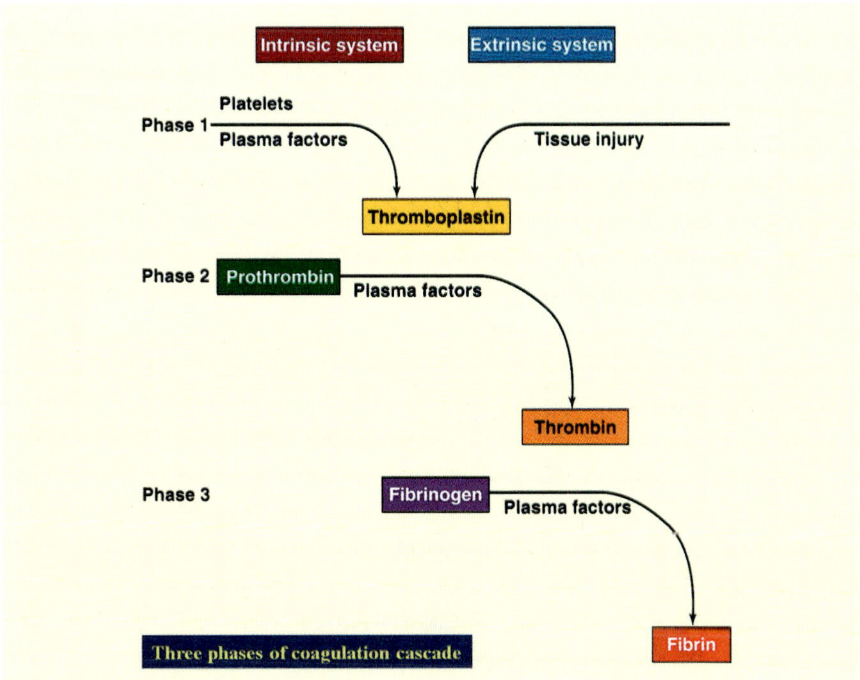

▶그림 6-28. 혈액응고 기전의 3단계

하의 활성화 반응은 내인성과 같은 기전으로 진행된다.

(3) 공통 응고경로 (Common coagulation pathway)

내인성 및 외인성 인자의 공통 협동작용으로 이 과정의 종말반응은 액상에서 thrombin의 작용에 의해서 fibrinogen을 fibrin으로 전환하여, 혈액은 유동성을 잃고 gel화가 된다.

■ 응고검사를 위한 검체 채취 순서

- 혈액응고검사만 단독으로 처방된 경우 두 튜브에 채혈하여 첫 번째로 채취한 검체는 폐기하고 두 번째로 채혈한 검체로 검사하는 것이 권장된다.
- 그러나 PT, aPTT 검사만 처방된 경우 진공채혈관 사용 시에는 첫 번째 채혈한 검체를 사용하여도 된다. 단, 나비바늘 사용 시에는 첫 번째로 채취한 검체는 폐기하고 두 번째로 채혈한 검체로 검사하는 것이 권장된다.

1 전혈 응고시간 (Whole blood clotting time, venous coagulation time)

내인성 응고인자 (intrinsic factor)의 종합적 활성을 보는 screening 검사방법이다. 혈액응고 1단계에 관계되는 여러 인자들의 결핍유무를 보는 검사지만 예민도가 낮아서 심한 결핍이 아니면 잘 나타나지 않는다. 근래에는 감도와 재현성이 양호한 APTT 검사로 대치되어지는 경향이 있다.

A. Lee & White method (시험관법)

1) 원리

조직액이 섞이지 않게 채혈된 정맥혈을 37℃에서 유동성이 없어질 때까지의 응고시간을 측정하는 방법이다. 정맥천자를 하는 Lee & White법이 모세관법보다 다소 신뢰도가 높은 검사지만 여러 가지 번거로움 때문에 capillary method가 선호되고 있다.

2) 기구

① Disposable syringe

② 8~10 mm × 100 mm 유리시험관 2개

③ Stop watch

④ 37℃ water bath

※ Lee & White는 내경 8 mm 시험관, Wintrobe, Cartwright는 내경 11 mm 시험관을 사용한다.

3) 검사방법

① 2개의 시험관 (10 × 100 mm)을 보온을 위해 37℃의 water bath에 넣어 놓는다.

② 정맥을 천자하여 혈액 3 mL를 채혈한다. 주사기에 혈액이 보이기 시작하면 stopwatch를 누른다.

③ 주사 바늘을 제거하고 먼저 No. 2 시험관, 다음에 No. 1 시험관에 혈액 1 mL씩 관벽을 따라 넣고 37℃ water bath에 방치한다.

④ 5분 후 No. 1 시험관을 꺼내 45° 각도로 기울여 혈액의 유동성을 관찰한다. 아직 유동성이 있으면 다시 제자리에 넣고 30초마다 꺼내서 응고가 되었는지를 본다. 거꾸로 해도 흘러나오지 않으면 응고된 것으로 간주한다.

⑤ 이어서 No. 2 시험관을 30초 간격으로 위에서와 같은 조작을 해서 응고 종료의 시점

에서 stopwatch를 멈추게 한다. 이때까지의 소요시간이 응고시간이다.

참고

① 자주 건드린 No. 1 시험관보다 가만히 정치시킨 No. 2 시험관이 응고가 더디게 생긴다.
② 시험관의 내경 크기가 일정한 것을 사용한다. 내경이 넓으면 응고시간이 지연된다.
또한 온도가 낮아지면 연장의 요인이 된다.
③ 응고시간의 단축요인은 조직액의 혼입, 작은 시험관 내경, 온도상승, 기포의 혼입, 시험관 내벽의 손상 등이다.
④ 응고가 완료된 후 clot retraction, fibrinolysis를 관찰할 수 있고 prothrombin consumption test도 가능하다. Wintrobe와 Cartwright는 혈액 2 mL씩 넣는 방법을 추천하고 있다.

4) 참고치

8 mm 내경의 시험관 사용: 5~8분

11 mm 내경의 시험관 사용: 6~12분

※ 만약 5분 이하의 응고시간을 보이면 깨끗하지 않은 유리시험관 사용 또는 기술적인 오차에 기인하므로 재검사해야 한다.

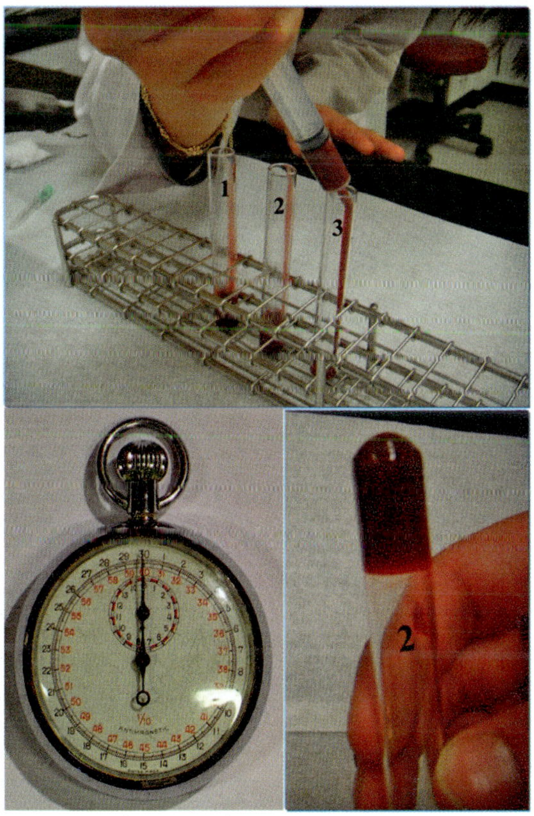

▶그림 6-29. Lee & White method (시험관법)

B. Capillary method

1) 검사방법

① Finger tip 또는 신생아에서는 heel puncture 해서 혈액이 나오는 순간에 stop watch를 누른다.

② 처음 나오는 혈액방울은 흘려버린 후 plain capillary tube 2~3개에 자연스럽게 흐르는 혈액을 넣는다.

③ 3분 후부터 30초마다 capillary tube의 한쪽 끝을 조금씩 부러뜨려 fibrin이 생겼는지를 관찰한다.

④ Fibrin이 적어도 1 cm 정도 길이의 줄을 tube 양단에 다리를 놓게 되면 응고가 완결된 것으로 보고 그 때까지의 시간을 측정한다.

참고

① 조직액이 섞이므로 응고시간이 시험관법에 비해 짧다.
② 예민도가 낮고 재현성이 좋지 않지만 간단하기 때문에 많이 이용된다.

2) 참고치: 3~5분

3) 결과

전혈 응고시간이 12~20분 정도 연장되면 출혈성 경향(hemorrhagic tendency)이 있는 것이고 20분 이상 고도 연장되면 출혈성 질환(hemorrhagic disease)이 있음을 나타낸다.

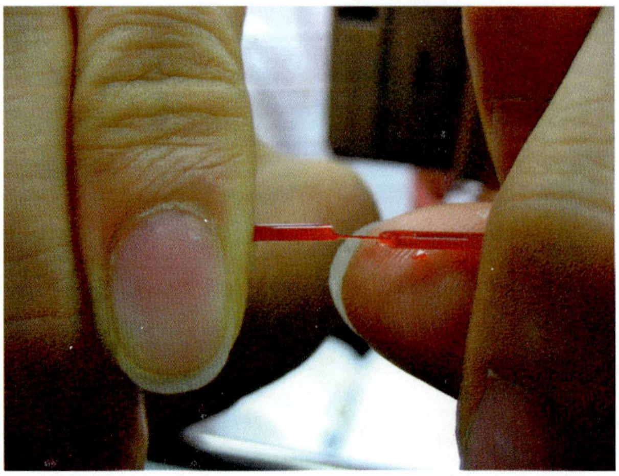

▶그림 6-30. Capillary method의 fibrin 생성 확인과정

응고인자가 단독 또는 복합적으로 결여 (선천적) 되었다던가 감소되어 있는 경우 활성의 저하에 의한 연장을 볼 수 있는데, 단독인자 결핍에서는 활성이 20 % 이하로 낮아지지 않는 한 응고시간의 현저한 연장은 나타나지 않는다. 그래서 경증 혈우병이 그 좋은 예가 될 것이고 고도연장은 중증 혈우병 (A 및 B)에서 경험할 수가 있다.

① 고도연장이 되는 경우
제 Ⅷ인자 결핍증 (hemophilia A), 제 Ⅸ인자 결핍증 (hemophilia B), 제 Ⅻ인자 결핍증, 순환 항응혈소 (circulating anticoagulant)의 증가 (SLE, heparin 투여 등), 섬유소용해의 이상항진 (fibrinogen이 10~20 mg/dL 이하인 경우 혈액은 응고되지 않는다) 등이다.

② 경도연장이 되는 경우
제 Ⅺ인자 결핍증, 제 Ⅴ인자 결핍증, 제 Ⅹ인자 결핍증, 제 Ⅱ인자 결핍증, Fletcher 인자 또는 Fitzgerald 인자 결핍증, 고도의 혈소판 감소증 또는 혈소판기능 이상이 있을 때이다.

③ 제 Ⅶ인자 결핍증 및 제 XIII인자 결핍증일 때는 응고시간이 참고치를 보인다.

④ 혈우병환자의 약 1/3이 경증환자로서 참고치를 보일 수 있으므로 응고검사에서 정상으로 나오더라도 혈우병을 부정할 수는 없다. Prothrombin 소비시험, APTT 등의 검사를 해 본다.

2 혈장 calcium 재가시간 (Plasma recalcification time)

1) 원리

탈칼슘이온 작용이 있는 항응고제 (3.2 % sodium citrate, 0.1 M soidum oxalate)를 정맥혈에 가하여 응고를 저지하고 원심분리 하여 얻은 plasma에 다시 calcium ion을 가하면 응고기전이 진행되어 혈장은 응고된다. 즉 칼슘이온 재 첨가부터 fibrin이 석출할 때까지의 시간을 칼슘재가시간이라고 한다.

2) 시약 및 기구

① 3.2 % sodium citrate액
② 0.025 M $CaCl_2$액
③ Stop watch
④ 37℃ water bath

3) 검사방법

① 3.2 % sodium citrate: 정맥혈액을 1 : 9의 비율로 채혈한다.

② 3,000 rpm/15분 원심분리하여 혈소판 결핍혈장(PPP)을 준비한다.

③ 내경 10 mm의 시험관에 혈장 0.1 mL를 넣고 37℃ 수조에 넣어둔다.

④ 따로 37℃에 가온해 두었던 0.025M $CaCl_2$액 0.1 mL를 autopipet으로 취해서 혈장이 있는 시험관에 넣음과 동시에 stopwatch를 작동시킨다.

⑤ 시험관을 경사지게 잡고 50초간 37℃에 방치한 후 10초 간격으로 관찰하고는 제자리에 넣는 반복 동작을 계속하면서 fibrin이 석출되는 최초의 순간을 보는 순간 stopwatch를 눌러 시간을 잰다.

4) 결과

참고치는 90~120초 또는 90~140초까지이다.

• 혈전증, 임신중독증 등의 혈액응고 항진상태에서는 응고시간이 단축되어진다.

참고

① 전혈 응고시간과 마찬가지로 내인계응고인자의 종합활성을 보는 검사로서 전혈 응고시간 측정보다 더 예민하고 재현성이 좋으나 거의 같은 의의가 있는 APTT 검사로 대치되어진 검사법이다.
② 혈장 중의 혈소판에 의해 영향을 받을 수 있으므로 PRP보다는 PPP를 사용하는 것이 좋다. PRP와 PPP의 측정치 차이가 20초 이내의 경우에는 혈소판 기능 이상을 의심할 수 있다.
③ 시험관을 흔드는 방법에 따라 응고시간이 달라질 수 있으므로 항상 일정하게 한다.

3 활성화 부분 thromboplastin 시간(Activated partial thromboplastin time, APTT)

APTT 검사는 내인성 응고계인자(intrinsic coagulation system factors; Ⅷ, Ⅸ, Ⅺ, Ⅻ)와 제Ⅱ, Ⅴ, Ⅹ인자의 결핍유무를 종합적으로 screening하는 검사법이다. 실제 Ⅻ인자나 prekallikrein, HMWK 결핍시에도 APTT가 연장되나 이 경우 심한 출혈을 보이지 않는다.

1) 원리

부분 트롬보프라스틴(partial thromboplastin)은 혈소판 제3인자(PF 3)와 유사한 활성화 작용을 가진 인지질(phospholipid) 분획이다. 환자의 혈소판결핍혈장(PPP)에 혈소판의 대치

성분으로 인지질과 내인계 경로의 활성제를 넣고 반응한 후 칼슘의 존재하에 응괴가 형성될 때까지의 시간을 측정한다. PTT 시약은 토끼, 소 등의 뇌(brain)로부터 chloroform 추출하여 얻어진 cephalin을 주로 조제한 것으로 가검혈장과 유리, plastic 등과 접촉에 의해 접촉인자들이 부분적으로 활성화되어 측정치가 일정하지 않는 등의 영향을 준다. 그래서 PTT 시약에 접촉인자 활성제인 kaolin, celite, ellagic acid, colloidal silica 중에서 제조회사에 따라 선택적으로 첨가하여 접촉인자를 충분히 활성화 시키며, 이들은 음전하를 띄는 풍부한 표면을 제공함으로써 제XII인자, HK, prekallikrein 등을 활성화시켜 내인계 경로의 시작을 유도한다. 이렇게 재현성과 감도가 좋고 측정 시간을 단축하는 등의 양호한 방법으로 개량한 것이 APTT이다. 특히 제Ⅷ, Ⅸ인자의 이상을 예민하게 반영하여 내인계의 지혈이상의 필수적인 검사이다.

APTT는 heparin 치료의 관리 지표 또는 루프스 항응고인자의 선별검사로도 유용한 검사이다. 검사실에서는 헤파린 치료환자의 혈장을 이용하여 anti Xa heparin assay에 의해 헤파린 농도를 측정하고 이를 APTT검사결과와 비교하여 헤파린 치료 농도(0.3~0.7 IU/mL)에 해당하는 APTT값을 제공하도록 한다. 저분자량헤파린(low molecular weight heparin)은 anti-Xa로 모니터링한다.

2) 기구

① Autopipette 100 μL, 200 μL 또는 serological pipette

② 내경 8 mm plain plastic tube

③ 37℃ water bath

④ Stop watch

⑤ Nichrome wire loop

3) 시약

① 3.2% 구연산나트륨(trisodium citrate, $Na_3H_4O_7 \cdot 2H_2O$: MW 294.1)

② APTT 시약

일반적으로 토끼, 소 등의 뇌(brain)로부터 chloroform을 이용해 추출하여 얻어진 cephalin을 조제한 것으로 다양한 시약의 종류를 표 6-2에 나타내었다.

표 6-2. APTT 시약과 첨가활성제의 종류

APTT 시약명	첨가활성제(activator) 종류	제조회사
Platelin LS	silica	organon Teknika
Kaolin activated	kaolin	Hyland
Pathromtin	kaolin	Behring
Platelin cephaloplastin	ellagic acid	Dade
Actimat	ellagic acid	bioMerieux
Activated thrombofax	ellagic acid	ortho
Actin	ellagic acid	Dade
Platelin plus activator	celite	organon Teknika

※ 2~8℃ 냉장보관, vial 개봉 후 37℃/8시간, 2~8℃/30일 간 안정하다.

※ Celite, kaolin 등이 첨가된 액체 APTT 시약 중에는 혼탁한 것이 있지만 silica, ellagic acid 첨가시약은 완전 용해되어 있어서 혼탁하지 않아서 자동응고기기의 광학법 및 발색기질법에 적당하다.

③ 0.025M $CaCl_2$용액(무수 $CaCl_2$ 277 mg/100 mL DW)

④ 정도관리(quality control)용 혈장

대조혈장(control plasma)으로 정상, 비정상 혈장을 사용하여 매일 정밀도 관리를 해야 하며 $\overline{X}\pm1$ SD 또는 $\overline{X}-R$ 관리도 방식을 이용해도 된다.

- 상품화된 normal 또는 abnormal human plasma

  Verify Ⅰ, Ⅱ (Organon Teknika) standardized normal plasma (Dade), plasma coagulation control (Ortho) standard human plasma (Behring) 등이 있고 1.0 mL의 정제수로 녹이고 실온에서 20분간 방치한 후 사용하면 되고 4~6℃/24시간, −20℃ 냉동보존하면 1주일은 안정하다.

- 자가제조 normal 또는 abnormal human plasma

  최소한 5인 이상의 건강인 또는 비정상 citrated plasma를 모아서 잘 혼합하여 제조한다. −20℃/1주일, 4~6℃/6시간은 안정하다.

4) 검체 준비

① 내경 8 mm 소시험관에 3.2 % sodium citrate 0.2 mL 넣고 전혈 1.8 mL를 채혈하여 혼합한다. 항응고제가 들어있는 튜브에 혈액과 항응고제의 비율이 9 : 1이 되도록 채혈하고, 적혈구 용적률이 55 % 이상인 경우에는 항응고제의 양이 너무 많이 들어 있어, PT, APTT 등이 연장되고 protein C, protein S 값에 영향을 줄 수 있어, 항응고제의 양을 줄여서 조정하는 것이 필요하다.

* 3 mL tube일 경우의 항응고제의 양 조정
항응고제의 양 (uL) = [(100 − 검체의 Hct) × 3 / 100−정상의 Hct] × 100

CLSI H21-A5 기준에 따르면 채혈튜브에 남아있어야 하는 citrate의 양은 다음과 같다.

C = (1.85×10^{-3})*(100−검체의 Hct)*채혈량

예를 들어, Hct가 56%인 경우, 2.7 mL 채혈한다면,

C = (1.85×10^{-3})*(100 − 56)*2.7 = 220이므로 총 300 μL에서 80 μL를 제거하고 2.7 mL을 채혈하게 된다.

Hematocrit (%)	튜브에 남아있는 citrate의 양 (μL)	튜브에서 제거할 citrate 양
56	220	80
57	215	85
58	210	90
59	205	95
60	200	100
61	195	105
62	190	110

Hematocrit (%)	튜브에 남아있는 citrate의 양 (μL)	튜브에서 제거할 citrate 양
63	185	115
64	180	129
65	175	125
66	170	130
67	165	135
68	160	140
69	155	145

② 1,500 g (3,000 rpm)/15분간 원심시키고 혈소판결핍혈장 (platelet poor plasma, PPP)을 분리한다.

- 채혈 후 2시간 이내 검사하는 것이 좋고 늦어도 4시간 이내에 반드시 검사해야 된다.
- 혈장은 실온에서 보관하여 검사를 시행하며, 2~8℃에서는 혈장을 보관하지 않는다. 이 온도범위에서 응고인자 VII이 kallikrein system에 의해 활성화되고 vWF, 응고인자 VIII의 활성도가 냉장온도에서 점차 감소하기 때문이다.
- 0.1 M sodium oxalate를 사용해서 얻은 plasma는 3시간까지만 안정하다.

5) 검사방법

① 37 ± 0.5℃ 항온수조에서 0.025 M $CaCl_2$액을 3부 시험관에 분주하여 5~10분만 가온시켜 놓는다.

② 3부시험관에 검체 (T), control (C) 표시하고 APTT시약을 0.1 mL 넣은 다음 가검혈장 및 대조혈장을 0.1 mL를 넣는다.

③ 가볍게 혼합한 후 5분간 방치하여 활성제에 의해 접촉인자가 활성화 되게 한다. 5분 이

상 방치하면 제 Ⅷ, 제 Ⅴ인자의 활성이 저하되는 경우가 있다.

④ 시간이 되면 즉시 가온시켜 놓은 0.025 M $CaCl_2$액을 0.1 mL를 넣음과 동시에 stop watch를 누른다.

⑤ 37℃에서 가볍게 흔들어주고는 20초 방치 후부터 fibrin이 석출되어 응고될 때까지의 시간(초)을 잰다.

- 2회 측정하여 평균치를 낸다. 이중 측정치의 차가 3초 이상일 때는 다시 검사한다.

6) 참고치

APTT 시약종류에 따라 다소의 차이가 난다. 수기법의 경우는 숙련 정도에 따른 종말 측정방법에 의한 차이와 검사실 간에도 차이가 난다.

APTT시약 종류	참고치
STA PTT A 5	28.3~41.3초
Platelin LS	22.6~35초
Platelin plus activator	25~45초
Activated thrombofax	26.7~30.2초
Activated cephaloplastin	26.4~40.4초
Actimat (manual)	29~37초
Actimat (optical)	25~33초

참고

① 각 검사실 자체에서 정상인의 신선혈장으로 참고치를 정하고 환자의 APTT 측정시간을 동시에 보고해야 한다.

② 정상대조와 비교해서 5초 이내는 정상, 10초 이상 연장이 되면 비정상으로 본다.

③ 전혈 응고시간, 칼슘재가응고시간보다 훨씬 예민한 반응을 나타내기 때문에 APTT 검사는 출혈성 소인의 routine 검사가 되고 있다.

④ 항응고제 치료의 적정을 기하기 위해 장기간 경구용항응고제 치료환자의 APTT 검사(Actimat 사용)에서는 보통 50~65초 사이가 유지되도록 하고 control과 환자의 ratio는 1.5~2 사이가 되게 한다. 또한 heparin 치료의 관리지표를 위한 APTT검사는 50~100초가 유지되도록 하고 비율은 1.5~3 사이가 되도록 하면 된다.

7) 임상적 의의

① 혈우병 A 또는 B에서는 모두 APTT 연장을 나타낸다.

② von Willebrand병에서는 제 Ⅷ 인자는 약간 감소하지만 APTT는 정상으로 나오기도

한다.

③ 드물지만 APTT의 연장을 보이는 경우는 제 XI 인자, 제 XII 인자, Fletcher인자, Fitzgerald인자의 결핍 때도 있다.

④ 제 I, II, V, X 인자는 심한 인자의 결핍일 때 연장된다.

⑤ 후천적으로는 심한 간 장애, 소모성 응고장애, 섬유소항진 등에 의해 복합적으로 각 인자가 감소하거나 순환항응혈소의 증가에 의해서도 연장을 나타낸다.

⑥ Hemophilia A는 VIII인자응고활성 (VIII : C)의 감소가 있고 VIII R-AG (VIII related antigen) 검사항목을 면역학적으로 측정하면 감소가 없다. 이 두 가지 항목의 검사로 보인자의 진단이 가능하다 (90 %).

4 Prothrombin 소비시험 (prothrombin consumption test)

1) 원리

정상적인 혈액응고 과정에서는 대부분의 prothrombin은 소비되고 혈청에는 25 % 이하 정도만 남아있게 되는데 혈우병 등의 병적인 경우에는 prothrombin이 다량 남게 된다. 이것은 응고 제 1단계의 내인계 인자에 이상이 있으면 prothrombin이 thrombin으로 전환이 원활하게 이루어지지 않아서 혈청 중에 prothrombin이 다량으로 잔존하는 것이다.

Prothrombin 소비시험은 이 원리를 이용하여 혈청 검체에 tissue thromboplastin, 칼슘이온, 흡착혈장 (제 I, V, VIII, XI, XII 인자 함유)을 가하여 응고를 시킬 때 정상에서는 prothrombin의 소모가 커서 응고시간이 연장되지만 반대로 혈우병에서는 응고시간이 단축되는 것을 알아보는 실험이다.

이 검사는 혈소판 제 3인자능의 저하의 경우에도 단축되어지므로 혈소판 이상도 반영하고 있다.

2) 기구 및 시약

① Tissue thromboplastin, $CaCl_2$ 혼합액

② 정상흡착혈장 (자가제조 또는 시판품)

$BaSO_4$ 흡착혈장 제조방법

- Sodium citrate 정상 혈장 1 mL에 $BaSO_4$ 150~300 mg 첨가
- 37℃에서 15분간 혼합

- 3,000 rpm에서 15분간 원심 분리
- 상청액 분리

③ 항온수조기 (수기법)

④ 자동응고측정기

3) 검사방법

① 전혈응고시간 측정 후 37℃/1 hr 방치 후 혈청을 분리한다.

- 곧 검사를 할 수 없을 경우는 prothrombin이 thrombin으로 전환을 방지할 목적으로 혈청에 대하여 1/10양의 3.2 % sodium citrate액을 가하고 37℃/30분 방치한 후 검사할 때까지 4℃에 보관한다.

② 흡착 정상혈장 0.1 mL를 8 mm 시험관에 넣어 37℃ 항온수조기에 넣고 조직 thromboplastin, $CaCl_2$ 혼합액 0.2 mL를 가한다.

③ 37℃로 가온시킨 환자 혈청 0.1 mL를 넣어줌과 동시에 stop watch를 작동시킨다.

④ Fibrin 석출할 때까지의 응고시간을 잰다.

4) 결과

참고치: 20~25초 이상

① 응고 제 1 단계 내인계인자의 이상 유무를 보는 검사로 제 Ⅴ, Ⅷ, Ⅸ, Ⅺ, Ⅻ인자, 혈소판 제 3 인자 활성의 결핍에서 단축된다.

② 혈우병에서는 5~9초 사이이다.

③ 제 Ⅶ인자, 제 Ⅹ인자 결핍에서는 정상이 된다.

※ 사용한 정상 흡착혈장과 tissue thromboplastin의 역가에 의해 참고치의 차이가 생길 수 있다.

참고

Thromboplastin 형성시험 (thromboplastin generation test, TGT)

TGT 검사는 환자 및 정상대조(건강인)에 대해서 흡착혈장(정상에서는 Ⅰ, Ⅴ, Ⅷ, Ⅺ, ⅩⅡ, ⅩⅢ 인자 함유)과 혈청(Ⅶ, Ⅸ, Ⅹ, Ⅺ, ⅩⅡ 함유)을 조제하여, 이들을 서로 조합하고 여기에 혈소판부유액(또는 PF3 활성화인자의 기능을 가진 인지질분획인 PTT 시약 사용 가능)과 Ca^{++}을 가하여 37℃에서 가온시킨다. 그리고 내인성 thromboplastin을 형성시켜 놓은 혼합액에서 1분 간격으로 일정량을 채취하여 정상혈장에 가하고 Ca^{++}을 첨가하여 응고시간을 측정한다. TGT 검사는 내인성 응고에 관련하는 각종 인자결핍을 screening하기 위해 Bigg and Douglas (1953)에 의해 고안된 방법으로 검사가 복잡하다. 과거에 사용하던 방법으로서 측정원리만 전개하였다.

5 Prothrombin time (PT), one stage (1단법)

1) 원리

환자의 혈소판결핍혈장에 조직인자와 인지질을 포함한 조직 thromboplastin (토끼의 뇌와 폐에서 추출한 것에 calcium ion과 적당량의 완충액을 넣은 것을 냉동 건조한 것)에 첨가하여 응고하기까지의 시간을 측정함으로써, 외인성 응고계와 공통경로 (extrinsic factors prothrombin (Ⅱ, Ⅴ, Ⅶ, Ⅹ인자))의 응고활성을 종합적으로 검사하는 방법이다 (그림 6-31).

Quick (1935)에 의해 이 방법이 고안되어 제 Ⅱ 인자의 양에 의해 응고시간이 좌우되는 것으로 생각했으나, 그 후 이외의 외인계인자도 관여하는 것이 밝혀졌다. 상당기간 prothrombin time, Quick's one stage법으로 불려 왔으나 현재는 다소 변경된 변법을 사용하고 있기 때문에, Quick의 이름을 생략하고 PT 1단법으로 기술하고 있다.

2) 기구

① Autopipette 100 μL, 200 μL 또는 serological pipette
② 내경 8 mm plain plastic tube
③ 37℃ water bath
④ Stop watch
⑤ Nichrome wire loop

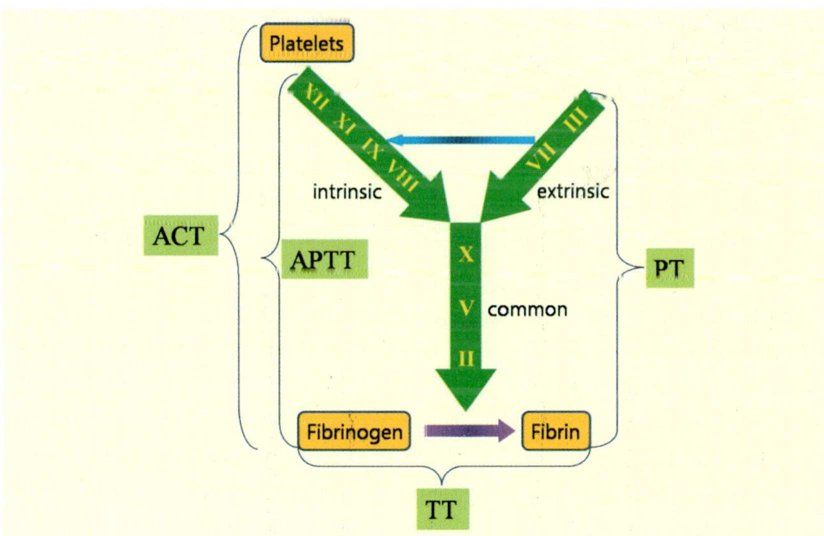

▶그림 6-31. 응고기전과 응고검사와의 관계

3) 시약

① 3.2 % 구연산나트륨 (trisodium citrate, $Na_3H_4O_7 \cdot 2H_2O$: MW 294.1)

② Commercial thromboplastin reagent

- 토끼의 뇌, 폐, 소의 뇌, 태반으로부터 acetone으로 추출 정제한 tissue thromboplastin에 적당한 농도의 calcium ion과 완충액을 넣어 동결 건조한 것으로 역가가 성적을 크게 좌우한다.
- 시판되고 있는 thromboplastin으로는 simplastin (Organon Teknika), ortho brain thromboplastin, thromboplastin reagent (Dade), thromborel S (Behring), thrombomat (Biomerieux), IL 등이 있다. 제조회사의 설명서대로 시약의 용해, 37℃ 보온시간, 유효시간 등을 지켜서 검사한다. 보통은 용해 후 4~6℃/5일간, 실온/24시간 유효하고 −20℃에 냉동시켜 놓으면 2개월은 안정하다.

4) 검사방법

① 37℃ 항온수조에 3부 시험관을 꽂고 PT시약 0.2 mL씩 넣고 3분간 가온한다.

② 대조혈장 및 검체혈장도 각각 37℃ 항온수조에 넣어 3분간 가온시킨다. Autopipette로 검체 0.1 mL를 미리 가온한 PT시약 0.2 mL가 들어있는 시험관에 주입과 동시 stop watch를 작동시킨다.

③ 항온수조에 10초 넣어둔 직후부터 그림 6-32 응고의 종말점 관찰요령 방법대로 빠르고 일정하게 흔들어 fibrin 응괴가 되는 순간에 stop watch를 누르고 소요된 초(second)를 기록한다. 이것이 PT시간이다.

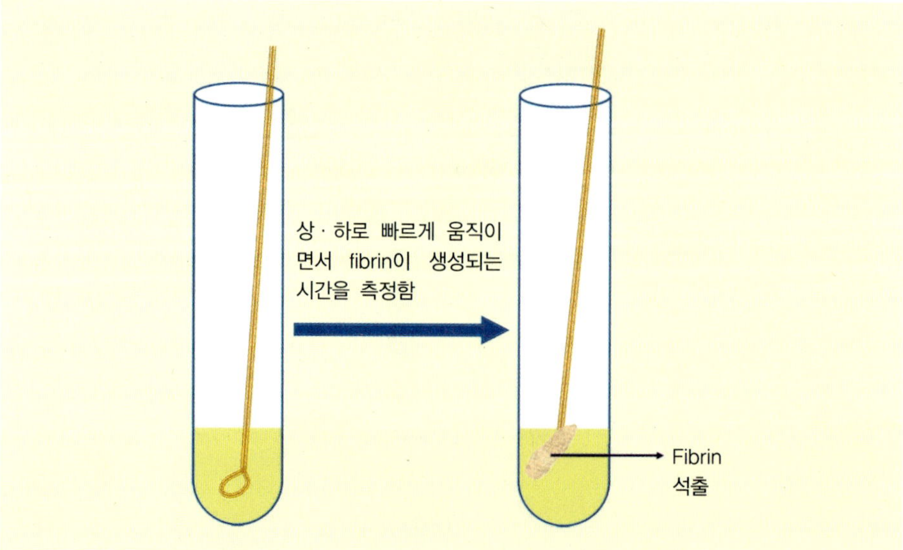

▶그림 6-32. Nichrome선 loop 사용법

참고

① 대조 및 검체검사는 이중검사 (duplicate test)를 하고 평균치를 낸다. 2회 측정치의 차가 1초 이상이면 다시 한 번 측정해 본다.
② 응고 종말점은 겔 (gel) 응고물이 형성되는 순간이 된다.
③ Nichrome wire loop를 사용한다면 시험관에 넣고 1초에 2회 속도로 빠르게 상·하로 움직여 fibrin 석출을 감지한다.
④ 수기법 (manual method)에서는 fibrin 석출될 때까지의 정확한 시점 판단은 많은 실기 경험과 일정한 기준을 바탕으로 숙달되어야 한다.
⑤ 용혈, 황달, lipemic한 혈장은 수기법이나 mechanical 방법의 자동화 장비에는 영향을 주지 않지만 광학법에 의한 자동화 기기측정에는 영향을 주므로 주의깊게 평가해야 된다.

5) 결과 판독 및 보고방법

(1) 초 (Second) 표현법

참고치: 13 ± 2초 (12~14초).

일반적으로 검체의 PT시간 (초)과 대조혈장의 PT시간 (초)을 같이 표기하여 보고하고 있다. 사용하는 thromboplastin의 역가에 따라 참고치의 차이를 보이게 되므로, 응고검사실 자체에서 참고치를 설정하는 편이 좋다. 정상대조 (normal control)와 비교하여 2초 이상 연장되면 이상이라고 생각한다.

(2) 활성도 (Prothrombin activity, %) 표현법

참고치: 80~100 %

〈 Prothrombin 활성도 곡선의 작성 〉

① 정상대조혈장 (정상혈장 pool)을 100 %로 보고, 표 6-3과 같이 단계 희석 시험관을 준비

표 6-3. 검량선 작성을 위한 희석법

No	Verify-I normal citrate	0.85% saline	PT 활성도 (%)
1	1.0 mL	–	100 %
2	0.5	0.5 mL	50 %
3	0.4	0.6	40 %
4	0.3	0.7	30 %
5	0.2	0.8	20 %
6	0.1	0.9	10 %

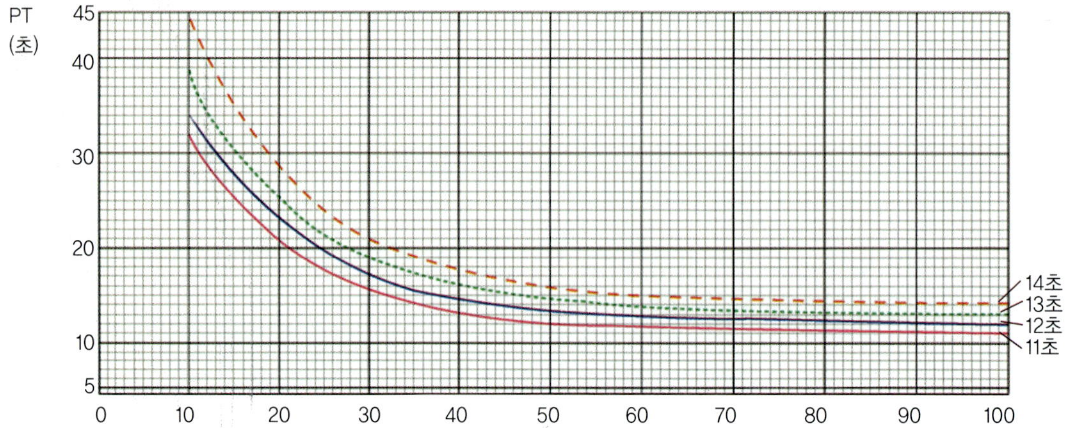

▶그림 6-33. Prothrombin time의 활성도 곡선

한다. 그리고 2회씩 측정한 후 평균을 낸다.

② 그래프용지에 종축에는 (초), 횡측에는 활성 (%)으로 잡고 활성곡선을 그린다.

③ PT (초)를 PT활성도 (%)로 환산하는 예를 들어보자. Verify normal citrate의 PT시간 13초, 환자 혈장의 PT시간이 25초라고 한다면, 그림 6-33의 활성도 곡선에서 13초가 100 %인 곡선을 좌측으로 그어서 올라간다. 그리고 종축 25초선에서 우측으로 그어 만나는 점 선점에서 밑으로 직선을 그어, 수치를 읽으면 정상혈장에 대한 PT활성도는 21 %가 된다.

(3) Prothrombin ratio (비율) 표현법: $\frac{\text{환자혈장의 PT (초)}}{\text{정상대조혈장의 PT (초)}}$

환자 혈장의 PT시간 (초)을 정상대조혈장의 PT시간 (초)으로 나눈 값이다. 참고치는 1 ± 0.15이고 농도가 감소하면 지수는 커지게 된다. Ratio는 여러 시설 사이의 데이터 비교 (호환성)에 좋은 점은 있다. 또한 INR (International Normalized Ratio)을 위해서는 반드시 필요하다.

(4) International Normalized Ratio (INR, 국제표준비의 계산)

국제혈액표준화위원회 (ICSH)는 조직 thromboplastin의 활성이 제조회사마다 차이가 나므로 생산 Lot마다 WHO의 추천에 의한 국제표준물질 (International Reference Preparation, IRP)과의 비교 계산에 의해 결정되는 ISI (International sensitivity index)치를 표시하도록 하여 PT ratio 수치에 ISI를 대입하여 계산하여 산출된 수치인 INR으로 판단할 것을 권고하고 있다. ISI와 thromboplastin의 민감도는 역상관 관계이므로 ISI가 1.0에 가까울수록 검사시 민감도가 더 높다. INR은 시약에 따른 결과의 차이를 보정하는 것이다. 특히 INR은 경구용 항응고제치료 (oral anticoagulant therapy) 중인 환자의 관리지표로서 표준화된 척도로 이용되고 있다.

표 6-4. Kit내에 표시된 ISI치

Product :	35124
Lot/Kit :	103433
ISI (Photo optical) :	N/A
ISI (Mechanical) :	2.54
	Organon Teknika Corp.
	Durham, NC 27704

$$\mathrm{INR} = \left(\frac{\text{Patient PT}}{\text{Normal PT}}\right)^{\mathrm{ISI}}$$

※ INR (국제표준비) 계산술식

① 환자와 정상대조혈장으로 PT를 측정하여 Ratio을 계산한다.

$$\text{Ratio} = \frac{\text{Patient PT}}{\text{Normal control PT }(\overline{\mathrm{X}})}$$

② 상품화된 thromboplastin 시약설명서 안에 있는 ISI치 (표 6-4)와 ①항에서 계산한 PT ratio를 표 6-5의 환산 Table에 대입하여 찾으면 된다.

예를 들어서: 환자의 PT = 18.2초
정상대조혈장의 PT = 13.0초
ISI value = 1.5 일 때
계산은 PT Ratio = $\frac{18.2}{13.0}$ = 1.4이고
이를 표 6-5에서 찾아보면 INR은 1.7이 된다.

③ 자동응고검사기에는 INR, calibration curve, Ratio 등의 다양한 기능들이 내장되어 있으므로 ISI 등 필요한 자료를 입력하면 자동으로 산출되어 나오게 된다.

5) 참고치

11.9~13.9 sec (71~108 %)

(INR : 0.94~1.16)

※ 활성도 (activity)가 100 %가 넘는 것은 임상적으로 의의가 없다.

※ 자체병원 실정에 맞는 참고치를 설정한다.

표 6-5. **환산** Table(INR) PT Ratio

ISI / Ratio	International Sensitivity Index (ISI)																			
Ratio	1.0	1.1	1.2	1.3	1.4	1.5	1.6	1.7	1.8	1.9	2.0	2.1	2.2	2.3	2.4	2.5	2.6	2.7	2.8	2.9	3.0
1.0	1.0	1.0	1.0	1.0	1.0	1.0	1.0	1.0	1.0	1.0	1.0	1.0	1.0	1.0	1.0	1.0	1.0	1.0	1.0	1.0	1.0
1.1	1.1	1.1	1.1	1.1	1.1	1.2	1.2	1.2	1.2	1.2	1.2	1.2	1.2	1.2	1.3	1.3	1.3	1.3	1.3	1.3	1.3
1.2	1.2	1.2	1.2	1.3	1.3	1.3	1.3	1.4	1.4	1.4	1.4	1.5	1.5	1.5	1.5	1.6	1.6	1.6	1.7	1.7	1.7
1.3	1.3	1.3	1.4	1.4	1.4	1.5	1.5	1.6	1.6	1.6	1.7	1.7	1.8	1.8	1.9	1.9	2.0	2.0	2.1	2.1	2.2
1.4	1.4	1.4	1.5	1.5	1.6	1.7	1.7	1.8	1.8	1.9	2.0	2.0	2.1	2.2	2.2	2.3	2.4	2.5	2.6	2.7	2.7
1.5	1.5	1.6	1.6	1.7	1.8	1.8	1.9	2.0	2.1	2.2	2.3	2.3	2.4	2.5	2.6	2.8	2.9	3.0	3.1	3.2	3.4
1.6	1.6	1.7	1.8	1.8	1.9	2.0	2.1	2.2	2.3	2.4	2.6	2.7	2.8	2.9	3.1	3.2	3.4	3.6	3.7	3.9	4.1
1.7	1.7	1.8	1.9	2.0	2.1	2.2	2.3	2.5	2.6	2.7	2.9	3.0	3.2	3.4	3.6	3.8	4.0	4.2	4.4	4.7	4.9
1.8	1.8	1.9	2.0	2.1	2.3	2.4	2.6	2.7	2.9	3.1	3.2	3.4	3.6	3.9	4.1	4.3	4.6	4.9	5.2	5.5	5.8
1.9	1.9	2.0	2.2	2.3	2.5	2.6	2.8	3.0	3.2	3.4	3.6	3.8	4.1	4.4	4.7	5.0	5.3	5.7	6.0		
2.0	2.0	2.1	2.3	2.5	2.6	2.8	3.0	3.2	3.5	3.7	4.0	4.3	4.6	4.9	5.3	5.7					
2.1	2.1	2.3	2.4	2.6	2.8	3.0	3.3	3.5	3.8	4.1	4.4	4.7	5.1	5.5	5.9						
2.2	2.2	2.4	2.6	2.8	3.0	3.3	3.5	3.8	4.1	4.5	4.8	5.2	5.7								
2.3	2.3	2.5	2.7	3.0	3.2	3.5	3.8	4.1	4.5	4.9	5.3	5.7									
2.4	2.4	2.6	2.9	3.1	3.4	3.7	4.1	4.4	4.8	5.3	5.8										
2.5	2.5	2.7	3.0	3.3	3.6	4.0	4.3	4.7	5.2	5.7											
2.6	2.6	2.9	3.1	3.5	3.8	4.2	4.6	5.1	5.6												
2.7	2.7	3.0	3.3	3.6	4.0	4.4	4.9	5.4	6.0												
2.8	2.8	3.1	3.4	3.8	4.2	4.7	5.2	5.8													
2.9	2.9	3.2	3.6	4.0	4.4	4.9	5.5														
3.0	3.0	3.3	3.7	4.2	4.7	5.2	5.8														
3.1	3.1	3.5	3.9	4.4	4.9	5.5															
3.2	3.2	3.6	4.0	4.5	5.1	5.7															
3.3	3.3	3.7	4.2	4.7	5.3	6.0															
3.4	3.4	3.8	4.3	4.9	5.5																
3.5	3.5	4.0	4.5	5.1	5.8																
3.6	3.6	4.1	4.7	5.3	6.0																
3.7	3.7	4.2	4.8	5.5																	
3.8	3.8	4.3	5.0	5.7																	
3.9	3.9	4.5	5.1	5.9																	
4.0	4.0	4.6	5.3																		
4.1	4.1	4.7	5.4																		
4.2	4.2	4.8	5.6																		
4.3	4.3	5.0	5.8																		
4.4	4.4	5.1	5.9																		
4.5	4.5	5.2																			
4.6	4.6	5.4																			
4.7	4.7	5.5																			
4.8	4.8	5.6																			
4.9	4.9	5.7																			
5.0	5.0	5.9																			

표 6-6. **질환에 따른 경구용항응고제 치료시 INR guidelines**

Indication	INR
Venous thrombosis Pulmonary embolism Systemic embolism Tissue heart valves Acute myocardial infarction Artrial fibrillation	2.0~3.0
Recurrent emobolism Mechanical heart valves	2.5~3.5

6) 임상적 의의

(a) PT가 연장되는 경우

① 제Ⅱ, Ⅴ, Ⅶ, Ⅹ인자 [prothrombin complex (복합체)] 및 제 I 인자 (fibrinogen) 중 한 가지 또는 두 가지 이상의 양적, 질적 이상이 있으면 연장된다 (단, 단독인자 중 제Ⅱ, Ⅴ, Ⅹ인자는 10 % 이하, 제 Ⅶ인자는 5 % 이하, 제 I인자는 100 mg/dL 이하의 감소 및 활성이 저하되어야 연장을 보인다).

② 섬유소용해 (DIC)

③ 순환항응혈소 (circulating anticoagulants)의 존재

④ 혈액투석 등을 위해 heparin을 투여받은 환자는 투여 후 3시간까지는 연장된다.

※ 제 Ⅴ인자 또는 Ⅹ인자결핍시 aPTT도 연장된다.

⑤ 간질환 특히 폐쇄성 간질환

⑥ Vitamin K 결핍증

(b) 경구항응고제치료 (oral anticoagulants therapy)를 하고 있는 환자에서는 PT 시간이 20초 전후 (PT ratio 1.3~2.0)가 되면 적절한 치료가 되고 있다고 판단한다. 질환에 따른 경구용항응고제 치료시 INR guidelines을 표 6-6에 나타내었다.

(c) PT시간이 단축되는 경우

응고시간의 단축 혹은 활성치의 고도상승이 있는 상태이지만 과응고상태의 단정은 조심스럽게 해야 한다. 다음의 경우에는 일어날 수 있는데 ① 급성혈전성 정맥염 ② ether 마취 후 ③ 다발성 골수종일 때이다.

7) 정도관리

① Commercial control plasma (Normal, abnormal) 또는 pooled plasma를 사용하여 ±2 SD 내의 정도를 유지해야 한다.

② 비정상결과가 나올 때에는 이중 중복검사 (duplicate)를 한 후 결과가 5% 이내에 들 때만 acceptable하다.

참고

① Fibrinogen의 결핍에 의한 연장인 경우는 thrombin time 검사로 정량이 가능하다.

② PT 연장이 있을 때 아래의 조작에 의해 원인을 어느 정도 알 수가 있다.

ⓐ 가검혈장 1.8 mL에 흡착정상혈장 0.2 mL를 넣어 PT 시간이 정상화가 되면 제 1인자나 제 5인자의 결핍이다.

ⓑ 가검혈장에 동량의 보존 정상혈장을 섞어 PT가 정상화되면 제 Ⅶ나 제 Ⅹ인자의 결핍이다.

ⓒ 가검혈장에 동량의 정상혈장을 가해서도 PT시간이 정상화가 되지 않으면 순환항응혈소의 존재를 의심한다.

6 혼합시험 (Mixing test)

환자의 혈액응고 검사 중 PT 또는 aPTT 결과가 연장될 경우 그 원인이 응고인자 결핍으로 인한 것인지 아니면 inhibitor에 의한 것인지를 규명해 주기 위한 screening 검사이다.

1) 원리

정상인의 혈장과 환자의 혈장을 동량 혼합하여 PT와 aPTT를 측정할 경우 정상인의 혈장에 있는 혈액응고 인자로 인하여 환자의 연장되었던 PT와 aPTT 결과는 교정되지만 항응고인자가 있는 경우는 교정되지 않는 원리를 이용한다.

2) 기구 및 시약

① 항온수조 (수기법)

② 자동응고측정기

③ 0.109 M (3.2 %) sodium citrate

④ PT, APTT reagent

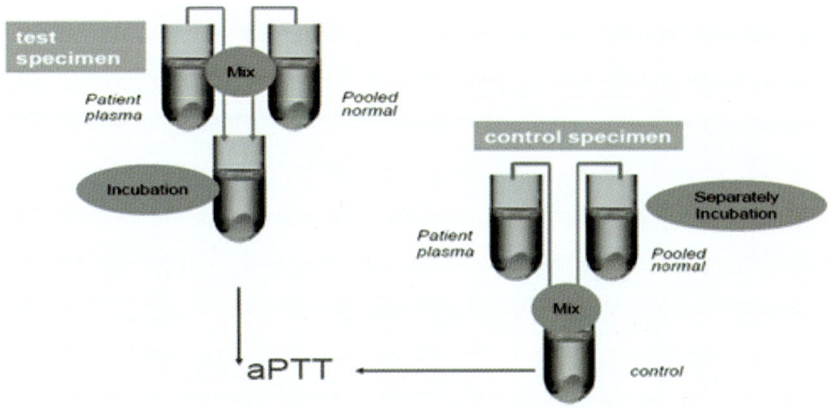

▶그림 6-34. aPTT mixing test 모식도

3) 검사방법

(1) PT immediate Mixing Test

Normal pooled plasma (NPP)와 환자의 혈장을 1:1로 혼합하여 검체로 준비하고 즉시 PT검사를 시행한다.

(2) PT incubated Mixing Test

① NPP 환자의 혈장을 1:1로 혼합하여 capping 한 test specimen과, NPP와 환자의 혈장을 별도로 준비하여 capping 한 control specimen을 준비한다.

② 두 specimen을 37℃에서 1시간 항온 후 control specimen의 NPP와 환자 혈장을 1:1로 혼합하고, test specimen과 control specimen을 각각 PT 검사를 시행한다.

(3) aPTT Immediate Mixing Test

정상인 혹은 normal pooled plasma과 환자의 혈장을 1:1과 1:4로 혼합하여 즉시 aPTT검사를 시행한다.

(4) aPTT incubated Mixing Test

① NPP 환자의 혈장을 1:1로 혼합하여 capping한 test specimen과 NPP와 환자의 혈장을 별도로 준비하여 capping한 control specimen을 준비한다.

② 두 specimen을 37℃에서 1시간 항온 후 control specimen의 NPP와 환자 혈장을 1:1로 혼합한다.

③ Test specimen과 control specimen을 각각 aPTT 검사를 시행한다.

4) 결과

(1) 보정된 경우

응고인자 결핍으로 해석할 수 있어 factor assay를 실시한다.

(2) 보정되지 않는 경우

Time dependent inhibitor가 존재한다고 해석할 수 있다. 따라서 항인지질항제 (anti-phospholipid antibody)의 일종인 LA (lupus anticoagulant)검사를 시행한다.

7 Thrombin Time (TT) ; calcium thrombin time

1) 원리

혈장에 thrombin 용액 (상품화)을 가하여 응고까지의 시간을 측정하는 것으로 응고기전의 제 3 단계에 이상이 있는 경우나 항 thrombin 물질이 증가한 것을 검사하는데 이용된다.

2) 기구 및 시약

① 항온수조 (수기법)

② 자동응고측정기

③ 0.109 M (3.2 %) trisodium citrate

④ Thrombin reagent

- 각 제조사별 지침에 맞게 제조 후 사용한다.

3) 검사방법

① 0.109 M (3.2 %) trisodium citrate 1 vol.에 blood 9 vol.을 잘 혼합하고 3,000 rpm/10분간 원심분리한다 (혈장보관은 +20℃/8시간). 6시간 이내에 검사를 수행하는 것이 좋다.

② 37℃ 항온수조에 가검혈장 0.2 mL를 넣고 2분간 방치한다.

③ 20~25℃로 실온화된 thrombin 시약 0.2 mL를 넣음과 동시에 stop watch를 누른다.

④ 응고될 때까지의 시간을 잰다. 두 번 측정해서 평균을 낸다.

• 반드시 정상 대조혈장 (control)을 같이 검사한다.

4) 참고치

수기법: 15~20초

• 정상대조(control)와 비교하여 최소한 5초 이상 차이가 생기면 이상이 있다고 본다.

5) 결과

연장:

① Fibrinogen의 감소: 50~60 mg/dL 이하에서 연장되고 10 mg/dL 이하에서는 응고되지 않는다.

② Fibrinogen의 질적 이상: 이상 fibrinogen혈증(dysfibrinogenemia)일 때

③ Anti-thrombin의 존재: Heparin, FDP의 증가가 있을 경우

* Reptilase time은 트롬빈 유사효소인 렙틸라제를 이용하는 검사로서 헤파린의 영향을 받지 않는다.

④ M성분을 동반한 이상단백혈증, 다발성 골수종 등

8 화이브리노겐 정량(Fibrinogen assay)

선천성 및 후천성 저섬유소혈증(hypofibrinogenemia)이나 무섬유소원혈증(afibrinogenemia)에서 fibrinogen 농도가 감소하는데 이는 thrombin 소모성 혈액응고병, 뱀의 독 또는 plasmin 증가로 인한 과섬유소용해 등에서 발생한다.

1) 원리

혈장에 thrombin액을 가하여 응고시간을 측정하고 fibrinogen양으로 환산하는 방법으로 Clauss씨의 방법에 준하여 만들어진 fibrinogen 정량법으로 간단하게 측정할 수 있는 장점이 있어서 광범위하게 사용되고 있다. Thrombin에 의해 fibrinogen이 fibrin으로 전환되는 속도는 주로 fibrinogen 농도에 따라서 차이가 나는데, 고농도일수록 thrombin시간이 짧아지고 저농도일수록 연장된다.

2) 기구 및 시약

① 항온수조(수기법)

표 6-7. Fibrinogen 검량선 희석표

계열희석	1/5	1/10	1/15	1/20	1/25	1/30
혈장(mL)	0.1	0.1	0.1	0.1	0.1	0.1
희석액(mL)	0.4	0.9	1.4	1.9	2.5	2.9
Fibrinogen 농도(mg/dL)	500	250	167	125	100	83

② 자동응고측정기

③ 0.109 M(3.2 %) trisodium citrate

④ Reagent Ⅰ (thrombin): Bovine thrombin (100 NIH U/mL)

Reagent Ⅱ (diluent): Veronal buffer pH 7.35 + anti fibrinolytic agent + anticoagulant)

각 제조사별 지침에 맞게 제조 후 사용, 보관한다.

3) 검사방법

① 0.109 M (3.2 %) trisodium citrate 1 vol.에 blood 9 vol.을 잘 혼합하고 3,000 rpm/10분간 원심분리한다 (혈장보관은 +20℃/8시간). 6시간 이내에 검사를 수행하는 것이 좋다.

② 가검혈장을 reagent Ⅱ로 1 : 10 희석 (혈장 0.1 mL + reagent Ⅱ 0.9 mL)한다.

③ 1 : 10 희석혈장 또는 대조혈장 0.2 mL 넣고 37℃/2분간 가온한다.

④ 실온화시킨 reagent (thrombin시약) 0.2 mL를 넣음과 동시에 stop watch를 누른다.

4) 검량선 (Calibration curve)의 준비

① Reference plasma의 사용

Caliplasma (fibrinogen level 2.5 g/dL 함유)와 reagent Ⅱ (희석 완충액)로 표 6-7과 같이 희석한다.

② 2중 또는 3중 측정하여 평균을 낸다.

③ Log log 그래프지 또는 검량선그패프 (그림 6-35)지에 응고시간을 종축, fibringen 농도를 횡축으로 잡고 plot한다.

5) 참고치

200~400 mg/dL

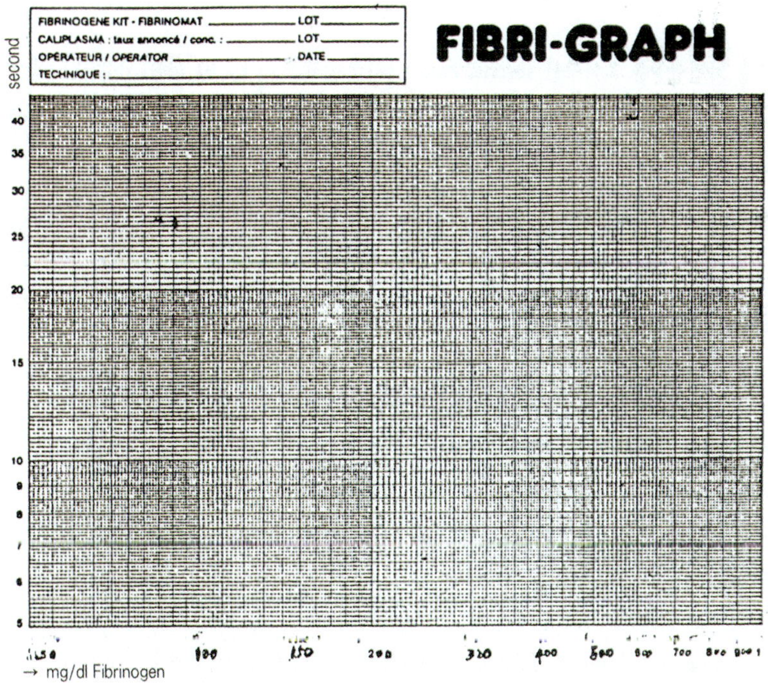

▶그림 6-35. 검량선 그래프지

참고

① 측정법에 따라서 약간의 차이가 있다. fibrinogen량은 고령자에서 검사 수치의 증가 경향이 있음에 주의한다.

② 혈중 fibrinogen량이 60 mg/dL 이하에서는 출혈성 경향(hemorrhagic tendency)이 있고 각종 응고검사에서 연장을 보여준다. 또한 700 mg/dL 이상일 때는 혈전형성경향(hyperviscosity syndrome)이 나타난다.

③ Heparin을 투여 받은 환자로부터 채취된 혈액 검체는 응고되지 않을 수 있으므로 검체를 혈청으로 사용하기도 한다.

④ 기타 검사 방법으로는 비색법, 황산암모늄 비탁법, fibrinogen 역가법(Hougie), 면역학적 방법 등이 있다.

6) 결과

① Fibrinogen량의 감소질환: DIC, 중증 간질환, 섬유소 용해항진에 의한 fibrinogen의 분해, 대량출혈 후, 골수질환(악성빈혈, 백혈병, 암전이) 등 응고가 연장되는 경우가 많다.

② Fibrinogen량의 증가질환:

- 생리적: 고령자, 임신, 피임약복용, 운동 후 등
- 병적: 급성감염증, 악성종양, 뇌경색, 심근경색 후, 네프로제, 당뇨병, heparin 투여 중지 후 등

③ 수술, 외상, 심근경색증 및 감염 후 일과성 고 섬유소원 혈증이 발생할 수도 있다.

9 응고인자의 정량 (Factor assay)

1) I 단법에 의한 측정원리

외인계 응고인자 (제 Ⅱ, Ⅴ, Ⅶ, Ⅹ 인자)와 내인계 응고인자 (제 Ⅷ, Ⅸ, Ⅺ, Ⅻ 인자) 각각에 대한 정량검사는 기질 (substrate)로서 상품화되어 시판하고 있는, 각 인자결핍혈장 (factor deficient plasma)을 사용하여 동량 혼합한다. 그리고 응고시간 측정법에 따라서 외인계 인자 정량에는 PT 시약, 내인계 인자 정량에는 APTT 시약과 0.025 M $CaCl_2$ 용액으로 응고시간을 측정하고 검량선을 작성하여 활성도 (activity, %)를 구하면 된다. 측정하고자 하는 응고인자를 제외한 다른 응고인자를 충분히 공급한 상태를 만들어 응고시간을 측정하기 위해 가검혈장을 인자결핍 혈장기질액 (factor deficient plasma substrate)과 규정량 혼합하여 검사한 결과 응고시간 보정이 되어지면, 환자혈장에는 그 인자의 결핍이 없는 것이다. 그러나 응고시간이 연장된다면 그 인자의 결핍이 있음을 나타낸다.

표 6-8. Factor deficient plasma

제조회사	제품명	Package구성
bioMérieux	Cofac Ⅱ	Pack 8 × 1 mL lyophilized (2~8℃)
	Cofac Ⅴ	Michaelis buffer (pH 7.35) 1 × 90 mL : 가검혈장 희석액
	Cofac Ⅶ, Ⅹ	1 vial/1 mL D.W. 용해
	Cofac Ⅹ	안정성 2~8℃/6시간
	Cofac Ⅱ, Ⅶ, Ⅹ	−20℃/1개월
	Cofac Ⅷ	얼음물 속에서 3시간 얼리면 안됨
	Cofac Ⅸ	〃
STAGO	STA-Deficient Ⅱ	Pack 6 × 1 mL lyophilized
	STA-Deficient Ⅴ	1 vial/1 mL D.W. 용해, RT (20~25℃/10분) 방치 후 사용
	STA-Deficient Ⅶ, Ⅹ	RT 4시간 안정혈장 (sta deficient Ⅷ, Ⅸ, Ⅺ, Ⅻ plasma)
	STA-Deficient Ⅹ	
	STA-Deficient Ⅶ	RT 8시간 안정혈장 (sta deficient Ⅱ, Ⅴ, Ⅶ, Ⅹ plasma)
	STA-Deficient Ⅷ	
	STA-Deficient Ⅸ	
	STA-Deficient Ⅺ	
	STA-Deficient Ⅻ	

2) 인자결핍혈장(Factor deficient plasma)

기질로 사용되는 인자결핍 혈장은, 선천성 인자결핍증 환자 또는 정상인 공혈자로부터 인공적으로 만들어진 혈장으로서 냉동 건조시켜 아래와 같이 상품화시켰다. 일부 회사제품의 인자결핍 혈장의 제품명과 구성은 표 6-8과 같다.

제 V, Ⅷ, Ⅸ인자 결핍혈장은 면역흡수 크로마토그래피법(immumo absorbent chromatography)으로 제조되어졌다. Biomérieux, Organon Teknika, STAGO 등에서 상품화되어 있다. 각 제조사별 calibrators & controls과 control plasma를 표 6-9와 표 6-10에 나타내었다.

3) Calibrators & controls

표 6-9. Calibration plasma

제조회사	제품명	사용목적	사용준비 및 안정성
bioMérieux	Caliplasma	① PT activity curve용 ② Factor of the prothrombin complex 내용 PT activity 100 % -Factor Ⅱ 100 % -Factor Ⅴ 100 % -Facotr Ⅶ, Ⅹ 90 % ③ Fibrinogen 2.20 ± 0.2 g/L	• Paclx ; 8 × 1 mL lyopnilized • 1 vial/1 mL D.W. 용해 실온(20~25℃)/10분 방치 • 안성성 20~25℃/2 hrs 2~8℃/4 hrs
	FⅦ + FⅨ Reference plasma	Factor Ⅷ 및 Ⅸ assay curve 작성용 citrated plasma	• Pack 4 × 1 mL lyophilized • 1 vial/1 mL D.W. • 얼음물에 넣고 1시간 이내 사용
STAGO	Calibrator plus	Clotting factor assay calibration 용 FⅡ ··· 95 % FⅤ ··· 115 % FⅦ ··· 95 % FⅧ ··· 95 % FⅨ ··· 88 % FⅩ ··· 95 % FⅪ ··· 85 % FⅫ ··· 115 %	• Pack 6 × 1 mL lyophilized • 1 vial/1 mL D.W. 용해 실온/10분 방치 후 사용 • 2~8℃ 저장시 label 유효기간 용해 후 20℃/4시간 안정 Do not freeze
STAGO	Sta-unicalibrator	Calibration plasma 내역 : PT (%) Fibrinogen Factor assay (Ⅱ, Ⅴ, Ⅶ-Ⅹ, Ⅶ, Ⅷ, Ⅸ, Ⅹ, Ⅺ, Ⅻ), AT Ⅲ), PC, PS, plasminogen, antiplasmin activity	Pack ; 6 × 1 mL lyophilized
	Unicalibrator	Calibration plasma 내역 : PT (%) APTT Fibrinogen Factor assay (Ⅱ, Ⅴ, Ⅶ-Ⅹ, Ⅶ, Ⅷ, Ⅸ, Ⅹ, Ⅺ, Ⅻ), AT Ⅲ, (cantigen & activity), PC, PS, plasminogen, antiplasmin activity)	Pack ; 6 × 1 mL lyophilized
	STA-vWF calibrator	Immuno turbidimetric method에 의한 von wille-brand factor검사의 calibrator	Pack ; 6 × 1 mL lyophilized

표 6-10. Control plasma

제조회사	제품명	사용목적		사용준비 및 안정성
bioMérieux	Uniplasmatrol normal (citrate)	응고검사의 control을 위한 citrated human plasma 내역 : PT activity 100 %		1 vial/1 mL D.W. 10분 방치
		APTT		
		Actimat	33 ± 4 sec	안정성
		Coag-a-Mate	30 ± 4 sec	
		Calcium Thrombin time	18 ± 2 sec	20~25℃에서 2시간
		Fibrinogen	2.55 ± 0.28/L	2~8℃에서 4시간
	Uniplasmatrol abnormal (citrate)	PT 및 APTT control용		상동
		내역 : PT	32 ± 2 %	
		APTT		
		Actimot	72 ± 4 sec	
		(Coag-a-Mate)	67 ± 4 sec	
		Cephalite	65 ± 4 sec	
Diagnostica STAGO	STA-system control N+P	정상 및 비정상 대조혈장 PT, APTT, Fibrinogem, Thrombin Time, (N) reptilase Time(N), Factor assays(II, V, VII-X, VII, VIII, IX, X, XI, XII), AT III, PC, PS, Plasminogen, Anti plasmin (activity)		24 × 1 mL 12 vial (Normal) 12 vial (Abnomol control)
	STA-Coag control N+P	PT, APTT, Fibrinogen, Thrombin Time(N), AT III activity (Insert에 내역포함)		24×1 mL

PT 1단법을 이용한 외인계 혈액응고인자의 정량검사방법을 표 6-11에 나타내었다.

4) 외인계 혈액응고인자의 PT 1단법에 의한 정량검사

표 6-11. 외인계 응고인자의 정량

측정인자 구분	II(prothrombin)	V (proaccelenin)	VII (proconvertin)	X (Stuart)	VII-X 복합인자 (complex)
측정법	PT 1단법	PT 1단법	PT 1단법	PT 1단법	PT 1단법
시 약	Cofac II (true prothrombin deficient substrate) Michaelis buffer pH 7.35 Thromboplastin with calcium	Cofac V (proaccelerin deficient human plasma factor V) 좌 동	Cofac VII (congenital factor VII deficiency 환자로 부터 얻은 citrated human plasma)	Cofac X (congenital factor X 결핍환자로부터 얻은 citrated human plasma)	Cofac VII, X (stuart-proconvertin 결핍 bovine plasma)
검 체	① 3.2% sodium citrate를 사용한 정맥혈 채취 ② 3,000 rpm/10분 원심하고 혈장검체는 4시간 이내 검사 수행한다.	좌 동	좌 동	좌 동	좌 동
기 구	① 수기법의 응고검사 기구들 ② Automated method(Fibrometer (0.4 mL probe Arm장치) 또는 다른 광학적 방법의 자동응고측정기)	좌 동	좌 동	좌 동	좌 동
검사순서	① Cofac II vial에 D.W. 1 mL를 넣고 녹인다. (안전성은 2~8 /6시간, -20 /1개월) ② 가검혈장을 Michaelis buffer로 1:10으로 희석시킨 것을 소시험관에 0.1 mL 넣는다. ③ Cofac II 0.1 mL를 넣는다. 37℃/2분간 가온시킨다. ④ Thromboplastin with calcium (PT) 시약을 0.2 mL 넣음과 동시 Stop watch를 누르고 응고시간을 잰다(초).	① Cofac V에 D.W. 1 mL 넣고 녹인다. ② 좌 동 ③ cafac V 0.1 mL를 넣는다. ④ 좌 동	① cofac VII ② 좌 동 ③ HEMOLAB cofac VIII ④ 좌 동	① Cofac X ② 좌 동 ③ HEMOLAB cofac X ④ 좌 동	① Cofac VII, X ② 좌 동 ③ cofac VII, X ④ 좌 동
검량선 작성	① 최소한 5인의 신선 citrated plasma를 pool (약물복용하지 않는 성인남사)해서 아래와 같이 Michaelis buffer로 희석하여 활성도 (%)를 구한다. 계열희석 1:10 1:20 1:40 1:80 제 II 인자 100 % 50 % 25 % 12.5 % 활성 (% activity) ② Caliplasma (bioMcriux lyophilizod plasma)을 1:10 희석해서 측정하면 90%의 activity (%) 함량을 나타낸다(구입사용). ③ 3번 측정해서 평균을 내서 양대수(log log) 그라프에 plot하면 직선을 얻는다.	좌 동 ② Caliplasma index 100을 사용하면 활성도 (activity, %) 100%를 나타낸다. ③ 좌 동	좌 동	좌 동	좌 동
정도관리	Control plasma를 사용하여 $\bar{x} \pm 2SD$ 속에 들어와야 한다.	좌 동	좌 동	좌 동	좌 동
참고치	70~110%	60~170%	70~140%	70~140%	70~130%

5) 내인계 혈액응고인자의 APTT 1단법에 의한 정량검사

APTT 1단법을 이용한 내인계 혈액응고인자의 정량검사방법을 표 6-12에 나타내었다.

표 6-12. 내인계 응고인자의 정량

<table>
<tr><th>측정인자
구분</th><th colspan="5">Ⅷ
(anti-hemophilic factor A)</th><th>Ⅸ
(anti-hemophilic factor B)</th></tr>
<tr><td>측정법</td><td colspan="5">APTT 1단법</td><td>APTT 1단법</td></tr>
<tr><td>시 약</td><td colspan="5">Cofac VIII
Severe hemophilia A deficient human citrated plasma</td><td>Cofac IX
severe hemophilia B
deficient human citrated plasma</td></tr>
<tr><td>검 체</td><td colspan="5">표 6-11 외인계 응고인자의 정량법 참조
※채혈 후 2시간 이내 검사한다(-70℃ 동결가능)</td><td>좌 동</td></tr>
<tr><td>기 구</td><td colspan="5">상 동</td><td>좌 동</td></tr>
<tr><td>검사순서</td><td colspan="5">① Cofac Ⅷ vial에 D.W. 1 mL 녹임
(안정성은 얼음물속에서 3시간. 얼리면 안 된다)
② 항온수조에 소시험관을 꼽고 APTT시약(Actimat) 0.1 mL와 cofac Ⅷ 시약 0.1 mL 그리고 검사직전 Michaelis buffer로 1:5 희석된 가검혈장 0.1 mL을 넣는다. 혼합 후 정확히 37℃/3분간 방치
③ 미리 37℃로 가온시킨 0.025 M $CaCl_2$액 0.1 mL를 넣음과 동시 stop watch를 누르고 응고시간을 잰다.</td><td>① cofac Ⅸ

좌 동</td></tr>
<tr><td rowspan="7">검량선
작성</td><td colspan="5">① F Ⅷ + F Ⅸ reference plasma vial에 1 mL D.W.를 넣어 녹인후(안정성은 얼음물에서 시간 이내임) 아래와 같이 희석을 한다.</td><td rowspan="7">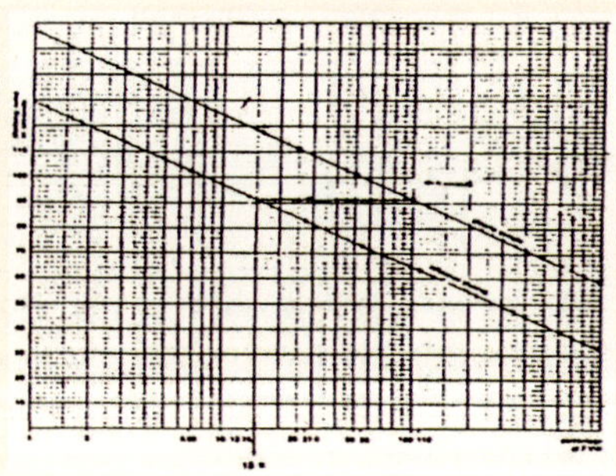</td></tr>
<tr><td>희 석</td><td>1:5</td><td>1:10</td><td>1:20</td><td>1:40</td></tr>
<tr><td>Michaelis Buffer</td><td>0.4 mL</td><td>0.9</td><td>1.9</td><td>3.9</td></tr>
<tr><td>Reference plasma</td><td>0.1</td><td>0.1</td><td>0.1</td><td>0.1</td></tr>
<tr><td>F Ⅷ% activity</td><td>110 %</td><td>55 %</td><td>27.5 %</td><td>13.75 %</td></tr>
<tr><td>F Ⅸ% activity</td><td>90 %</td><td>45 %</td><td>22.5 %</td><td>11.25 %</td></tr>
<tr><td colspan="5">※ Reference plasma에 activity(%)가 표시되어 있다.
② 검사순서 대로 응고시간을 측정하여 semi log 또는 log log 그래프에 plot한다.</td></tr>
<tr><td>참고치</td><td colspan="5">60~160%</td><td>좌 동</td></tr>
<tr><td>정도관리</td><td colspan="5">Control plasma로 $\bar{x} \pm 2SD$ 속에 들어와야 한다.</td><td>좌 동</td></tr>
<tr><td>결과해석</td><td colspan="5">Mild hemophilia : F Ⅷ activity 5~25 %
Moderate hemophilia : F Ⅷ activity 1~4 %
Severe hemophilia : F Ⅷ activity <1 %</td><td>판독 : 1:5 희석 검체의 응고시간이 91.5 초라고 한다면 Ⅷ인자의 활성은 15 %이다.</td></tr>
</table>

6) 제 XIII 인자 검사 (Fibrin stabilizing factor, FSF assay)

(1) 원리

제 XIII 인자 (fibrin stabilizing factor, FSF)는 fibrin 응괴를 안정적인 fibrin 중합체로 전환시키는 역할을 한다. 가검혈장에 $CaCl_2$액을 넣어 응고시키고 5 M urea액을 가해주면, 제 XIII 인자가 존재하고 있으면 형성된 fibrin 응괴는 24시간 방치해도 불용성 (insoluble)이 된다. 그러나 인자의 결핍이 있으면 2~3시간 내에 응괴가 용해된다. 즉, urea solubility (용해성)를 이용한 검사이다. 임상적으로 제 XIII 인자 결핍은 대단히 드물고 제 XIII 인자는 정상의 2 % 정도만 있어도 정상의 지혈을 나타낸다.

(2) 시약

① 5 M urea액

Urea	30.1 gm	실온에서 수 개월간 안정
D.W.	100 mL	

② 0.025 M $CaCl_2$액

(3) 검사방법

시험관 (16 × 100 mm) / 검사과정	
	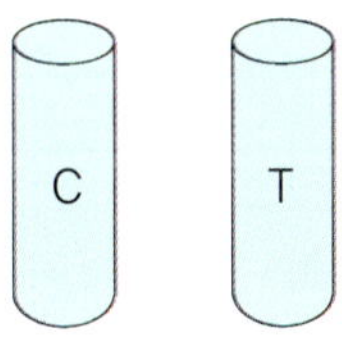

시험관 (16 × 100 mm) / 검사과정	C	T
Citrated normal plasma	0.2 mL	–
환자의 citrated plasma	–	0.2 mL
0.025M $CaCl_2$	0.2 mL	0.2 mL
37℃/30분 방치		

시험관을 약간 두드려서 (tapping) 응괴를 분리한다.
다른 시험관에 C와 T의 clot을 옮긴다.
각각 5 M urea액 5 mL을 넣는다.
실온에 방치하고 혼합하면서 1, 2, 3, 24시간까지
응괴의 용해 유무를 관찰한다.

(4) 결과

① 정상에서는 24시간이 되어도 용해되지 않는다. 결과는 응괴의 용해시간을 기록하거나 "The clot was insoluble after 24 hours"로 적는다.

② 가검혈장이 2~3시간에서 용해되고 정상대조혈장은 24시간에도 용해되지 않는 경우 제 XIII 인자의 결핍이라고 판정할 수 있다.

③ 선천성은 매우 드물고 후천적으로 제 XIII 인자 결핍을 나타내는 질환은 다발성 골수종, Waldenstrom's macroglobulinemia, 악성종양의 일부, 중증 간경변증, 악성빈혈, 다혈증, γ-globulin 혈증, 납중독, 수은중독 등으로 알려져 있다.

10 자동혈액응고 분석기 (Automated blood coagulation analyzer)

다양한 모델의 자동혈액응고분석기들이 응고검사에 이용되고 있다. 수기법으로 시작해서 전기기계적측정법을 거쳐서 광학적 측정법으로 자동화되었고 뒤이어 합성기질발색법 (chromogenic assay), 산란광검출법 (scattered light detection method) 등의 원리들을 복합시킨 전자동 혈액응고 분석기들이 개발되고 응고검사실에서의 사용이 보편화됨으로써 정도관리향상에 크게 이바지하고 있다.

대부분의 병원에서는 자동응고분석기를 사용하고 있으나 기종선택을 위해서는 병원규모, 검체수, 시간당 처리능력, 응고검사의 측정항목 및 분석기의 특성을 충분히 고려하여 선택해야만 된다.

1) 광학적 측정법 (Photo-optical clot detection method)

응고 검사의 방법 중 대부분의 장비는 광학적 측정법 (photo-optical Method: 기기적인 분류)을 사용한다. 광학적 측정법 중의 응고 검출법 (clotting method)은 cuvette에 검체와 시약을 분주하면 혈장 중 fibrinogen이 fibrin으로 변화되며 이때 증가되는 흡광도를 측정하여 응고시간을 정하게 된다. PT, APTT, Fibrinogen, Factor assay (clotting), lupus anticoagulant, protein C (Clotting), protein S activity (clotting) 등의 검사가 해당된다.

광학적 측정법 중 합성 기질 발색법 (chromogenic method)을 통해 응고에 관련된 인자들을 검사하기도 한다. 본 방법은 혈중에 있는 특정 인자와 효소 (enzyme)가 반응하여 복합체를 합성 기질로 발색시켜 발색량에 따른 응고인자의 양을 측정하는 방법이다. Antithrombin III, protein C (chromogenic), plasminogen 등의 검사가 해당된다.

광학적 측정법 중 면역 비탁법 (immunological turbidity method)을 통해 응고에 관련된 인자들을 검사하는데 본 방법은 혈중에 있는 특정 인자와 latex에 표지되어 있는 항체와의 결합으로 인한 흡광도 증가에 따른 응고인자의 양을 측정하는 방법으로 D-dimer, FDP, free protein S 등이 대표적인 검사이다.

종래에 문제가 되었던 혈장의 혼탁도는 zero point가 자동 조절되어 정확도 및 정밀도가 더욱 향상되었다. 또한 Sysmex에서 생산되는 CS-5100 자동 응고분석기는 산란광 검출방법 (photo scattered light detection method)을 통하여 응고 종말 측정법 (end point detection method)으로 응고시간을 정하게 된다. 응고 종말 측정법을 통해서 얻어진 curve를 통해서 정해진 percentage에 해당하는 시간을 검체의 응고시간으로 결정한다. Sysmex CS-5100 자동 응고 분석기는 응고법, 합성기질법, 면역 비탁법 등을 측정할 수 있어서 다양한 검사를 실시할 수 있다.

IL사의 ACL TOP family는 응고, 섬유소용해 검사를 통해 혈전과 지혈계통을 평가할 수 있는 자동 응고 분석기로 혈장 검체의 1) PT, APTT 등 응고 시간을 측정하기 위해 광학밀도의 변화를 측정하여 응고시점을 결정하는 turbidimetric measurements(671 nm) 2) Protein C, antithrombin 등과 같이 비색도를 측정하는 chromogenic measurements (405 nm) 3) D-dimer, FDP와 같이 면역반응을 통해 항원-항체 복합물의 농도를 측정하는 immunological measurements (671 또는 405 nm)를 측정원리로 한다.

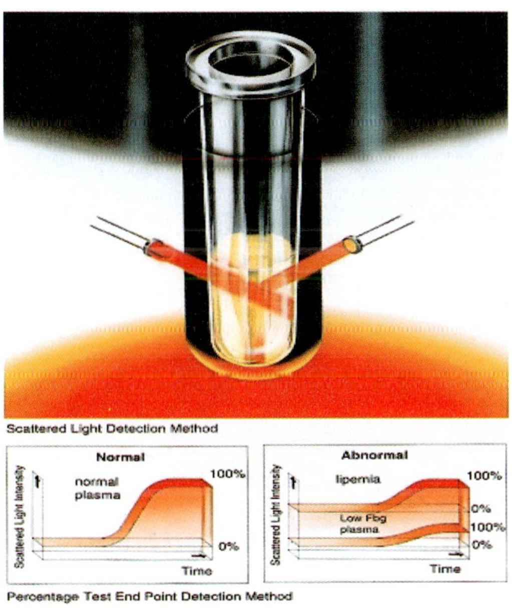

▶그림 6-36. CS-5100의 광학적 측정법의 원리

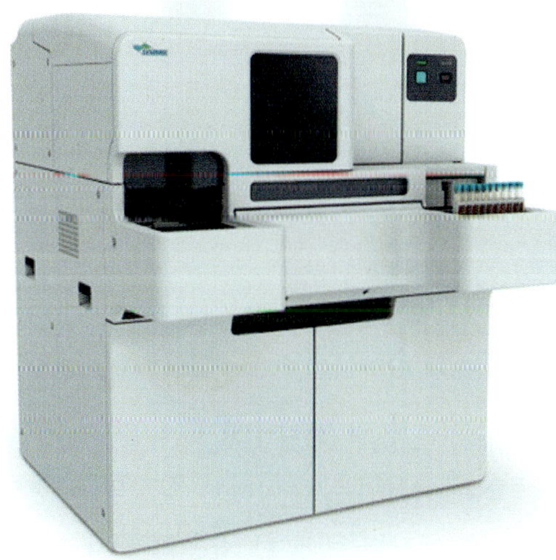

▶그림 6-37. CS-5100 (Sysmex) 전자동 응고 분석기

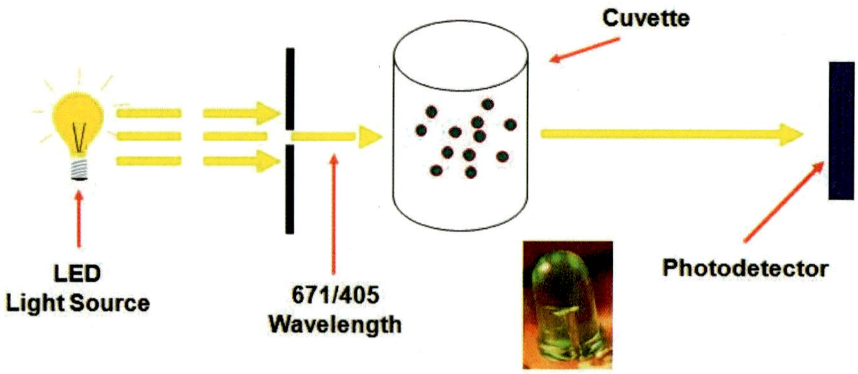

▶그림 6-38. ACL-TOP의 광학적 측정법의 원리 도해

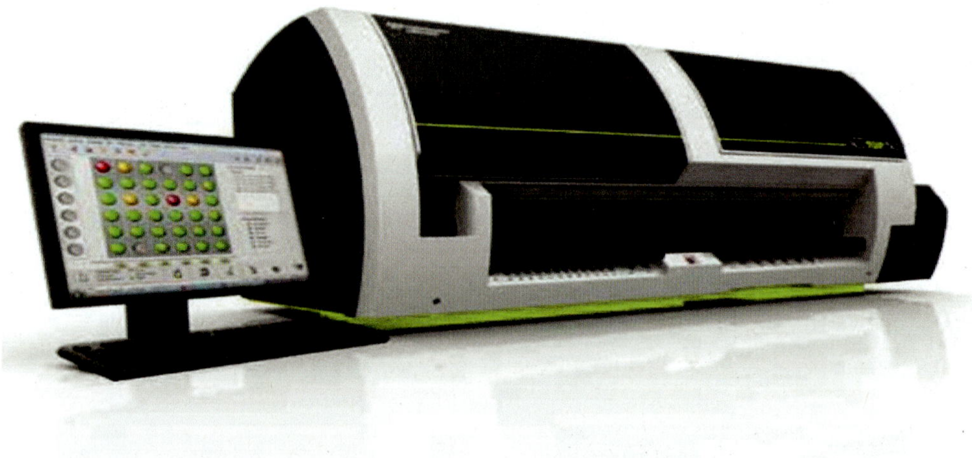

▶그림 6-39. IL ACL-TOP Family장비의 clotting 및 chromogenic법 전자동 응고분석기

2) 전기기계적 측정법 (Electromechanical measurement method)

이 원리에 의한 자동 응고 분석기는 STAGO사 장비가 대표적이다. 이 원리는 큐벳 안에 존재하는 쇠로 된 공이 양쪽으로 움직임에 따라 생기는 진폭을 센서가 감지함으로써 측정된다. 샘플이 응고되는 시점은 측정하는 혈장의 점성도가 증가하는 것으로 알 수 있다. 샘플의 점성도 변화는 특수 제작된 큐벳 안 쇠공의 진자 운동 변화를 모니터링 함으로써 알 수 있다. 공의 움직임은 측정부 양 옆에 위치한 코일에 의해 유도되고, 공의 움직임은 측정부 앞뒤에 위치한 ball detector에 의해 감지된다.

검사가 시작되면, 샘플이 큐벳에 분주되고, 인큐베이션 채널에서 37℃ 항온과정을 거친 후에

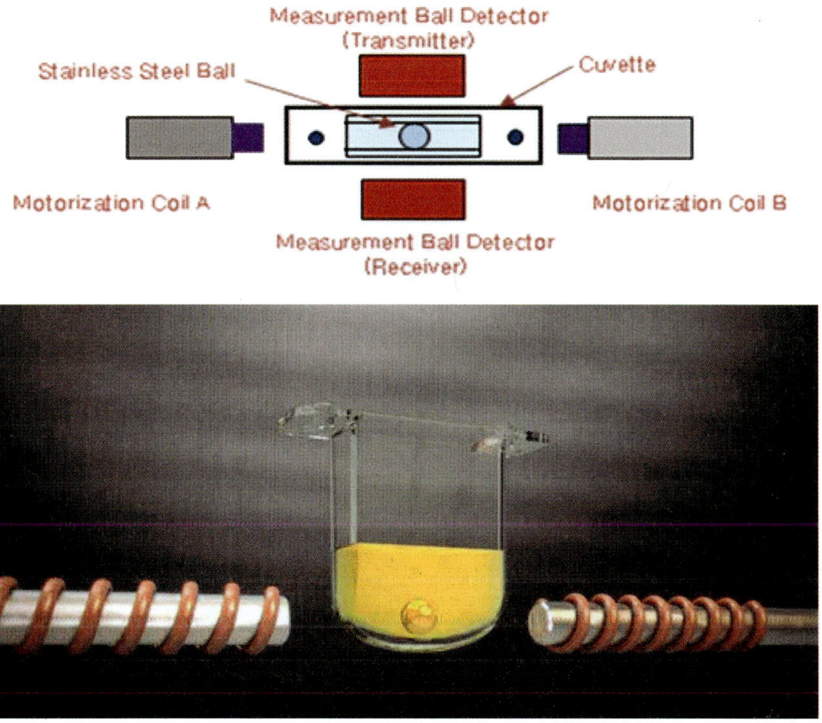

▶그림 6-40. Coil로 자기장을 발생시켜 쇠공의 움직임을 통한 응고시간 측정원리

큐벳이 측정부로 이동한다. 측정부의 양 옆에 위치한 2개의 코일이 번갈아가며 전자기력을 발생시켜 공을 움직여 동일한 크기의 진폭으로 좌우 진자운동을 한다. 그 후 시약이 분주 되면 장비에 내재된 타이머에 의해 시간 측정이 시작된다. 샘플에 응고가 일어나기 전에는 진폭이 일정하게 측정되다가 응고가 생기기 시작하면 샘플의 점성이 증가하게 되면서 공의 진폭이 감소하게 된다. 이 진폭의 변화를 감지하면 타이머가 멈추게 되고, 시약이 분주된 시간으로부터 응고가 되기까지의 시간을 기록한다.

이러한 원리로 측정하면, 빛을 이용하여 측정하지 않기 때문에 용혈, 빌리루빈, 지방성 검체 등에 간섭 영향을 받지 않고 측정할 수 있다.

이 외의 전기기계적 측정장비로 fibrometer (BBL) 장비는 장치본체의 중앙부에 반응조 (reaction well)가 있고 이동전극 (moving electrode) 및 정지전극 (stationary electrode)이 달려있는 probe arm이 있다. 반응조 안에 fibrotube cup을 넣고 시약과 가검혈장을 automatic electric pipette로 넣음과 동시에 약 1.5초 후 probe arm은 그림 6-40과 같이 자동으로 하향 위치로 내려지면서 연속적으로 이동하여 반응액을 교반한다. 그리고 반응액 속에 fibrin이 형성되어 전극에 접촉되면 전기저항이 생긴다. 이것이 전기회로 작동에 의해 이동전극과 timer도 같이 정지된다. timer에 표시된 초 (second)가 응고시간이 된다.

이 방법은 수기법의 nichrome wire loop 사용법을 응용하여 반자동화시킨 기계적 응고측정장치로 전부터 많이 사용되어 왔으나, 매번 전극의 세척조작의 번거로움과 검사 처리능력의 한계성 때문에 대량 검체처리에는 적합하지 못하다.

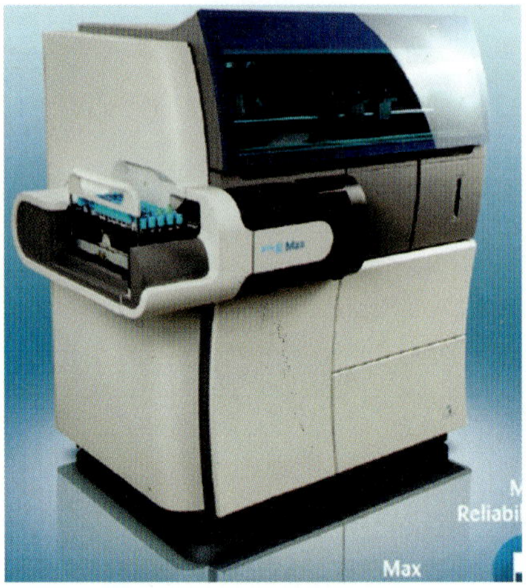

▶그림 6-41. STA R MAX (Stago coagulation analyzer)

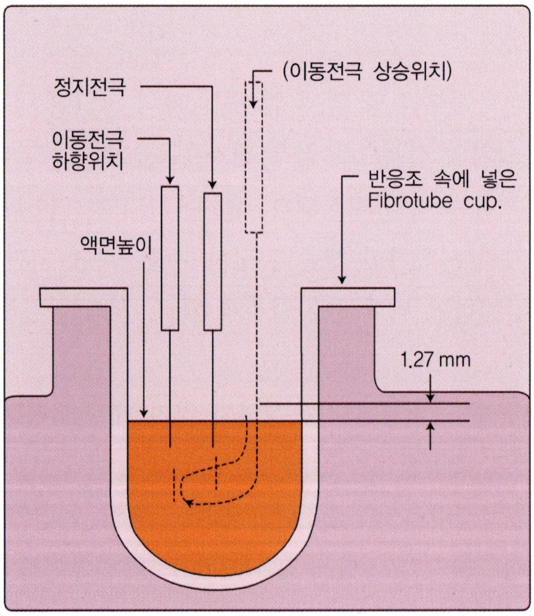

▶그림 6-42. Fibrometer의 반응 cup과 응고반응감지전극 (electrode)

11 혈전탄성계 (Thromboelastography, TEG)

혈전탄성계 (thromboelastograph system)의 cell에 혈액을 넣고, 그 속에 pin을 삽입하여 혈액이 응고할 때의 점액 탄성의 증가에 의한 pin의 회전을 연속적으로 기록함으로써 혈액응고 과정, 혈병수축, 섬유소용해를 종합적, 그리고 동적으로 파악한다. 이 기기는 독일의 Hartert (1951)에 의해서 고안된 장치로, 각종 혈소판·응고계 및 섬유소용해 이상에서 특징적인 패턴을 볼 수 있어 질환의 진단이나 치료에 이용되고 있다.

1) 측정원리

Cup 속의 혈액은, 처음에는 유동성이므로 cup의 회전은 pin에 영향을 주지 않지만, 응고가 진행됨에 따라 혈액이 점조하게 되어 탄성을 갖게 되면 cup의 회전에 따라 조금씩 돌아가기 시작한다. 이 pin의 회진은 광점의 운동이 되며 기록장치로 1분간 2 mm의 속도로 이동하는 인화지에 프린트된다. 응고가 일어나지 않는 동안은 광점이 정지하여 기록은 직선으로 나타나지만, 광점이 움직이기 시작하면 회전의 양단에서 1초 동안 정지할 때, print되어 시간의 경과와 더불어 특유한 상을 기록하게 된다.

2) 조작과정

① 수준기를 보면서 foot 나사로 수평을 잡는다. 메인스위치를 넣고 cup과 pin을 setting 한 다음 30분 가량 워밍업시킨 후 차트스위치를 넣는다.

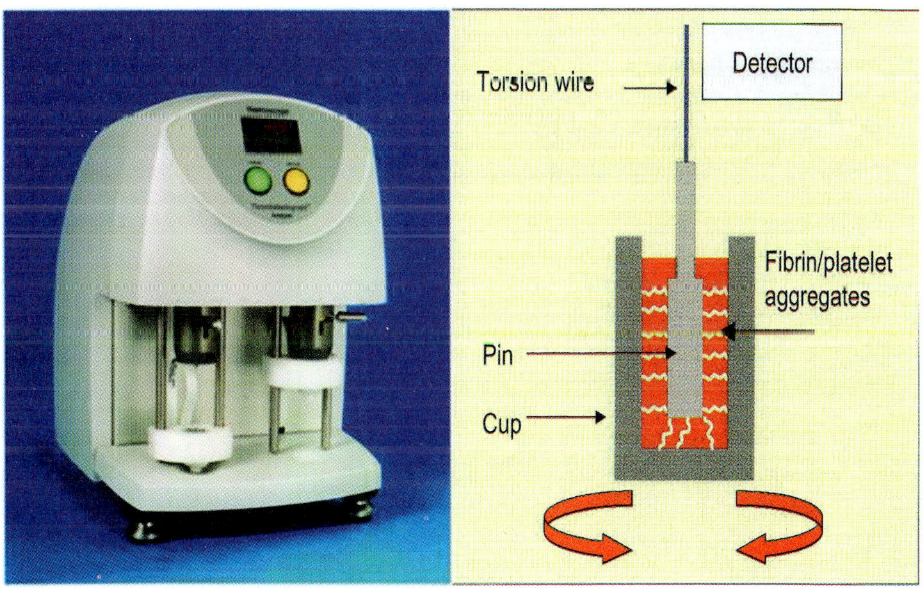

▶그림 6-43. Thromboelastograph system (혈전탄성계)와 측정원리

② 실리콘 처리 또는 플라스틱 주사기로 될 수 있는 대로 혈관손상을 적게 하면서 정맥을 천자하여 two syringe method로 채혈한다. 혈액이 주사기 내에 들어올 때 스톱워치를 작동시키고 측정개시 시각으로 한다.

③ 즉시 혈액 0.35 mL를 cell에 넣고 pin의 상하운동용 knob를 천천히 돌려서 pin을 cell 속에 끝까지 내린 다음 혈액 표면을 유동 파라핀으로 완전히 덮는다.

④ Pen의 위치 조정용 다이얼로 pen을 중심에 맞추고 표시를 한 다음 측정 개시시간을 기입한다.

⑤ 2~4시간 연속해서 기록한다.

⑥ 측정개시부터 진폭이 1 mm로 될 때까지의 시간을 R (reaction time, 반응시간)로 하고 r의 종말부터 진폭이 20 mm로 될 때까지의 시간을 K (achievement of a certain clot strength, 응고속도)로 한다. 이를 위해서는 기록개시부터의 거리 (mm)를 2로 나누고 (기록지 이동속도 2 mm/분) 측정개시부터 기록개시까지의 시간을 더하여 구한다. 최대 진폭 (maximum amplitude, MA)의 크기 (mm)이지만 최대탄성을 mε로 표시한다.

3) 참고치

R = 12.3 ± 2.1분, K = 5.4 ± 1.0분, R + K = 16~23분, MA = 53.4 ± 4.5 mm

R, K가 길면 응고지연되며 짧으면 응고촉진된다. MA는 혈소판수, 피브리노겐량에 좌우되나 R, K가 짧을 때는 대개 넓다.

참고

① 구연산혈장 0.25 mL에 1.29 % $CaCl_2$ 0.1 mL를 가하여 실시하는 방법도 있다. 또 혈소판기능을 보기 위해 PRP도 사용된다.

② 측정 종료 후 pin과 cell은 충분히 수세한 다음 중성세제에 30분 이상 담갔다가 수세하고 이어서 3~5 % 알코올, 증류수 순으로 담아 건조시킨다.

③ TEG에 의한 섬유소용해 측정에 MA의 측정부위부터 60분 후의 MA′를 계측하여 섬유소용해 비율 (fibrinolysis rate, FLR)을 구하는 방법이 있다.

FLR (%) = (MA−MA′)/MA × 100

FLR : 30 : 경도, 50 : 중등도, 70 : 고도, 100 : 완전

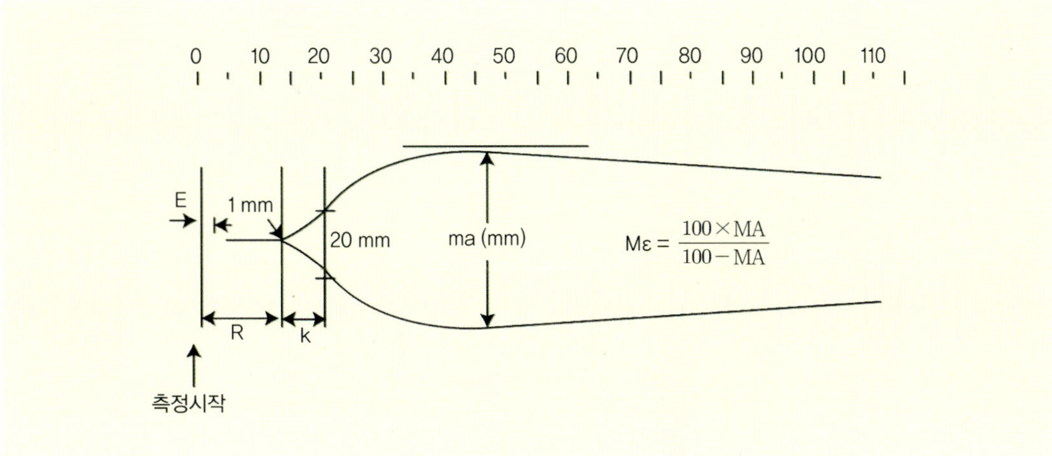

▶그림 6-44. TEG의 측정항목 R, K, MA, Mε의 측정

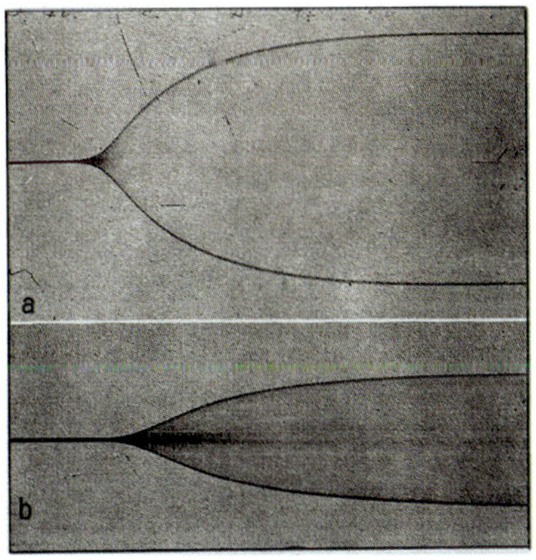

a: Normal
b: Thrombocytopenia

그림 6-45. Thromboelastograms

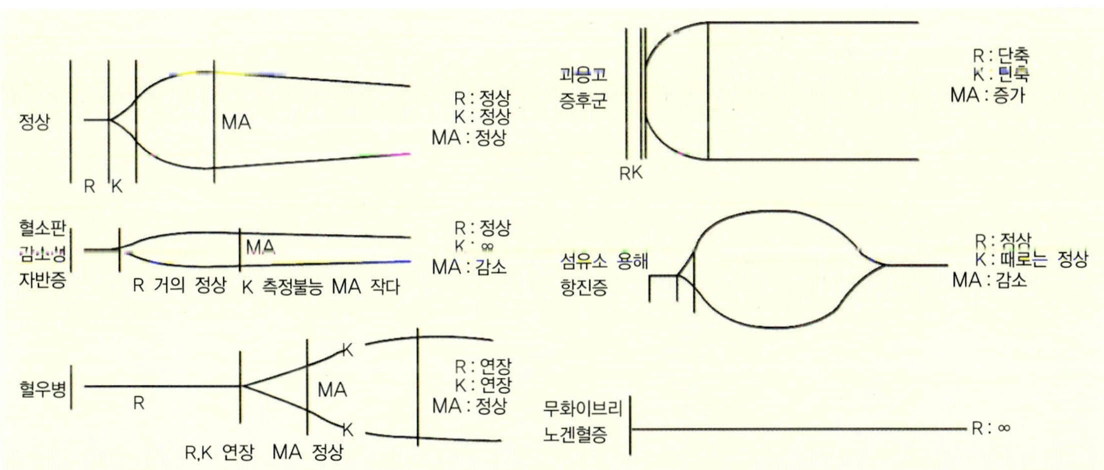

▶그림 6-46. 대표적인 TEG의 pattern

4) 결과

지혈력 전반(응고력, 섬유소 용해력, 혈소판기능)을 종합적으로 반영해 주고 있는 이 검사에 있어서 그림 6-46의 TEG(혈전탄성계)의 pattern을 본다면 정상은 R, K, MA가 모두 정상이며, 이것과 비교하면 이해에 도움이 될 것이다. 혈소판 감소성 자반증은 R : 정상, K : ∞, MA : 감소하며 혈소판 이상증은 MA가 특히 감소하고 양적, 질적 이상에서는 K도 연장된다. 혈우병은 R, K는 연장, MA는 정상을 보이고 과응고 증후군은 R, K는 단축되고 MA는 증가된다. 섬유소 용해항진증은 MA가 최대로 달한 후 급속히 감소하여 방추형의 특별한 pattern을 보이고 무화이브리노겐혈증은 R : ∞이다.

I. 선천적 응고억제인자 검사

1 Antithrombin Ⅲ (AT Ⅲ) 검사

Antithrombin Ⅲ는 헤파린의 보조인자로서 헤파린과 결합하여 세린계 응고인자인 Ⅹ인자, Ⅺ인자, thrombin과 플라스미노겐을 억제한다. 그래서 헤파린의 존재 하에 알고 있는 농도의 과량의 thrombin을 넣어 반응시키고 남은 thrombin에 합성 기질(synthetic chromogenic substrate)을 이용하여 형성된 트롬빈의 양을 측정함으로 antithrombin Ⅲ를 측정한다. Antithrombin III가 결핍되면 트롬빈, 제Xa인자 및 다른 활성화된 인자를 억제하지 못함으로 인하여 과응고 상태를 유발한다. 따라서 AT Ⅲ는 혈전증의 위험을 높이는 선천, 후천적 AT Ⅲ 결핍을 진단한다. 후천 AT Ⅲ결핍은 수술 이후, 패혈증, 신장질환, 간질환, 약물중독, 알코올중독 및 에스트로겐을 포함하는 피임제와 함께 오는 DIC에 의한 AT Ⅲ의 소비 증가로 후천적으로 감소될 수 있다. 혈전증의 위험이 증가했을 때 이 검사를 통해 환자에게 빠르게 결과를 제공할 수 있다. AT Ⅲ의 측정은 혈전증, 혈전형성 경향, DIC, 심한 간질환, heparin요법 때 검사하게 된다.

A. SRID (Single radial immumo diffusion)법

1) 원리

일원방사면역확산법(SRID)에 의한 특이 혈청단백의 측정은 항AT Ⅲ항체를 함유한 agarose gel의 well 안에 5 μL의 표준혈청 및 가검혈청을 넣어 실온에서 48시간 확산시켜 면역침강원이 직경을 측정하여 농도를 구하게 된다.

2) 검사방법 (Biomerieux antithrombin Ⅲ immuno kit)

① 냉장고에 보관된 antithrombin Ⅲ plate와 표준혈청을 꺼내 18°~25℃/15분간 둔다.

② 1번 well에 표준혈청(36 ± 4 mg/dL 함유)을 나머지 well에 가검혈청을 SMI micro pipette로 5 μL씩 넣고 뚜껑을 닫고 넣어져 있던 zip bag에 넣어 실온에서(18~25℃) 48시간 확산시킨다.

③ 확산된 침강원을 잰 후 참조표(reference value table)에서 침강원 mm에 대한 AT-Ⅲ치(mg/dL)를 찾으면 된다. 표준혈청치가 허용범위 내로 들어가는지 확인한다.

3) 참고치

Plasma : 30 ± 8 mg/dL

Serum : 23 ± 7 mg/dL

B. 합성기질발색법 (Synthetic substrate chromogenic method) STACHROM AT Ⅲ kit 사용법

1) 원리

그림 6-47의 AT Ⅲ 측정원리에서 보는 바와 같이, 가검혈장에 heparin을 가하여 AT Ⅲ-heparin 복합체를 형성시키고 여기에 일정량의 과잉의 thrombin을 가하여 반응시켜 활성화된 AT Ⅲ에 의해 thrombin을 불활성화 시킨다. 여기에 thrombin에 합성기질을 가하여 일정시간 반응시킨 다음, 잔존 thrombin의 작용에 의해 유리된 색소를 405 nm에서 측정하여 간접적으로 AT Ⅲ 농도를 구하게 된다. AT Ⅲ calibrator 또는 정상혈장으로 검량선을 작성하여 정량을 하게 된다.

2) 검체준비

① 혈액: 0.109 M (3.2 %) trisodium citrate 항응고제 = 9 : 1 비율로 채취
② 3,000 rpm/15분 원심분리
③ 혈장보존기간: 20℃/8시간, 2~8℃/48시간, -20℃/1개월
④ 채혈 후 혈장을 분리한 후 실온에서 8시간까지는 안정하다.

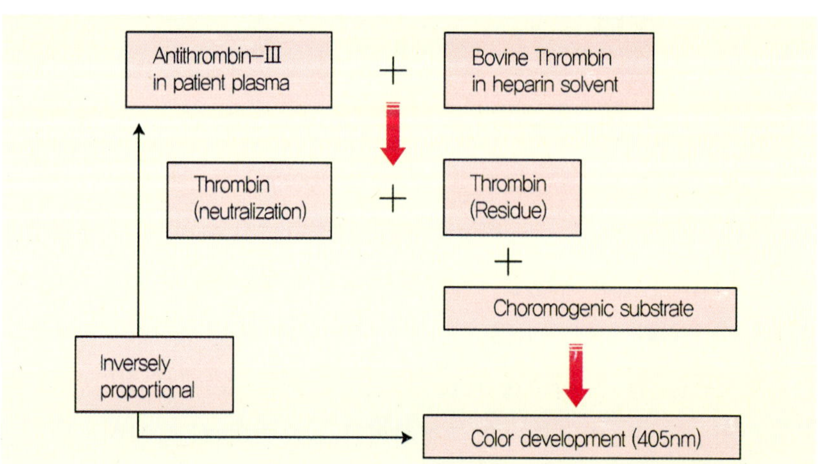

▶그림 6-47. 합성기질 발색법에 의한 AT Ⅲ 측정원리

3) 시약준비

① Reagent 1: Thrombin (reagent3으로 희석하여 사용)

② Reagent 2: chromogenic substrate
AT III substrate – D.W로 희석하여 실온에 1시간 동안 방치 후 사용

③ Reagent 3: solvent

4) 검사방법

① STA R을 〈power on〉한다.

② 바탕화면에서 〈STA R〉을 선택 후 〈validate〉를 선택하면 initializing이 실시되고 초기 화면으로 들어간다.

③ 시약 및 정도관리 물질 장착
: 초기화면에서 〈product〉를 선택하여 reagent drawer를 열고 준비된 시약과 정도관리 물실을 상착한다.

④ Calibration/Control 시행
: 초기화면에서 〈calibration〉을 선택 후 〈AT III〉를 선택하여 rerun시키면 calibration이 시행되고, calibration이 정상으로 진행되어 통과되면 control은 자동으로 실행된다.

⑤ 검사시행

a. Sample을 분주하고 rack에 넣은 후 〈sample〉을 선택하여 loading시킨다.

b. Test panel을 〈manual〉 mode로 전환시키고 장비에 장착시키면 〈manual input of patient ID`s〉 window가 나타난다.

c. 1번 rack부터 임의의 ID를 입력시키고 〈incrementation option〉에서 〈AT III〉를 선택한 후 〈load〉를 선택하면 sample이 loading 되고 검사를 시행한다.

5) 검사 시 유의사항

① Reagent 준비 시 실온에 60분간 방치하여 안정화시킨다.

② STA-R을 이용하여 검사하는 경우 다음의 사항을 반드시 점검해야 한다.

- Sample과 시약을 흡입하는 syringe는 주 1회 정도 주기적으로 청소하여 준다.
- Cuvette이 장착되는 measure block 내부가 오염되거나 이물질이 끼워져 있지 않은지 점검해준다.
- 많은 검사가 지속되면 장비 내부의 line에 protein등 이물질이 끼이게 되므로 cleaning solution을 준비하여 청소해 준다.

③ 장비에서 결과가 나오지 않는 경우

- 장비 자체의 error가 아닐 경우 검체의 이상여부를 확인한다. 검체 이상일 경우 resample을 요구한다.
- 검체의 이상이 육안으로 발견되지 않을 경우라도 resample을 요구하여 data를 상호 비교해 보아야 한다.

6) 결과보고

(1) 보고방법

: 직선성이 0~125 % 내에서 유지된다.

(2) 참고치: 80~120 %

(3) 검사 결과의 임상적 의의

- 감소하는 경우

(가) 선천적 결핍증 (congenital deficiency)

(나) 후천적 결핍증 (acquired at deficiency)

① 간질환 (liver disease)
② 혈전증 (active thrombosis)
③ 수술
④ DIC
⑤ L-asparaginase therapy
⑥ 헤파린 치료시 수일내 30 % 감소
⑦ 신증후군 (nephrotic syndrome)
⑧ 경구피임약 복용 (oral contraceptives), 임신 (pregnancy)

(4) 검사결과에 영향을 주는 사항

- 검사는 37±0.5℃에서 진행되어야 한다.

표 6-15. AT Ⅲ과 관련 질환들

증 가	감 소
선천성 응고인자 결핍증: 혈우병 A, B 및 제Ⅴ인자 결핍증 후천성 응고인자 결핍증: 급성간질환, 신장이식, 약제투여 (항응고제, 스테로이드)	생리적 감소: 임신, 신생아 선천성 AT Ⅲ 결핍증 (상염색체 이상) 후천성: DIC, 간경변, 네프로제, 뇌경색, 심근경색, 패혈증, 악성종양, 당뇨병, 동맥경화증, 외과수술후 등

2 Protein C 검사

Protein C의 성상은 serine protease인 vitamin K 의존성단백으로, 간에서 합성되고, 강력한 생리적 응고억제 인자로서 중요성이 크게 부각되고 있다. Thrombin이 혈관내피세포에서 합성된 thrombomodulin과 결합하여 형성된 복합체가 protein C를 활성화시킨다. 활성화된 protein C (protein C_a)는 활성화된 제 Ⅷ인자 (Ⅷ : C)와 제Ⅴ인자를 불활성화 시키면서 간접적으로 플라스미노겐활성억제인자 (plasminogen activator inhibitor)를 억제함으로써 섬유소용해를 촉진시킨다. 한편 thrombomodulin과 결합한 thrombin은 혈액응고계에서 fibrinogen을 fibrin으로 전환시키는 능력과 혈소판을 활성화 시키는 능력을 잃게 된다. 활성화된 protein C의 혈액응고 억제작용은 보조인자 (cofactor)인 protein S에 의하여 촉진되고 antithrombin Ⅲ에 의해 억제된다.

검사목적은 유전성 및 후천성 결핍증 진단의 보조 수단으로서 색소 기질을 사용하여 기능적 활성 단백질 C를 정량적으로 측정하는 데 사용한다. Protein C는 vitamin K 의존적 응고 억제제로 작용하여 factor V와 factor Ⅷ의 활성도를 조절한다. 선천적 이형접합자는 나이가 증가함에 따라 정맥혈전증이 더 심각해진다. 동형접합자는 신생아시기부터 심각한 혈전증 소견을 보인다. 후천적 결함은 보통 vitamin K 결핍으로 인해 나타나기도 하고, vitamin K 흡수 장애나 경구용 항응고제 복용으로 인한 방해작용 때문인 경우도 있다.

A. 신속응고측정법 (Rapid clotting assay, STACLOT protein C kit)

1) 시약 및 기구

① Protein C deficient plasma
1 mL의 D.W.에 녹이고 실온/30분 방치 사용직전 혼합한다.
실온에서 8시간, 2~8℃/8시간, 안정하다 (동결불가)

② Protein C activator

③ 0.025 M $CaCl_2$ 용액

④ Owren Koller buffer (제품 No. 0358, 0364)

⑤ Water bath 37℃

⑥ Stop watch

⑦ Protein C calibrator 또는 정상인 pool plasma

⑧ Protein C control plasma

2) 검량선용 plasma의 희석

Owren–Koller buffer용액으로 calibrator 또는 정상인 pool 혈장을 1 : 10 희석 (100 % 활성), 1 : 20 희석 (50 % 활성), 1 : 40 희석 (25 % 희석) 준비한다.

3) 검사방법

① Owren Koller buffer용액으로 검체혈장 및 control 혈장을 1 : 10 × V – 희석시킨다.
② 준비한 plastic tube에 희석시킨 검체 및 control plasma를 0.1 mL씩 넣는다.
③ Protein C 결핍혈장을 0.1 mL씩 넣는다.
④ Protein C activator를 0.1 mL씩 넣는다.
⑤ 혼합하고 정확히 37℃/3분간 가온시킨다.
⑥ 미리 37℃로 가온시킨 0.025 M $CaCl_2$ 용액 0.1 mL를 가하면서 stop watch를 작동시켜 응고시간을 측정한다. 검량선에서 protein C (%)를 찾는다.

4) 검량선의 작성

희석시킨 검량선용 혈장에 대해서도 4) 검사방법과 같이 측정하여 아래와 같이 graph를 작성한다.

5) 참고치

70~140 %

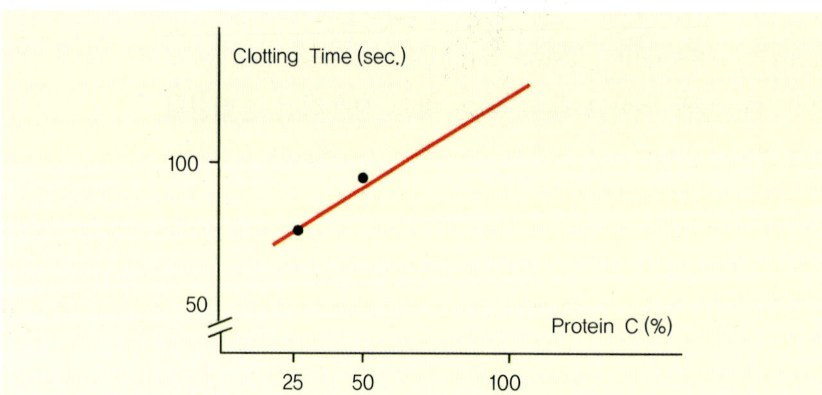

▶그림 6-48. Protein C의 검량선

B. 합성기질발색법 (Substrate chromogenic method)

1) 원리

혈장 protein C는 주어진 시간동안 과잉의 activator에 의해 활성화되어 진다. 활성화된 protein C는 특이 합성기질액의 가수분해의 비율에 의해 평가되어진다. Protein C의 농도는 측정시긴 동안 기수분해되어진 기질의 양과 비례되므로 정량되어진다.

2) 시약의 준비, 안정성 및 검사과정 (Immunodiagnostic kit)

AT Ⅲ의 합성기질 발색법과 동일하다.

3) 검량선 (Calibration curve)의 작성

AT Ⅲ의 합성기질 발색법과 동일하다.

4) 참고치

70~140 % (3~6 μg/mL)

5) Protein C의 결핍질환

(1) 선천성 protein C의 결핍

① 상염색체 우성으로 유전하고 심부정맥혈전 (deep vein thrombosis)이나 폐색전

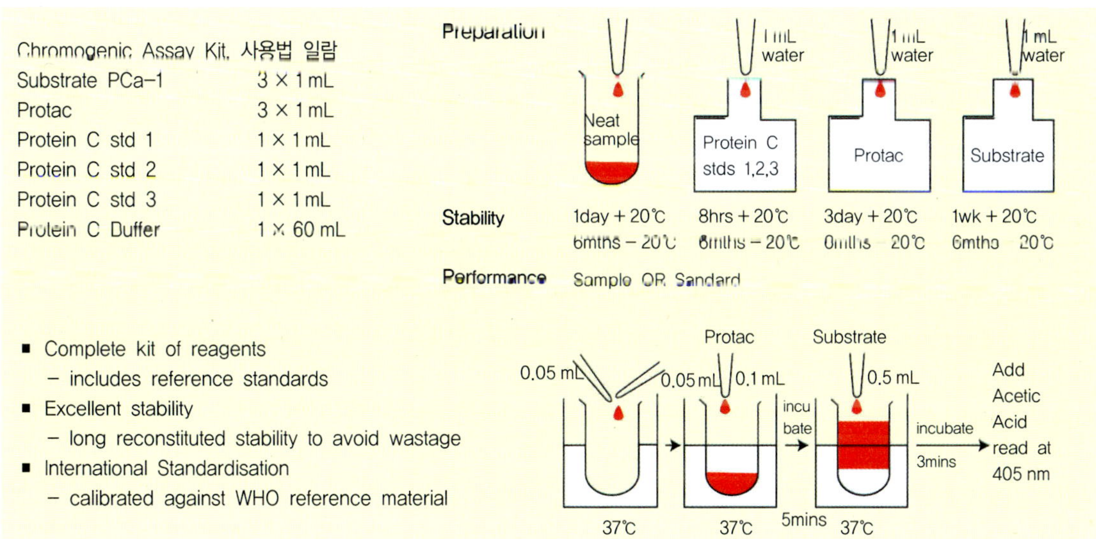

▶그림 6-49. Immunochrom protein C

(pulmonary embolism)을 나타내는 환자: AT Ⅲ 결핍증 3~4%이지만 선천성 protein C 결핍은 6~10%로 더 높다.

② 혈전색전증의 신생아 또는 유아의 경우 protein C 측정을 하고 결핍되었으면 prothrombin complex concentrate를 투여하면 호전된다.

(2) 후천성 protein C의 결핍

DIC, 원인불명의 광범위 심부정맥 혈전증, 중증 간질환, 와파린과 같은 경구용 항응고제 투여 환자, 암환자, 수술 후 등에서 나타난다.

3 Protein S 검사

Protein S는 1977년 발견된 vitamin K 의존성 단백으로 protein C의 활성을 촉진시킨다. 60%는 보체 C4b-결합단백에 결합되어 있는 결합형이고, 40%는 유리형으로 존재하는데, 기능적으로 활성화된 형태는 유리형이다. Protein S는 serine protease가 아니라는 점에서 다른 인자들에 비해 독특한 일면을 갖고 있다. Protein S는 간실질세포, 내피세포 및 거핵세포 등에서 생산된다. 따라서 protein S는 혈소판의 과립에 포함되어 있으며 혈병이 생성되는 환경에서 분비되어진다. 면역학적 방법 또는 합성기질발색법으로 항원량을 측정하는 방법이 있다. 유전적인 결핍증, 심한 간질환, DIC, 비타민 K 결핍증, 경구용 항응고제를 사용하는 경우에 감소한다.

A. Electroimmuno diffusion (EID) protein S 검사법 (또는 Laurell Rocket technique)

1) 원리

전기면역확산법에서의 protein S는 특이항체가 포함되어 있는 agarose gel에서 전장(electric field)의 영향으로 이동이 된다. pH 8.8의 완충액에서 protein S는 cathode (-)에서 anode (+) 쪽으로 전기영동이 된다. 항원항체 반응에 의해 protein S는 침강이 생기게 되는데 염색과정을 거친 후 peak (또는 rocket)의 높이를 측정하여 protein S의 농도를 구하게 된다.

2) 검체

Protein C와 동일하다.

3) 기구

Electrophoresis system, power supply, chamber 및 5 μL autopipette 또는 SMI pipette

4) 시약

① Agarose plate

Protein에 대한 특이 토끼항체가 포함되었으며 즉시 사용 가능하도록 kit화되어 있다.

② 염색액: Coomassie blue R 250

③ 탈색액

Ethanol	45 %
Glacial acetic acid	5 %
D.W.	50 %

5) Laurell rocket kit 검사방법

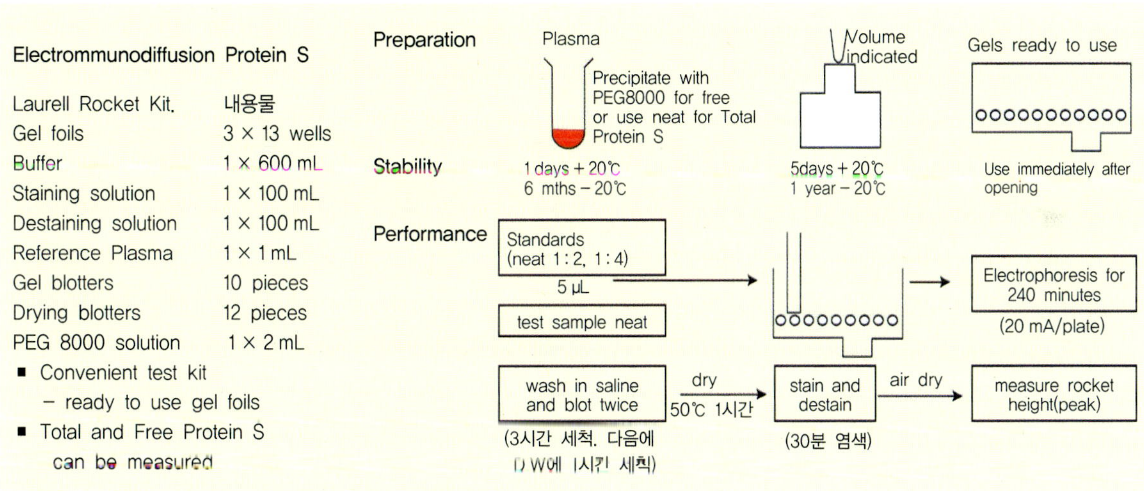

▶그림 6-50. Laurell rocket technique에 의한 protein S의 측정

6) 표준액의 준비와 검량선 작성

완충액으로 희석하지 않은 표준액(100 %) 1 : 2 희석(50 %), 1 : 4 희석(25 %), 1 : 8 희석(12.5 %)해서 검사한 후 graph를 그린다.

7) 검체 및 protein S control 준비

Plasma 그대로 사용하고 protein S의 증가가 예상될 때에는 완충액으로 1 : 2 희석하여 실시한다.

8) 참고치

70~140 %

9) Protein S의 감소증

① 선천성 protein S 결핍증

② 간질환 (간염, 간경변증)

③ 경구 항응고제 치료

④ L-asparaginase 치료의 경우에 있어서 후천적 결핍

II. 후천적 응고억제인자 검사

혈액응고인자 결핍증이 있는 혈우병(hemophilia)환자들은 치료를 위해 결핍된 응고인자로 주기적으로 치료를 받게 되면 특정인자에 대한 항체가 생길 수도 있다.

특히 전신홍반루푸스(SLE) 등의 자가면역질환, 동맥 및 정맥 혈전증, 뇌졸중, 습관적 유산, 폐전색증 등의 환자에서 발생빈도가 높은 lupus anticoagulant(LA)는 대표적인 응고억제인자이다.

Lupus anticoagulant는 항체에 유도되어 저항하는 phospholipid/protein 복합체이다. 그들은 phospholipid dependent 검사시 응고시간의 연장을 유발한다.

Lupus anticoagulats는 수많은 임상적인 형태들과 관련 된다. 예를 들어 자가면역질환(systemic lupus erythematosus: 전신홍반루푸스), 혈전증에 걸리게 하며, 반복유산과 감염, 그것들의 존재는 지속적이거나 일시적인 것이다.

1 Lupus anticoagulant 검사

1) 검사 원리

Lupus anticoagulant는 일종의 항 인지질 항체로서 항응고 전구체인 인지질에 결합하여 프로트롬빈 활성화 복합체(factor Xa, factor Va, calcium, 인지질) 형성을 방해하여 시험관 내에서는 인지질 의존성 응고에 장애를 가져오고, 인체 내에서는 반대로 혈전 색전증을 일으킨다. 따라서 이를 진단하기 위해서는 다음과 같은 4가지 조건을 만족해야 한다.

① 인지질 의존성 응고 검사상 비정상적인 응고시간 연장
예) aPTT, kaolin clotting time, dRVVT

② 정상 혈장과 혼합하여도 응고 장애가 교정되지 않는 억제효과
예) aPTT mixing test

③ 인지질 성분 첨가시 응고 장애가 교정
예) 혈소판 중화 검사

④ 다른 응고인자를 억제하는 소견이 없음

2) 검체

① 검체 종류

- 항응고제: 3.2% sodium citrate

② 환자준비 및 검체 채취

- 채혈: 항응고제와 검체의 비율을 1 : 9로 맞추어야 한다.
  검체를 원심분리 한 후 Hct 값이 55% 이상인 경우 항응고제 양을 조절하여야 한다.
  * 3 mL tube일 경우의 항응고제의 양 조정
  항응고제의 양 (uL) = [(100 − 검체의 Hct) × 3 / 55] × 100
- Intravenous line (C-line, A-line)에서 채혈하는 경우 항응고제 오염을 방지하지 위해 10 ml의 혈액을 채혈하여 버린 후 채혈한다.
- 검사 전 검체는 up-down하여 육안으로 응고를 관찰하고 응고가 의심되는 경우에는 wooden applicator로 휘저어 확인한다.
- 3000 rpm 15분 centrifuge로 원침 후 혈장을 분리한 후 microtube에 옮긴 후 다시 원심하여 검사에 이용하며 혈소판이 10,000/uL 이하인 것을 확인하기 위해 매주 혈소판 수를 측정하여 혈액응고 special sheet에 결과를 기록한다.

③ 검체 적합성 및 판정기준

- 부분적 응고는 plasma를 activation 시킨다.
- Hemolysis, icteric, lipemic된 검체
- Blood/citrate ratio = 9 : 1이 아닌 검체
- Double centrifugation하지 않은 혈장

④ 보관방법

- 채혈 후 4시간 이내에 반드시 검사 실시한다.
- 채혈 후 혈장을 분리한 후 실온에서 8시간까지는 안정하다.
- 즉시 검사할 수 없는 경우에는 −70℃에 냉동 보관한다.
  냉동 보관한 검체를 다시 검사할 때는 37℃ Incubator에서 15분간 녹인 후 실시한다.

⑤ 임상적 의의

가. 정맥혈전 색전증: 40세 미만의 젊은 사람에서 이유 없이 발생한 정맥혈전증
재발하는 정맥혈전증
혈전 색전증에 의한 폐성 고혈압

나. 동맥혈전증: 30세 미만의 젊은 사람에서 이유 없이 발생한 동맥혈전증
흔치 않은 뇌혈관 질환

다. 다른 조건: 재발하는 설명할 수 없는 사산 및 조기의 심한 전자간증

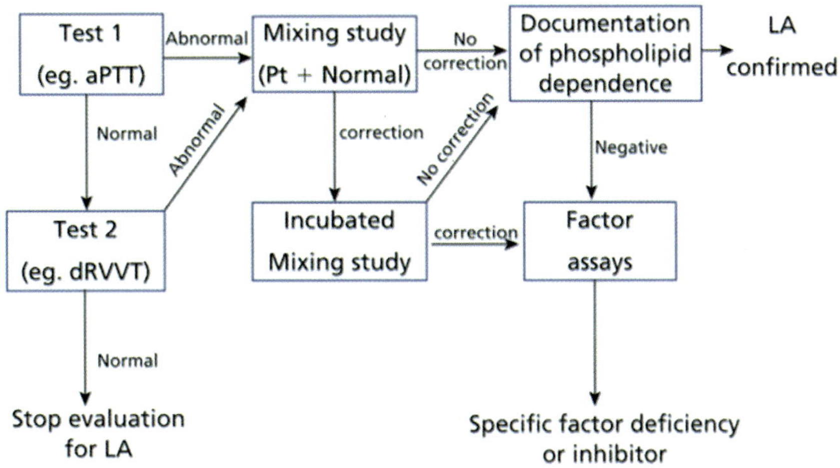

▶그림 6-51. LA 진단을 위한 flow chart

전신홍반루푸스 등 기타 결체 조직성 질환

면역성 혈소판 감소 자반증

VDRL 위양성

설명되지 않는 aPTT의 연장 또는 헤파린에 대한 과민성

라. 항인지질항체증후군의 검사실 기준

Lupus anticoagulant가 12주 이상의 간격으로 2회 이상 검출

Anticardiolipin Ab가 12주 이상의 간격으로 2회 이상 중간 역가 이상

Anti-β2 glycoprotein Ab가 12주 이상의 간격으로 2회 이상 검출

⑥ 검사결과에 영향을 주는 사항

Heparin, coumarin등 항응고제 투여자에서 위양성

●○ Lupus anticoagulant (LA) 검사

LA는 항인지질항체(antiphospholipid antibody)의 일종으로 자가면역성항체의 특성을 나타내며 aPTT검사에서 인지질(phospholipid)에 작용하여 thrombin의 형성을 방해하여 응고시간을 연장시키게 된다. 이러한 경우 앞서 언급한 mixing test(혼합시험)로 응고인자결핍 또는 LA의 존재유무를 screening하게 된다.
LA검사는 전통적으로 APTT, kaolin clotting time, dilute Russell's viper venom test(dRVVT)와 같은 인지질의존성응고검사를 사용하여 검사하고 있다.

2 Dilute Russell's Viper Venom Test (dRVVT)

1) 검사원리

① Russell's viper venom은 인지질과 칼슘의 존재하에 factor X을 직접 활성화시킨다. 그래서 이 test는 factor XII, XI, IX, VIII, VII 결핍 혹은 inhibitor들에게 영향을 받지 않는다. DRVV screen test는 phospholipid의 낮은 농도에서 수행된다. 만약 LA가 존재한다면, 인지질과 결합하여 RVV에 의한 factor X 활성화가 감소되어 응고시간이 연장된다. DRVV confirm은 LA가 존재한다고 테스트된 plasma에 높은 농도의 phospholipids를 중화시킨다. 그러므로 그에 관한 clotting time은 DRVV Screen test에서 관찰된 것 보다 DRVV confirm이 더욱 짧아질 것이다.

② LA screening 시약에 있는 Russell's viper venom은 직접 factor X를 활성화시켜 혈장응고를 시작한다. LA항체가 존재하면 LA screening시약검사에서 응고시간이 연장된다. 이 시약에는 인지질이 매우 적게 들어 있어서 LA검출이 더욱 예민하다.
LA confirmation시약은 LA screening시약과 유사하지만 고농도의 인지질을 함유하고 있다. ((3) 시약성분 참조)

③ dRVVT는 내인성응고경로계의 항혈우병인자(antihemophilic factor) 및 접촉인자, 그리고 외인성응고경로계의 제 Ⅶ 인자와는 직접반응하지 않는다. 그래서 LA screening시약은 제 Ⅷ 인자 결핍 또는 제 Ⅷ 인자 항체 및 접촉인자의 이상에 의한 영향을 받지 않으므로 APTT검사보다도 더 특이적이다.

2) 검체채취와 준비

- 3.2 % sodium citrate 시험관에 혈액을 채혈한다(혈액과 항응고제 비율 9 : 1).
- 3,000 rpm/10분 원심시킨 후 혈장을 2~8℃에 보관한다(필요시 냉동시킨다).
- 4시간 이내 검사를 실시한다.
- 응고 또는 용혈검체로는 검사하지 않는다.

3) 시약

(1) 성분

① LA Screening시약(Kit; 10 × 2 mL LA1)

Russell's viper venom(러셀 살모사뱀독액)	10^{-5} % 이하
Phospholipid	0.05 % 이하

Calcium	0.03 M
Fast Green	10^{-3} % 이하
Sodium azide	0.1 % 이하

② LA Confirmation reagent (Kit; 10 × 1 mL LA2)
LA screening시약성분과 같으나 phospholipid가 0.5 % 이하 들어 있는 것만 다르다 (LA screen시약성분 참조).

③ LA control high, LA control low plasma

(2) 조제 및 보존방법

① LA screening시약은 D.W. 2 mL, LA confirmation시약은 D.W. 1.0 mL 넣어 용해시킨다 (시약표지에 기재되어 있다).

② 시약복원 후 안정성: 15°~25℃/24시간, 2~8℃/48시간, −20℃/1개월

4) 검사방법

① 미리 37℃/1분간 warming시킨 LA screening시약 또는 LA confirmation시약 200 μL씩을 각각 시험관에 넣는다.

② 37℃/1분간 가온시킨 가검혈장을 200 μL을 주입한 순간 응고시간을 잰다. 이중측정 (duplicate test)하여 평균을 구한다.

※ Sysmex CA−1500, Dade Behring coagulation analyzer 등을 이용하면 쉽게 분석할 수가 있다.

5) 참고치

$$\text{LA ratio} = \frac{\text{LA screening시약 응고시간 (sec)}}{\text{LA confirm시약 응고시간 (sec)}}$$

∴ 참고치는 ratio가 0.8~1.2 범위이다 (각 Lab에서 참고치를 설정하여야 한다. 검체채취 및 측정장비의 차이가 있으므로 수기법과 자동화 방법의 참고치 설정이 중요하다).

※ LA ratio: ratio가 2.0 이상일 때 LA 강한양성

LA ratio: ratio가 1.5~2.0 사이일 때 LA 중정도양성

LA ratio: ratio가 1.2~1.5일 때 LA 약양성

3 제 Ⅷ 인자 억제물질(Factor Ⅷ inhibitor)의 측정

가장 많은 제 Ⅷ 인자 억제물질의 경우, 특이적으로 제 Ⅷ 인자 활성(Ⅷ : C)을 불활성화 시킬 수 있는 inhibitory activity를 측정한다. 즉 피검혈장과 일정량의 응고인자 Ⅷ이 들어있는 정상혈장을 동량 혼합한 희석액을 37℃ 2시간 가온시킨 다음 제 Ⅷ 인자 활성(Ⅷ : C)을 APTT 1단법으로 측정하여, 환자혈장이 정상혈장 중의 Ⅷ : C(제 Ⅷ 인자 활성)를 불활성시키는 작용으로 저해활성을 구하게 된다. inhibitor titer 측정범위는 1 mL의 정상혈장을 37℃/2시간 반응 후에 정상혈장 중의 Ⅷ : C의 활성도가 50 % 감소되어질 때를 1 Bethesda unit(BU/μL)로 하였다.

10 Bethesda unit 이상의 환자는 고역가의 항체를 가지고 있으므로 Ⅷ인자 보충치료효과는 기대할 수가 없게 된다.

참고

- 항체 Ⅷ 인자(factor Ab Ⅷ)* 가 있으면 혈액응고시간, 칼슘재가시간, APTT, TGT, prothrombin consumption test의 결과가 이상치(abnormal value)를 나타내게 되고 PT는 정상이 된다. PT의 지연이 있을 경우에는 항 thromboplastin의 존재를 생각해야 된다. Thrombin 시간의 지연(연장)이 있을 경우에는 항thrombin의 존재를 일단 의심하게 된다. 위에서와 같이 응고시간들이 연장이 되면 응고인자의 결핍을 우선 생각해야 되고 그 다음에는 응고억제물질들의 존재를 생각하고 감별 검사에 임해야 된다.

* 항 제 Ⅷ 인자 항체는 혈우병 A 환자의 5~20 %에서 보이고 특히 중증예에서 많다. 수혈 등의 보충요법에 관련되어 생기는 것으로 보여지며 factor Ⅷ : Ag에 대응하는 항체로서 IgG에 속하며 제 Ⅷ 인자와의 반응에 시간이 걸린다. SLE 등의 만성염증성질환, 건강인, 약물중독, 산후 등에서도 증명되었다는 보고가 있으나 정확한 원인은 모르고 있다.

학습토의

1. 내인계와 외인계 검사에 대해 설명하시오.
2. Prothrombin time의 보고 방법에 대해 설명하고 INR의 의의를 설명하시오.
3. PT가 prolong 되는 경우를 나열하시오.
4. aPTT의 검사방법과 의의에 대해서 설명하시오.
5. aPTT가 prolong 되는 경우를 나열하시오.
6. PT와 aPTT의 보정법에 대해서 설명하시오.
7. TT의 검사방법과 의의에 대해서 설명하시오.
8. Factor assay의 검사방법과 의의에 대해서 설명하시오.
9. 인자결핍혈장(factor deficiency plasma)에 대해서 설명하시오.
10. 응고 억제 물질들을 나열하시오.
11. Lupus anticoagulant(LA)검사에 대하여 설명하시오.
12. 항인지질항체(Antiphospholipid antibody)에 대하여 설명하시오.
13. Antithrombin Ⅲ 검사방법과 의의에 대해서 설명하시오.
14. Protein C와 Protein S 검사에 대해서 설명하시오.
15. 자동혈액응고 분석기의 원리에 대해서 설명하시오.

03 섬유소용해 검사 (Fibrinolysis Assay)

학습목표

1. 피브리노겐 정량검사의 의의를 설명할 수 있어야 한다.
2. 섬유소용해계 검사의 의의를 설명할 수 있어야 한다.
3. FDP에 대해서 설명할 수 있어야 한다.

1 섬유소용해 검사 (Fibrinolysis assay)

Fibrinolysis (섬유소용해)란 단백질 분해효소 (proteolytic enzyme)인 plasmin에 의해서 fibrin이 용해 (분해)되는 현상이다. 필요 이상으로 형성된 fibrin을 직접 용해하고 응괴 (clot)를 제거하며, 손상된 혈관에서 과잉의 응고기전이 진행되면 혈전을 형성할 위험성이 있으므로 이것을 방지하기 위해 antithrombin Ⅲ (AT Ⅲ)가 작동하는 등의 일련의 과정이 포함된다. 혈관벽 손상부의 collagen에 XII인자가 접촉되면 XIIa가 되고, XIIa가 혈액중의 plasminogen proactivator를 활성화하여 혈액 activator가 되고, 이것이 plasminogen을 plasmin으로 전환시킨다. 내인성 섬유소용해 (intrinsic fibrinolysis)에 대해서 손상세포에서 온 activator가 직접 활성화하여 plasmin으로 전환하는 경로를 외인성 섬유소용해 (extrinsic fibrinolysis)라 한다.

Fibrinogen으로부터 나온 것을 FDP, fibrin으로부터 나온 것을 fdp라 하고 양쪽 모두를 fibrin체 분해산물이라 하며, FDP 생산을 1차 섬유소용해 (처음부터 일어나는 섬유소용해), fdp가 만든 것을 2차 섬유소용해 (응고 반응에 이어서 일어나는 섬유소용해)라고 한다.

FDP의 생리작용은 ① anti − thrombin 작용 ② anti − thromboplastin 작용 ③ platelet aggregation 억제작용 ④ fibrin polymerization (중합)의 저해작용 등이다.

섬유소용해계는 복잡하고 다수의 인자가 관련되어 있으며, 출혈의 원인이 섬유소 항진에 의한 것인지를 알기 위해 시행할 때가 많다. 섬유소용해검사는 혈액응고 과정에서 생긴 불용성 섬유소 응괴를 용해시키는데 관여하는 인자들과 분해산물들을 검사하여 섬유소용해과정의 이상을 진단하기 위한 검사이다. 생체 내의 섬유소 용해현상에는 심한 stress, shock, 체외순환 등에서 혈관내피 활성인자 (activator)나 혈중 조직 activator (t−PA)가 혈중에 유입하거나 urokinase,

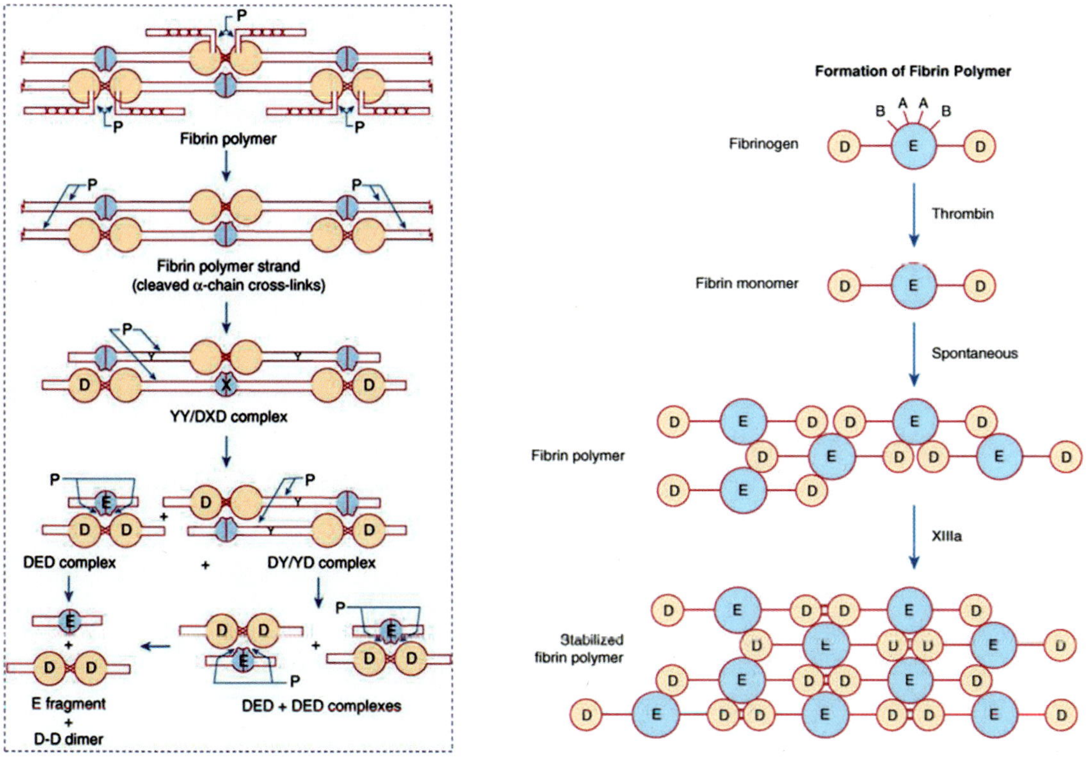

▶그림 6-52. 섬유소 용해반응과 분해산물

streptokinase의 대량투여에 의해 일어난다. 즉, plasminogen이 활성화되어 plasmin이 생성되면 강력한 proteolytic enzyme(단백분해효소)이 작용하여 fibrin 분해가 현저히 항진되는 1차 섬유소용해 현상(fibrinogen 용해)이 생긴다. 또한 DIC 등에서 혈전형성에 동반해서 일어나는 fibrin 용해를 주도한 2차 섬유소 용해현상(fibrin 용해)이 이루어진다.

근래에는 생체내의 plasmin 분해에 의해 생성되는 FDP검사, 가용성 fibrin monomer 복합체(soluble fibrin monomer complex, SFMC)의 증명, 섬유소 용해항진에 의해 소모되는 fibrinogen, plasminogen, antiplasmin(α_2-PI) 검사, euglobulin time에 의한 혈중 activator 활성증가 등의 검사로 응고측정법, 면역학적 방법과 합성기질 발색법으로 정량검사를 주로 하고 있다.

A. 전혈 응고용해시간(Whole blood clot lysis time)

1) 원리

과잉의 섬유소용해(fibrinolysis)가 있으면 신속히 응고용해 현상이 생긴다. 전혈응고용해 시간측정은 임상적으로 DIC와 같은 과잉의 fibrinolysis인 경우에 사용되었고 감도가 둔한 방법으로 고도의 fibrinolysis가 있을 때만 유용한 검사다. 현재는 euglobulin lysis time 검사로 대치되어 사용되고 있다.

2) 검사방법

Lee & White 법의 clotting time과 clot retraction에 사용된 검체를 37℃에 그대로 방치하고 2시간, 12시간, 24시간 또는 48시간, 72시간까지 응고용해를 관찰한다. 24시간 이상 방치하고 관찰할 경우는 특히 세균의 오염에 주의해야 한다.

3) 정도관리

건강인의 혈액으로 동시에 검사해서 비교한다.

4) 결과

정상적으로는 48시간 이내에는 응고용해 (clot lysis)가 관찰되지 않는다. 그리고 보통 72시간 이내에도 응고용해가 나타나지 않는다. 혈청단백의 α_2 분획에는 antiplasmin이 있어서 용해를 억제하므로 혈병용해시간이 단축되는 경우는 실제로는 거의 없으나 치료의 목적으로 섬유소용해 촉진제를 사용할 때에는 예외이다.

① 1~2시간 이내에 응고용해가 되면 섬유소용해의 고도항진이 있음을 나타낸다.

② 24시간 이내에 응고용해가 발생되면 fibrinolysis가 있다고 판단할 수가 있고 그 외에 출혈을 보이면 다른 인자의 결핍과 공존하고 있음을 나타낸다.

- Plasminogen의 결핍 또는 antiplasmin에 의해 plasmin의 불활성화를 초래하여 거짓정상 (false normal)이 나타날 수도 있다.

B. Euglobulin lysis time (ELT)

1) 원리

혈장을 증류수로 희석하고 1% 초산을 가해주면 침전하는 단백을 얻을 수 있는데, 이것을 euglobulin이라 한다. 여기에 plasminogen, plasmin activator, fibrinogen은 함유되지만 antiplasmin은 거의 함유되지 않는다. Borate 용액으로 재부유시킨 euglobulin에 thrombin을 가하여 fibrin 응고를 형성시키고 가온시키면 plasminogen activator에 의해 plasminogen이 plasmin으로 되어 fibrin 응고를 용해하게 된다. 이 용해시간을 측정하여 fibrinolysis의 증·감을 판단하는 것이 ELT이다. 이 검사는 fibrinolysis activity의 screening test로 이용된다.

2) 검체 채취

① 0.1 M sodium oxalate와 혈액을 1 : 9의 비율로 plastic 주사기로 채혈한다.

② 2,500 rpm/10분간 원심시켜 혈장을 분리하여 신속히 검사한다. 늦어도 20분 이내에는 검사를 실시한다.

- Citrated plasma는 섬유소용해 활성 (fibrinolytic activity)을 증가시키는 경향이 있으므로 사용하지 않는다.

3) 시약 및 기구

① Thrombin (5 units/mL)

Plastic 시험관을 사용하고 37℃에 넣는다.

② 1 % acetic acid액

③ Borate용액 (pH 9.0)

Sodium chloride	9.0 gm
Sodium borate	1.0 gm
D.W.	100 mL

④ 37℃ water bath

⑤ Stop watch 또는 timer

4) 검사방법

① 시험관에 가검혈장 0.5 mL, D.W. 9.0 mL, 1% 초산 0.1 mL를 넣어 혼합하고 4℃/30분간 방치하면 euglobulin이 침전한다.

② 2,500 rpm/5분간 centrifuge하고 상청액을 버린 후 여과지 위에 거꾸로 세워둔다.

③ Borate 용액 0.5 mL를 가한 후 37℃에 넣고 가볍게 흔들어준다.

④ 0.5 mL의 thrombin 용액을 가해주고 가볍게 혼합한 후 37℃에 꽂고 stop watch를 작동시킨다. 1분 이내에 응고를 확인한 후 37℃에서 매 5분마다 완전히 응고용해 (clot lysis)가 일어날 때까지의 시간을 잰다.

- 처음 30분간은 5분마다, 2시간까지는 10분마다 이후는 관찰하여 응고가 완전히 용해되는 시간을 잰다.

5) 참고치

정상 응고용해는 2시간 이내는 생기지 않는다. 보통 4시간 이내는 완료된다. 임상적으로 2시간 이내에 응고용해가 되면 비정상 섬유소용해 활성이 있음을 나타내는 것이다.

참고

① ELT는 전혈 응고용해시간보다 더 예민한 방법이다.
② 정상적으로 응고억제물질(inhibitor)은 혈장의 분획에서는 나타나지 않는다.
③ 침전된 euglobulin 분획은 방치하면 fibrin이 석출하여 plasminogen의 활성화가 진행되므로 즉시 검사한다.
④ Fibrinogen농도(30~100 mg/dL)에서는 fibin clot이 적어서 빨리 용해된다.
⑤ BioMerieux 회사제품의 euglobulin clot lysis kit를 사용하면 쉽게 검사할 수가 있다.

C. 기타 검사 측정법

1) Plasminogen 측정

① 활성화 경로와 작용

Plasminogen은 분자량 약 9만의 당단백으로 N 말단에 글루타민산을 가지고 있다. Urokinase(uk)에 의한 활성화되는 경로를 설명하면 다음과 같다. 먼저 glu-plasmin으로 활성화되고 이어서 plasmin에 의해 활성형 lys-plasmin을 생성하는 경로와 plasmin이 작용하여 lysplasminogen으로 되고, 이어서 UK에 의해 lysplasmin으로 활성화되는 경로(pathway)가 있다. Plasmin의 작용은 fibrinogen, fibrin, 제 Ⅴ, 제 Ⅷ, 제 XIII 인자의 분해와 보체활성화 작용, 혈소판 응집억제 작용이 있다.

임상적으로 DIC, 간 장애, 수술 후, 혈전용해요법 등에서 감소된다.

② 측정법

ⓐ 일원면역확산법(single radial immunodiffusion, SRID)

M-partigen plasminogen kit(Behring Co.)이 있다. Anti-plasmin 혈청을 함유한 agar plate로서 항원성을 측정하며 활성과 일치하지 않는 경우가 있다. 결과 판정까지는 24~48시간이 필요하다.

참고치: 10~30 mg/dL

ⓑ 합성기질 발색법(synthetic substrate method)

Plasmin에 특이성이 높은 발색성 peptide 기질이 합성되어 있어서 혈장 중의 plasminogen을 streptokinase에 의해 활성화 시킨 다음 합성기질을 넣어 반응시켜서 유리되는 색소를 측정하는 방법이다.

측정시판 kit에는 PLG color kit(Miles), PLG Test BMY(Boeringer Mannheim)이 있고 Testteam S-2251(Kabi Co.)를 사용하면 plasminogen과 α_2-plasmin inhibitor의 측정이 가능하다.

[Testteam PLG kit 검사법]

Ⓐ 검사과정

Reagent \ Tube	Blank	unknown
51× 희석혈장 D.W. streptokinase	– 200 μL 200 μL	200 μL – 200 μL
혼합후 37℃/10~15분		
Synthetic substrate S–2251액	200 μL	200 μL
혼합후 37℃/5분		
반응정지액	2.0 mL	2.0 mL
405 nm에서 Blank를 대조로 unknown의 흡광도 측정		

Ⓑ 검량선 작성

정상표준혈장의 희석계열을 만들고 Ⓐ의 검사과정과 동일하게 실시하여 검량선을 작성한 뒤 plasminogen activity (%)를 구한다.

Ⓒ 증·감되는 질환들

감소되는 질환	증가되는 질환
DIC 간실질장애 약물투여 (urokinase, streptokinase)	임신 만성염증 악성종양 stress 경구피임약 복용 혈전정맥염 외상

2) α_2–plasmin inhibitor (α_2–P1)

① 혈중에서의 작용

혈중의 항 plasmin 물질 중에서 가장 중요한 역할을 하고 있고, plasmin과 신속하게 복합체를 형성하여 그 작용을 억제하며 또한 fibrin과 plasminogen의 결합을 억제하는 작용 및 강력한 fibrin 용해억제활성이 있다.

② 측정법

ⓐ 일원면역확산법 (SRID)

항인 α_2-PI 혈청을 함유하고 있는 agar plate를 사용하는 SRID 방법으로 측정한다.

ⓑ 합성기질 발색법 (synthetic substrate method)

가검혈장에 plasmin에 특이성이 있는 합성기질 (S-2251, Kabi Co.)과 일정 과잉량의 plasmin을 가하여 반응시키면 α_2-PI는 plasmin과 반응하여 plasmin을 불활성화 시키며 남아있는 plasmin에 의해 기질이 분해되어 p-nitroaniline을 유리하므로 이것을 405 nm에서 비색 측정하여 간접적으로 α_2-PI 농도 (활성, %)를 구하게 된다.

- α_2-PI color test (Miles) 및 α_2-PI autocolor (Miles) kit는 합성기질 (S-2251, Kabi Co.)을 사용하여 제조된 kit들이다.
- 형광합성 기질로서 plasmin에 특이성을 가진 H - D - val - Leu - Lys - AIE를 사용하여 측정하는 Dade Co.의 kit도 있다.
- α_2-PI 농도 (%)의 감소질환은 DIC, 간경변, 섬유소용해요법 등이며 증가질환은 수술 후, 분만 후, 혈전증 초기에서 나타난다.

2 Fibrin체 분해산물 (FDP)의 측정 (Assay of fibrinogen-fibrin degradation products)

섬유소용해 현상에서 활성화된 plasmin의 한정 가수분해 작용에 의해, fibrinogen 또는 fibrin이 분해되어 생성되는 물질을 FDP라고 불리운다. Fibrinogen 분해산물을 FDP, fibrin 분해산물을 fdp로 구별하는 경우도 있다.

FDP 분획 중에서 분해초기산물인 X, Y를 초기 FDP, D, E를 후기 FDP라고 하고 초기 FDP 분획은 paracoagulation 검사 및 Staphylococcus clumping test (포도상구균 응집반응)에 응집현상이 나타나지만 후기 fdp, FDP에는 나타나지 않는다. FDP의 D분절과 E분절에 대한 항체를 이용하여 정성 또는 정량적으로 검사하며, 섬유소용해의 선별검사로 유용하다. FDP는 1차 또는 2차 섬유소 용해항진의 결과로 혈중농도가 증가하는 DIC 또는 각종 혈전증, 출혈성 질환 등의 진단 및 치료예후 판단을 하기 위한 검사이다.

A. 라텍스응집반응검사 (Latex agglutination test, LAT) FDPL Test Kit 사용법

1) 원리

FDP는 주된 분획인 X, Y, D, E로 분류되는데, 이들 FDP는 antifibrinogen antibody에 대하여 공통의 반응성을 나타낸다. FDP검사는 latex입자에 항 fibrinogen 항체를 감작시킨 시약과 검체를 반응판상에서 직접반응시켜, 응집반응을 나타내는 검체의 희석배수에 의해 검사하는 반정량법이다.

2) 시약

Anti FDP Latex (측정감도 0.5 μg/mL)

검체희석용액 (buffer diluent)

기타 반응판, 희석용 spoid (0.3 mL, 1.9 mL 표시된 것), 교반봉, disposable spoid (0.1 mL 표시)

3) 검체의 채취

항응고제 sodium citrate 1에 9배의 전혈을 채혈하며 (미국에서는 CLSI 규정에 따른다; H3-A3 and H21-A3), 2,500 g에서 10분 원심분리한다.

혈장은 20±5℃에서 8시간 안정하며, -20℃에서 1개월 안정하다.

검사 직전에 37℃ 15분 동안 녹인다.

4) 검사방법

① 준비된 혈청을 희석액으로 간이희석법 (20배, 80배) 또는 일반희석법 (배수희석) 중에서

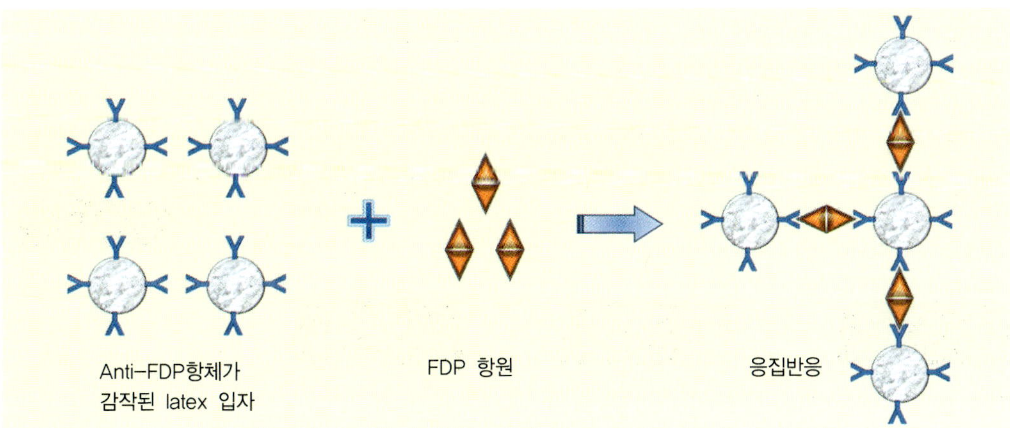

▶그림 6-53. FDP 항원 검출을 위한 latex agglutination test의 원리

선택하여 준비한다.

② 반응판 위에 희석검체 2 drop과 latex시약 1 drop을 떨어뜨린 후 잘 혼합하고 2분간 앞·뒤로 계속 움직여서 (40~50회/1분) 육안으로 응집유무를 판정한다 (양성, 음성 대조혈청으로 동시에 검사하여 비교한다).

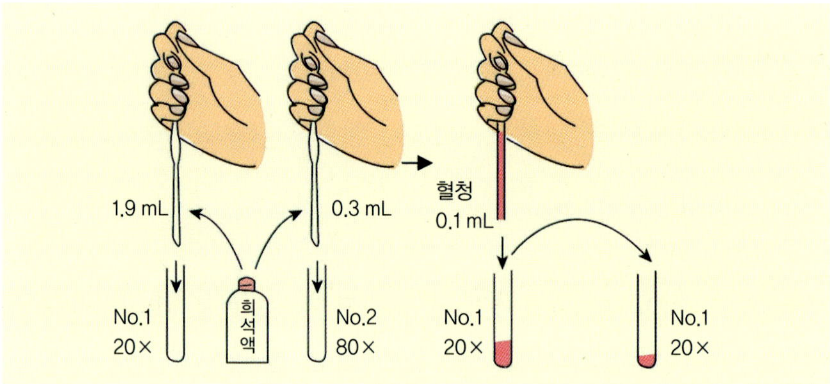

▶그림 6-54. 간이희석 방법(20×, 80×)

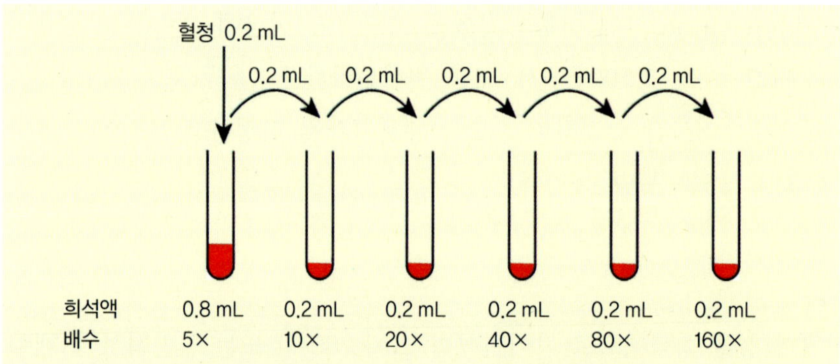

▶그림 6-55. 일반희석 방법 (배수희석)

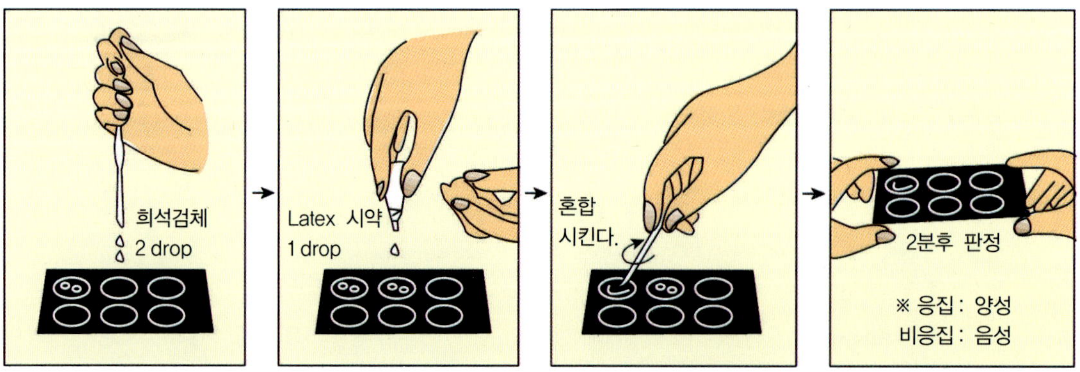

▶그림 6-56. 반응판에서의 실기과정

③ 계산방법과 참고치

Anti FDP Latex의 측정감도가 0.5 μg/mL이므로 0.5 × N(양성을 나타내는 최고희석배수) = 혈중 FDP 농도이다.

∴ 정상 농도는 〈 5 μg/mL이다.

5) 임상적 의의

혈장 내의 FDP가 증가하여, 섬유소분해 또는 섬유소원 분해의 비정상적인 증가를 보이는 임상적인 경우는 다음과 같다.

- 자간증 (심한 임신중독)
- 암 (급성전골수성백혈병)
- 수술 후 합병증
- 심장, 간 질환
- 섬유 용해
- 폐부종
- 심부정맥혈전증

FDP는 빠르게 제거된다. 그래서 FDP가 계속 증가되어 있다면 섬유소나 섬유소원의 용해가 지속적으로 일어나며, 원인 질환의 작용이 계속되고 있다는 것을 의미한다.

표 6-16. 반정량법에 의한 FDP결과와 농도

희석배수	5×	10×	20×	40×	80×	160×	320	FDP농도 (μg/mL)	임상판정기준
결과판정	−	−	−	−	−	−	−	〈 2.5	정상범위
	+	−	−	−	−	−	−	2.5	
	+	+	−	−	−	−	−	5	
	+	+	+	−	−	−	−	10	경계범위
	+	+	+	+	−	−	−	20	
	+	+	+	+	+	−	−	40	비정상범위
	+	+	+	+	+	+	−	80	
	+	+	+	+	+	+	+	160 ≦	

참고

① 만성 류마티스 관절염에서는 rheumatoid factor에 의해 비특이 응집반응이 일어날 수가 있다.
② FDPL Test-U Kit는 요중의 FDP를 측정하기 위한 것으로서 신염의 분류, 신장이식후의 거부반응의 판정에 이용된다.

B. 광학적 방법

1) 원리

FDP는 활성화된 plasmin에 의해 분해된 fibrinogen의 산물로, fibrinogen에서 가장 먼저 C-terminal 쪽에서 1/3 정도가 떨어지면 X 분획이 되고 다음으로 β chain N-terminal 15-42 residue에서 비대칭 분리되어 D 분획과 Y 분획이 된 후 X는 D와 E 분획으로 분리된다. 이 분획을 FDP라 하며 약 10%만 빠르게 진행되고 나머지는 천천히 진행된다.

이 시약은 fibrinogen과는 반응하지 않고 fibrinogen, fibrin 분해 산물과 반응하는 monoclonal항체로 fibrinogen-fibrin 분해산물을 측정하는 latex 시약이다. 검체에 latex 시약을 반응시키면 검체 중의 FDP는 anti-fibrin/fibrinogen monoclonal 항체를 감작시킨 latex의 응집에 의해 탁도를 발생시키며 탁도의 변화는 검체의 FDP 양과 비례하므로 FDP를 광학적으로 측정하게 된다.

2) 시약

(1) 시약

① P-FDP 완충액: 30 mmol/L Tris 완충액 (pH 8.5)
② P-FDP 시약액: Anti-FDP mouse monoclonal 항체 코팅된 라텍스 (2.5 mg/mL)

(2) 정도관리 물질

① 표준 물질: FDP Calibrator 0.5 mL의 DW 첨가 후 시약을 녹인 후 조심스럽게 섞는다. 실온에서 30분 동안 방치한 후 사용 전에 조심스럽게 전도 혼합한다.
② Control Low, Control High
각각 1 mL의 DW 첨가 후 시약을 녹인 후 조심스럽게 섞는다. 실온에서 30분 동안 방치한 후 사용 전에 조심스럽게 전도 혼합한다. 2~8℃에서 일주일간 안정하다.

3) 방법

① STA R을 〈power on〉한다.

② 바탕 화면에서 〈STA R〉을 선택 후 〈validate〉를 선택하면 Initializing이 실시되고 초기 화면으로 들어간다.

③ 시약 및 정도관리 물질 장착

a. 초기화면에서 〈Product〉를 선택하여 reagent drawer를 연다.

b. 준비된 시약 STA-Owren-Koller (샘플희석제), FDP control Low, FDP control High를 R0에 FDP buffer를 R1, FDP Latex를 R2에 각각 장착한다.

c. Close drawer를 눌러 Reagent drawer를 닫는다.

④ 검체 전처리

a. 검체는 혈장을 사용한다.

b. 채혈 직후에 원심분리 한다. 당일 측정할 수 없는 경우, 냉장보존 (4~8℃)으로 1일간 냉동보존 (-80℃)으로 1개월까지 보존가능하며 동결 용해한 검체는 1회에 한하여 사용한다.

⑤ 검사시행

a. Calibrator물질을 이용하여 흡광도를 구하고, 검량선을 작성한다.

b. 정도관리물질을 이용하여 정도관리를 시행한다.

c. 검체를 rack에 넣은 후 트레이를 들었다 놓아 loading시킨다.

d. Main menu에서 FDP를 더블 클릭하여 추가한다. (혹은 자동 전산시스템 사용 가능)

4) 결과보고

① 보고방법

μg/mL로 보고된다.

② 참고치

5 μg/mL 이하

③ 검사 결과의 임상적 의의

- Disseminated intravascular coagulation (DIC)
- Pulmonary embolism
- Vein thrombosis
- Myocardial infarction

④ 검사결과에 영향을 주는 사항

- 검체내에 rheumatoid factor가 있는 경우 위양성 가능성이 있다.

3 D-dimer test

1) 검사원리: FDP의 측정원리와 같으나 D-dimer에 대한 monoclonal antibody를 latex에 coating시킨 latex suspension을 사용하는 것이 다르다. Monoclonal anti-D-dimer가 부착된 latex 입자를 혈장 내에 있는 D-dimer와 반응시켜, 즉시 육안으로 응집여부를 관찰하는 반 정량법의 latex 응집법이다.

   자동화 장비의 경우 photometry로 혼탁도의 변화를 측정하는 방법에 기초한다. Latex 미립자 부유액에는 D-dimer에만 특이적으로 결합하는 단일항체가 공유결합되어 있다. 항원-항체 반응이 일어나면 latex입자의 응집이 일어나게 되고, 이는 혼탁도의 증가를 일으킨다. 혼탁도의 증가는 흡광도의 증가를 불러오고, 이 흡광도가 photometry로 측정이 되는 것이다. 흡광도가 증가했다는 것은 plasma에 D-dimer가 존재한다는 뜻이다.

2) 임상적 의의: 교차결합에 의해 불용성 섬유소 응괴가 생성된 경우에 D-dimer가 나오기 때문에 FDP 검사에 비해 특이도가 높은 검사이다. 파종성 혈관 내 응고증(DIC), 신질환, 간경화증, 폐색전증 및 기타 악성종양(AML M3-APL)에서 증가한다.
   - DIC (Disseminated Intravascular Coagulation): DIC 환자의 경우 섬유소용해과정이 활성화되어 있는 상태로 D-dimer 레벨이 증가하게 된다. 따라서 D-dimer 검사로 DIC를 진단하는데 도움을 받을 수 있다.
   - Thrombosis: 정상 D-dimer 레벨은 DVT (심부정맥혈전증), PE (폐색전증)로 발전된 환자를 가려내는데 중요한 단서가 된다. 그러나 D-dimer 검사를 할 때에는 항응고 치료를 시작하기 전에 수행할 것을 권장한다.
   - Coagulation의 활성 상태: Coagulation이 활성화 되어 있는 상태에선 D-dimer 레벨이 증가한다. 왜냐하면 이 과정에서 thrombin이 형성되고, 이 thrombin은 fibrin

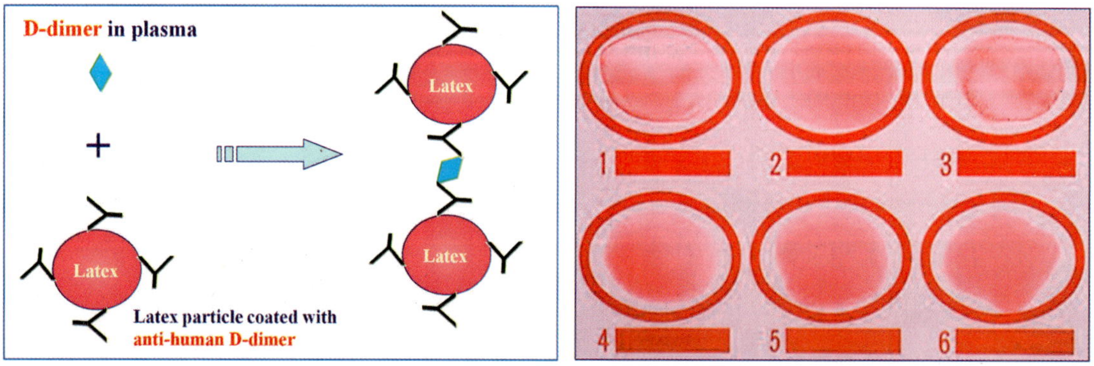

▶그림 6-57. D-dimer latex 응집반응의 원리(좌)와 검사결과(우)

형성과정에 영향을 주고 결국 fibrinolysis 과정까지 이르게 되기 때문이다.

다음의 경우에 D-dimer 레벨이 증가하게 된다.: 임산부, 나이가 들수록, 수술 후, 암, 출혈, 심각한 감염

3) 참고치: 0.5 μg/mL 이하

학습토의

1. 섬유소용해 검사 중 FDP에 대해서 설명하시오.

2. 섬유소용해 검사 중 D-dimer에 대해서 설명하시오.

3. 섬유소용해 검사의 의의에 대해서 설명하시오.

4. 섬유소용해 검사의 종류에 대해서 설명하시오.

5. FDP가 증가하는 경우를 나열하시오.

6. Plasmin에 대해서 설명하시오.

제 7 장 골수검사

Bone Marrow Examination

골수는 혈구의 생성이 이루어지는 장기로서 혈액 질환의 정확한 진단을 위한 가장 중요한 검사재료이다. 골수는 우리 인체에서 가장 큰 장기로서 하루에 적혈구 2천 억 개씩을 생산하는 아주 활발한 기능을 가지고 있다. 골수는 spongy bone 사이에 있으며 혈관, 신경, 망상세포, 섬유, 지방세포 및 조혈세포 (hematopoietic cell) 및 림프구를 포함한다.

출생시에는 골수가 거의 유일한 조혈기관이며, 4세까지는 거의 모든 조혈강 (marrow cavity)에 지방세포가 거의 없는 적색골수이다. 그러나 성인이 되면 머리뼈 (Skull), 갈비뼈 (rib), 복장뼈 (sternum), 어깨뼈 (scapular), 척추골 (vertebrae), 엉덩뼈 (iliac), 넓다리뼈 (femur), 정강뼈 (tibia) 등의 편평골 (flat bone)이 위팔뼈와 넙다리뼈위나 말단부위 (proximal ends of long bone)에서만 혈구가 생성된다. 또한 이들 조혈기관의 골수도 약 50%는 지방조직으로 대치되어 있다. 각종 질환 상태에서 조혈세포가 차지하는 비율 (정상 성인은 50%), 즉 세포충실도 (cellularity)가 변하게 되어 간이나 비장과 같은 골수외 조혈 (extramedullary hematopoiesis)이 나타날 수도 있다.

학습목표

1. 적골수와 황골수를 설명할 수 있어야 한다.
2. 골수천자(흡인) 검사의 목적을 설명할 수 있어야 한다.
3. 골수천자 대상질환을 열거할 수 있어야 한다.
4. 연령에 따른 골수천자 및 생검 부위를 설명할 수 있어야 한다.
5. 골수천자 검사에 필요한 기구 및 시약을 설명할 수 있어야 한다.
6. 골수세포충실도(cellularity)를 정의할 수 있어야 한다.
7. M : E ratio의 정의 및 정상비를 설명할 수 있어야 한다.

1 목적

혈액의 병적변화 상태는 말초혈액의 제반검사로 대략적인 상태는 알 수 있다. 그러나 조혈과정에 있어서 미성숙세포의 형태나 조혈의 정도를 파악하는 것은 불가능하다. 따라서 그 본태를 규명하기 위하여 조혈장기의 하나인 골수를 채취하여 검사함으로써 확실성을 얻을 수가 있고, 이는 혈액질환 진단의 확진을 위해 중요하다. 혈액질환의 정확한 진단, 치료경과의 관찰, 예후판정, 암의 골수 전이 등의 목적으로 골수검사를 실시하고 있으며, 말초혈액 검사성적과 비교하면서 혈구의 생성, 성숙, 말초혈액으로 유출 상태를 파악한다. 따라서, 여러 가지 혈액 질환 특히 악성 빈혈, 재생불량빈혈, 백혈병, 골수종, 악성 종양의 골수전이, 골수형성이상증후군, 골수섬유증 등의 진단을 확진할 수 있게 된다.

2 조혈장기와 천자부위

혈구는 태생 2개월까지 난황낭에서 형성되고, 그 후 간, 비장, 골수로 조혈장소가 변해간다(그림 7-1). 출생 후는 골수외조혈과 같은 예외를 제외하고는 거의 골수에서 이루어지게 된다. 골수도 나이가 들면서 조혈부위가 변화하는데 육안적으로 조혈력이 왕성한 적골수(red marrow)와 조혈력이 없어진 황골수(yellow marrow)로 나누어지며, 나이가 들면서 지방화가 진행되므로 골수천자를 할 때에는 나이에 따라서 천자부위를 선택하게 되므로, 소아와 성인은

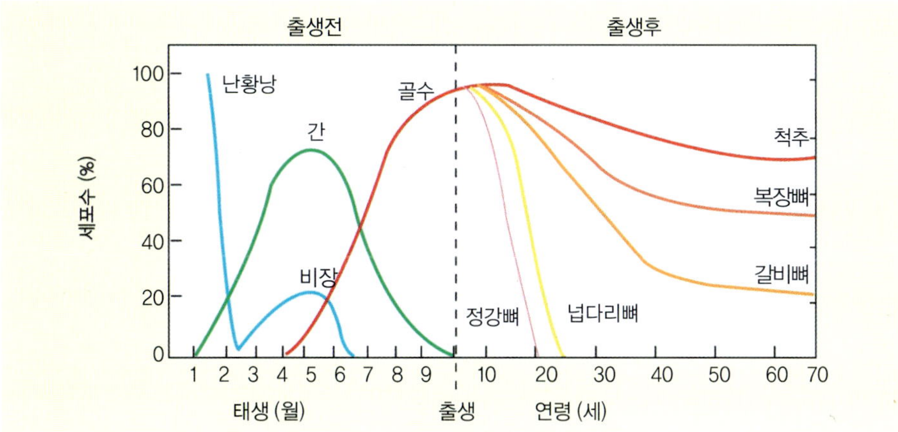

▶그림 7-1. 태생기 및 성인의 조혈부위

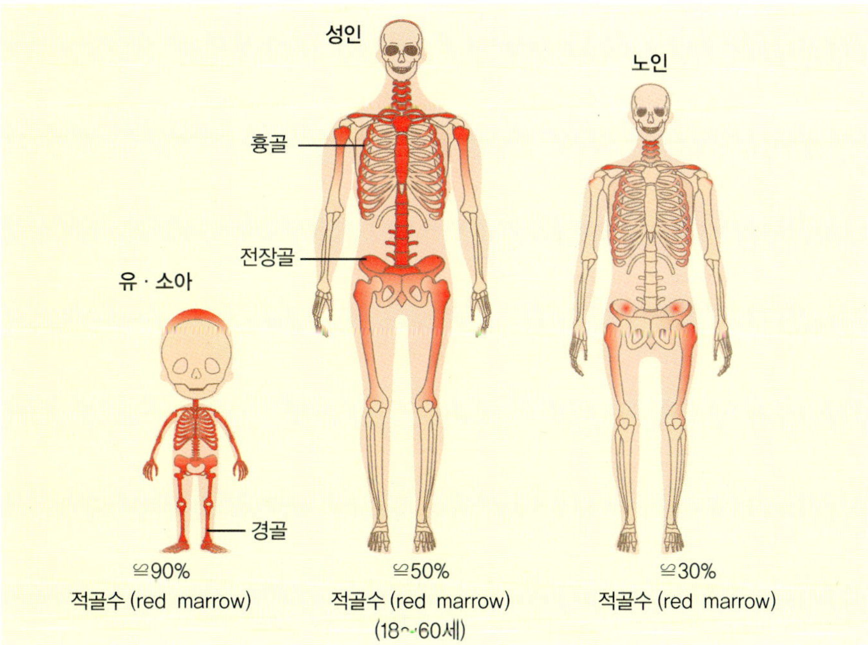

▶그림 7-2. 유 · 소아, 성인, 노인의 조혈부위 변화

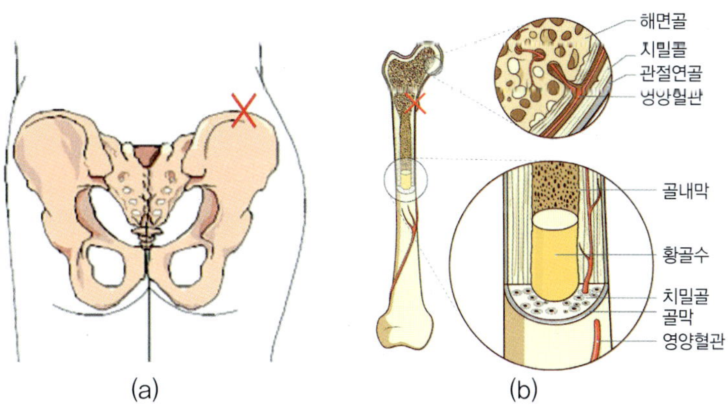

▶그림 7-3. 골수 천자부위 (site of bone marrow aspiration) (a) 엉덩뼈 (b) 정강뼈 골수천자부위 (× 표시)

천자부위가 다르다 (그림 7-2).

골수 천자 부위는 첫째 조혈량이 풍부하면서, 뼈가 피부에 가깝고, 골피질은 얇고, 골수질은 두꺼우며, 천자 부위 아래 주요 장기가 없어야 한다. 성인은 뒤 엉덩뼈 (post iliac crest), 제 3 척추 (lumbar vertebra), 복장뼈 (sternum), 유·소아는 정강뼈 (tibia), 앞 엉덩뼈 (pre iliac crest) 등을 주로 천자부위로 선택하고 있다 (그림 7-3).

3 골수천자와 생검 (Bone marrow aspiration and biopsy)

1) 준비물 (그림 7-4~6)

① 골수천자용 needle set (university of Illinois needle)

② 골수생검용 Jamshidi biopsy needle

③ 마취 set: Procaine 또는 lidocaine, 구멍방포, 요오드솜, 알콜솜, forcep, 10 mL 주사기, 5 mL 주사기, 멸균글로브, 멸균거즈, 반창고

④ Petri dish, slide glass

⑤ 10% neutral formalin solution: 골수생검 고정액

⑥ Blade: 11호

⑦ 검체용 tube: EDTA, Heparin tube 등

2) 골수 천자 과정 (그림 7-7~8)

① 시술하는 의사는 환자에게 골수검사의 목적과 안정성 등을 충분히 설명하여 안심시키고 협력을 유도한다.

② 천자부위가 뒤 엉덩뼈 (posterior iliac crest)인 경우는 환자를 옆으로 눕히고 등을 굽혀 무릎을 약간 구부리게 하고, 또는 엎드린 자세를 취하게 한다.

③ 천자부위를 표시하고 멸균 글로브를 끼고 iodine tincture와 알콜솜으로 소독을 한 후 구멍난 멸균방포를 덮는다.

④ 2% lidocaine으로 골막까지 충분히 국소마취한 후 blade를 이용하여 BM needle 삽입할 부위를 3~5 mm 정도로 피부 절개 한다. 피부 절개는 BM needle의 삽입을 용이하게 하고, 상처의 조직적인 회복을 돕는다.

⑤ 바늘이 골수에 도달하면 손을 떼어도 넘어지지 않는다 (깊이 약 1 cm). 이때 탐침 (stylet)을 빼내고 5 mL 주사기를 접합시켜 음압으로 순간적으로 흡입하여 붉고 점조한

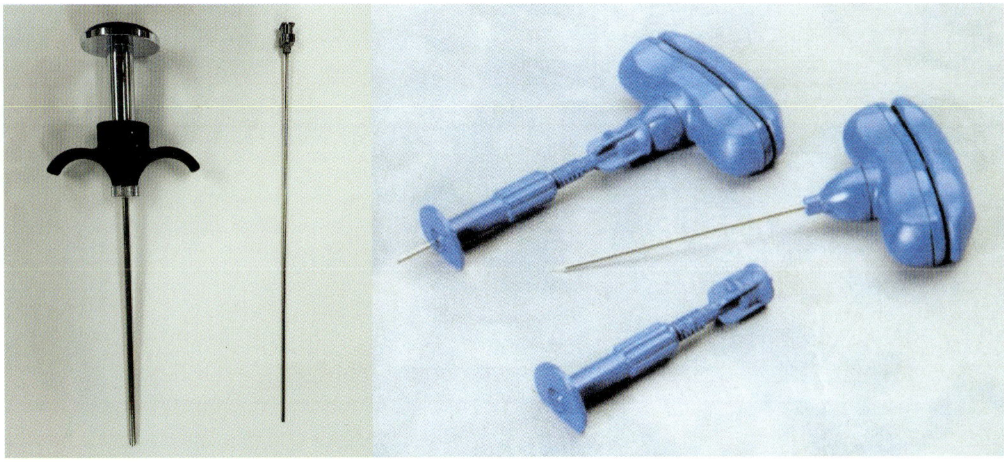

(a) (b)

▶그림 7-4. (a) Bone marrow needle
(b) T-handle Illinois Bone Marrow aspiration needle

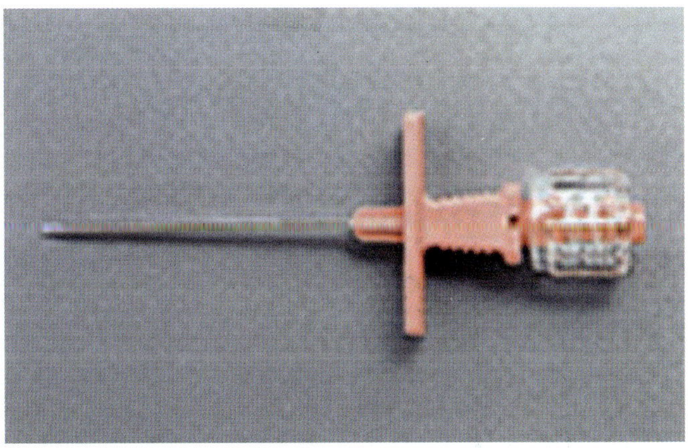

▶그림 7-5. Disposable BM aspiration needle (소아용)

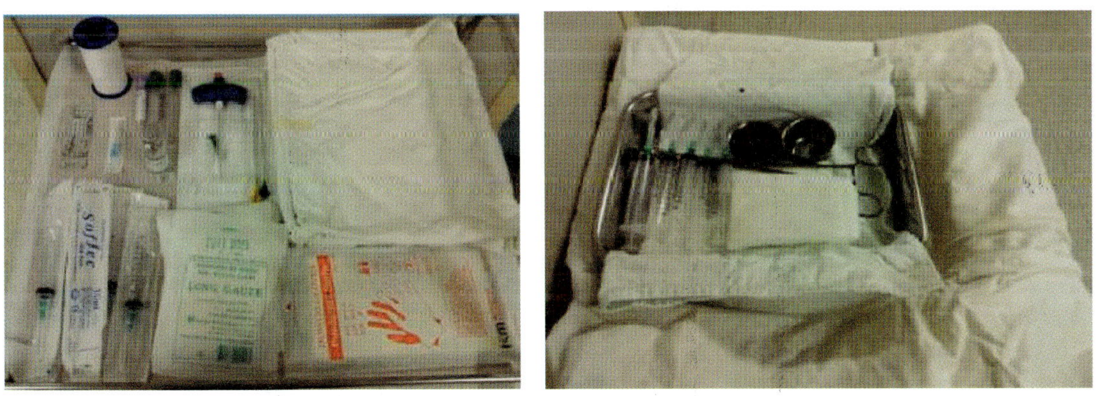

▶그림 7-6. 골수검사 준비물

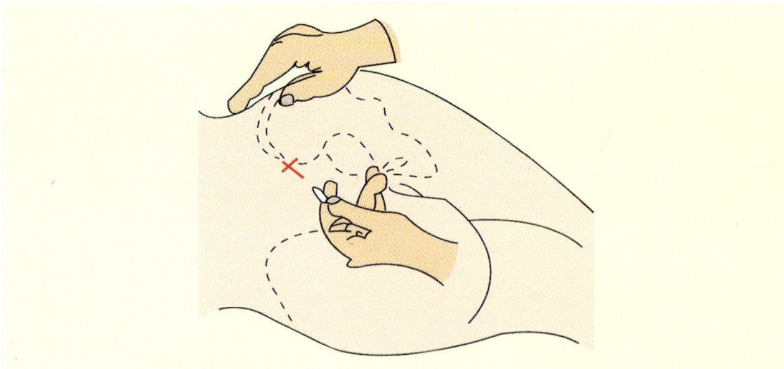

▶그림 7-7. 뒤 엉덩뼈 (posterior iliac crest) 골수천자 부위 (×표)

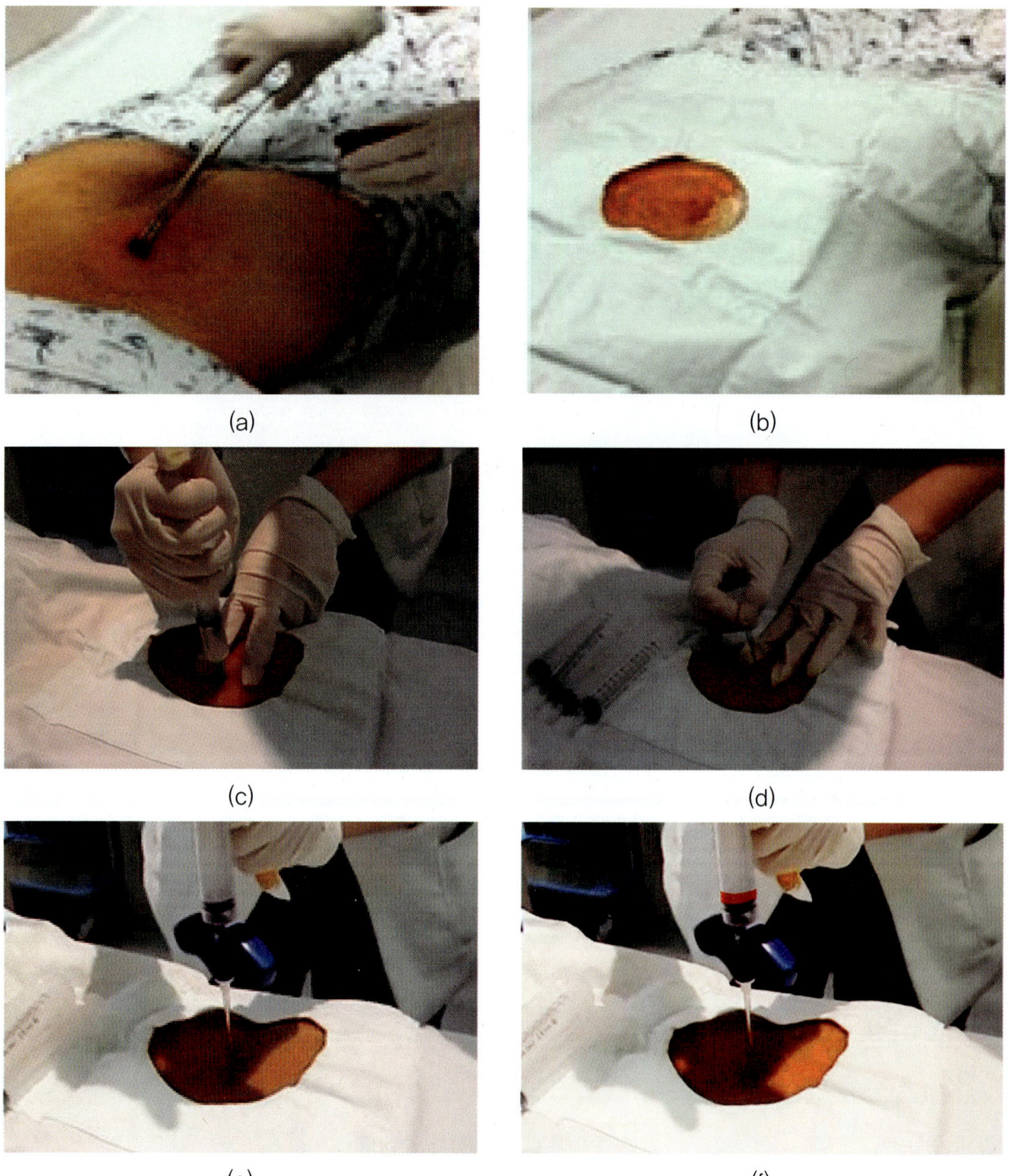

▶그림 7-8. 골수 천자 과정

골수액 0.2~0.3 mL를 채취한다. 이보다 많은 양을 천천히 흡입하면 말초혈액이 혼입되어 진단적 가치가 없어지므로 주의한다. 최근에는 골수 검체를 사용한 검사가 증가되었으므로, 검사 처방에 따라 채취량을 조절한다. 천자 부위를 압박 지혈한다.

⑥ 주사기에 흡입된 골수액의 전처치를 위해 말초혈액 도말 또는 spicule 도말을 10매 이상 제작한다. 검체가 소량이고 응고가 빨리 진행되므로 신속히 예상 검사항목에 대하여 전처치를 해야 하며 원칙적으로 항응고제를 사용하지 않지만 부득이한 경우에는 항응고제를 처리하는 경우도 있다.

3) 골수 생검 과정(그림 7-9~10)

골수생검용 Jamshidi needle을 이용하며 골수생검을 채취하며 골수 조직은 10% neutral formalin에 6~24시간 고정을 시키고 조직검사에 들어가게 된다. 골수생검을 하여 골수섬유증의 진단, 급성백혈병의 치료효과 판정, 저형성, 과형성 유무의 증명, 악성종양, 골수종 등 조직학적 진단을 하게 된다.

① 골수액 천자 부위에서 1 cm 이상 떨어진 부위를 생검 부위로 선택한다.
② 외투침에 탐침을 넣어 생검 부위에 삽입하고 골막에 도달하면 탐침을 뽑는다.
③ 외투침을 시계 방향으로 회전시키면서 전진시켜, 반대편 골막에 도달했다는 저항감이 느껴지면 탐침으로 골수조직의 길이를 가늠하면서 외투침을 넣는다. 적정한 깊이에 도달하면 외투침을 몇 번 돌려 빼낸다.
④ 빼낸 외투침에 probe를 넣어 골수조직이 밀려 나오면 멸균거즈에 올려 놓는다.
⑤ 천자 부위는 압박 지혈한다.
⑥ 골수조직 겉에 묻은 혈액을 제거한 후 조직이 손상되지 않도록 조심스럽게 유리슬라이드에 touch print를 제작하고 골수조직은 중성포르말린에 넣어 고정한다. Touch print는 세포충실도가 매우 높아 골수흡인이 되지 않는 경우에 유용하다.

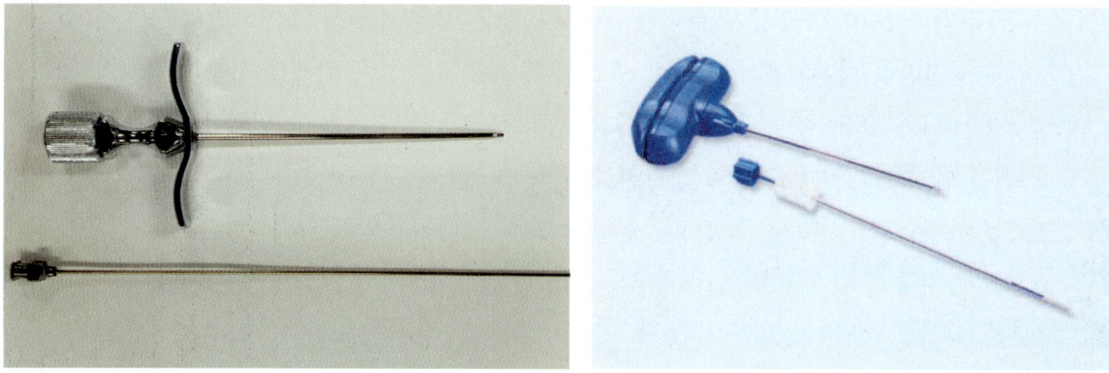

(a) (b)

▶그림 7-9. (a) Jamshidi biopsy neelde
(b) Jamshidi T-handle BM biopsy needle

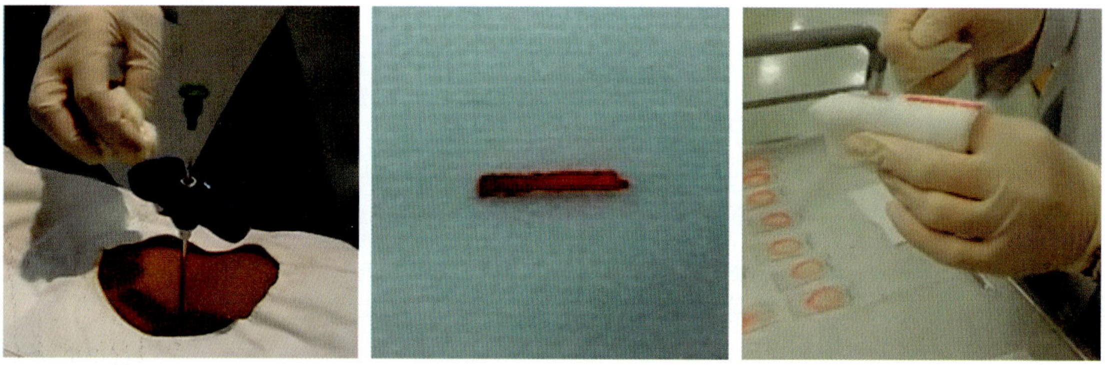

(a) (b) (c)

▶그림 7-10. 골수 생검과정
(a) 생검과정, (b) 생검조직, (c) touch print 과정

4 골수상검사(骨髓像檢査)

1) 육안적 관찰

정상적인 골수액은 홍색 점성으로 유백색 지방덩어리가 섞여있다. 시계접시나 petridish에 골수액을 떨어뜨리고 50도 정도 기울여 보면 쉽게 감별이 가능하다. 유핵세포수가 증가되어 있는 골수액은 회백색을 띈 적색 및 암적색 덩어리가 많이 보이고 도말하기가 쉽지 않다. 또한 빈혈이 있는 골수액은 연홍색으로 끈기가 없고, 때로는 거친 지방덩어리가 섞여있는 경우도 있다.

2) 골수용적 (myelocrit)

말초혈액에서의 hematocrit치와 같은 것으로서 heparinized capillary tube 2/3 정도 골수액을 넣고 11,000 rpm에서 5분간 원심시켜 분리된 각 층의 용적 %를 읽으면 된다. 골수용적 측정에 의해 지방층의 감소와 유핵세포층의 증가는 조혈기능항진 상태를 뜻하므로, 대략적인 세포의 수와 조혈상태를 알 수가 있다 (그림 7-11~12).

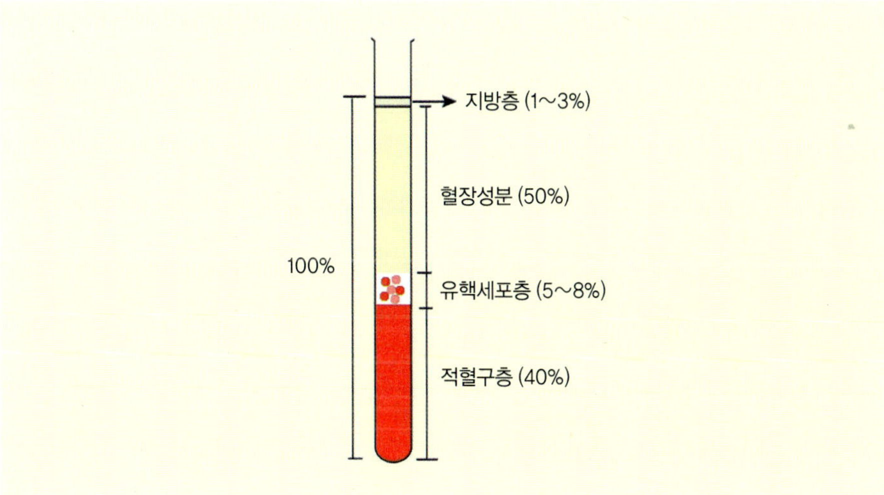

▶그림 7-11. 정상골수 용적

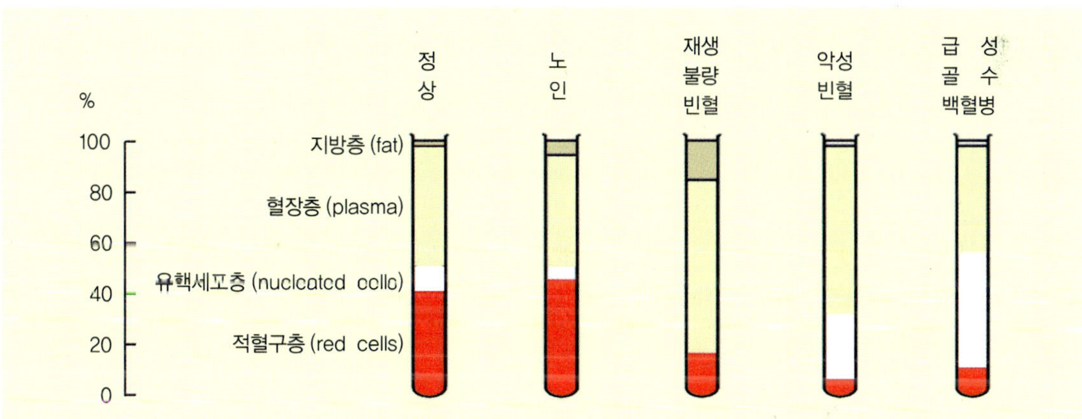

	말초혈액 (Ht%)	지방층 (%)	혈장층 (%)	유핵세포층 (%)	적혈구층 (%)
건강성인	42.0	1.7	52.5	6.4	39.4
노인	38.2	3.1	56.7	2.7	37.5
재생불량빈혈	16.0	11.1	72.5	1.5	15.1
악성 빈혈	8.0	2.0	71.0	20.0	7.1
급성골수백혈병	19.0	1.0	42.0	47.0	10.0

▶그림 7-12. Myelocrit의 예

3) 유핵세포수와 거핵구수의 계산

세포밀도(cellularity)의 판정을 위해 종래에 사용하던 계산법이었으나, 현재에는 압좌신전표본(spicule smear) 또는 골수액 응괴 절편 표본검사로 대치되어 별로 활용치 않고 있다.

① 유핵세포수

백혈구 수 계산과 동일하게 조작한다. 희석배수는 골수액의 육안적 소견에 따라 희석배수를 달리한다. 예를 들어 골수액을 0.2 mark까지 흡입 및 희석하여 대구획 한 칸을 계수한 결과에 500을 곱해주면 된다. 정상 유핵세포수는 10만~20만/μL이고 2~3만 이하는 골수 기능저하로 판정을 한다.

② 거핵구 수

유핵세포수 계산과 동시에 하게 되는데, 유핵세포에 비해 수가 극히 적기 때문에 계산판의 대구획 9칸을 계수한다. 거핵구는 일반적으로 다른 세포에 비해 크고 또한 핵의 염색성 등으로 대략구별은 가능하다. 그러나 대형 종양세포들이 섞여 있는 경우는 판별하기가 어렵다. 거핵구 수의 참고치는 50~150/μL이다. 또는, 골수 도말표본을 현미경 저배율(100배)에서 관찰하여 2~10개가 관찰되면 정상으로 판정한다.

4) 도말표본 제작방법

① Slide glass method

혈액도말 표본작성으로 흔히 사용하는 방법이다. 골수액은 세포의 수가 많고 점도가 높기 때문에, 기술적으로 숙달된 병리사가 해야 하며, 도말각도 결정은 골수액의 육안적 소견에 따라서 선택해야 한다. 응고가 잘되기 때문에 신속하게 slide glass에 한 방울씩 떨어뜨리고 10매 정도 도말을 하여 냉풍 dryer를 사용하여 충분히 건조시켜야 한다. 또한 dry tapping(특히 골수섬유증의 경우 골수천자로 흡입이 되지않는 경우)으로 천자가 불가능한 경우에는, 천자침 앞에 묻어있는 소량의 검체를 도말하여 두는 것도 중요하다.

② Spicule(squash) smear method(압좌신전표본)

압좌신전표본, 신전표본 또는 squash method로도 불린다. Slide glass 중앙부위에 회백색의 조직편을 포함한 골수액 한 방울을 놓고 다른 한 장의 slide glass로 가볍게 눌러서 고르게 펴지면 좌·우로 서로 당기면 된다(그림 7-13~14). 2~3매 도말하고 냉풍 dryer로 건조시킨다. 이 방법은 세포충실도(cellularity) 또는 거핵구 분포의 판정을 위하여 하는 방법으로 골수조직표본과 유사한 표본을 얻을 수가 있기 때문에 많이 이용되고 있다.

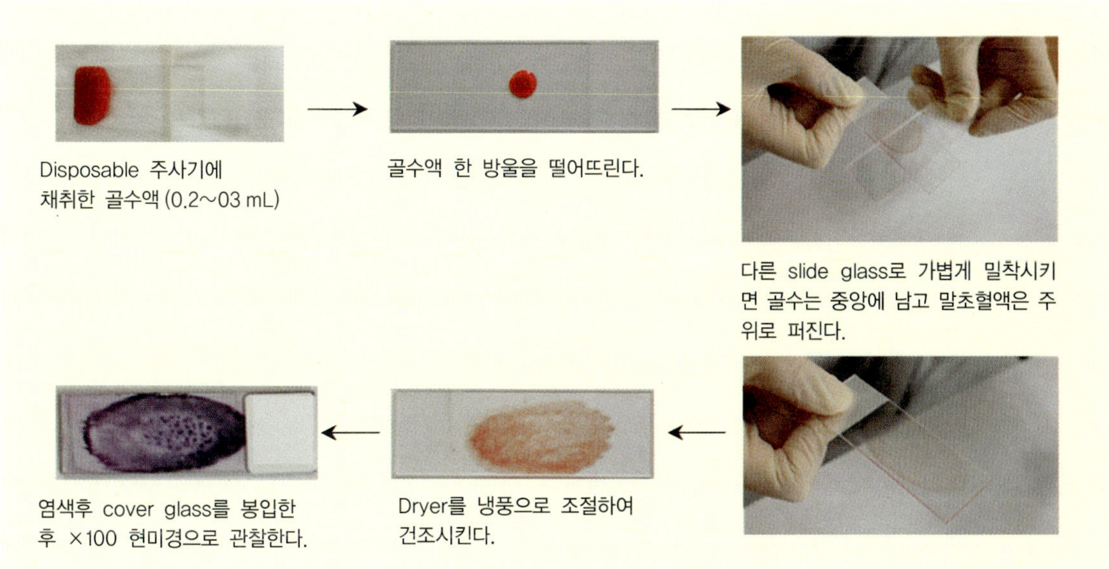

▶그림 7-13. 압좌신전표본 제작과정

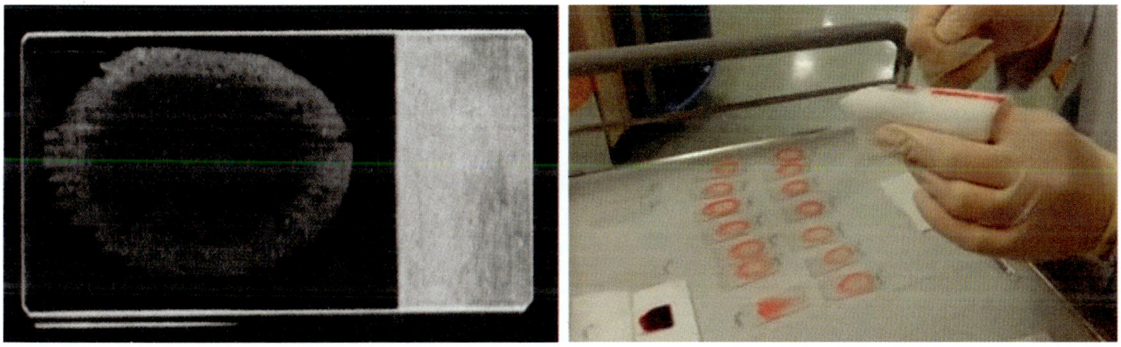

(a) (b)

▶그림 7-14. (a) 잘 만들어진 spicule smear blood film, (b) 골수 도말

5) 도말표본의 염색

① 일반염색

말초혈액 도말염색에서처럼 골수도말표본은 주로 Wright 염색이 이용된다. 세포수가 많기 때문에 도말상태를 고려하여 시간을 결정하게 되지만 길게 하는 편이다. 대개 Wright stain액에서 10분후 buffer액에 20분 정도 염색하고 경험적으로 시간을 결정하는 것이 바람직스럽다. Giemsa 염색, Wright Giemsa 염색, May Giemsa 염색도 이용되고 있다.

② 특수염색

세포의 감별은 보통 염색소견이 기본이 되어 판단하는 편이지만 모구나 형태학적으로 구분이 곤란한 미숙세포와 이상세포에 관해서는 특수 염색소견이 중요한 감별 판단기준이 된다. Iron염색, peroxidase 염색, PAS염색, non specific esterase 염색 등을 하고 있다. 골수생검(bone marrow biospy) 및 골수액 응괴 표본(bone marrow clot section) 염색은 hematoxylin eosin(HE) 염색을 하게 된다.

6) 골수액 응괴 표본(Bone marrow clot section)

슬라이드 글라스나 Petri dish상에서 응고된 골수편을 고정액인 10% neutral formalin 용액으로 1~2시간 고정을 한다. 통상의 병리조직표본과 같이 paraffin 포매하여 block을 만들고 microtome으로 박절하여 HE 염색한다. 말초혈액 혼입의 유무, 과형성, 저형성의 판정, 종양세포유무 등을 관찰하게 된다. 최근 골수생검과 함께 골수액 응괴 표본을 보편적으로 검사하고 있다.

7) 골수표본의 관찰과 판정방법

골수표본의 주된 목적은 유핵세포의 양적변화(병적변동, 나이와 같은 생리적 변동, 채혈 후 시간경과에 따른 수적 변동 등)와 질적 변화(세포형태의 이상, 기능의 이상)를 검사를 통하여 철저히 파악하는 것이다. 유핵세포의 질적변화에 의한 진단적 가치가 있는 질환은 급성백혈병, 다발골수종, 거적모구빈혈, 철적모구빈혈, 암의 골수전이, 세망증(reticulosis) 등이다. 통상 500~1,000개의 세포를 1,000배 유침렌즈로 감별 분류하고 있다. 세포충실도 판단은 골수검사에서 세포감별 분류검사와 마찬가지로 중요시되는 검사이다. 저배율로 관찰하기 위한 장소의 선정은 세포가 많고 편중되어 있지 않으며, 세포의 파괴나 위축 등 변성이 없고 염색성이 일정한 곳을 선택하면 된다. 먼저, 저배율에서 세포충실도(cellularity)를 판단해야 하고, 다음으로 골수거핵구 분포를 관찰한다. 말초혈액이 혼입되었을 경우, 세포 분포밀도가 적고 지방세포가 감소되거나, 미숙세포보다 성숙세포가 증가되어 있고, 형질세포, 세망세포, 거핵구가 거의 보이지 않는다. 이러한 소견을 종합판단하고 골수세포들이 보이지 않아서 판독이 어려운 경우에는 "inadequate specimen for interpretation"으로 보고한다.

① 세포충실도(cellularity)의 판정

현재는 골수의 전체 용적에서 조혈세포가 차지하고 있는 정도를 파악하기 위하여, 골수액 응괴 표본(bone marrow clot section)이나 생검(biopsy)으로 판정하며, spicule smear(압좌신전 도말표본) 표본이 이용되기도 한다. 저배율 시야로 지방세포와 조혈세포의 비율을 판정하는데, 기준은 1 : 1 정도의 성분밀도를 보이면 정형성(normo-cellular), 지방세포와 조혈실질세포의비가 대략 1보다 큰 경우는 세포밀도 감소, 즉 저형성(hypocellular)이라 한다. 즉, 지방세포가 현저히 증가되었고 조혈세포가 현저히 감소되었다면 고도의 밀도감소(markedly hypocellularity)라고 표시한다. 지방세포와 조혈세포의 비가 대략 1보다 적은 경우는 과형성(hypercellular)이라 하며 지방세포가 현저하게 감소되었고 조혈세포가 현저하게 증가된 상태라면 고도의 밀도 증가(markedly hypercellularity)라고 표시하며 위에서와 같이 5단계로 판정하게 된다. 세포충실도의 평가는 병원에 따라서 차이가 있다. 조혈세포와 지방세포의 비율을 관찰하는데 조혈세포가 차지하는 비율이 5 % 이하이면 무형성, 5~30 %이면 저형성, 70~90

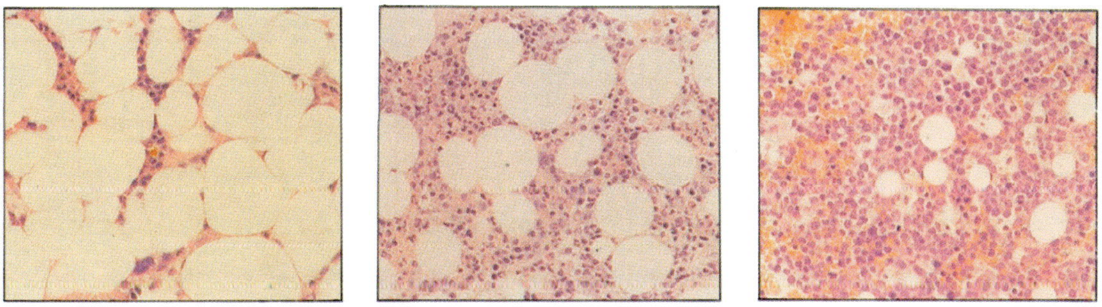

Hypocellular　　Normocellular　　Hypercellular

▶그림 7-15. Spicule smear 방법에 의한 세포밀도 판정

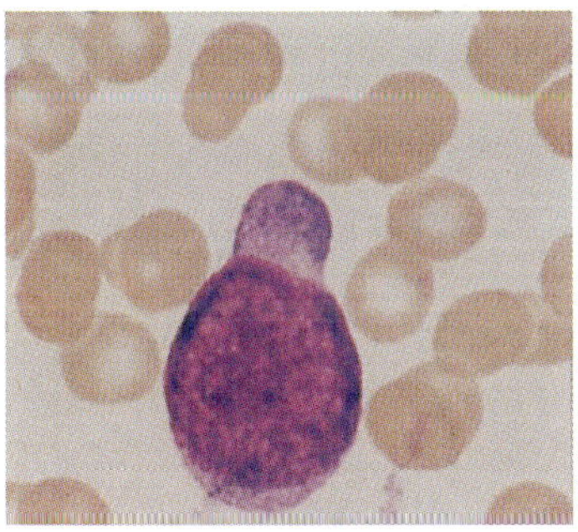

골수거핵모구
(Megakaryoblast)

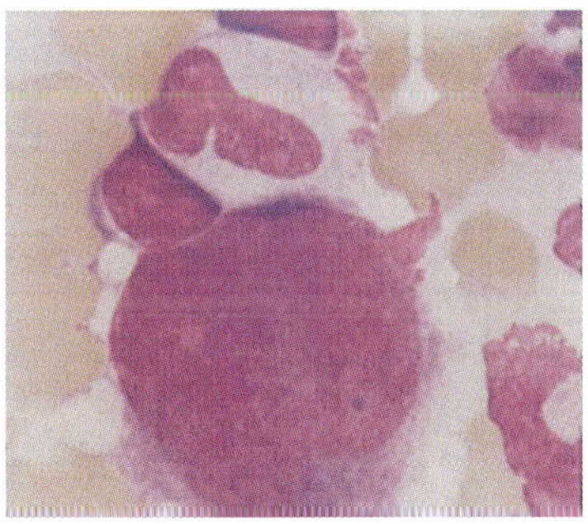

전골수거핵구
(Promegakaryocyte)

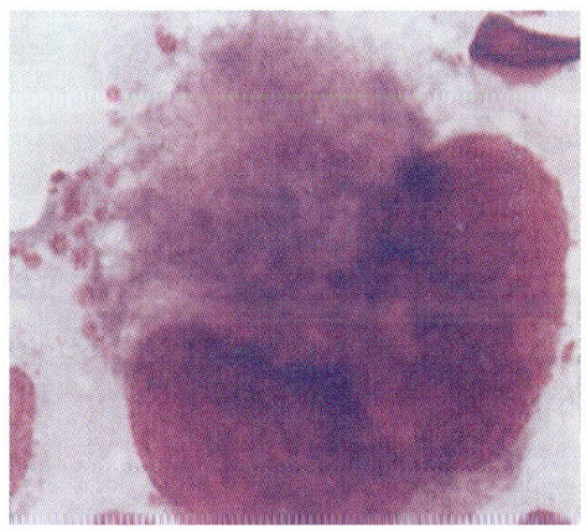

골수거핵구
(Megakaryocyte; 혈소판생산형)

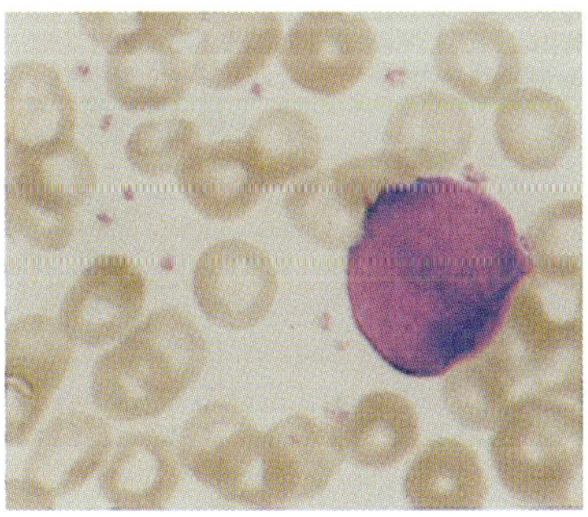

나핵의 거핵구
(Naked megakaryocyte)
(CML 환자 검체)

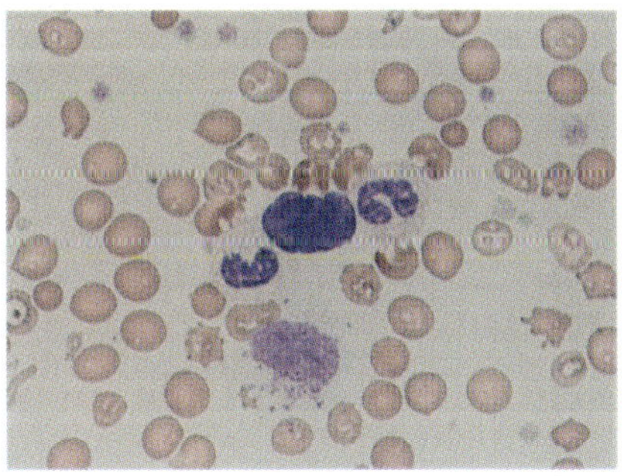

- 나핵의 거핵구(Naked magakaryocyte)
- 변형적혈구(Poikilocyte)
(MDS 환자 검체)

▶그림 7-16. 거핵구계 세포의 분류

%이면 과형성, 90 % 이상이면 심한 과형성으로 판정하는 곳도 있다 (그림 7-15).

② 거핵구 분포의 판정

현미경 고배율 (확대배율 400배)의 매시야당 평균 1~3개 정도 보이면 정상으로 판정하고, 1개 이하로 보이면 감소 (decreased), 전 시야를 관찰했을 때도 1개 이하의 거핵구가 보이면 심한 감소 (markedly decreased), 매시야당 4개 이상이 보일 경우는 증가 (increased), 시야 당 10개 이상이 보일 경우는 심한 증가 (markedly increased)로 보고한다 (그림 7-16).

③ 골수도말표본에서의 세포감별 계산

골수액을 도말한 염색표본의 ideal zone의 oil immersion lens로 표 7-1에서와 같이 골수계, 적아구계, 림프구계, 단구계, 형질계의 미숙세포와 성숙세포에 대한 감별계산을 500~1,000 세포를 대상으로 분류 계산하고 %로 보고한다 (그림 7-17). 그림 8-11과 같은 분류계수장치 (최대 42항목 분류기능, 백혈구분류와 골수세포분류, 자동 합산, % 환산된다)를 사용하면 편리하다. 분류 종료 후에는 M : E ratio (myeloid cell : erythroid 유핵세포 비율)을 계산하여 보고한다. 성인의 M : E ratio의 정상은 3~4 : 1이다. 단구계와 림프계 세포들은 M : E ratio에 포함되지 않는다.

④ 철대사를 예측하는 골수 hemosiderin (철침착)의 관찰

Wedge 표본 (비교적 두껍게 도말된 것)으로 철염색 (iron stain)을 하고 건조 후 cover glass로 봉입하여 ×100~400 시야로 hemosiderin (철과립을 함유한 macrophage)의 유무를 관찰한다. 확인은 ×1,000 유침렌즈로 하며 판정방법은 다음과 같다 (그림 7-18).

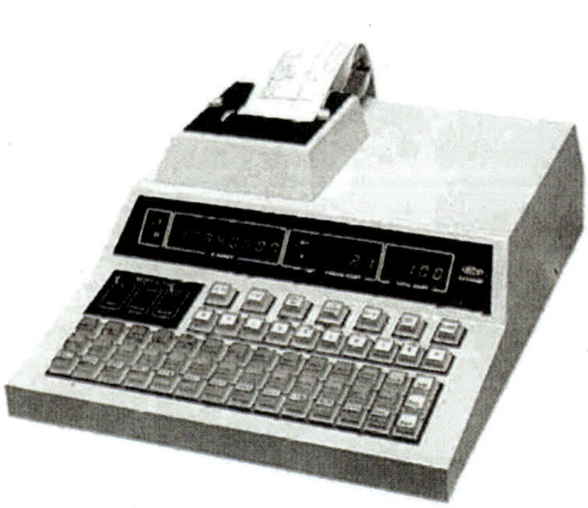

▶그림 7-17. 골수세포분류계수 장치

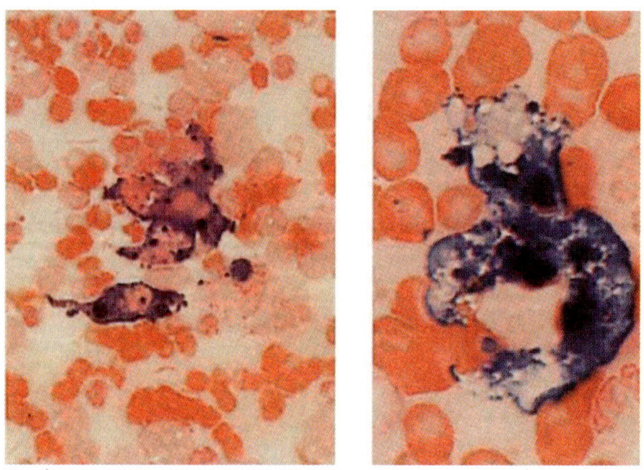

(a) (b)

▶그림 7-18. 골수; Fe 염색 (a, b)

표 7-1. 정상 성인의 골수상

Leukocyte series	Myeloid series	Myeloblasts		1.3 (0.2~2.9)%	M
		Promyelocytes		4.4 (1.5~8.4)	
		Neutrophils	Myelocytes	7.0 (1.0~7.7)	
			Metamyelocytes	10.0 (3.6~14.6)	
			Band	13.6 (10.6~24.6)	
			Segmented	13.6 (8.5~33.2)	
		Eosinophils	Immature	1.8 (1.4~2.8)	
			Mature	2.2 (0.4~9.9)	
		Basophils	Immature	0.2 (0~0.8)	
			Mature		
	Monocytes			3.3 (0.7~6.0)	
	Lymphocytes			19.1 (5.0~32.6)	
	Plasma cells			1.2 (0.7~1.7)	
	Mitotic figures			0.1 (0~0.1)	
Erythrocyte series	Normoblast	Pronormoblasts		0.2 (0.1~0.3)	E
		Basophilic		1.8 (0.8~6.7)	
		Polychromatic		16.3 (4.1~29.1)	
		Orthochromic		2.2 (0.1~5.7)	
Platelet	Mitotic figures			0.3 (0~1.3)	
	Megakaryocytes			0.2 (0~0.4)	
	Reticulum cells			1.8 (0~3.9)	
	Macrophages				

유핵세포수 10~30×10^4/μL　　거핵구수 50~150/μL　　M/E비 2~5 : 1

8) 이상 골수상세포의 소견

이상 골수상에는 수적변화가 오는 것, 즉 세포형태에는 이상이 없는 것이 M : E비에 큰 변화가 오는 경우가 있다. 그리고 질적변화가 있는 것, 즉 핵과 세포질의 성숙 균형에 차이를 보이거나 크기의 이상 등 여러 가지 변화를 보이기도 하는 것 또는 수적변화와 질적변화가 동반해서 오는 경우도 볼 수가 있다.

(1) M : E 비율의 변화

① M : E 비율이 증가하는 경우
㉠ 과립구계의 증가: 만성 골수백혈병, 감염증 등
㉡ 적혈구계의 감소: 적혈구 무형성증
② M : E 비율이 감소하는 경우
㉠ 적혈구계의 증가: 여러 종류의 빈혈, 적백혈병 등
㉡ 과립구계의 감소: 과립구 감소증
③ M : E 비율이 정상인 경우
진성다혈증, 재생불량빈혈, 골수섬유증 등

(2) 세포질의 변화

과립형성의 감소, 봉입체 및 공포의 출현, 중독성 과립의 출현, 세포질의 부정형 (위족상, 돌기형태) 등

(3) 핵의 변화

핵의 다핵화, 핵의 거대화, 과분엽, 변형된 핵 (크로버잎 모양, 궁둥이 모양, 말발굽형 등), 핵소체의 크기와 수에 이상이 오는 것 등

(4) 기타

파괴된 세포 (smudge cell), 핵분열상 (mitosis) 등

9) 골수검사가 필요한 주요질환과 소견

말초혈액소견에서도 대략적인 진단은 가능하지만 확진을 위해 골수검사를 하게 된다.

(1) 적혈구계의 변화

① 철결핍빈혈

세포밀도가 높으며 적모구의 증식과 더불어 소형 적모구가 많고 세포질은 위축되어 보인다. Iron stain을 하여 조직내 저장철의 감소와 유·무를 관찰한다. Serum iron, TIBC 및 말초혈액 RBC 형태를 참고하여 판정한다.

② 용혈빈혈

일반적으로 골수기능 항진, 적모구의 현저한 증가와 다염적혈구의 증가 즉, reticulocytosis를 볼 수 있고, 말초혈액 적혈구 형태 등을 참고한다.

③ 거대적혈모구빈혈

거대적혈모구의 증가, 핵의 성숙장애, 거대후골수구의 출현, 과분엽호중구 (hypersegmented neutrophil), 과분엽거핵구 유무의 확인이 필요하다.

④ 재생불량빈혈

일반적으로 지방 (fat)이 풍부하고 과립구, 적혈구, 혈소판계의 저형성(hypocellularity)이 보이고 골수실질세포 이외의 세포 즉, 림프구, 세망세포 (reticulum cell), 형질세포, 조직비만세포 (tissue mast cell)의 상대적 증가가 보인다.

⑤ 철적혈모구빈혈

적혈모구의 과형성과 iron stain에서 다수의 ringed sideroblast (환형철적혈모구)가 관찰된다.

⑥ 진성적혈구증가증

만성 골수증식 증후군의 하나로 적혈구의 증가가 진단 소견이지만, 대부분 과립구와 혈소판의 증가도 동반된다.

(2) 백혈구계의 변화

① 급성골수구백혈병

골수구계 세포가 증식되고 Myeloblast가 20 % 이상 관찰되고 Auer body가 나타나기도 한다. 보통은 백혈구가 증가되지만, 때로는 정상이거나 감소하기도 한다. 빈혈과 혈소판 감소를 동반한다.

② 급성림프모세포백혈병

Lymphoblast의 현저한 증가가 관찰되고, L1형은 소량의 세포질을 가진 작은 림프모구가 주로 관찰되고, L2는 L1보다 다량의 세포질을 가진 더 큰 림프모구가 존재하며, L3는 핵소체와 공포가 있는 강한 호염기성의 세포질이 관찰된다.

③ 만성골수구백혈병

일반적으로 급성골수구백혈병보다 백혈구의 증가가 심하여 고도의 과형성이 나타난다. Myeloblast의 출현 비율은 10 % 이하이고, 호중구를 비롯한 골수계 세포의 모든 단계의 세포가 출현하며 호염기구의 관찰도 용이하다. 혈소판수가 증가되고, 림프구와 단구의 비율은 상대적으로 감소된다.

④ 만성림프구백혈병

전신의 림프절 종창이 흔하고, 골수에서 림프구계가 30 % 이상으로 증가된다. 대부분 혈소판 감소증이 동반된다.

⑤ 악성림프종

림프조직에서 발생하는 악성 종양으로, 비호치킨씨 림프종과 호치킨씨 림프종으로 나누어지며, 호치킨씨 림프종의 진단에는 Reed-sternberg 세포가 특징적이다.

(3) 형질세포의 변화

① 다발골수종

심한 빈혈, 골수계 세포의 감소, 이형성이 강한 형질세포가 10~90 % 증가되어 보인다. 때로는 Russell body, 적색의 침상봉입체 및 결정 등 이상구조물을 가진 경우도 있다. 말초혈액에 형질세포의 출현은 적은 편이고, 연전형성(rouleaux formation)이 보이는 경우가 많다.

② 마크로글로부린 혈증

Atypical lymphocyte와 plasmocyte의 증가를 볼 수 있다. 두 세포들 간에는 이행형이 상당히 있고 구별은 쉽지 않다. 골수에는 림프구, 형질세포상 이형림프구, 형질세포의 침윤 등이 관찰되며, 혈청단백에서 Ig M의 단일 클론성(monoclonal) 증가를 볼 수 있다.

(4) 혈소판계의 변화

① 특발혈소판감소자반증

유핵세포 수, 과립구, 적모구계 세포에서는 이상을 발견할 수가 없다. 대부분은 거핵구(megakaryocyte)는 정상이거나 약간 증가함에도 불구하고 혈소판 생산이 거의 없고 혈소판 분포밀도 또한 좋지 못하다. 급성과 만성이 있어서 거핵구, 혈소판수, 형태에서 약간의 차이가 있을 수 있다.

② 특발혈소판감소자반증 이 외의 혈소판 감소증

혈소판 생산불량과 용혈성 빈혈소견이 주로 보이게 된다.

(5) 골수섬유증

골수의 섬유화 및 골경화가 일어나는 질환으로 골수외조혈이 이루어진다. 골수천자는 dry tap으로 불가능한 경우가 많다. tear drop cell의 출현과 alkaline phosphatase 염색이 감별진단에 이용된다.

학습토의

1. 골수천자방법에 대해 설명하시오.

2. 골수생검방법에 대해 설명하시오.

3. 골수도말 표본제작법에 대해 설명하시오.

4. 골수검사의 목적에 대해 설명하시오.

5. 골수천자부위에 대해 설명하시오.

6. 골수검사가 필요한 질환들을 나열하시오.

7. 이상골수상 소견에 대해 설명하시오.

8. 세포 충실도에 대해 설명하시오.

제8장 특수 세포화학 염색법

Special Cytochemical Stain

급성 백혈병(acute leukemia)의 분류는 모구(blast)의 정확한 동정에 의해 구분되어지지만 구별에 어려움이 있다. 대개는 골수(bone marrow), 말초혈액 도말표본(peripheral blood smear)의 Romanowsky 염색에 의한 형태학적 관찰과 유세포분석기(flowcytometry)를 이용한 표면표지(surface marker) 검사의 면역학적 방법과 PAS, peroxidase, Sudan black B, esterase의 특수염색을 이용하는 cytochemical test를 통하여 분류, 동정되고 있다. 1976년 French-American-British(FAB) 내과의사들에 의해 모구세포(blast cell)의 형태학적인 특징과 특수 세포화학적 염색의 결과를 기초로 하여, 명명법과 분류의 표준화를 제안하게 됨으로써 국제적인 분류법으로 이용되었고, 최근에는 WHO 분류법이 제시되어 혈액 종양의 진단과 치료가 세부화 되었다.

학습목표

1. 각 염색법의 원리를 설명할 수 있어야 한다.
2. 임상적 의의를 설명할 수 있어야 한다.
3. 양성혈구와 음성혈구 종류를 열거할 수 있어야 한다.

세포 중에 함유되어 있는 특정물질을 세포 내의 화학반응에 의해 염색하는 기법을 특수염색이라고 한다.

혈액세포의 특수염색은 peroxidase, esterase 등 세포 내에 존재하는 효소(enzyme)를 증명하는 효소화학염색과 다당류, 철 등 세포내에서 대사된 물질을 증명하는 세포화학염색으로 크게 나눌 수 있지만 두 가지를 통틀어서 세포화학염색(cytochemical stain)이라고 하고 있다.

1978년 파리에서 제 1회 국제혈액표준화위원회(International Council for Standardization in Hematology, ICSH)의 세포화학전문위원회(expert panel of cytochemistry)에서 혈액세포화학 특수염색법의 표준화에 관하여 논의되었다. 여기서 peroxidase, alkaline phosphatase, acid phosphatase, 비특이적 esterase, 특이적 esterase 염색법으로 naphthol AS-D chloroacetate 등의 표준화 방향이 정해지고, 1982년에 표준화방법이 결정되어 1985년에 혈액학세포화학의 국제표준법이 발표되었다.

1 Peroxidase (POD) 염색

호중구, 호산구, 단핵구의 1차 과립에서 발견되는 효소이며, 림프구에는 peroxidase activity가 없다. AML과 ALL을 구분에 유용한 염색이다.

혈액세포에서의 peroxidase 염색은 Fischel (1910)이 benzidine과 과산화수소(H_2O_2)를 사용해서 POD를 양성군과 음성군으로 분류한 것이 시초였다. 현재에도 가장 중요하고 기본적인 특수염색의 하나로서 많이 이용되고 있다. 종래에 가장 많이 사용하던 기질인 benzidine이 발암성이 있음이 알게 되어 1972년 이후 제조·판매가 금지됨에 따라 기질이 새로운 것들로 사용되어 염색방법도 다양화되고 있다.

POD염색으로 단핵구계를 포함한 골수계 세포 중 과립구계 세포와 림프계 세포의 감별과 특히 급성백혈병의 FAB분류와 MDS (Myelodysplastic syndrome)의 보조진단법으로서 사용되고 있다. 1984년 국제혈액표준화위원회 (ICSH)에서 표준법을 설정하고 사용 권고안을 제창하였는데 diamino-benzidine (DAB), 3-amino-9-ethyl carbazole (3AC), benzidinedihydrochloride (BDH)를 기질로 사용한 방법들로 조작이 간단하고 약양성세포가 쉽게 구별되는 염색방법들이다.

A. Sato Sekiya법 (원법)

1) 염색원리

$$AH_2\ (\text{기질}) + H_2O_2 \xrightarrow{\text{POD}} A\ (\text{기질의 산화물 ; 발색}) + 2\,H_2O$$

과산화효소 (peroxidase)는 수소수용체로서 과산화수소의 산소를 활성화시켜 기질의 산화를 촉매하는 효소이다. 세포의 효소활성부위에 기질의 종류에 따라 청색 또는 황갈색으로 발색 된다. POD는 서양고추냉이에 풍부하게 있고 과립구계에도 많이 포함되어 있어서 그 반응을 봐서 어느 계통의 세포인가를 구분할 수 있게 된다.

2) 시약

① 제 1액: 0.5 % 황산동 ($CuSO_4$, $5H_2O$) 수용액

② 제 2액: benzidine hydrogen 용액

유발 (mortar)에 0.2 g의 benzidine을 넣고 증류수를 소량 부어 잘 갈아서 녹이고 200 mL가 되게 D.W.를 가해준다. Beaker에 옮겨서 여과하고 그 여액에 3 % H_2O_2 4방울을 가해서 혼합하고 갈색병에 저장한다. 수개월 안정하며 침전이 생기면 버리고 조제한다.

③ 1 % Safranin O 수용액

3) 염색방법

① 혈액도말표본이나 골수표본을 준비하고 제 1액을 가득 얹고 30~60초 동안 고정한 다음 곧 버린다 (약간의 제 1액을 남겨 두는 편이 제 2액을 산성으로 만들므로 염색성이 좋아진다).

② 물로 씻지 않고 표본위에 제 2액을 가득 얹고 3분간 방치한다.

③ 수세하고 제 3액 (후염색)을 가득 얹고 30초 염색한다.

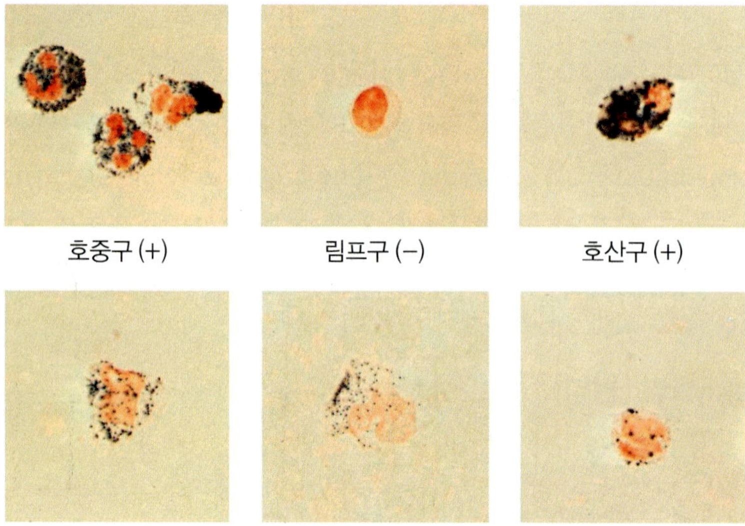

▶그림 8-1. Sato Sekiya법의 POD염색결과

④ 15~30초 동안 수세 → 건조 → 경검한다.

4) 결과

양성은 백혈구 세포질 내에 군청색 과립으로 나타난다.

참고

① Sato-Sekiya 변법에 사용하는 표본은 신선한 것이어야 한다. 오래되면 효소의 활성이 저하되어 염색성이 나빠진다.
② 오래된 H_2O_2 사용은 피해야 된다.
③ 항상 정상인 도말표본을 control로 사용해서 염색성을 관찰한다.
④ Peroxidase는 빛에 불안정하므로 취급시 유의한다.

B. 3, 3' diaminobenzidine법 (ICSH 표준법) = DAB법

1) 고정액

3 % Glutaraldehyde, 60 % acetone액

Acetone	60 mL	냉동실보존
D.W.	40 mL	
70 % glutaraldehyde	4.3 mL	

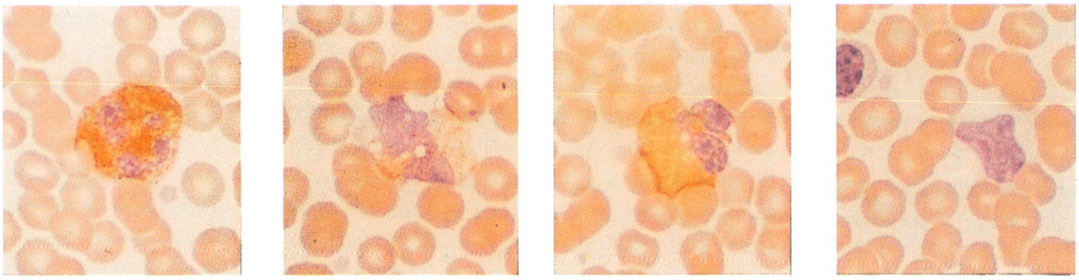

호중구 단핵구 호산구 림프구

▶그림 8-2. DAB법의 염색상

2) 반응액

3, 3' diaminobenzidine (Wako Co.)	10 mg
0.5 mol/L tris HCl buffer sol (pH 7.6)	40 mL
3 % H_2O_2	0.13 mL

사용 전에 조제하여 2~3분간 강하게 혼합한다. 검은 입자가 조금 남지만 여과 후 바로 사용하면 된다.

3) 후염색액 (Mayer hematoxylin액)

0.5 mol/L Tris HCl buffer (pH 7.6)

Tris-HCl base	1.818 g
Trizma base (Sigma Co.)	0.417 g
D.W.	300 mL

4) 염색방법 (DAB법)

① 고정액을 냉동실에서 꺼내 즉시 도말표본을 1분산 고정시킨다.

② 가볍게 흐르는 물에서 수세하고 반응액을 덮고 10분간 방치한다.

③ 흐르는 물에 2분간 수세한 후 후염색을 5~10분간 염색한다.

④ 흐르는 물에서 수세 → 건조 → 경검한다.

5) 결과

양성과립은 황갈색으로 나타난다.

참고

① 도말표본제작 후 peroxidase activity는 점차 저하되기 때문에 염색은 빨리하는 편이 좋다.
② 후염색을 hematoxylin 대신에 Giemsa액으로 해도 되는데 양성과립은 검게 되지만 핵의 판별에는 우수하다.
③ DAB염색 kit도 있는데 다른 점은 고정액(50% ethanol 9 vol. + 50% glutaraldehyde 1 vol.의 비율로 사용하는 것)과 후염색액으로 Giemsa 염색을 하는 것만 다르다.

C. 3-amino-9-ethylcarbazole법 (ICSH 표준법): carbazole법

1) 고정액

37 % formaldehyde	10 mL	실온보존
Absolute ethanol	90 mL	

2) 반응액

3-amino-9-ethylcarbazole (Aldrich Co.)	10 mg
Dimethylsulfocide (Sigma Co.)	6 mL
완전히 용해후	
0.1 mol/L sodium barbital-HCl buffer (pH 7.4)	50 mL
0.3 % H_2O_2	0.5 mL

잘 혼합하고 그대로 즉시 사용한다.

3) 후염색: Mayer hematoxylin액

• Sodium barbital HCl buffer (pH 7.4)

0.1 M sodium barbital	5.81
0.1 N HCl	4.19

4) 염색방법 (Carbazole법)

① 실온에서 30초간 도말표본을 고정시킨다.
② 흐르는 물에 가볍게 수세하고 건조시킨다.
③ 반응액을 덮고 15분간 방치한다.
④ 흐르는 물로 충분히 수세하고 건조시킨다.
⑤ Hematoxylin액으로 15분간 후염색을 한다.

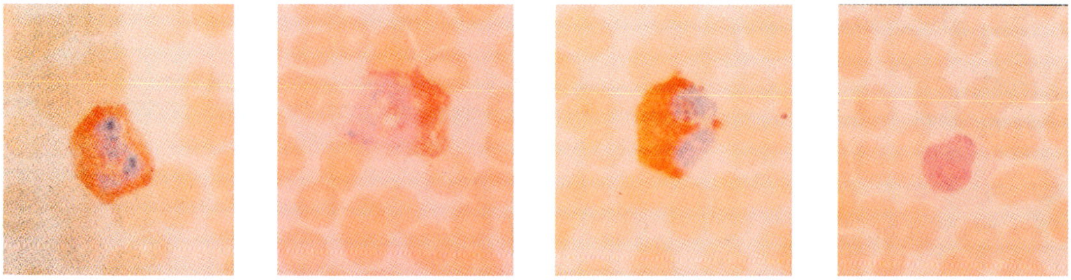

호중구　　단핵구　　호산구　　림프구

▶그림 8-3. Aminoethyl carbazole법의 염색상

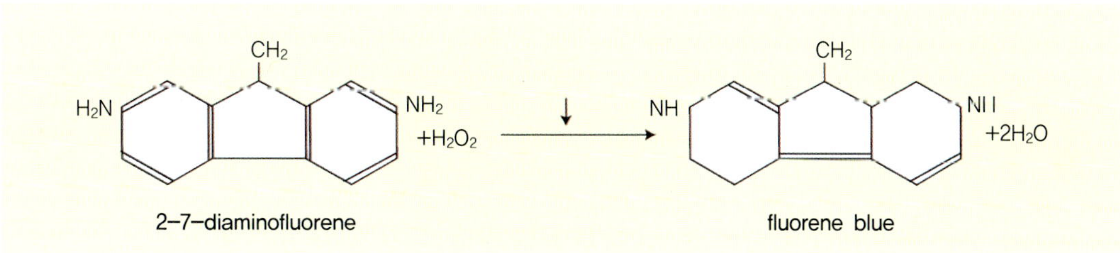

▶그림 8-4. 반응구조식

⑥ 흐르는 물로 수세하고 건조시킨다.

⑦ 봉입제 permount액(Fisher Scientific Co.)으로 봉입한다.

5) 결과

양성과립은 적황색으로 염색된다.

D. 2, 7-diaminofluoren법

1) 원리

2, 7-diaminofluorene을 기질로 사용해서 H_2O_2를 가해 peroxidase를 반응시키면 fluorene blue의 청색으로 염색되는 원리이다.

2) 시약

① 고정액

0.5 % copper sulfate ($CuSO_4$, $5H_2O$) 용액

② Substrate, stock액

0.1 M tris buffer 용액 (pH 9.0)　　　　100 mL

2, 7-diaminofluorene 0.1 gm

③ 3 % H_2O_2

④ 반응액

20 % ammonium sulfate ($Al_2(SO_4)_3 \cdot 16H_2O$)액

⑤ 1 % Safranin O

3) 염색방법

① 혈액 및 골수도말표본 위에 고정액을 덮고 즉시 버린다 (2~5초 이내).

② 흐르는 수돗물에 1~2초간 수세한다.

③ Working reactant (사용 반응액)의 준비

Stock substrate	2 mL
1 % Safranin O	4 mL
3 % H_2O_2	1 drop
Reactant	2 drop

사용직전에 준비한다. 준비한 염색액을 덮고 5~15분간 방치한다.

④ 흐르는 수돗물에서 수세하고 건조시킨다.

⑤ 경검한다.

4) 결과

Peroxidase 양성과립은 청색으로 나타난다. 과립형태로 염색되므로 양성과 음성의 구별이 확실하다. 양성대조군으로 호중구를 사용한다.

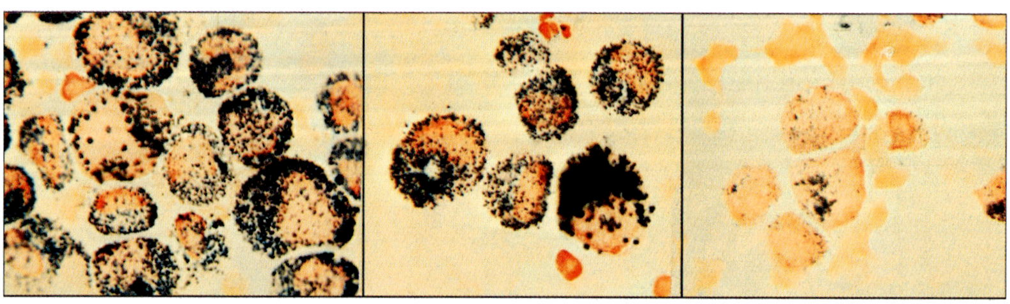

만성골수구 백혈병 (CML) 정상골수세포 급성골수구 백혈병 (AML)

▶그림 8-5. Diaminofluoren법의 염색성비교 (CML, normal, AML)

참고

① 도말표본을 제작 후 빨리 염색한다. 특히 여름철에 더욱 주의하고 염색이 불가능할 경우에는 도말표본을 4℃에 보관해 두면 효소활성의 저하를 방지할 수가 있다.
② McJunkin법에서 약양성인 단핵구 등의 판별이 곤란한 세포도 이 방법은 미세과립형이 선명하게 보인다.
③ 호산구의 양성과립은 거칠고 일부에 황색빛이 남아 있는 것도 있어서 판별이 쉽다.
④ 특히 단핵구 및 미성숙 세포의 약양성과립이 잘 보인다.
⑤ Mutoh Co.에서 New PO-K 염색 kit로 상품화 시킨 것이 있다.

E. New PO-K Kit법 (Muto Pure chemical Co, Japan)

1) 원리

백혈구의 peroxidase는 hydrogen peroxide에 대해 여러가지 기질들의 산화 반응에 촉매 역할을 하는 효소로 효소활성도에 따라 greenish brown color의 염색물질을 형성한다.

2) 시약 및 제조

New PO-K Stain Kit (Muto pure chemical co, Japan)
- 2,7-diaminofluorene, p-Nitrophenyl, sodium nitroprusside의 혼합기질

(1) 부활제 (흰색 뚜껑)

(2) 반응액 (파란 뚜껑)

(3) 과산화수소수

(4) 증류수

① 시약을 실온화 시킨다.
② 부활제 (희색 뚜껑, 가루물질)에 증류수를 5~6방울 떨어뜨린다.
③ 용해된 부활제 1병에 반응액 (파란뚜껑, 액상) 1병을 가한 후 혼합한다.
④ kit내에 과산화수소를 1방울 넣어 혼합한다.
⑤ 조제한 반응액은 반드시 10분 후 사용한다.

3) 염색방법

(1) 혈액도말 표본에 조제한 반응액 도포 후 10분간 염색한다.
(2) 흐르는 물에 10초 간 수세한다.
(3) 드라이로 건조한다.

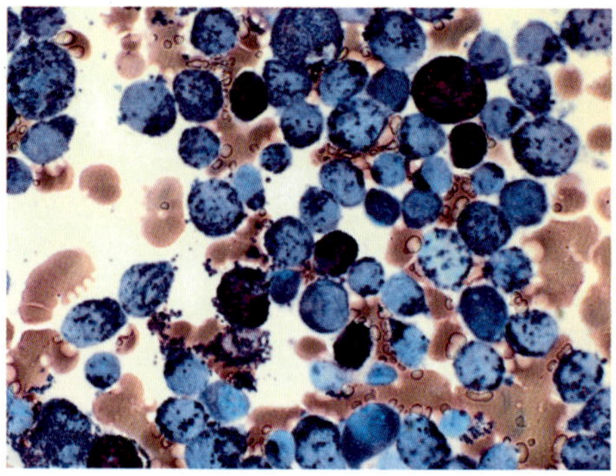

▶그림 8-6. New PO-K Kit법 양성결과

(4) Wright stain으로 대조염색 시행한다.
(Methanol 고정은 생략- Wright- Buffer)

(5) 말린 후 봉입한다.

4) 결과

(1) 양성: 호중구, 아우어 소체, 호산구
약양성: 골수모구, 단핵구
음성 : 림프구, 호염구, 골수적모구(5% 정도만 양성)

Peroxidase 염색의 임상적 의의

① 정상혈구 중에서 peroxidase 염색 양성을 나타내는 것은 각 성숙단계의 과립구(호중구, 호산구, 호염기구) 및 단핵구(약양성)이며 음성을 나타내는 것은 림프구, 형질세포, 적모구, 거핵구, 혈소판이다.

② 아구(blast) 중에서 골수모구와 단모구는 음성(negative)이고 전골수구(promyelocyte), 전단구(promonocyte) 정도로 성숙되면 양성을 나타낸다. 또한 Auer 소체도 양성을 나타낸다.

③ 급성백혈병 등에서 판별 곤란한 세포가 나타나면 peroxidase 염색을 해서 양성이면 골수계나 단핵구계 세포로 판정한다. 음성인 경우는 다른 종류의 특수염색을 추가로 실시해서 판정한다.

참고

FAB 분류에서 골수표본의 peroxidase 염색이 3% 이상 양성이면 급성골수구 백혈병(AML), 3% 미만이면 급성림프구 백혈병(ALL)이라고 진단하고 있다. ALL의 골수에도 정상골수모구나 전골수구가 약간 남아 있어서 3% 미만으로 규정하고 있다.

표 8-1. Peroxidase 염색강도

계 통	세 포	강 도
과립구계	골수모구	−~+
	전골수구	+~++
	호중구	+++~++++
	호산구계	++~+++
	호염구계	+
단 구 계	단핵모구	−~±
	단 구	±~+
기 타	림프구	−
	형질세포	−
	거핵구	−
	혈소판	−
	적혈구	−

2 Sudan Black B (SBB) 염색

AML과 ALL을 구분하는 다른 염색법으로 염색패턴은 peroxidase와 유사하다. SBB가 초기의 골수계 세포에서 좀 더 민감하게 반응한다.

지질염색색소인 SBB는 1934년 Lison에 의해 우수함이 인정되었고 1934년에는 Sheehan이 처음으로 혈구에 응용하였다. 그 후 Sheehan과 Storay 등에 의해 고정 및 염색법이 개량되어 사용되고 있다.

지질 (neutral fat, phospholipid, sterols)을 함유하고 있는 과립구계 (granulocytic series)에 흑갈색의 양성과립을 보이므로 myelocytic과 myelomonocytic leukemia의 동정에 사용되고 있고 POD 염색과는 밀접한 상관이 있는 염색법이다.

A. Sheehan & Storay법

1) 원리

효소화학염색을 하는 POD 염색법에 비해 SBB염색법은 세포내 일반지질이 있는 곳에 지질색소가 녹아 들어가서 지질의 존재를 증명하는 염색법이다. 과립구계세포의 동정에 이용되고 있는 검사로, 흑색 또는 흑갈색의 과립이 보이면 양성 (positive)이다.

2) 검체

신선혈액 또는 항응고제 혈액과 얇고 균일한 골수도말표본을 사용하고 도말표본은 신속히 고정시켜야 한다.

3) 시약

① 고정액

고정용 40 % formalin 수용액 또는 formol-alcohol 고정액

95 % ethanol:	9 volume	혼합
40 % formaldehyde:	1 volume	

② SBB 염색액

i) SBB 원액

Sudan black B	0.3 g
Absolute ethanol	100 mL

잘 녹지 않으므로 유발에 넣어 갈든지 또는 완전히 녹을 때까지 자주 흔들어 주고 1~2일간 실온방치한다.

ii) 완충액

a. Crystalline phenol 16 g
Absolute ethanol 30 mL

b. Hydrated disodium hydrogen phosphate액
Na_2HPO_4, 12 H_2O 0.3 g
D.W. 100 mL

a와 b를 각각 녹인 후 전량 혼합한다.

iii) SBB 사용액

SBB원액	60 mL
완충액	40 mL

혼합한 후 여과하여 사용 (사용직전 조제사용)

③ 70 % ethanol

④ 후염색용 Giemsa 원액

사용액	Giemsa 원액	1 vol.	비율로 희석
	1/15 M phosphate buffer (pH 6.4)	9 vol.	

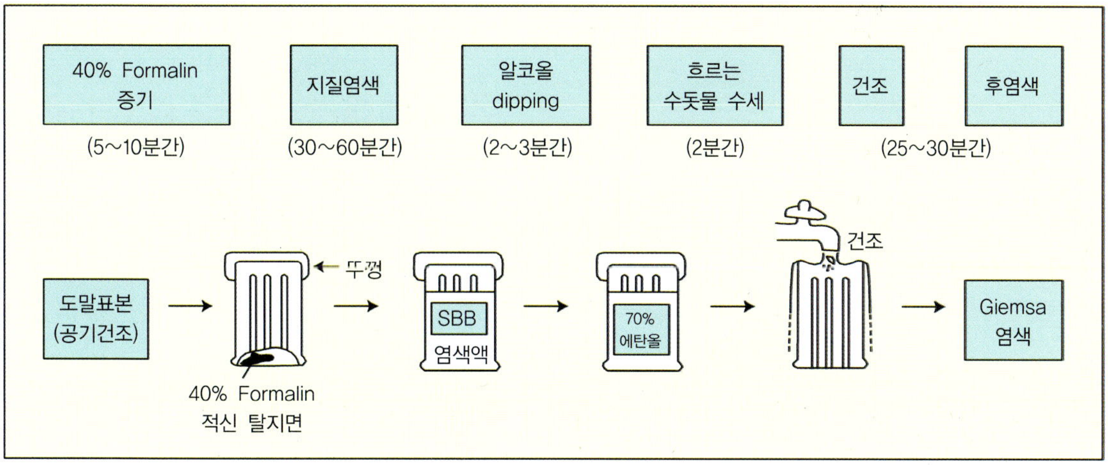

▶그림 8-7. SBB 염색과정 도해

또는 0.1 % safranin O 용액, Wright Stain과 hematoxylin을 후염색으로 사용해도 된다 (blue black granule 양성).

4) 염색방법

① 40 % formalin액을 적신 탈지면을 밀폐된 용기에 넣은 후 신선하게 건조된 도말표본을 넣고 뚜껑을 닫은 후 5~10분간 증기고정 시킨다. 수세는 하지 않는다.

- Formal-ethanol 고정액을 사용시에는 5초 동안 고정시킨 후 흐르는 수돗물에서 10분간 수세한다.

② Coplin jar에 SBB 사용액을 넣고 30~60분간 고정된 표본을 담군다. 세포수가 많은 표본은 염색시간을 길게 하던가 37℃에서 반응시키면 좋다 (37℃/1 hr 방치).

③ 70 % ethanol에 2~3분 담구어 과잉색소를 제거한다.

- 고지혈증환자의 표본 또는 골수표본의 경우 무수 알코올에 2~3분 담군 후 ③의 과정을 계속한다.

④ 흐르는 수돗물에서 약 5분간 수세한 후 건조시킨다.

⑤ Giemsa 사용액으로 25~30분 후 염색을 한다.

- 0.1 % safranin O액을 사용할 때는 30초간 후염색한다.

5) 결과

SBB 염색 양성과립은 흑색 또는 흑갈색으로 보인다. 이것을 sudanophilia라고 하며 지질이 존재하고 있음을 나타내는 것이다.

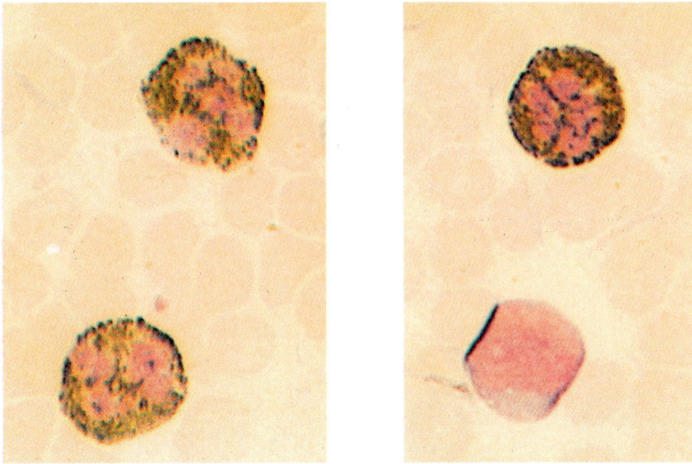

▶그림 8-8. SBB 염색상의 관찰

① 양성세포:

- 과립구계 세포(성숙되면서 양성과립수 증가): 미성숙 골수모구에는 양성과립은 거의 보이지 않고 mitochondria가 엷게 염색되는 경우가 있다.
  호 산 구: 검은 환형의 염색 패턴을 보인다.
  호염기구: 다양한 반응을 보이지만 음성으로 나타난다.
  단 구: 미세과립이 세포전체 또는 세포질 내에 산재되어 보인다.
- 조직비만세포(tissue mast cell)
- Auer body

② 음성세포: 림프구, 형질세포, 적모구계

참고

① 백혈병일 때 모구(blast)가 양성으로 염색되면 골수계 또는 단핵구계 세포로 생각하고 음성이면 림프성 또는 일부 과립구계, 단핵구계의 미성숙세포로 간주하고 다른 세포화학 염색이 더 필요하다.
② 0.1% safranin O액으로 후염색을 하면 핵의 염색성은 떨어지지만, 미성숙세포의 약양성 감별에는 적합하다.

3 Esterase 염색

Esterase는 지방족 및 방향족 ester 등을 가수분해하는 효소로서, α-naphthyl acetate나 butyrate 기질을 이용하는 비특이적 에스터라제(non-specific esterase, 단핵구계에 많이 존

표 8-2. Estrase염색의 종류와 염색강도

종 류	기 질	NaF 첨가유무	호중구	단 구	림프구	거핵구
Non-specific esterase	α-naphthyl acetate	-	-	+++	-~+*	++~+++
	α-naphthyl butyrate	-	-	+++	-~+*	-~+
Specific esterase	naphthol AS-D chloroacetae	-	+~++	-~±	-	±

〈비고〉 - : 음성 ± : 약양성 + : 양성 +++ : 강양성 ±*~+* : 1~몇 개의 거칠고 큰 반점모양의 양성

세포계 / 염색법	단핵구계세포	과립구계		림프구계
		골수모구	전골수구	림프아구
	단핵구성 백혈병	급성골수구 백혈병	전골수구 백혈병	급성림프구 백혈병
α-NB esterase	+~+++	-~±	- ~ ±	-~±
NaF 첨가 α-NB esterase (NaF 저해시험)	-	-~±	- ~ ±	-~±

재)와 naphthyl AS-D chloroacetate 기질을 이용하는 특이적 에스터라제 (specific esterase, 과립구계에 많다)로 대별할 수가 있다. 혈액학에 응용되는 염색법은 아조색소법 (azonium salt)이다. 비특이적 및 특이적 염색법은 현저히 다르고, 특히 단핵구계와 과립구계가 대조적인 염색을 나타내는 것이 특징이므로, 단핵구계 세포 (특히 monoblast)의 동정법으로 급성 골수난핵구성백혈병 (FAB분류 M4) 구별에는 반드시 실시해야 되는 염색법이며, 급성 백혈병의 FAB분류에서도 필수적으로 이용되고 있다. 또한 급성 골수단핵구성 백혈병에서는 골수모구와 단핵모구가 섞여있고 그 비율이 판단에 필요하므로, 비특이적과 특이적 esterase를 한 장의 도말표본에 동시에 염색하는 이중염색법 (dual staining method)도 많이 이용되고 있다.

그리고 비특이적 염색법에서 반응액에 NaF를 첨가시켜 염색하는 NaF 저해시험 (inhibition test)을 동시에 하는 원인은, 단핵구계 세포가 비특이성 esterase 활성이 반드시 강한 것만은 아니다. 과립구계 세포와 혼동되는 것이 있기 때문에 반드시 불화나트륨 (NaF)에 의한 활성의 저해 (단핵구계 세포는 저해억제된다) 여부를 보게 된다.

A. 비특이적 에스터라제 염색(Non-specific esterase, NSE stain)

단핵구계 세포의 동정 염색법으로 기질로 사용되는 것은 아래의 두 종류가 있다. α-naphthyl butyrate 염색법의 방법이 ICSH표준법이다.

1) α-naphthyl acetate(α-NA) 염색법(단핵구염색)

(1) 원리

LAP 염색의 경우와 같은 azo 색소법을 응용한 것이다. Esterase란 다음의 화학반응을 촉매하는 효소의 총칭이다.

$$R-COOR' + H_2O \xrightleftharpoons{\text{esterase}} R-COOH + R'OH$$

Azo 색소법은 기질이 분해 후 생산되는 naphthol이 diazonium염과 coupling을 일으켜서 불용성의 azo색소를 형성 발색시키는 것이다.

(2) 검체

신선혈액(EDTA 또는 heparin) 또는 골수도말표본

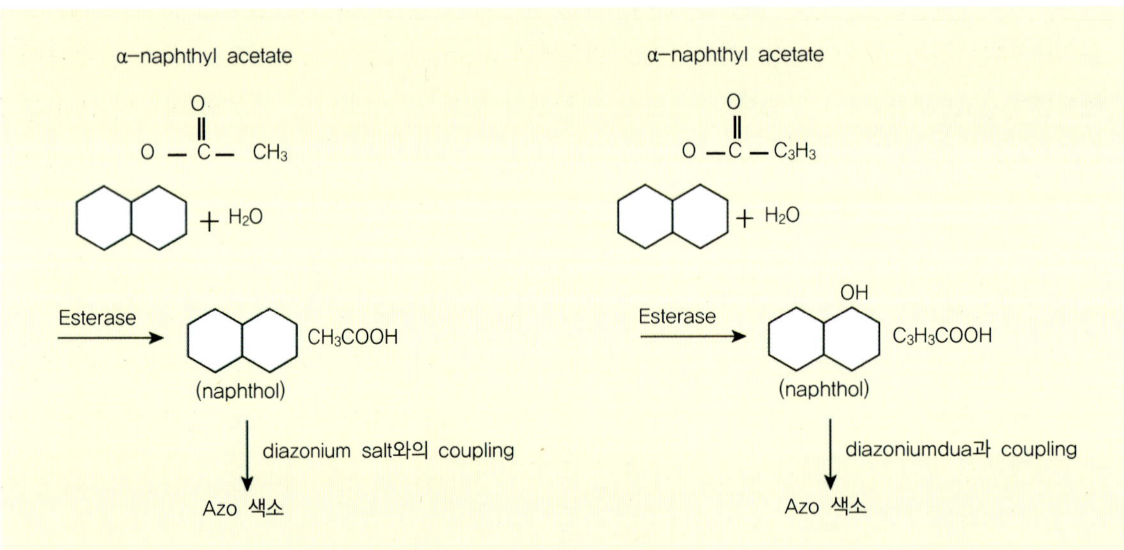

▶그림 8-9. 비특이적 esterase의 기질 종류에 의한 반응구조

(3) 시약

① 고정액

Buffered formalin, acetone (BFA)액 (pH 6.6)

Na_2HPO_4	20 mg	이것 대신에 1/15 mol/L phosphate buffer (pH 6.4) 30 mL를 사용해도 된다.
KH_2PO_4	100 mg	
D.W.	30 mL	
Acetone	45 mL	
Formalin원액	25 mL	

잘 혼합하고 냉장고 (4°~10℃)에 보관하면 수 주 동안 사용 가능하다.

② 4 % pararosanalin 시약

pararosanalin hydrochloride	1 g
2 N HCl (166 mL conc, HCL/L H_2O)	25 mL

실온에서 수개월간 사용 가능하다.

③ 4 % sodium nitrite액

$NaNO_2$	0.2 g
D.W.	5 mL

사용직전에 신선조제한다.

④ Alpha-naphthyl acetate액 (기질액)

α-naphthyl acetate	50 mg
Ethylene glycol monomethyl ester (EGME)	2.5 mL

사용직전에 신선조제하며 pipette를 입으로 흡입하지 말 것

⑤ 1/15 M phosphate buffer (pH 7.6)

1/15 M sodium dibasic phosphate (9.47g Na_2PO_4/L) 87 mL. 6개월 사용가능

1/15 M potassium monobasic phosphate (9.08 g KH_2PO_4/L) 13 mL. 6개월 사용 가능하여 혼합하여 1주 동안 사용 가능하다.

⑥ 1 % Methylgreen in 0.1 N sodium acetate (pH 4.2) 또는 Mayer의 hematoxylin액

⑦ 반응액 (reactant)조제: 사용직전 신선조제한다.

4 % pararosanalin액	1.5 mL
4 % sodium nitrite액	1.5 mL
1분간 혼합한 후	
pH 7.6 1/15 M phosphate buffer	44.5 mL
α-naphthyl acetate액	2.5 mL

이 반응액은 혼탁(cloudy)되게 된다. pH가 5.8~6.5가 되도록 하며 필요하다면 1 N NaOH로 pH 6.1이 되게 조정하고 여과 후 사용한다.

- NaF inhibition test를 할 경우는 NaF를 0.15 % 되게 반응액에 넣어주면 되므로 75 mg의 NaF를 50 mL의 반응액에 녹이고 여과 후 사용한다.

(4) 염색방법

① 도말표본을 4~10℃가 유지된 고정액으로 30초간 고정시키고 증류수로 3회 수세하고 실온에서 10~30분간 건조시킨다.

② Coplin jar에 반응액을 담고 고정된 표본을 넣은 뒤 실온에서 45분간 방치한 후 D.W.로 수세하고 건조시킨다.

③ Methyl green액으로 1~2분간 후염색한다(Mayer's hematoxylin 사용할 경우는 10분간 염색).

④ 수세 → 건조 → 봉입(mounting)한다.

- 고정시간을 엄수한다. 지나치면 반응이 약해진다.

(5) 결과

양성세포는 적색(red) 또는 적황색(reddish brown)의 과립으로 보이고 주로 단핵구(monocytes), 조직구(histocytes), 거핵구(megakaryocytes)의 세포질에서 강한 효소활성(enzymatic activity)의 양성이 보인다. NaF inhibition test에서는 단핵구계 세포가 특징적으로 저해되므로 2매의 도말표본으로 각각 염색하여 비교 판정한다.

2) α-naphthyl butyrate(α-NB) 염색법(ICSH 표준법, 단핵구염색)

(1) 시약

고정액은 α-NA법과 동일하다.

- 도말표본을 만든 후 2주간은 염색성의 변화는 없지만 바로 염색하기가 어려우면 고정하고 수세 후 냉동실에 보존하는 편이 좋다.

① 1/15 M phosphate buffer(pH 6.3)

Sodium dibasic phosphate (Na_2HPO_4)	2.366 g
Potassium monobasic phosphate (KH_2PO_4)	6.798 g
D.W.	1,000 mL

1 N HCl 또는 1 N NaOH 용액으로 pH 6.3으로 조정한다.

② α−naphthyl butyrate 용액 (기질액) 사용직전에 조제한다.

α−naphthyl butyrate (deep freezer보관)	50 mg
Ethylene glycol monoethyl ether (EGME)	2.5 mL

• α−NB을 EGME에 20 mg/mL의 비율로 용해하면 된다.

③ 반응액 사용직전 신선조제

4 % pararosanalin 시약	0.1 mL
4 % sodium nitrite액	0.1 mL
1분간 혼합하면 엷은 볏짚색이 된다.	
1/15 M phosphate buffer (pH 6.3)	38 mL
α−naphthyl butyrate용액 (신선조제)	2 mL

• 용액은 혼탁 되어진다. 잘 혼합하고 여과한다. NaF 저해시험을 할 경우에는 다시 NaF 15 mg을 첨가하여 녹인 반응액을 사용한다.

④ 후염색을 1 % methyl green 수용액으로 한다.

(2) 염색방법

① 도말표본을 4~10℃가 유지된 고정액으로 30초간 고정시킨다.
증류수로 3회 충분히 수세하고 실온에서 10~30분간 건조시킨다.

② Coplin jar에 신선 조제한 반응액을 담고 고정된 표본을 넣은 뒤 실온에서 45분간 방치한 후 D.W.로 잘 수세하고 건조시킨다.

③ 1 % methyl green 수용액으로 2분간 후염색한다.
(Mayer's hematoxylin액 사용시엔 10분간 염색)

④ 증류수로 수세하고 공기 건조시킨 후 permount 봉입제로 봉입한다.

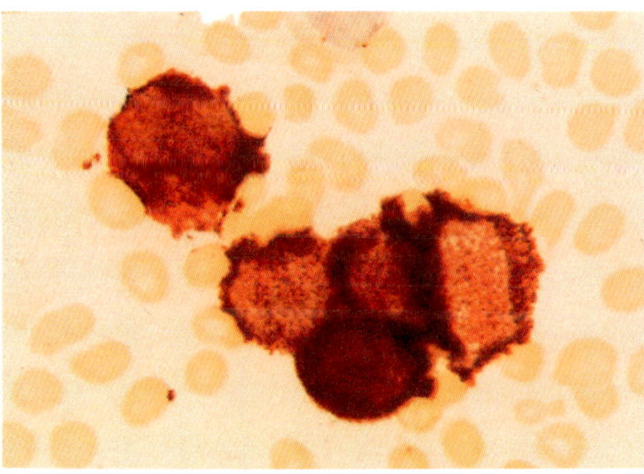

▶그림 8-10. 비특이적 α−naphthyl butyrate esterase염색 (FAB분류 M5a)

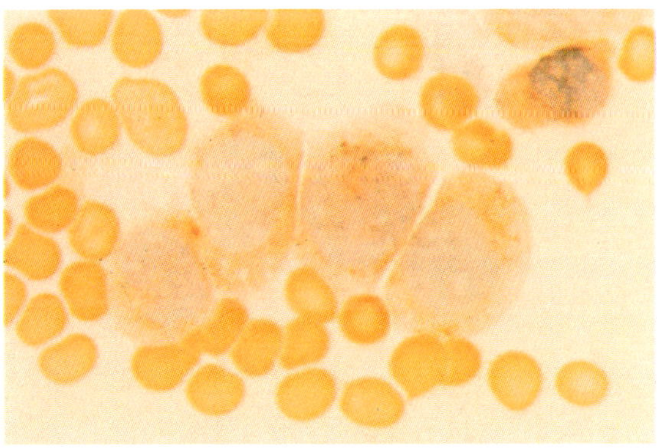

▶그림 8-11. NaF 저해시험결과 저해 (억제)되어 보이는 단핵모구들 AMoL (FAB분류 M5a)

(3) 결과

양성세포는 적갈색으로 보이고 단핵구의 세포질에 강한 염색을 보인다. 거핵구의 염색성은 강하지만 α-NA법보다 약한 편이다. 그리고 NaF 첨가에 의한 저해시험의 양성상은 거의 완전히 억제된다. 이 검사법은 시약의 보존이 가능하고 양성과립이 국재성으로 양호하게 염색되기 때문에 특수염색검사에서 더욱 선호하고 있다.

B. 특이적 에스터라제 염색 (Specific esterase stain, SE stain)

1) Naphthol AS-D chloroacetate염색법 (호중구계 염색용)

(1) 원리

Naphthol AS-D chloroacetate $\xrightarrow[H_2O]{esterase}$ naphthol+diazonium salt (fast blue RR)
→ azo pigment (insoluble) 침착 (청색)

골수계 세포들이 가지고 있는 specific esterase를 naphthol AS-D chloracetate를 기질로 사용하고 fast blue RR salt (diazonium salt)를 coupling시켜 azo 색소를 형성하며 청색으로 침착시킨다.

(2) 시약

① 기질액

ⓐ 0.1 mol/L phosphate buffer (pH 8.0) 10 mL

ⓑ α-naphthol AS-D chloroacetate 0.25 mg을 0.1 mL acetone에 녹인다.

ⓒ Fast blue RR salt 15 mg

- ⓐ 시약에다 ⓒ 시약을 녹이고 ⓑ의 시약을 혼합하여 사용 (사용직전조제)

② pH 8.0 phosphate buffer조제법

ⓐ Na_2HPO_4 14.2 g/L

ⓑ KH_2PO_4 13.6 g/L

- Na_2HPO_4 9.5 mL 와 KH_2PO_4 9.5 mL 혼합하면 pH 8.0이 된다.

(3) 염색방법

① 공기 건조시킨 도말표본을 formalin vapor (증기)에서 4분간 고정시킨다.

② 증류수로 가볍게 수세하고 건조시킨다.

③ 기질액으로 10분간 실온에서 반응시킨다.

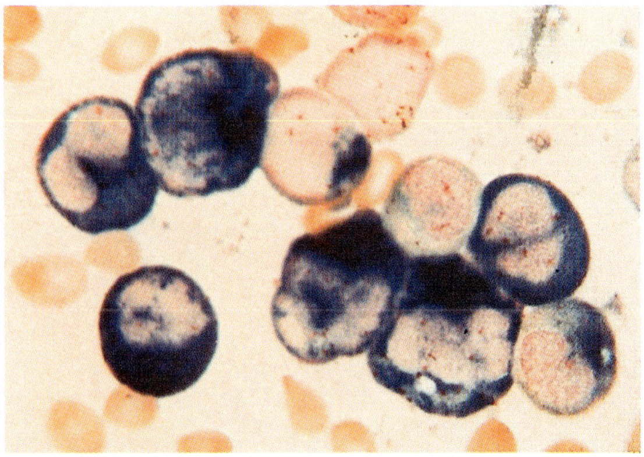

▶그림 8-12. 특이적 Naphthol AS-D chloroacetate esterase염색 (FAB분류 M2)

표 8-3. Esterase 염색에 의한 세포감별

혈 구 \ 기 질		Naphthol AS-D chloroacetate	α-naphthyl butyrate	α-naphthyl acetate
혈 구	전골수구	+/++	−	−/±
	호 중 구	+/++	−	−/±
	단 핵 구	−/±	++/+++	+++
	림 프 구	−	−/±	−/±
	적 아 구	−	−	−/±
	거 핵 구	−	±	+++
급 성	L	−	−/±	−/±
백혈병	M2	+/++	−	−
F A B	M3	+++	−	±
뷰 류	M4	±/++	+/+++	+/+++
	M5		+++	+++
	M6	−/+	−/++	−

비고 ± : 약양성 또는 일부에 양성

④ 증류수로 가볍게 수세한다.

⑤ Hematoxylin으로 5분간 후염색한다.

증류수로 수세하고 건조시켜 봉입제 permount로 봉입시킨다.

(4) 결과

과립구계 양성세포는 청색과립이 강하게 염색되어 보인다.

C. 이중염색법 (Dual esterase stain, DE stain)

단핵구계 세포에 강한 반응을 나타내는 비특이적 esterase 염색방법인 α-naphthyl butyrate를 기질로 사용하는 염색법과, 골수구계 세포에 강한 방응을 나타내는 염색방법인 naphthol AS-D chloroacetate를 기질로 사용하는 특이적 염색법을 동시에 염색하는 방법이다.

특히 급성 골수단핵구 백혈병 (FAB분류 M4)의 진단에는 양쪽의 기질 (substrate)을 이용한 이중염색방법을 사용하면 편리하게 판단할 수가 있어서 많이 이용되고 있다.

1) 시약

(1) 고정액

비특이적 염색방법의 고정액과 동일하다.

(2) 반응액 Ⅰ : 비특이적 esterase용

① A액

1/15 M phosphate buffer (pH 6.3)	9.5 mL
Fast garnet GBC salt	10 mg

② B액

α-naphthyl butyrate	10 mg
Ethylene glycol monomethyl ester	0.5 mL

A액과 B액을 혼합하고 여과 후 바로 사용한다.

(3) 반응액 Ⅱ : 특이적 esterase용

① A액

1/15 M phosphate buffer (pH 7.4)	9.5 mL
Fast blue RR salt	5 mg

② B액

naphthol AS-D chloroacetate	1 mg
N, N'-dimethyl-formamide	0.5 mL

A액과 B액을 혼합하고 여과하고 즉시 사용한다.

• 비특이적 esterase 염색만을 할 경우는 반응액 Ⅱ만을 반응시키지 말 것

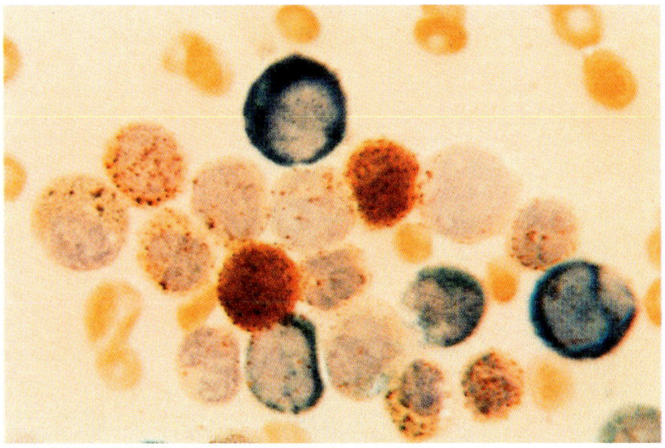

▶그림 8-13. Esterase 이중염색(FAB 분류 M4); 청색 : 과립구계, 다갈색 : 단핵구계 세포

(4) **후염색액: 1% methyl green 수용액 또는 Mayer의 hematoxylin액**

2) 염색방법

① 신선 건조 도말표본을 고정액(4~10℃)으로 30초간 고정한다.

② Staining jar에 증류수를 넣어 3회 세정하고 실온에서 10~30분간 건조시킨다.

③ 반응액 Ⅰ을 실온에서 30분간 반응시키고 증류수로 3회 수세한다.

④ 건조시키고 반응액 Ⅱ로 실온에서 15분간 반응시킨다.

⑤ 흐르는 물로 충분히 수세한다.

⑥ 후염색으로 1% methyl green액으로 2분간 염색(Mayer hematoxylin액을 사용하면 10분간 후염색)하고 수세 → 건조 → 유침경검한다.

3) 결과

비특이적 esterase에 염색되는 단핵구계세포와 macrophage는 적갈색의 과립상으로 산만성(diffuse)인 양성을 보인다. 림프구의 일부는 한 개~몇 개의 조내 과립상으로 염색된다.

특이적 esterase에 염색되는 전골수구에서 분엽호중구까지 각 성숙단계의 호중구계 세포는 청색의 과립상 양성을 보인다. 한 slide에 동시에 염색되므로 편리한 점이 많다.

4) 임상적 의의

세포의 분류가 곤란한 AML의 병명 분류에 매우 유익한 염색법이다. FAB 분류 M2 및 M3 급성백혈병에서는 주로 특이적 esterase인 AS-D chloroacetate 염색에 양성이어서 청색으로, FAB 분류 M5에서는 주로 비특이적 esterase인 naphthyl butyrate 염색에 양성이다. 그래서 적갈색, M4에서는 특이적 및 비특이적으로 염색되는 세포들이 섞여 있으므로 양쪽 염색 모두 양성을 나타내는 세포가 보인다.

4 Periodic Acid Schiff (PAS) 염색

PAS 반응은 McManus (1946), Hotchkiss (1948)에 의해 점액질의 조직화학 증명법으로 보고 된 이래 Wislocki (1949)에 의해 다당류 (polysaccharide)의 증명법으로 혈액학 분야에 적용되기 시작하였다.

혈구에 있는 다당류의 거의 대부분은 glycogen으로 급성 백혈병 중에서 AML (거의 모든 모구 (blast)는 PAS 음성)과 ALL (PAS 양성)의 구별과 적백혈병 (erythroleukemia, M6형)의 적모구 (강한 PAS 양성반응)와 거대적혈모구빈혈 때의 거대적혈모구 (PAS 음성반응)의 구별을 위한 목적으로 사용되는 염색법이다. 양성대조군으로 호중구를 사용한다.

1) McManus법

(1) 원리

혈구의 다당류에 포함되어 있는 α-glycol기가 periodic acid (과요오드산)에 의해 산화되어, aldehyde기를 만드는 산화반응과 aldehyde기가 Schiff 시약과 반응하여 홍적색의 Schiff 반응 두 가지에 의해 이루어지는 정색 반응이다.

① 산화반응

② Schiff 반응

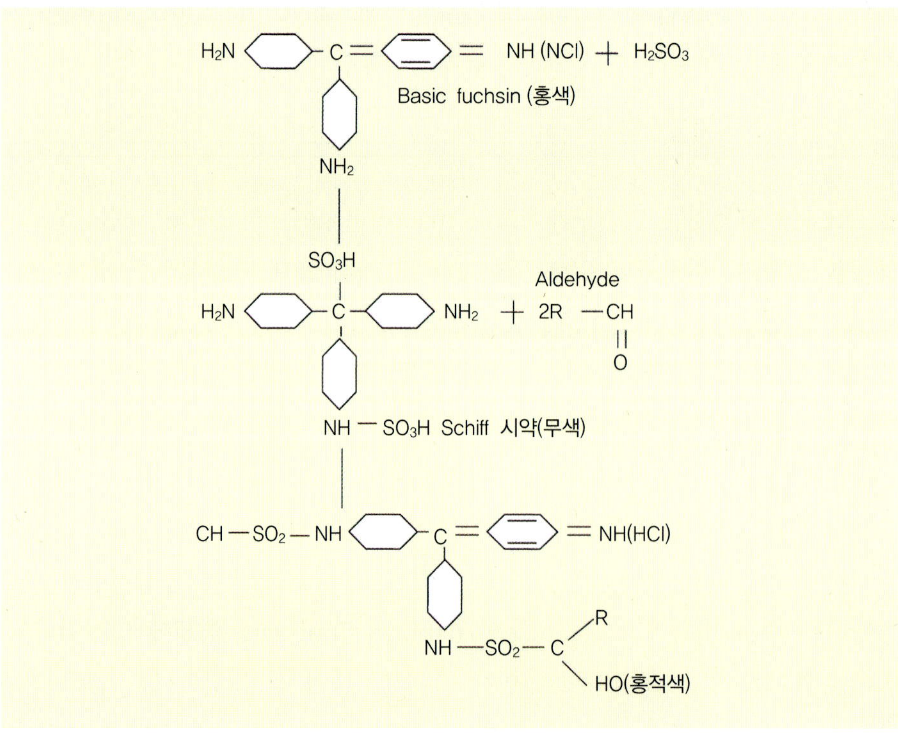

2) 검체

신선혈액 표본(EDTA 또는 heparin 사용) 또는 골수도말표본

3) 시약

① 고정액

〈 A 방법 〉

Acetone, formalin, glacial acetic acid 혼합액

Acetone	6 vol.
Formalin	3 vol.
Glacial acetic acid	1 vol.

〈 B 방법 〉

10 % formalin, methanol액

Formalin	1 vol.
Absolute methanol	9 vol.

〈 C 방법 〉

40 % formalin

② 1 % periodic acid solution

Periodic acid (특급)	1.0 g
D.W.	100 mL

갈색병에 넣어 실온보존. 1개월간 사용가능

③ Schiff 시약 조제법

i) Basic fuchsin 1 g을 200 mL의 끓는 증류수에 조금씩 넣으면서 저어주면서 녹인다.

ii) 50℃까지 방치하여 냉각시키고 여과한다.

iii) 1 N HCl 20 mL를 가하고 혼합한다.

iv) 흐르는 수돗물에 용기를 대고 25℃까지 냉각시켜서 sodium metabisulfite ($NaHSO_3$) 1 g을 가하여 강하게 진탕하여 녹인 후 마개를 한다. 어두운 곳에서 볏짚색(straw color)이 될 때까지 48시간 방치한다. 갈색병에 넣어 냉장고에 보관한다. 1개월간 사용가능하다.

④ Sodium metabisulfite ($NaHSO_3$) 용액

$NaHSO_3$	2.5 g
D.W.	25 mL에 녹인 후

1 N HCl 25 mL를 가한다.

증류수를 가해서 총량이 500 mL되게 한다.

⑤ 후염색액

Mayer's hematoxylin액 또는 Harris hematoxylin액

• Schiff시약은 PAS 염색에서 중요하므로 주의해서 만든다. 아황산 gas 냄새가 없거나 홍색을 띠면 사용하지 말아야 한다.

4) 염색방법

〈 A 및 B 고정액을 사용하는 염색법 〉

① 실온에서 도말표본을 고정한다(A 고정액은 10분간, B 고정액으로는 5분간 고정시킨다).

② 흐르는 수돗물에서 5분간 수세한다.

③ 1 % periodic acid액으로 5분간 산화처리 한다.

④ 증류수로 5분간 2회 세정한다.

⑤ Schiff시약에 30분간 방치한다(37℃에서는 15분).

Sodium metabisulfite액으로 5분간씩 2회 담군다.

⑥ 흐르는 수돗물에서 5분간 수세한다.

⑦ Mayer's hematoxylin액으로 10~20분간 후염색을 한다.

⑧ 수세 → 건조 → xylene 침적시켰다가 permount로 봉입시킨다.

〈 C 고정액을 사용하는 염색법 〉

① Formalin 증기(vapor)에서 3분간 고정시키고 가볍게 수세한다.

② 1 % periodic acid액에서 8분간 방치하고 5분씩 2회 수세한다.

③ Schiff 시약에서 30분간 방치하고 5분씩 2회 수세한다.

④ Harris hematoxylin액에서 2분간 후염색을 한다.

⑤ 수세하고 1 % HCl alcohol액에 두 번 dipping시킨다.

⑥ 5분간 수세하고 건조시켜 봉입(mounting)한다.

• 수세는 충분히 하고 다음 시약으로 옮길 때 거즈로 수분을 가능한 제거한다.

• PAS 염색은 조작법 순서대로 하면 실패를 하지 않는 안정된 염색이다.

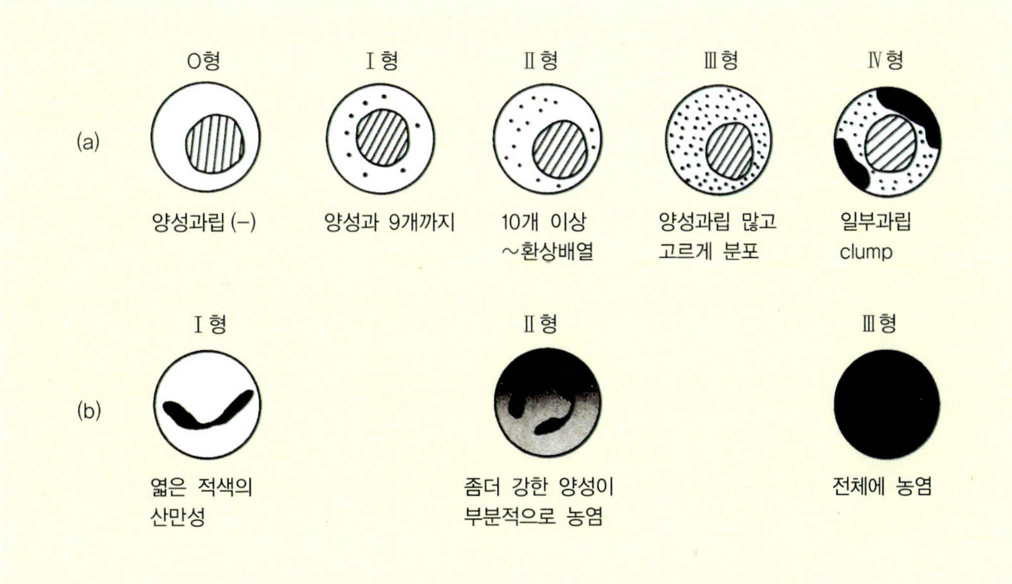

▶그림 8-14. 림프구계(a) 및 과립구계(b) 양성 판정기준

5) 결과

PAS 반응의 양성(positive)은 적색 또는 적자색으로 나타내고 세포질 내 또는 그 주변에서 볼 수 있다. 양성강도는 다양해서 산만형(diffuse type), 과립형(granular type), 괴상 또는 고리 모양의 환형(clumps 또는 annular rings type)이 있다.

① 양성률(%) 표현법

급성백혈병에서는 모구당, 적백혈병(erythroleukemia)에서는 적혈모구당과 같이 한 종류에 세포 100개 중의 양성세포수를 %로 나타내는 방법이다.

② Scoring 방법

림프구, 모구, 적혈모구의 PAS 양성반응강도는 아래의 기준에 의해 반정량적 방법으로 평가해도 된다.

0 : 세포질에 적색의 양성과립이 없는 경우

\+ : 과립들이 소량 흩어져 있을 경우

++ : 농축된 꼬리 모양의 환형이 2개 정도가 있는 경우

+++ : 괴상 또는 농축된 꼬리 모양의 환형이 3개 또는 그 이상 있을 경우

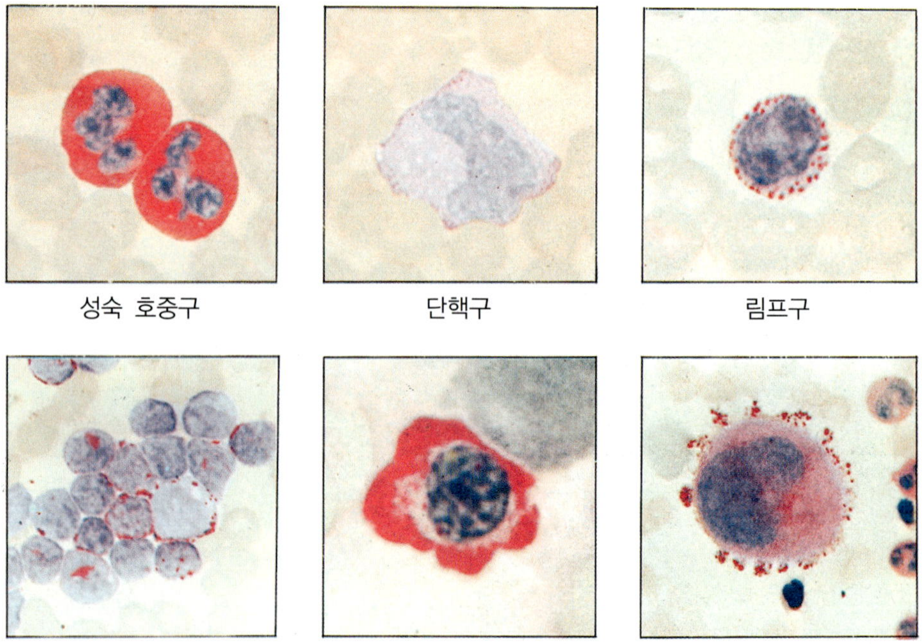

▶그림 8-15. Periodic Acid Schiff(PAS) 염색상

6) 임상적 의의

(1) 정상혈구의 PAS 반응성

① 정상의 적혈구, 적혈모구: 음성

② 과립구계 : 호중구의 PAS반응은 성숙도에 따라서 강양성

골수모구는 거의가 음성이지만 때로는 양성인 경우는 미세한 과립상이다. 전골수구는 양성도가 높고 분엽호중구는 산만성으로 강하게 염색된다. 호산구의 과립은 음성이다. 그러나 세포질의 기질은 양성이다.

③ 림프구계: 말초성숙림프구는 음성과 소수의 양성과립 양성률은 1~14%

④ 혈소판계: 거핵구, 혈소판도 산만성(diffuse)의 강한 양성

⑤ 단핵구: 산만성으로 연하게 염색되고 때로는 미세과립상 양성

⑥ 형질구: 약양성(연한 홍색의 산만성) 또는 음성

(2) 질환상의 PAS 반응성

① AML에서 골수모구, 전골수구: 대부분 음성(negative), 일부는 산만성 약양성

② ALL의 림프모구: 강한 양성(조대과립이 농축된 환형 모양)

③ 급성백혈병에서의 단핵모구: 혼합형태(음성인 경우와 세포질이 산만성으로 염색되는

경우가 있다)

④ 지중해빈혈, 재생불량빈혈, 골수섬유증, 철결핍빈혈의 경우는 PAS양성이며 악성빈혈일 때의 거대적혈모구는 음성이 특징이다.

⑤ 적백혈병(FAB분류의 M6)일 때의 적혈모구: 중증도의 조대과립상의 양성과립(농축된 환형 모양)

5 Acid Phosphatase(ACP) 염색

백혈구의 산포스파타제염색은 ICSH에서 추천한 표준화방법은 diazonium염의 종류에 따라서 ① fast red ITR법 ② fast garnet GBC법 ③ pararosanilin법의 세 가지 방법이 있다. 대부분의 말초혈액 혈구들은 효소활성 양성을 보인다. 급성림프성백혈병(ALL)에서 T-cell ALL의 아구는 산성효소활성이 강해서 진한 적색의 강한 양성을 보이지만 다른 종류의 ALL은 거의 인정이 되지 않기 때문에 진단상의 유용성이 많다.

혈액 및 골수도말표본을 두 장씩 가지고 염색하게 되는데, 한 장은 원래의 반응액으로 염색해서 보는 것이고, 나머지 한 장은 반응액(reactant)에 주석산(tartaric acid)을 넣어서 녹인 주석산함유 반응액으로 염색하게 된다. 이것은 주석산에 예민한 산포스파타제 활성의 세포는 저해되어 불용성의 침착물이 생기지 않으나, 주석산에 저항(resistant)하는 산포스파타제 활성이 있는 세포는 영향을 받지 않는 특징이 있다. 특히 hairy cell leukemia의 hairy cell이 주석산 저항성 양성으로 나타나므로 진단적 가치가 있다.

A. Fast Red ITR법에 의한 염색법

1) 원리

Azo 색소법에 의한 염색 원리는 LAP 방법과 같다. ICSH 추천법 세 방법 모두 기질(substrate)로서 naphthol AS-BI phosphate를 사용하고 있으나, 그림에서 보듯이 diazonium염의 종류가 서로 다르기 때문에 반응시간, 염색성 등에 약간의 차이가 있다.

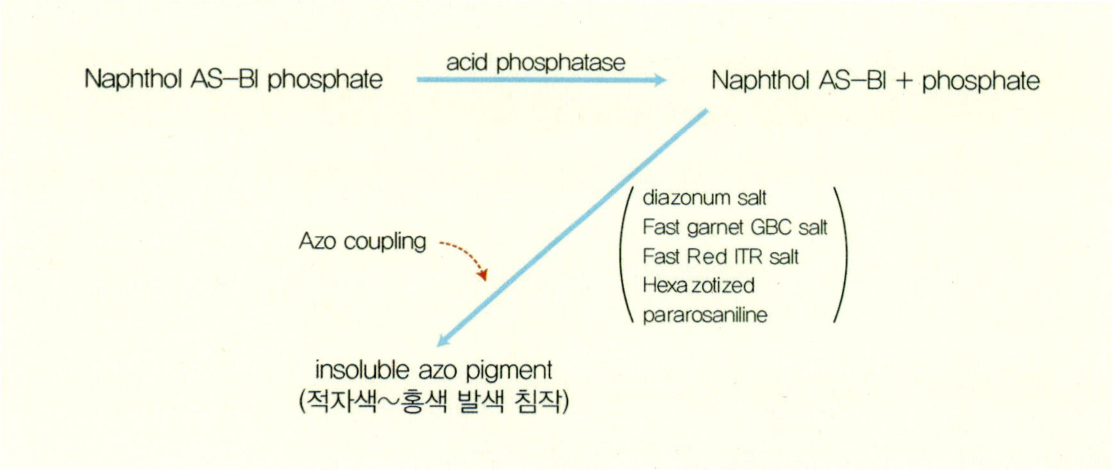

▶그림 8-16. Azo 색소법에 의한 acid phosphatase 염색법

2) 검체

신선 말초혈액 도말표본 또는 heparin 항응고제 사용 혈액도말표본을 고정시킨 후 최소한 1주 동안은 저장 가능하다.

3) 시약

① 고정액: Citrate-Acetone 액

i) 0.03 M citric acid 액

Citric acid	0.063 g (0.126 g)
D.W.	100 mL (200 mL)

ii) 0.03 M sodium citrate액

Sodium citrate	0.88 g
D.W.	100 mL

iii) Acetone 특급품

i) 액 168 mL + ii) 액 32 mL + iii) 시약 300 mL 잘 혼합하고 냉장고 (4~10℃)에 보관한다. 사용전 혼합한다. 1개월간 안정하다.

② 기질액

N, N'-dimethyl formamide	0.3 mL (0.6 mL)
Naphthol AS-BI phosphoric acid (Sigma Co.)	20 mg (40 mg)

완전히 녹인 후 완충액을 혼합해야 한다.

0.1 M/L acetate buffer (pH 5.4)	50 mL (100 mL)

4~10℃냉장고에 보관하면 2~3개월간 안정하며 pink색으로 변하면 버린다.

③ 반응액

기질액 (substrate)	50 mL
Fast red ITR salt (Sigma Co.)	30 mg
10 % $MnCl_2$	2 drop

용해시킨 후 즉시 여과하고 사용직전에 조제한다.

1N NaOH액으로 pH 5.0으로 수정하여 사용한다.

④ 주석산 함유반응액

기질액 (substrate)	50 mL	주석산의 최종농도가 70 mmol/L
Fast red ITR salt	30 mg	
10 % $MnCl_2$ sol.	2 drop	
(+)Tartaric acid	562.5 mg	

1 N NaOH로 pH 5.0으로 수정해서 사용한다 (약 3.7 mL 소요된다).

- 염색매수가 적을 경우는 처방을 1/5로 줄여도 된다.
- 주석산의 최종농도가 50 mM이 되게 해도 된다 (L－주석산 375 mg 넣는다).
- 기질액에 fast red ITR salt를 넣기 전에 L－tartaric acid를 먼저 녹인다.

⑤ 0.1 M acetate buffer (pH 5.4)

i) A액

Sodium acetate trihydrate	13.6 g
D.W.	1,000 mL

ii) B액

Glacial acetic acid	6.0 mL
D.W.	1,000 mL

i)액에다 ii)액을 섞어 pH 5.4가 되게 한다.

4~10℃에 보관하고 최소 3개월간은 안정하다.

4) 염색방법

① 10℃ (11~12℃)로 유지된 citrate-acetone 고정액으로 20초간 고정시킨다.

② 흐르는 물에서 20~30초간 수세하고 건조시킨다 (여름철에는 10℃ 냉각수를 사용하면 염색성이 좋아진다).

③ 반응액 및 주석산 함유반응액으로 각각 표본사용 37℃/90~120분간 염색한다 (호중구의 활성도를 보기 위해서는 5~6시간 염색).

④ 흐르는 물에서 20~30초간 수세한다.

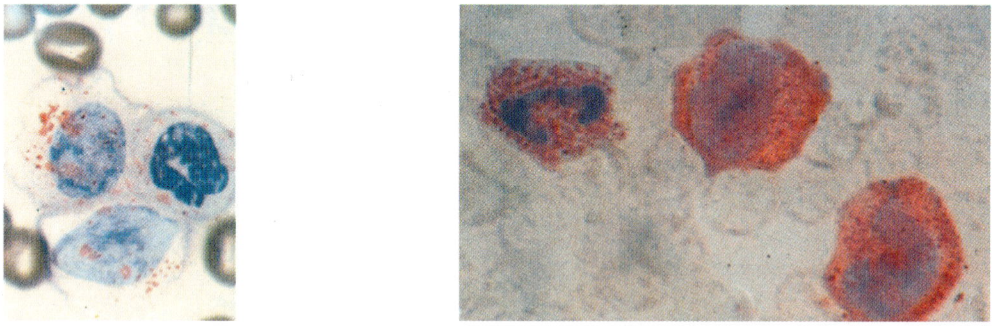

(a) HCL세포　　(b) 말초혈액 FAB M5b

▶그림 8-17. ACP염색상 (fast red ITR법)

⑤ Hematoxylin액으로 5분간 후염색을 한다.

⑥ 수돗물에 충분히 수세하고 건조 → 봉입 → 경검한다.

- 고정액의 온도유지와 시간엄수가 제일 중요하다 (세포구조, 효소활성유지, 선명한 양성과립을 얻기 위한 것이다).

5) 결과

산포스파타제 효소활성 양성은 농홍색으로 염색된다.

- 정도관리용 도말표본 염색상
  모든 백혈구계 세포에 효소활성이 있다.
  중등도 양성도: lymphocyte, neutrophil, eosinophil, platelet, normoblast
  강양성: monocyte, histiocyte, megakaryocyte, hairy cell
- 주석산 저항검사 (tartrate resistant acid phosphatase activity)
  Hairy cell: resistant 강양성 (세포질에 진한 홍색과립)
  T-ALL의 blast cell: resistant 강약성 (세포질에 진한 홍색과립)

6 Leukocyte Alkaline Phosphatase (LAP) 염색

백혈구의 LAP효소활성은 주로 말초혈액의 성숙호중구에서 인지되는 것으로 세포의 감별이 목적이 아니라 LAP활성을 scoring하여, 감소 또는 증가에 따라 만성골수구백혈병 (chronic myelogenous leukemia)과 유백혈병성 (leukemoid reaction)의 질환을 감별하는 진단보조검사이다. ICSH (1985)에서는 기질로서 naphthol AS-BI phosphate를 사용하는 Kaplow법 (1963)과 naphthol AS-MX phosphate를 사용하는 Tomonaga법 (1963)을 추천하고 있다. 양 방법 모두 azo 색소법이며 후자의 방법은 염색이 깨끗이 잘 되는 반면 시간이 오래 걸린다는 단점이 있다.

A. Kaplow method

1) 원리

Naphthol AS-BI phosphate $\xrightarrow{\text{LAP}}$ naphthol AS-BI + phosphate

Naphthol AS-BI + diazonium salt (fast blue RR) $\longrightarrow$ insoluble azo pigment black color의 착색침전물 형성

즉, 반응액 중이 기질이 LAP의 효소작용에 의해 나프톨과 인산으로 분해되어 나프톨과 디아조니움염이 결합하여 발색되고 효소 활성부위에 불활성의 검은색의 침전물이 형성된다.

2) 검체

신선혈액 (모세혈관)으로 만든 도말표본 또는 항응고제를 사용한다면 heparin 첨가혈액으로 만든 도말표본을 사용한다. EDTA 혈액은 phosphatase 효소반응을 저해하고 염색성이 좋지 않으므로 사용하지 않는다. 혈액도말을 만든 후 8시간 이내에 염색해야 되며 더 지연되면 효소활성이 저하되어 염색성이 좋지 않다.

3) 시약

① 고정액

60 % citrated buffered acetone; 실온보관

- 0.03M sod. citrate 32 mL (0.882 g/100 mL)

+ 0.03M citric acid 168 mL (1026 g/200 mL)

+ acetone 300 mL

② Staining Solution

- Naphthol AS-BI phosphoric acid 1.25 mg (냉동보관)

+ Fast red violet 10 mg (냉동보관)

+ Dimethyl formamide 0.07 mL (실온보관)

+ Propanediol buffer (pH 9.7) 15 mL

③ Propanediol Solution; 냉장보관

- stock sol; 2amino-2methyl 1,3 propanediol 21 g + DW 1,000 mL
- working sol; Stock sol 250 mL + 0.1M HCl 50 mL (HCl 0.83 mL + DW 100 mL) + DW 1,000 mL

④ Hematoxylin (Dako)

⑤ 염색 시 여과한 후 사용한다.

4) 염색방법

① 채혈 즉시 slide에 blood를 떨어뜨려 도말한다. slide는 10장 정도 준비한다.

② Fresh하게 air dry된 slide를 고정액에 60초 동안 고정한다.

③ Tap water 수세 후 가능하면 암소 (냉장고)에서 dry 시킨다.

④ Staining 용액에 40분간 염색한다 (stain 용액은 1시간 이상 혼합하고 여과한 후 사용).

⑤ Washing 후 hematoxylin에 10분간 대조염색한다.

⑥ Washing 후 air dry 한 후 그대로 봉입한다.

⑦ 100~200배에서 초점을 맞추고 400배에서 neutrophil (segmented neutrophil, band neutrophil)의 염색도에 따라 0에서 4점을 주어 100개를 계수한 후 점수별로 합산한다.

Grade	Criteria
0점	* 세포질은 무염색, 무과립
1점	* 세포질은 희미한 Reddish 세포질, 무과립
2점	* 세포질은 Reddish 세포질, 경도 (소수)의 과립
3점	* 세포질은 Reddish 세포질, 중등도 (다수)의 과립
4점	* 세포질은 진한 Reddish 세포질, 다수의 검은 과립

5) 결과

그림 8-18.

6) 참고치

30~130

LAP score는 성별, 연령 및 임신여부에 따라 차이가 있다. 10세 이하의 어린이에서는 높고 70세 이상에서는 LAP score가 낮다. 또한 임신경과에 따라 LAP score가 점점 높아져서 임신말

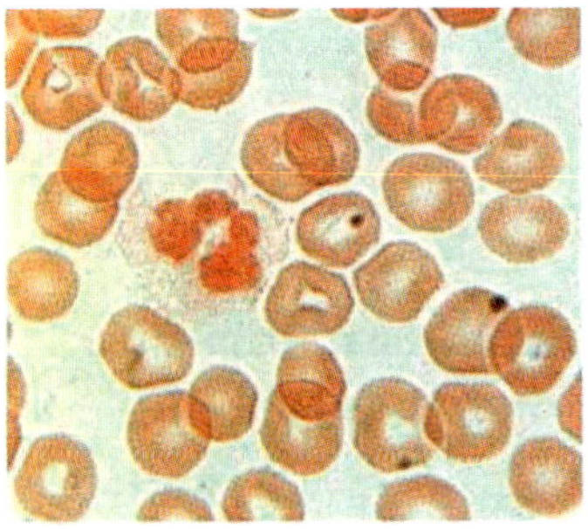

O형 과립이 보이지 않는다.

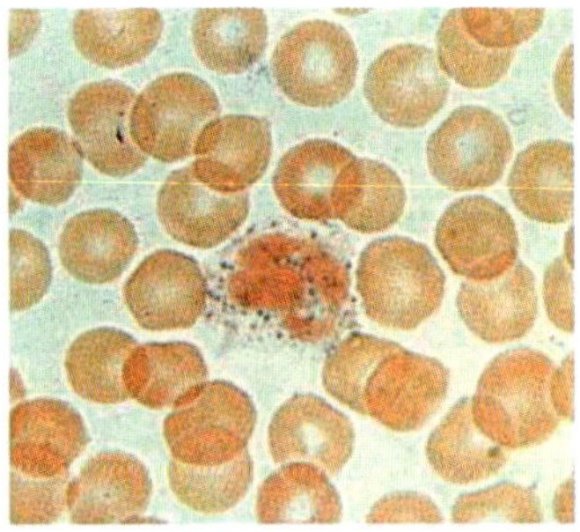

I 형 과립의 수가 약 30개까지

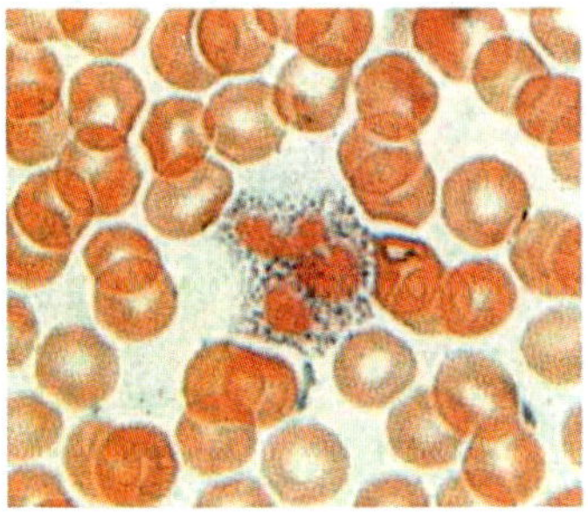

II 형 균일하지 않는 과립분포

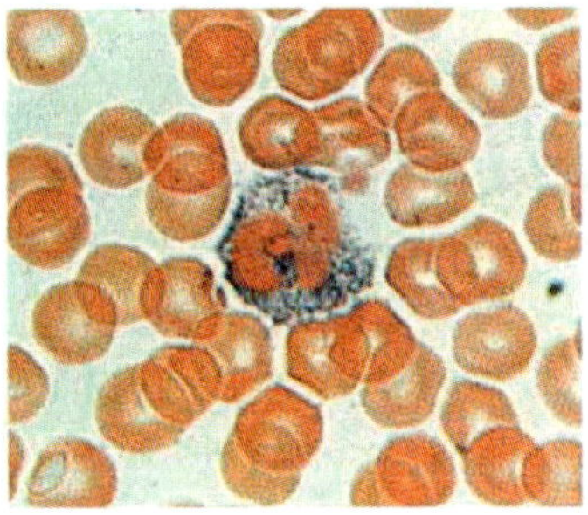

III 형 균등한 과립의 분포

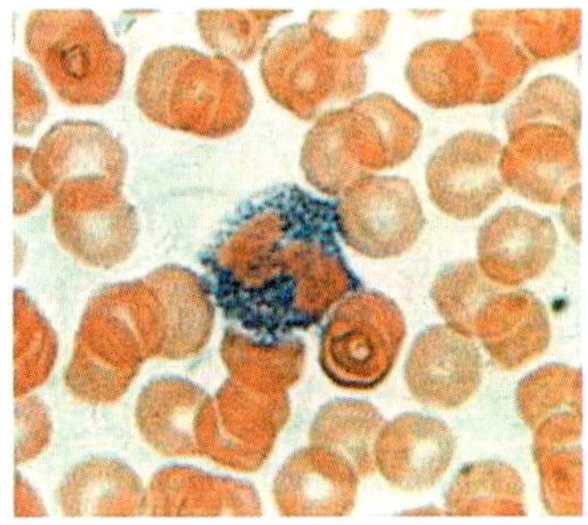

IV형 균일하게 꽉 차있는 분포

▶그림 8-18. LAP의 염색결과와 O~IV형 분류

표 8-4. LAP의 계산 예

형(점수)	양 성 수	양성지수(score)
O형(0)	28	28 × 0 = 0
I 형(1)	36	36 × 1 = 36
II 형(2)	20	20 × 2 = 40
III 형(3)	10	10 × 3 = 30
IV형(4)	6	6 × 4 = 24
계	100	130

기 시기에는 최고도에 달한다.

7) 임상적 의의

LAP score가 증가되거나 감소되는 질환을 표 8-5에 나타내었다.

표 8-5. LAP score가 증가 및 감소되는 질환

LAP score 증가 (200~300)	LAP score 감소 (1~10)
백혈병양반응	만성골수구백혈병
조직의 괴사 (암종)	적백혈병
급성세균성감염	재생불량빈혈
외상	발작야간혈색소뇨
화상	초기 전염단핵구증
외과수술 후	교원병
임신 및 수유기	저포스페이트혈증
스트레스	
경구피임약 복용자	
림프종	
진성다혈구증	
골수섬유증	
본태성 골수양화생	
신생아 (생후2주 미만)	

참고

① 채혈 후 즉시 검사를 시행한다.
② 고정이 가장 중요하므로 온도와 시간을 엄격히 지킨다 (제일 중요하다).
③ 성숙호중구 (N, segment 또는 band)만 count하고 림프구, 호산구, 호염기구는 포함하지 않는다.
④ Control로서 정상인 및 임산부의 도말표본을 만들어 동시에 염색성을 관찰한다.
- Negative control : 정상인 도말표본을 만들어서 고정 (fix)시키고 효소의 불활성화를 위해 100℃ 끓는 물에 1분간 처리 후 염색한다.
- Positive control : 임신말기 또는 분만 후 2일 이내의 산모 혈액 도말표본

7 철염색 (Iron stain)

Grünberg (1941)는 말초혈액 도말표본을 철염색을 한 다음 적혈구 내에 철과립이 존재하고 있음을 보고하였으며 이것을 철적혈구 (siderocyte)라고 명명하였다. 그 후 Dacie 및 Doniach (1947), McFadzean (1949)에 의해 골수 중 Hb 생성 적혈모구 내에도 prussian blue로 염색되는 철과립이 존재함을 증명하였고 Kaplan (1954)은 이것을 철적혈모구 (sideroblast)라고 명명

표 8-6. 골수 hemosiderin 판정기준

보고 (Report)	판정기준 ×200
감소 (decreased) −	전시야에서 보이지 않는다.
정상 (normal) ±	전시야에 1~2개
약간증가 (slight increased) +	수시야에 1~2개
증가 (increased) 2+	수시야에 2개 이상
철침착 (hemosiderosis) 3+	매시야에 수개 이상

하였다. Bowman (1961)은 적혈모구에 철과립이 핵 주위에 ring 모양으로 배열되어있는 것을 환형 철적혈모구 (ringed sideroblast)라고 명명하였다.

철적혈모구 (sideroblast)의 증기는 heme 합성장애나 철대사 이상으로 인한 질환에서 증가되므로, 이 염색은 골수에 있어서 환형 철적혈모구 (ringed sideroblast)의 증가를 특징으로 하는 철적혈모구빈혈 (sideroblastic anemia)의 진단에 이용된다. 따라서 골수에서의 철적혈모구 검사를 위한 철염색은, 철결핍빈혈이 많은 우리나라에서 많이 이용되고 있는 염색법이다.

A. Prussian blue 염색법

1) 원리

$$K_4[Fe(CN)_6] + Fe^{+3} \longrightarrow Fe_4[Fe(CN)_6]_3 \text{ (prussian blue)}$$

Potassium ferrocyanide ($K_4[Fe(CN)_6]$)는 혈구 중의 3가의 철이온과 결합하여 불용성의 prussian blue가 생성된다. 이러한 염색반응을 prussian blue reaction이라고 한다.

2) 시약

① 고정액

37 % formalin 원액 (SBB 고정액 참조) 또는 10 % formalin methanol액 (PAS 고정액 참조)

② 2 % potassium ferrocyanide 용액

갈색병에 넣어 실온보존하면 2주간 안정하고 만든 후 4~5일 후에 사용하면 염색성이 더욱 좋아진다.

③ 2 % HCl 용액−신선제조 사용 (안정기간이 짧다).

④ Prussian blue 시약

2 % potassium ferrocyanide 용액과 2 % HCl 용액을 동량 혼합한다. 사용직전에 만

들고 여과 후 즉시 사용한다.

⑤ 0.1 % safranin O액 또는 0.1 % eosin수용액

3) 염색방법

① 고정: 35~37 % formalin으로 증기고정을 30분간 한다. 충분히 건조시킨다 (여지나 거즈에 formalin 원액을 충분히 적셔 염색병 밑에 깔고 건조 골수 도말표본을 넣고 마개를 한다. 고정이 끝나면 slide를 꺼내고 formalin 냄새가 안 날 때까지 공기 건조시킨다).

- 10 % formalin-methanol 고정액을 쓸 경우 30초간 담구었다가 충분히 수세한다.
- Methanol (특급)로만 고정할 때엔 10분간 담구었다가 공기 중에 건조시킨다.

② Prussian blue 시약으로 60분간 실온에서 염색시킨다.

③ 흐르는 물에서 10~20분간 수세하고 증류수로 씻는다.

④ 0.1 % safranin O액으로 30~60초간 후염색을 한다 (0.1 % eosin액은 10~15초간만 한다).

⑤ 흐르는 물에 수세하고 순수 methanol에 수 초 동안 담군다 (과잉의 후염색액 제거 목적).

⑥ 수세 후 건조시킨다.

B. Sundberg and Brown 염색법

1) 염색방법

① Formalin vapor로 10분간 고정시킨 뒤 D.W.로 가볍게 수세하고 건조시킨다.

② Prussian blue 시약을 37℃/1시간 염색시킨다.

③ D.W.로 3분간 수세한다.

④ 1 % neutral red 액으로 30분간 후염색을 한다.

⑤ 수세 → 건조 → 봉입시킨다.

참고

① 철염색에 사용하는 모든 기구 (slide glass, pipette, Coplin jar 등)는 희석 HCl액에 담구었다가 탈이온 증류수로 닦아서 철 성분을 제거한 것만 사용한다.

② Formalin 증기고정법이 철과립의 염색성이 좋다.

③ Prussian blue 시약의 반응시간과 온도는 방법에 따라서 다소 차이가 있는데 미리 온도를 올려놓고 37℃/1시간, 56℃/10분간 염색하는 방법도 있다.

④ 말초혈액 도말표본의 철염색일 경우 prussian blue 시약으로 15~30분간 염색한다.

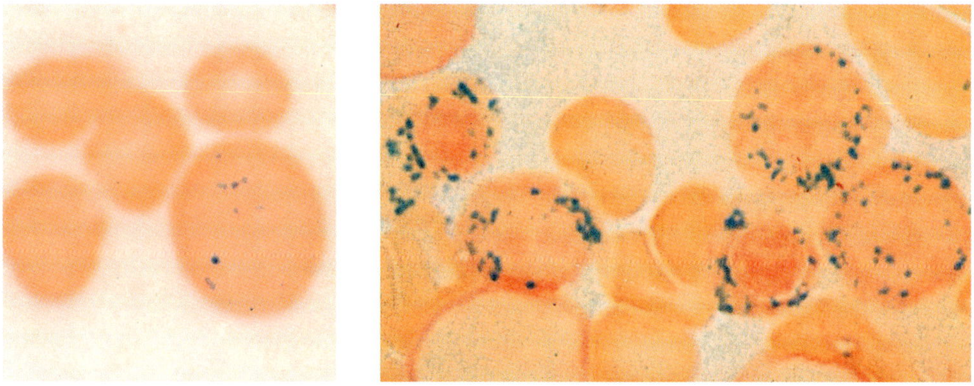

▶그림 8-19. 말초혈액 표본에서의 철적혈구(siderocytes)와 환형철적혈모구(ringed sideroblast)

2) 결과 및 참고치

철양성 과립은 청색으로 염색되어 보인다.

- 철적혈구(siderocyte): 참고치 0.4~0.6 %
  그물적혈구 검사와 마찬가지로 말초 도말표본의 성숙적혈구 1,000개를 count하는 중에 청색과립을 함유한 적혈구를 %로 나타낸다.

$$\therefore \%\ \text{siderocytes} = \frac{\text{No. of erythrocytes containing blue granules}}{\text{1000 erythrocytes (RBC + siderocytes)}} \times 100$$

- 철적혈모구(sideroblast)는 보고자에 따라 차이가 있을 수 있으나 골수 도말표본에서 다염성 및 정염적혈모구의 30~50 %가 철적혈모구이다. 철적혈모구의 양성률 차이는 어느 성숙단계의 적혈모구를 대상으로 하는가에 따라 다르다. 보통은 Hb 합성을 하고 있는 적혈모구에 대한 양성률을 보는 것이 있고 또 하나는 염기성 적혈모구를 포함한 모든 적혈모구에 대한 양성률을 보는 경우가 있는데 전자의 계수방법으로 보는 것을 권장한다.

3) Dacie의 철적혈모구 분류

Dacie 등은 철적혈모구를 3형으로 분류되며 다음과 같은 특징이 있다.

Ⅰ형은 정상 골수에서 볼 수 있는 것으로 세포질 내에 과립은 미세하고 수가 적다(1~4개의 철과립).

Ⅱ형은 정상에 비해 과립은 보다 크고 비교적 거친 과립이 세포질 내에 5개 이상 산재되어 보인다.

Ⅲ형은 조대과립이 세포질에 산재하거나 핵 주위의 1/3 이상에 걸쳐 5개 이상의 철과립이 환형(ring)으로 배열되어 있다.

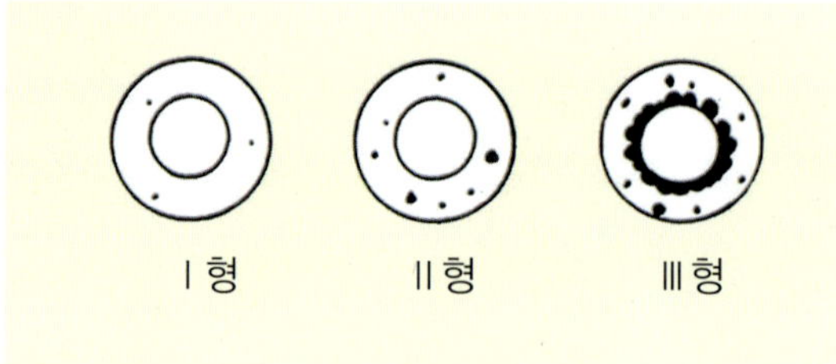

▶그림 8-20. Dacie의 철적혈모구 분류

표 8-7. 세포화학염색 (cytochemistry의 고정액성분과 고정시간, 보관온도 일람염색법)

염 색 법	고 정 액	보관온도 및 고정시간
POD염색	BFA액 M/15 phosphate buffer (pH 6.4) 30 mL Formalin 25 mL Acetone 45 mL	0~4℃ 유지시킨 고정액에 30초간
	3% glutaradelyde-acetone액 Acetone 60 mL D.W. 40 mL 70% glutaraldehyde (냉동보존) 43 mL	냉동고에서 꺼내 즉시 사용 (1분간)
SBB염색	Formalin 증기	40% formaldehyde 원액을 거즈에 묻힌 후 적염색병에 넣고 10분간 고정
	5% glutaraldelyde, 70% methanol	실온 30초
PAS염색	10% formalin, methanol액	실온 30초
	Acetone, formalin, glacial acetic acid 혼합액 처방 Acetone 6 vol. Formalin 3 vol. Glacial acetic acid vol.	실온 10분
Esterase염색	BFA 고정액	0~4℃ 30초간
Alkaline phosphatase stain	10% formalin + methanol + glacial aceic acid액	-3~-5℃
	Formalin증기 10 mL Methanol 90 mL Glacial acetic acid 0.01 mL	5초간 (TOMONAGA법)
Iron stain (prussian blue stain)	Formalin증기	SBB염색 참조
	10% formalin-methanol액	PAS염색 참조
Acid phosp-hatase염색	Citrate-acetone액 ⓐ 0.03M citric acid 168 mL citric acid 0.063 g (0.126) D.W. 100 mL (200) ⓑ 0.03 M sod. citrate액 sodium citrate 0.88 g D.W. 100 mL ⓒ Acetone 300 mL ⓐ액 168 mL + ⓑ액 32 mL + ⓒ액 300 mL	10℃ 20초간

정상에서는 Ⅰ형이 가장 많고 Ⅱ형은 이상(abnormal)을 보여주는 것이고, Ⅲ형은 철적혈모구성 빈혈일 때 특징적으로 보여주는 환형철적혈모구(ringed sideroblast)이다. 좀더 자세히 설명을 하면, 철은 transferrin에 의해 운반되어 적혈모구 내에 일시 저장되었다가 mitochondria에서 Hb 합성에 이용이 되는데, heme 합성 효소의 결핍이 생기면 heme 합성이 저해된다. 그 결과 mitochondria 내에 철과립이 축적되며, mitochondria는 핵 주위를 둘러싸고 있기 때문에 철염색을 하면 ring 모양으로 염색된다. 즉, ringed sideroblast인 것이다.

4) 임상적 의의

철결핍성 빈혈과 철적혈모구성 빈혈의 진단에 이용된다. 철적혈모구(sideroblast)는 일반적으로 혈청철(serum iron)과 평행하여 증감한다. 철적혈모구의 양성률과 환형철적혈모구의 유무 및 macrophage 세포질 내에서의 철과립정도(저장철의 정도를 나타내는 것으로 세포질 내에 저장되어 있는 hemosiderin 청색과립)를 관찰해서 판단해야 한다. 철결핍빈혈(iron deficiency anemia)에서는 철적혈모구(sideroblast)와 macrophage 내의 철이 모두 감소한다. 재생불량빈혈, thalassemia, 대량수혈에 의한 철침착증(hemosiderosis)에서는 증가하게 된다. 철적혈모구빈혈(sideroblastic anemia)에서는 ringed sideroblast가 보이고 macrophage 세포질에서의 hemosiderin이 증가하는 것이 특징이다.

8 NBT 환원검사(Nitroblue tetrazolium reduction test)

인체에 세균 감염이 있을 경우 세균은 호중구에 의해 탐식된다. 이런 호중구들은 당대사, 산화효소의 활성, 산소의 소모와 같은 내사성 변화가 일어나게 되는데, 이런 상태의 혈액을 채혈하여 미황색의 0.2 % nitroblue tetrazolium(NBT) 용액과 반응시키면 세균을 탐식한 호중구의 세포질에 NBT 환원물질인 흑청색의 formazan이 형성되어 침착물 또는 과립침착이 관찰한다. 이것을 NBT 양성세포라고 하며 이 세포는 세균탐식 능력이 없고 정상세포보다 크게 보인다. 세균감염증일 때 심하게 증가하게 된다.

1) 시약

① 0.2 % NBT 저장액

Nitroblue tetrazolium No. 6876(Sigma, Co.)	0.2 g
0.85% saline	100 mL

② NBT 사용액

0.2 % NBT 저장액	0.8 mL
0.9 % saline	0.3 mL
정상 혈청 (AB형)	0.5 mL

③ Safranin O 염색액

Safranin O	1 g
Glycerol	40 mL
D.W.	100 mL

2) 염색방법

① Cover glass에 혈액을 넓게 분주 한다.

② 분주가 완료된 검체는 slide 보관함 덮개를 덮은 후 37℃ incubator에 30분간 방치한다. 이때 slide 보관함 내에 습기를 유지하기 위하여 물에 적신 거즈를 깔아 둔다.

③ 30분 방치 후 saline으로 cover glass에 붙어 있는 clot을 조심스럽게 제거시킨다.

④ Slide glass에 NBT 사용액 2~3 drop을 떨군다.

⑤ ④에 RBC clot을 제거한 cover glass를 덮는다.

⑥ 37℃ humid chamber에서 60분간 incubation 시킨다.

⑦ Cover glass를 떼어서 빨리 공기 건조시킨다.

⑧ Methanol로 60초간 고정한 후 DW로 수세한다.

⑨ Safranin O로 5분간 대조 염색한다.

⑩ 공기 건조시킨 후 봉입한다.

⑪ 100~200배에서 초점을 맞추고 1,000배에서 neutrophil 100개 중에 formazan cell (formazan을 형성한 segmented neutrophil)을 계수한다.

3) 결과

양성세포는 호중구의 세포질에 흑청색의 침착물 또는 과립으로 보인다. 호중구 100개를 관찰해서 양성세포 비율 (%)로 보고한다. Band neutrophil과 metamyelocyte는 관찰 호중구에서 제외한다.

4) 참고치

30% 이상

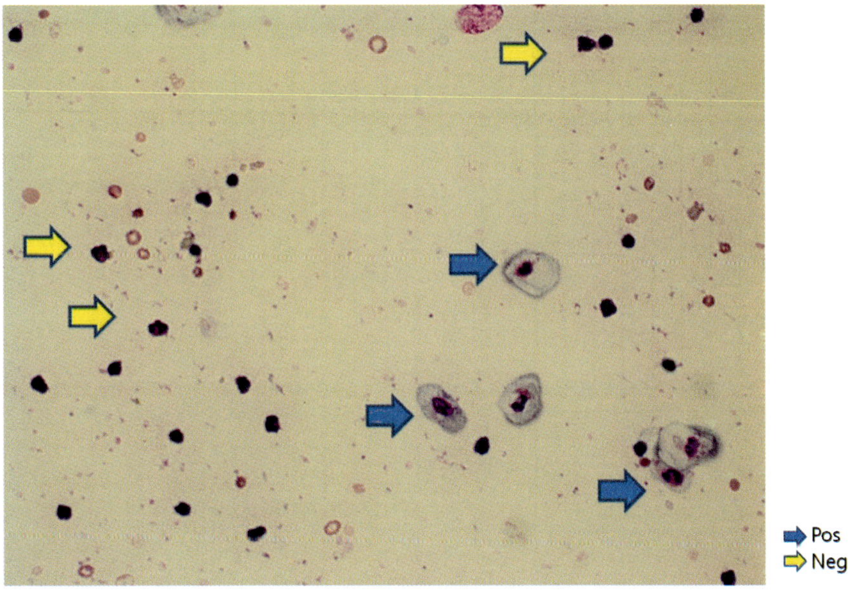

▶그림 8-21. 양성세포와 음성세포의 비교

연 령	NBT 환원율
0~1세	41±16%
1~3세	9±6%
성인	20±15%

($\overline{x}$±1 SD)

5) 임상적 의의

① 만성육아종증(chronic granulomatous disease, CGD)의 선별에 유용하다.

② 만성육아종증의 경우 10% 이하 호중구에서 NBT를 환원하며 정상인의 경우 95% 이상 호중구에서 NBT를 환원한다.

③ 만성육아종증은 반성 유전 형식을 취하는 백혈구기능이상증이며, 호중구는 정상적으로 탐식하나 NADPH oxidase 활성의 결핍에 의한 비정상 산화대사 반응을 보여 세포 내 살균이 지연되는 병태로 formazan이 형성되지 않는다. 어떤 variant에서는 formazan이 형성되기도 한다.

④ 검사 전에 항생제 투여를 중지한다(항생제 투입 후 1~14일 후면 NBT 정상이 된다).

NBT 증가 질환	NBT 감소 질환
Bacterial infection	Viral disease
Viral infection	Primary tuberculosis
Fungal infection	Chronic granulomatous disease
Parasite infection	Non bacterial febrile disease
T. B meningitis	Carcinoma
Newborn infant	Rheumatoid arthritis
Pregnancy	Systemic Lupus erythematosus
Myelofibrosis	Localized bacterial infection
Typhoid immunization	Successful antibiotic therapy

참고

1) 호중구는 표본의 가장자리에서부터 관찰한다.
2) 건강인 혈액을 동시에 검사해서 대조로 사용한다.
3) 호중구의 기능은 유주능, 탐식능, 과립효소방출능, 활성산소산생능, 살균능 등이 있다. 이중에서 살균능에는 활성산소의 발생이 필요한데 이것을 이용한 검사가 NBT 환원검사이다.
4) 소아에서 드물게 볼 수 있는 만성육아종증(chronic grarulomatous disease, CGD)은 호중구 기능 중에서 활성산소산생능(O_2^-)에 이상이 생겨서 호중구가 탐식한 세균이나 진균류를 살균하지 못해 이들 감염증이 쉽게 걸리고 후에 육아종성 질환이 되는 반성열성유전질환이다.
5) CGD의 진단은 우선 NBT 환원검사를 하여 10% 이하의 낮은치가 인정되어지면 O_2^-를 측정하여 활성산소 산생장애가 있음을 확인한다. 동시에 호중구의 유주능 및 탐식능이 정상인지를 확인하는 것이 이 질환을 진단하는 데에 도움이 된다.

학습토의

1. 급성 골수성 백혈병과 급성 림프성 백혈병을 판별할 수 있는 염색법을 나열하시오.
2. Alkaline phosphatase 염색법에서 scoring하는 방법은?
3. 각 염색법의 염색의의에 대해 설명하시오.
4. NaF 저해작용을 보이는 세포에 대해 설명하시오.
5. NBT 환원검사의 의의에 대해 설명하시오.
6. 철염색의 의의에 대해 설명하시오.
7. 주석산 저항 시험에 양성인 세포에 대해서 설명하시오.

제9장 혈액 염색체 검사

Chromosome Study

염색체 검사는 환자의 혈액, 골수, 양수, 융모막, 피부조직, 제대혈액 등 여러 가지의 검체를 이용한 세포유전학적 배양검사를 함으로써 염색체 질환이나 유전병의 진단을 해왔다. 근래에는 혈액질환에 있어서의 Genetic Laboratory의 기능이 활성화 되어가고 있으며, 임상병리검사실 업무 영역으로서도 중요한 역할을 담당하고 있다. 염색체 분석검사는 악성 혈액질환을 진단하는데 강력한 방법으로 추천된다. 후천적으로 획득한 체성 돌연변이 (somatic mutation)를 찾아내어 악성질환을 진단하며, 형태학적 감별이 어려운 경우도 양성 혈액질환이나 반응성 세포증식 (reactive hyperplasia)을 배제시킬 수 있다. 세포형태학적 진단이 불확실한 경우 골수나 림프절에서 염색체 이상이 발견되면 화학요법제나 방사성 치료를 해야 한다는 판단근거를 제공하게 된다.

01 염색체 검사

학습목표

1. 염색체 검사과정을 설명할 수 있어야 한다.
2. 염색체 검사의 측정의의를 설명할 수 있어야 한다.
3. 세포 배양을 설명할 수 있어야 한다.
4. 표본 제작을 할 수 있어야 한다.
5. 염색체를 관찰 및 판독할 수 있어야 한다.
6. 검사 결과를 보고할 수 있어야 한다.

염색체 (chromonome)는 유사분열 중기에 관찰되며, DNA와 histone 단백의 결합체인 염색질 (chromatin)이 응축된 봉상의 구조물이다.

염색체는 동원체 (centromere)를 중심으로 짧은 쪽을 단완 (short arm, p), 긴쪽을 장완 (long arm, q)이라 하고, 동원체의 위치에 따라 중부 (metacentric), 차중부 (submetacentric), 차단부 (acrocentric) 염색체로 나눈다.

염색체의 수와 모양, 크기 등은 생물종에 따라 질환의 발생과 관련되어 세포 분열 과정에서 생기는 염색체의 수적, 구조적 이상을 밝혀내는 학문을 세포유전학 (Cytogenetics)이라고 한다.

1960년 Nowell 및 Hungerford 등이 만성골수구 백혈병 (CML) 환자에서 Philadelphia (Ph) 염색체를 발견하였다. 이후부터 연구가 본격화되기 시작하여 각종 혈액질환에서의 수적 및 구조적 이상 규명을 위한 핵형 (karyotype)의 분석과 세포유전학적 연구가 진행되었고, Caspersson에 의해 Quinacrine mustard 염색에 의한 분염기술 (banding technique)이 개발된 이후 염색체 이상의 해석이 급속히 진보 발전되기 시작했다. 최근에는 Yunis에 의해 처음 소개된 고정도 분염법 (high resolution banding technique)으로, 최근까지 원인불명이라고 생각되어 왔던 유전성 질환과 염색체 이상의 관련성이 명확하게 밝혀질 수 있게 되었다. 또한 염색체 이상에서 효소분석은 유전자 좌위의 동정을 가능케 하였다. 염색체 분염법의 발전에 의해 FAB분류와의 관계가 일부 밝혀졌다. 즉, FAB분류 M2 (급성골수구 백혈병)에서는 핵형분석결과 구조적 이상으로 t (8 ; 21), M3 (급성전골수구 백혈병)은 t (15 ; 17)이 특이적으로 많이 나타나는 것이 확인되었고, Ph 염색체도 CML에서만 특이적으로 있다고 보았으나 AML과 ALL 등에서도 존재하는 증례가 보고되고 있다. 염색체 분석을 시행한 많은 증례를 통하여 얻어진 결과는, 다른 임상

정보와 독립된 예후인자로 널리 인정되고 있다. 다시 말해서, 어떤 질환에 특이한 염색체 이상이 발견되면, 임상의는 질병경과를 예측하고 적절한 치료 방향을 결정하게 된다.

양호한 예후군에 속하는 환자는 통상적인 치료방법으로도 호전되지만, 불량한 예후군의 환자들은 보다 적극적인 치료방향을 선택할 수 있을 것이다. 진단에서 나타났던 염색체 결함이 사라졌다는 소견은 치료 후 완전 관해를 의미하며, 관해 후 다시 출현하는 염색체 결함은 재발을 의미함으로써, 세포형태학적 변화를 관찰하기 전에 적절한 치료를 강구할 수 있게 되었다. 따라서 염색체 분석은 진단적 목적과 치료효과 판정을 위해 이용되며, 또한 예후추정, 치료약제의 선택, 병인추구를 위해서도 필수적인 검사라 하겠다.

1 염색체 검사의 적응

1) 이미 알고 있는 염색체 이상의 확정진단
2) 발육 또는 지능장애를 포함하는 다발성 기형
3) 염색체 이상의 보인자로 의심되는 경우
   : 염색체 이상아 출산의 기왕력이 있는 부부
   : 불임증, 습관성 유산의 부부
4) 유산 및 사산아
5) 성분화 이상
6) 출생전 진단
7) 염색체 절단 증후군: Fanconi's anemia, Bloom's syndrome, ataxia syndrome
8) 취약 X-염색체 증후군(fragile X-chromosome syndrome)
9) 악성 종양, 특히 조혈계 종양

2 검체채취 및 운송

혈액 3 mL (골수인 경우 2 mL)를 채취해서 항응고제가 들어있는 시험관에 즉시 옮기고 응고방지를 위해 충분히 섞어준다. 이 때 사용되는 항응고제는 방부제가 들어있지 않은 preservative free heparin을 주로 사용한다.

검체 채취 후 가능한 짧은 시간 내에 세포배양이 이루어져야 한다. 그러나 검체운송 관계로 배양이 지연된다면 일단 냉장보관하고, 적어도 24시간 내에는 세포배양에 들어가야 한다. 장기간 검체를 보관해야 한다면 전혈이나 골수 1 mL 또는 림프구 2×10^6/mL, 골수세포 2×10^7/mL에 FCS 1 mL와 10 % DMSO 1 mL를 섞은 세포부유액을 2 mL screw cap plastic freezing vial에 옮긴다. 이는 액체질소내 냉동보관으로 1년까지 유효하며 검사를 시작하기 위해서는 세포를 37℃ 수조에서 신속하게 해동시키고, 배지로 세척한다.

3 분염법의 종류

1) G-염색법 (Giemsa banding)

가장 흔히 사용되는 방법으로서 염색체를 염색체 단백질의 변성물질인 trypsin으로 처리한 후 Giemsa 색소로 염색하면 어두운 부분과 밝은 염색횡문(G band)의 무늬로 염색된다. 어두운 횡문은 어두운 Q band와 일치한다. G banding은 Q banding보다 경제적이면서 단순해서 널리 이용된다.

2) Q-염색법 (Quinacrine mustard banding)

Caspersson 등 (1970)이 고안한 방법으로 염색체를 quinacrine mustard 또는 그 유사한 화합물로 염색하여 형광현미경으로 관찰한다. 각각 쌍을 이루는 염색체들은 밝은 횡문과 어두운 횡문 (Q band)으로 특수한 무늬를 만들어 내며, A-T base부위가 강한 형광을 보인다. Q band는 염색체의 분류기준을 위한 참조횡문으로 이용한다. 특히 Y염색체는 강한 형광을 발하고 간기에도 구별되며 간기는 Barr body를 광학현미경으로 관찰하거나, Y염색체를 형광현미경으로 관찰할 수 있는 시기라 하겠다.

3) R-염색법 (Reverse banding)

염색체에 열처리한 후 Giemsa 염색을 하면 명암의 염색횡문 (R band)이 Q와 G banding에서 보이는 모양과 반대로 나타나며, 이는 G-C base부위에 해당한다. R banding은 Q나 G banding과 같은 정보를 주고 있으나 널리 이용되지는 않는다.

4) C-염색법 (Constitutive heterochromatin banding)

이 방법은 동원체 부위와 구조적 이질염색체를 포함하는 다른 구역, 즉 1번과 16번 염색체의 2차 협착부위와 Y염색체의 장완의 원분절 (distal segment)을 염색하는 특수한 방법이다.

5) Silver-NOR 염색법 (Nucleolus organizer region)

Ammoniacal silver를 이용하여 nucleolar organizing region, 즉 28s와 18s ribosomal gene을 포함하는 부수체를 갖는 염색체의 경상부 (stalk)를 염색하는 방법으로 사용한다.

6) 고정도 분염법 (High-resolution banding)

약간의 변형된 방법으로 얻은 세포분열 전기-전중기의 가늘고 긴 염색체에 Giemsa 또는 Wright 염색을 시행하는 방법으로 미세한 구조 이상의 검출이 가능하다. G-분염법과 방법상으

표 9-1. 분염법의 종류와 그 특징과 목적

염 색 법	특 징	목 적
G-Banding법	개개의 염색체를 정확히 판별할 수 있으며, 표본을 영구 보존할 수 있다. 선명하고 가는 밴드가 다수 출현	염색체의 수적 (mosaicism 포함)이상의 해석 염색체의 구조 이상의 해석
C-Banding법	모든 염색체의 centromere 영역에서 형광이 나타난다. 염색체 1, 9, 16번과 Y 염색체 말단부에서 특이적인 형광이 나타난다.	Centromere 영역에 존재하는 이질 염색질 분석 2개의 centromere를 가지고 있는 염색체 존재의 확인
Q-Banding법	Y 염색체 장완 말단부에서 특이적인 형광을 확인할 수 있다.	Y 염색체 유무판정 Y 염색체 구조 이상 해석
R-Banding법	G-banding법과 역분염 형태를 나타내고 염색체 말단 부위의 염색이 잘 된다. 후기 복제 X 염색체를 식별할 수 있다	G-banding법과 병행하여 구조 이상의 상세한 해석 후기 복제 X 염색체 동정 염색체 말단 부위의 결핍 해석
Fragile X 염색체 검사	X 염색체 q27.3에 특유한 Gap (불안정한 부위)을 확인할 수 있다.	취약 X 염색체 증후군의 동정
고해상 Banding법	가는 band가 다수 출현 (550개 이상)한다. 염색체의 중복이 많기 때문에 모든 염색체의 해석에는 적합하지 않으며 문제가 되는 염색체 영역의 해석에 적합하다.	염색체 절단점의 결정 상세한 이상 부위 검색 어느 특정 질환을 대상으로 한 염색체 분석

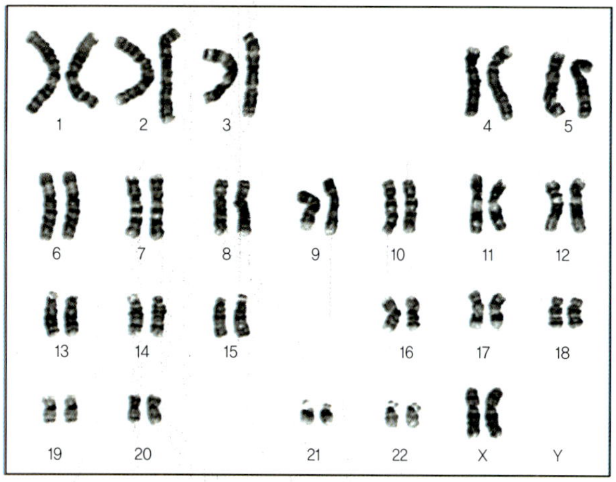

RESULT : 46, XX

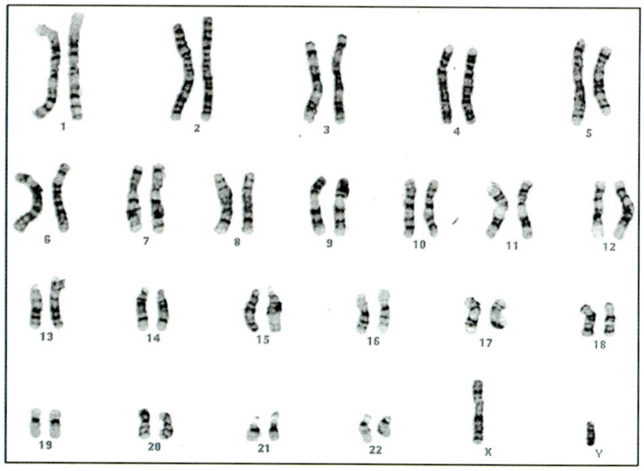

RESULT : 46, XY

▶그림 9-1. 정상인의 염색체 핵형분석(표준 Giemsa 염색표본)

로 대체로 동일하지만 근본적인 차이점은, 세포배양 단계에서 DNA 합성 억제제인 methotrexate(MTX)와 그 해제를 위한 thymidine이 첨가된다는 점이다. 또한 이 방법은 colcemid 처리시간이 훨씬 단축되고, trypsin 처리 없이도 간단한 Wright 염색만 하여도 질적으로 우수한 염색체를 얻을 수 있다.

4 염색체 검사방법

1) 직접법(Direct method)

세포배양과정을 거치지 않아 검사시간을 단축할 수 있으나 분열세포를 충분히 얻지 못하는 단점이 있다. 특히 골수세포는 분열을 활발히 하고 있으므로 백혈병환자의 검체배양에 직접법과 배양법을 동시에 실시하고 있다.

2) 배양법(Culture method)

분석의 목적이나 배양가검물 등에 따라 약간의 차이가 있으나 일반적으로 유사분열(mitosis) 중기(metaphase)의 세포를 포획하는 것으로부터 시작되며, T 림프구의 유약화를 위해 분열자극제(PHA)를 넣은 배양액에서 배양을 하게 된다. 그 순서를 보면 다음과 같다.

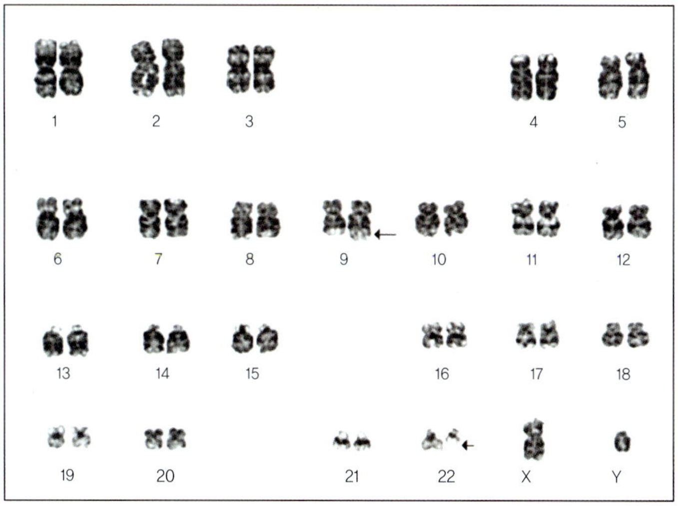

▶그림 9-2. G 분염법에 의한 염색체분석 (Ph)

배양조작 (clean bench내에서 무균조작)

↓

colcemid처리

↓

저장처리
(hypotonic sol. treatment)

↓

고정처리 (팽화된 세포를 고정시키는 목적)
(fixation treatment)

↓

slide glass에 표본제작 및 처리 (G banding 염색)

↓

photography

↓

핵형분석 (karyotyping)

(염색체의 크기, 동원체 (centromere)의 위치 및 G band 위치, 수에 따라 A – G군과 1~22번 상염색체를 배열 분류하고 성염색체 46, XX (여성) 또는 46, XY (남성)의 핵형을 분석하게 된다.)

3) 고정도 분염법 (High resolution banding technique)

세포배양단계서 DNA 합성억제제인 methotrexate (MTX)와 그 해제를 위한 thymidine이 첨가되는 방법으로 시간이 단축되고 더 많은 분열세포와 질적으로 우수한 염색체를 얻을 수 있다.

4) Fanconi's anemia의 진단을 위한 PHA자극 배양법

말초혈액에 mitogen을 첨가하고 염색체 절단을 유발하는 mitomycin C나 diepoxybutane을 넣는다.

5) 배양실 기구, 배양액 및 시약

(1) 배양실기구

Clean bench, CO_2 incubator, rotor형 centrifuge, suction, inverted microscope (도립현미경), 사진촬영장치가 붙은 현미경 (형광장치 부착), deep freezer, refrigerator, chemical balance, pH meter, propipetter 또는 pipette aid, magnetic stirrer, 초정밀 증류장치, Falcon culture flask (sterile, disposable), 15 mL sterile centrifuge tube, disposable plastic serological pipette (sterile), vortex mixer, slide warmer (45~65℃) 핀셋, 안과용 가위, 알루미늄 도시락통 (spoid 담아서 건열멸균), 각종배양병, Pasteur pipette. hair dryer.

(2) 암실기구

Film 인화 tank with Reel (Honewell nikor) Film 확대복사기 (HANSA universal enlarger)

현상용 stainless tray 3개 및 wood forceps 2개

Kodak wratten red light

Running tap water

Fuji film 135-36 HR Minicopy용, 인화 및 현상액 (Fuji copinal, Korectrol, Fuji Fix, DRIwel, Fuji wp 3 black white paper, 12×16.5 cm 250 sheet)

(3) 배양액 및 시약의 준비

① RPMI 1640 Medium (분말, Gibco, Nissui 제약제품) 10.48 mg/L 한 봉지를 beaker에 넣고 D.W. 1 L를 가한 후 magnetic stirrer로 혼합시키면서 $NaHCO_3$ 2.0 mg을 넣고 녹인다. 그리고 L-glutamine (Wako Co.) 292 mg과 kanamycin 300 mg을 넣고 계속해서 2시간 동안 stirrer로 혼합한 후 1N HCl 넣어주면서 (약 1.5 cc 정도) pH 7.2~7.4로 조정한다. clean bench내에서 pore size 0.22 μm acrylic housing

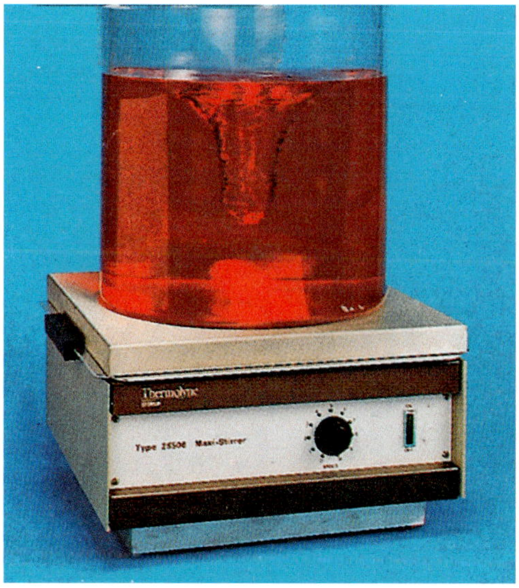

▶그림 9-3. 배지조제용 magnetic stirrer

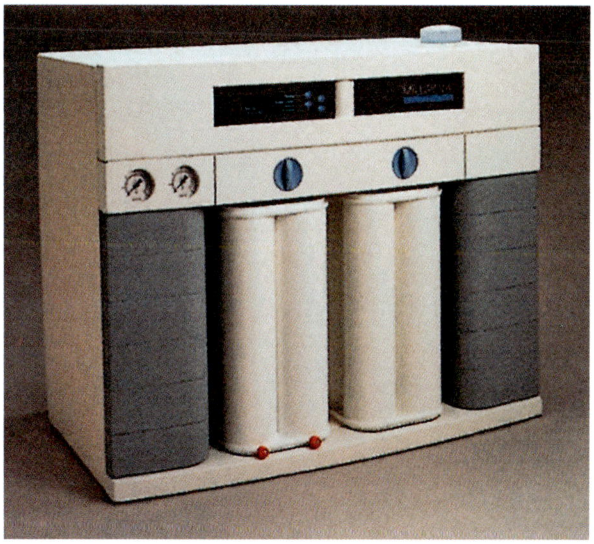

▶그림 9-4. Milli Q 초순수제조장치

membrane filter를 50 cc용 syringe에 끼우고 여과 멸균한다. 냉장보관하며, 멸균 test로서 배양액을 Falcon flask에 담아서 37℃, CO_2 조건하에서 배양한다.

- Eagle MEM, TC 199 등의 medium을 사용해도 된다.

② FBS (fetal bovine serum) 또는 FCS (fetal calf serum, Gibco Co.) 소량씩 분주해서 냉동보존하면 사용하기에 편리하다.

③ PHA (phytohemagglutinin, M형 Welcome Co.) T-cell 분열자극제. 용해 후 4℃에서 2개월, -20℃에서는 6개월 안정하다.

④ Colcemid (10 μg/mL, Gibco사)

⑤ Heparin (1,000 unit/mL, Novo사)

⑥ PC SM액 (penicillin streptomycin, 10,000 unit, Gibco사)

⑦ 0.075 M KCl액 (KCl 2.8 mg/500 mL D.W.)

⑧ Carnoy 고정액 (사용직전조제, methanol : glacial acetic acid = 3 : 1 비율)

⑨ Giemsa원액 (Gurr Co. 또는 Merck사)

IATRON buffer tablet pH 6.8 (1 tablet을 100 cc D.W.에 녹인다)

봉입제 (permount, Fisher Scientific사)

※ RPMI medium 1640 사용액 조제

Clean bench 내에서 RPMI 1640 medium에 FBS 또는 FCS 15~20% 되게 사용액을 만들고 PC-SM액 1 mL를 가하고 냉장보관하며 무균조작해야 한다.

※ 배양액 1 L에 Hepes (N-12-hydroxyethyl piperazine-N-2-ethanesulphonic acid) 완충제를 3~6 mg 넣어주면 pH의 조정이 잘 되어서 일반 배양용 항온기 (37℃)에

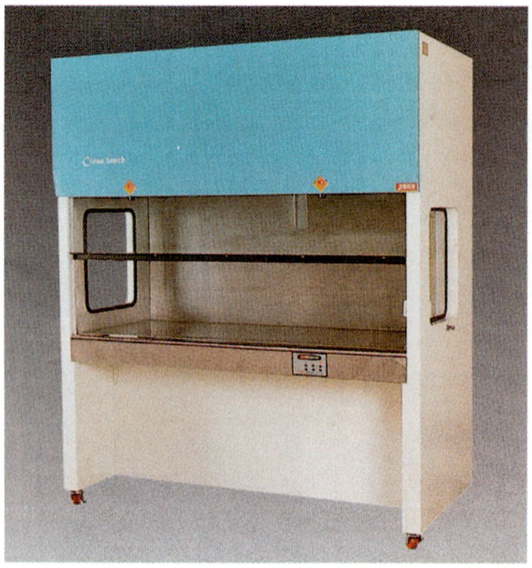

▶그림 9-5. Clean bench

서도 배양된다.

6) 세포배양

- Clean bench 내에서 배양 작업 전에 양 손을 70 % ethyl alcohol로 완전히 소독을 한다.
- Clean bench 내에는 gas burner를 점화시켜놓는다.
- Clean bench 앞면 window는 작업할 정도만 열어놓는다.

※ 70 % alcohol로 내부를 닦고 2 % phenol액으로 spray한 다음 배양 조작한다.

※ 사용 후에는 자외선 등을 켜놓는다.

(1) 전혈배양법 〈 소아검사용 〉

① 21 G needle을 끼운 disposable syringe에 heparin 0.1 mL를 넣고 정맥채혈 1~2 mL를 한다. Needle cap을 씌운다(신생아의 경우는 heel puncture하고 혈액을 직접 배양병 속에 3~4방울 떨어뜨려도 된다).

② Clean bench 내에서 RPMI 1640 배양사용액 5 mL과 PHA 0.1 mL (0.2 % 농도)를 넣어놓은 무균 원심분리관(그림 9-6)에 needle을 ㄱ자로 구부려서 가검혈액을 8~10방울(0.2 mL)을 넣는다.

③ 37℃, 5 % CO_2 배양기에서 72시간 배양한다.

※ 10~15° 경사지게 장치하고 마개를 open style(약간만 느슨하게 열어놓는 상태)로 배양을 하고 1일 3회 정도 온화하게 혼합해준다.

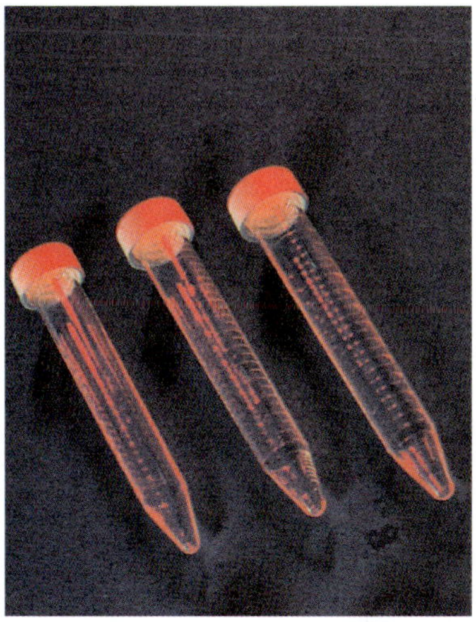

▶그림 9-6 무균원심분리관

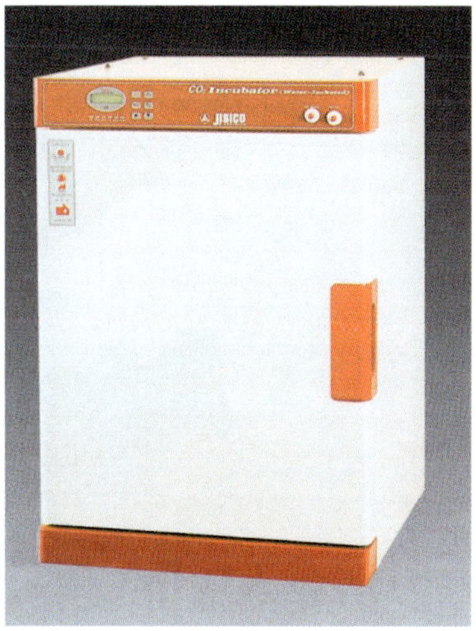

▶그림 9-7. CO_2 incubator

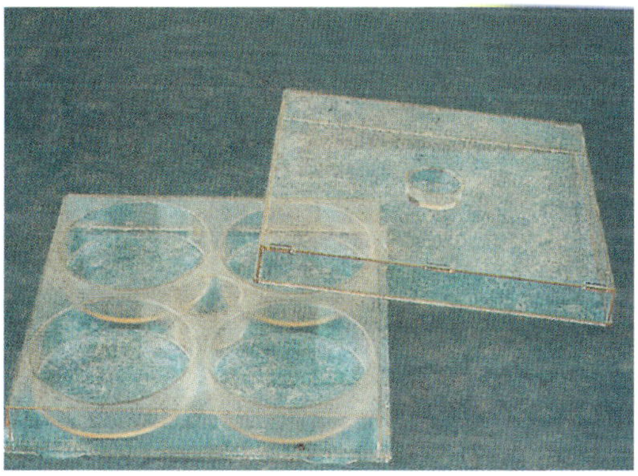

▶그림 9-8. Falcon flask 배양용기 (25 cm^2)

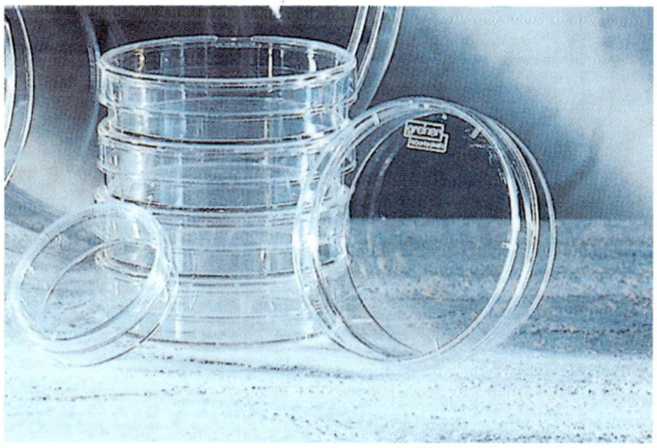

▶그림 9-9. Petri dish 배양용기

(2) 림프구 부유혈장 배양법 〈 성인검사용 〉

① 1,000 unit/mL heparin 처리한 주사기를 사용해서 5~10 mL의 혈액을 채혈하고 잘 혼합하고 needle (19 G) cap을 씌운다.

② 4℃ 냉장고에 주사바늘이 위로 가게해서 수직으로 세워서 1~2시간 (90분) 정치시켜 백혈구 풍부혈장이 되게 한다.

③ 혈장이 분리되었으면 clean bench 안에서 주사침을 ㄱ자로 구부려서 2/3 정도의 혈장을 뽑아버리고 나머지 약 1 mL의 혈장과 적혈구층이 붉은색이 되도록 조용히 비벼서 준비해 놓은 RPMI 1640배지 (전혈배양법 항 참조)에 0.3~0.5 mL를 넣는다.

- 백혈구부유액용 배양액량은 3 mL만 사용해도 된다. 그림 9-9 배양용기를 사용해도 된다.

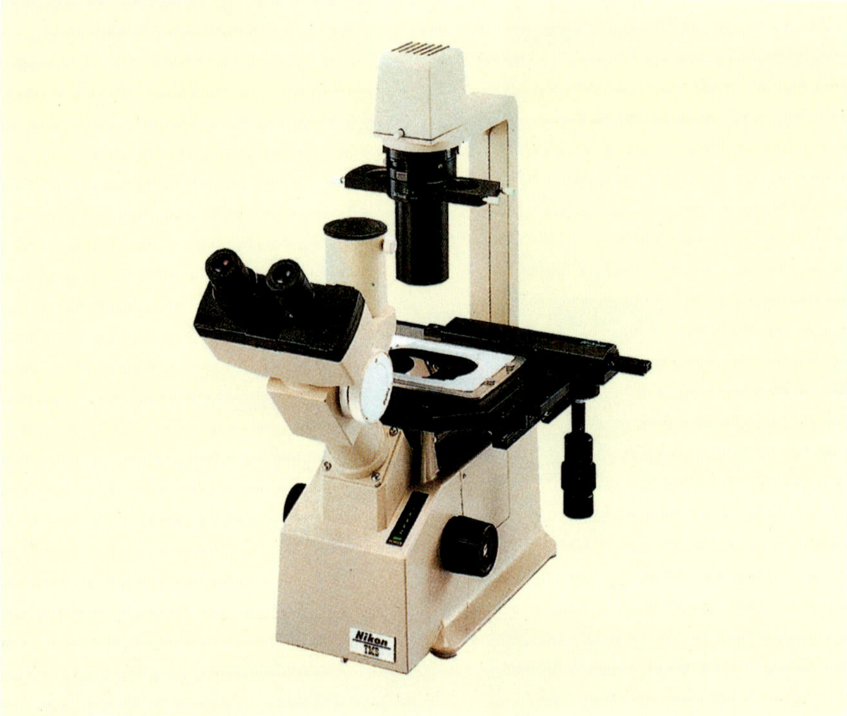

▶그림 9-10. 도립현미경

④ 37℃, CO_2 5 % 농도의 incubator에서 72시간 배양한다.

(3) 골수세포배양법 (Bone marrow cell culture)

백혈병 (leukemia) 및 MDS (골수이형성증후군)의 진단에 있어서 골수세포 배양검사가 점점 중요시 되고 있다. 이들은 FAB 분류와의 관계가 많은 것으로 밝혀지고 있으며, 핵형에 이상이 있는 증례에 있어서는 예후가 좋지 않다고 발표되고 있다.

골수세포는 생체 내에서도 분열을 활발히 하고 있어서, 백혈병 환자의 검체 배양에는 PHA를 첨가하지 않고 골수직접법과 배양법을 동시에 하고 있다.

① 골수직접법

Heparin을 묻힌 주사기로 채취한 골수액 1~2방울을 colcemid 300 μL를 함유하고 미리 37℃에 가온시켜 놓은 저장액 (0.075 M KCl 3 vol: 1 % soidum citrate 1 vol 혼합액) 8 mL에 넣어 혼합한다. CO_2 배양기에서 40분간 방치 후 1,000 rpm/5분간 원심하여 상층을 제거한 뒤 고정과정부터는 말초혈액배양법에 준해서 진행한다.

배양법에 비해서 분열상을 많이 얻지 못하므로 배양법과 병행해서 검사한다.

② 골수배양법

ⓐ 배양액 (RPMI 1640 + 20 % FBS + antibiotics 1 cc) 6 mL씩을 넣은 그림 9-9의 petridish 3개를 준비한다. 6시간, 24시간, 48시간 배양용이다.

ⓑ Heparin 처리된 골수액을 0.1~0.2 mL씩을 배양액에 넣고 37℃ CO_2 배양기에서 배양시킨다.

ⓒ 배양종료 1시간 전에 colcemid (10 μg/mL)를 150 μL 넣고 혼합한 뒤 1시간 배양을 한 다음 1,000 rpm/1분간 원심분리하고 상층을 제거한다.

ⓓ 저장처리를 30분간 실시한다. 이후 조작은 말초혈액배양법과 동일하다.

- 백혈병환자에서 말초혈액 중에 미성숙 유약세포가 다수 보이면 48~70시간 배양한다 (말초혈액 배양).
- 혈액질환의 염색체분석은 골수세포 배양을 주로 한다. 그러나 기초가 말초혈액 배양기법이므로 소개를 같이 하였다.
- 노립현미경은 소식세포배양 (양수, 융모, placenta, skin, 유·사산아조직 등)과 같은 long term culture 중에 세포가 성장하여 배양용기에 부착이 되었는지 또는 더 성숙시키기 위해 배양액을 교환해 줘야 할지를 결정하기 위해 사용되는 현미경이다.

7) 수획단계 (Harvest)

(1) Colcemid 처리

세포 배양법에서 배양종료 1.5~2시간 전에 colcemid (10 μg/mL) 150 μL를 배양병 속에 넣어서 혼합하고 1.5~2시간 동안 37℃ 5 % CO_2 농도에서 배양을 계속한다. 그 다음 단계는 실온에서 조작하며 무균조작은 하지 않는다. 세포분열을 중지시키고 중기의 세포를 얻기 위한 목적이다.

(2) 저장처리

1,000 rpm/5분간 원심분리 시켜서 상청액을 suction으로 흡입하여 버리고 세포침사에 0.075 M KCl 저장액 (37℃로 유지된 것)을 1 mL 정도를 방울방울 조심해서 넣어주고 이어서 3~4 mL의 저장액을 넣어 잘 혼합해서 10분간 실온에 방치한다 (세포의 팽화 (swelling) 목적).

- Vortex mixer로 2번 정도 혼합해 주어도 된다.
- 이때 신선한 Carnoy 고정액을 만들어 놓는다.

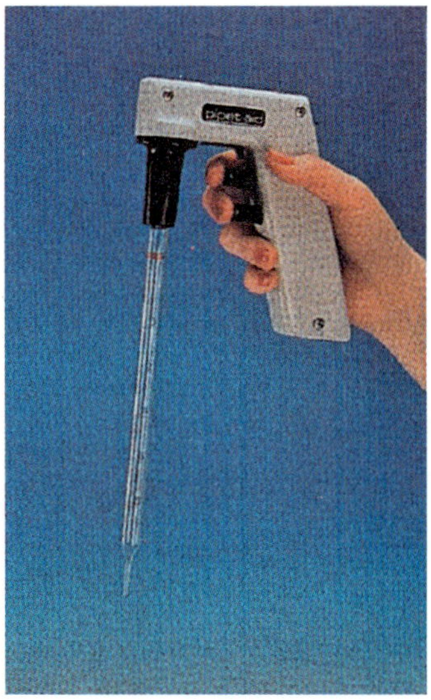

▶그림 9-11. Pipette aid

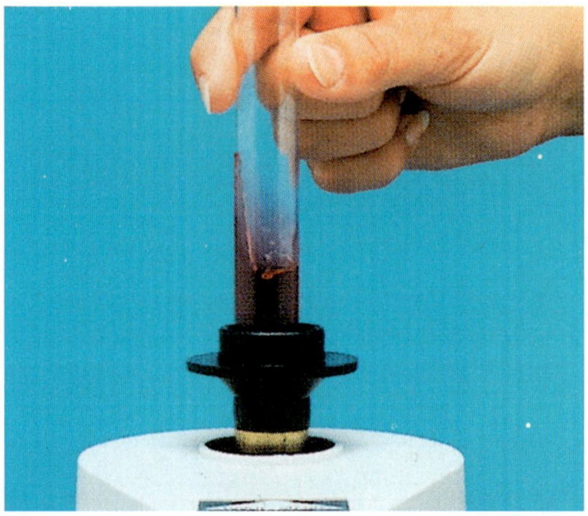

▶그림 9-12. Vortex Mixer

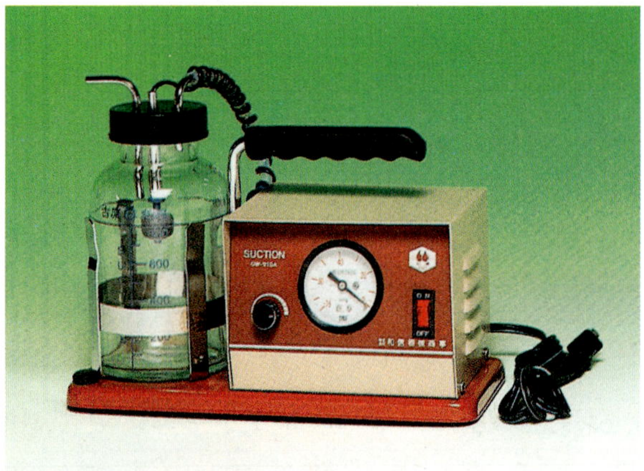

▶그림 9-13. Suction pump (상층 흡인제거용)

(3) 고정처리

① 저장처리 시킨 시험관에 Carnoy 고정액 3~4 mL를 중첩시켜 spoid로 충분히 혼합한 다음 약 10분간 방치하고 1,000 rpm/10분 원심분리하여 상청을 제거한 뒤 Carnoy 고정액 10 mL를 관벽을 따라서 가해주고 잘 혼합한다 (vortex mixer를 사용해도 된다). 그 다음 1,000 rpm/5분 원심분리 시킨다. 이 과정을 3회 반복한다.

- 고정액의 성패는 methanol에 의해 좌우되므로 너무 오래 사용하지 말 것

② 상층액을 흡입해서 제거해 버리고 세포침사에 신선고정액을 조금씩 넣어 주면서 적절한 농도의 부유액을 만든다. 흑색배경으로 볼 때 약간 현탁이 될 정도가 좋다 (1×10^6 정도의 세포수가 적당하므로 0.5~0.8 mL 정도의 고정액을 넣는다).

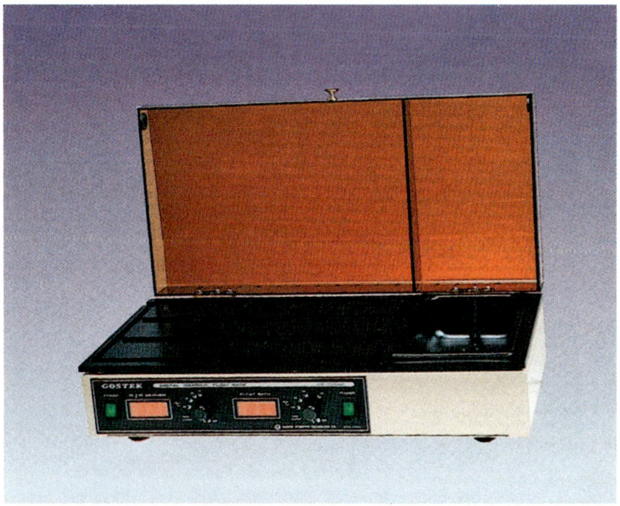

▶그림 9-14. Digital slide warmer (40~70℃ 조절가능)

(4) 슬라이드 표본제작

Precleaned microslide (Corning glass works Co.)를 95 % ethanol이 담겨 있는 염색 tray에 넣고 −20℃에 보관했다가 유수에서 충분히 세정한 후 증류수를 가득 부은 tray에 넣어 4℃를 유지하여 냉장고에 보관한다. 이 slide glass 위에 40 cm 정도의 거리에서 세포침사 3~4 drop을 떨어뜨려 표본을 만든다.

증기건조법, flame air건조법, flame법, 공기건조법 등에 따라 slide glass를 50 % methanol 또는 Carnoy 고정액에 담구어 −20℃에 저장시켰다 사용하는 방법도 있다. 70 % ethanol에 담구어 두고 4℃ 냉장고에 넣어두었다 사용해도 된다 (flame법).

표본의 전개는 기온과 습도에 따라 좌우된다. 습도는 70 ± 5 %가 가장 좋다.

가장 이상적인 건조방법은 실험을 통해 표순화해서 사용하면 된다.

8) 염색단계

① Slide warmer (60℃) 위에서 overnight하여 표본을 건조시킨다. 또는 90℃에서 1시간 건조시켜도 된다.

② G 분염을 위해 3일간 air dry시킨 후 0.025 % trypsin in pH 7.0 PBS에서 약 10초 내지 1분간 처리하고 PBS로 수세한다. 곧바로 4 % Gurr Giemsa액에서 10분간 염색 후 → 건조 → permount로 봉입한다.

- Trypsin 처리시간도 slide aging과 배양상태에 따라 다르므로 실험에 의해 표준화가 필요하다.

※ pH 7.0 phosphate buffer 조제법

KH_2PO_4 (M = 136.09)	2.73 mg (3.64 mg)
Na_2HPO_4 (M = 141.96)	2.85 mg (3.80 mg)
D.W.	300 mL (400 mL)

pH 7.0으로 조정해서 사용한다 (G-banding용).

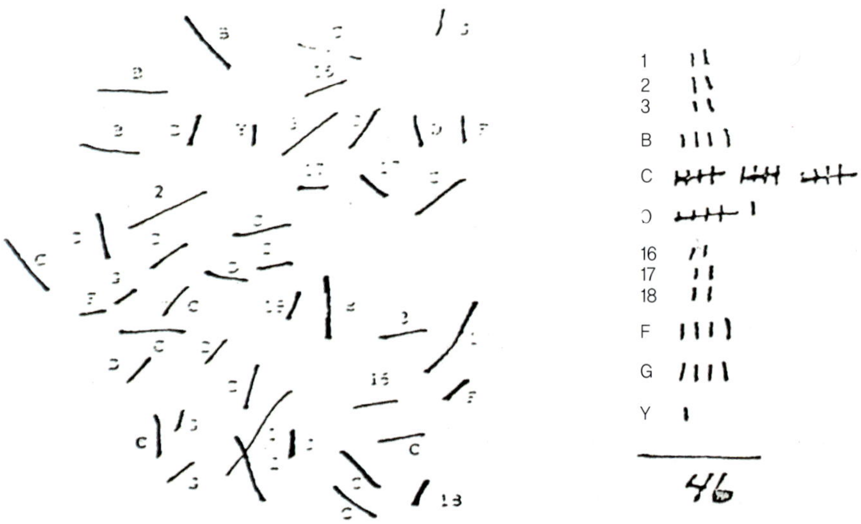

▶그림 9-15. Eye karyotyping의 예

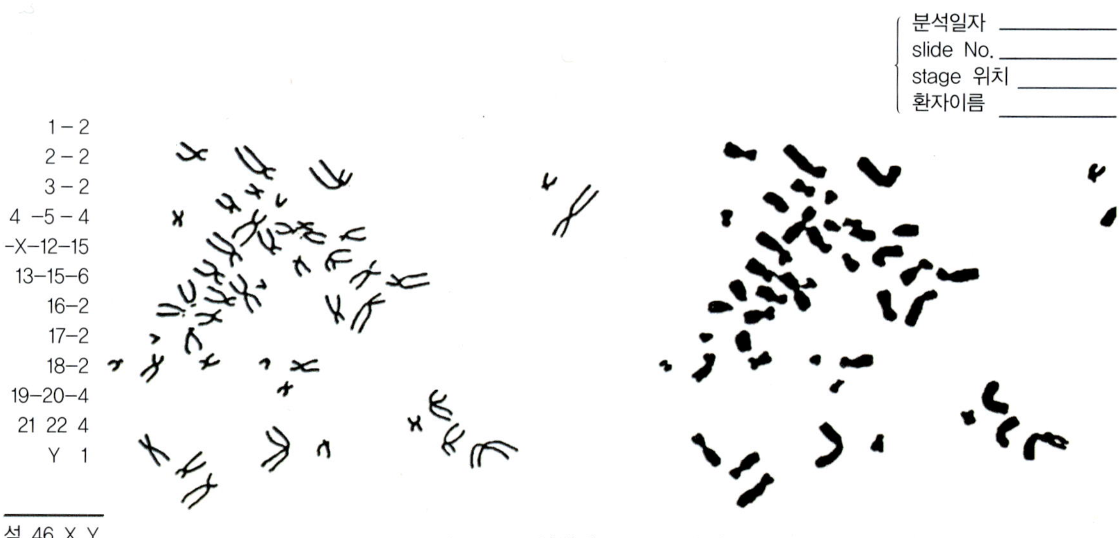

▶그림 9-16. 염색체 sketch분석

9) 현미경 관찰 및 사진촬영

(1) 현미경 관찰

G-Banding용 표본을 aging(성숙)시키기 위해 3일간 공기건조시켜 상기의 염색단계에서 설명한대로 처리한 후에 표본을 eye karyotyping한다.

① 처음에는 ×10 lens로 분석이 양호한 중기(metaphase) 분열상을 찾는다.

② 다음에는 ×100 lens로 약 20세포의 염색체 수를 센다. 동시에 염색체의 구조이상 유무도 관찰한다.

③ 양질의 중기세포 분열상 3개를 선택해서 sketch 분석을 한 후 photographing한다.

- mosaic이 의심되면 필요에 따라서 30~100세포를 관찰한다.
- 현미경 mechanical stage상의 눈금(위쪽눈금과 우측눈금)을 기록하고 20세포의 수를 계수하고 그 중에서 사진 촬영한다.
- eye karyotyping 방법에는 그림 9-15에서와 같은 방법과 색연필을 이용해서 그리는 방법이 이용된다(그림 9-16 참조).

참고

① 분석순서는 A, G, B, F, D, E, C군 순서로 진행하면 편리하다.
② 성염색체인 X염색체는 C군 염색체의 7번과 8번의 중간크기로 C군에 count하며 Y염색체는 G군에 count한다.
③ 색연필을 사용해서 그리는데 A군은 red, G군은 yellow, D군은 blue, F군은 green, E군은 brown, B군은 violet C군은 black 또는 연필로 sketch하면 편리하다.

(2) 사진촬영(Photographing)-수기법(manual method)

① 양질의 중기 세포분열상 4개를 선택하여 사진촬영을 한 후 그 중 두 세포를 현상한다.

② Film은 Kodak panatomic X(ASA 32) 또는 Fuji Neopan F(ASA 32) 및 FuJi MiNi copy film 135 36 HR Ⅱ Negative 35 mm film을 사용한다.

③ 노출시간(exposure time)은 1초이며 광원은 염색체의 염색조건에 따라 적절히 조절한다.

④ 노출시간을 적게 하고 현상을 길게 해도 된다.

⑤ 암실용 커튼(black) 면직물 이중천으로 만든 60×60 cm 크기의 암실주머니 속에 가위, film, camera, reel과 현상용 tank를 넣고 필요한 작업을 하면 편하다.

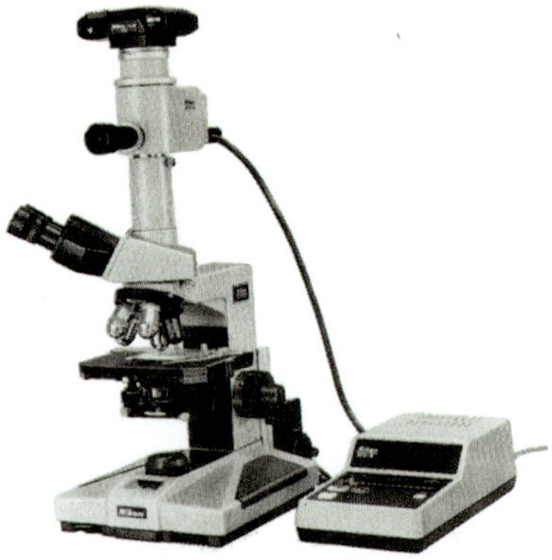

▶그림 9-17. Nikon photographing microscope (Green filter 사용)

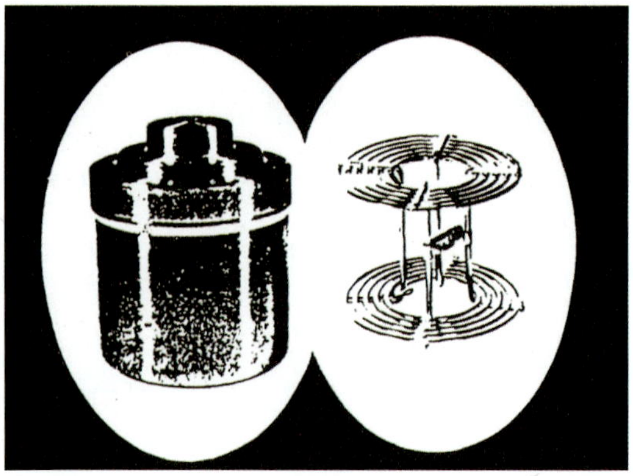

▶그림 9-18. Film 현상용 tank와 reel (Honey well Nikor Tank)

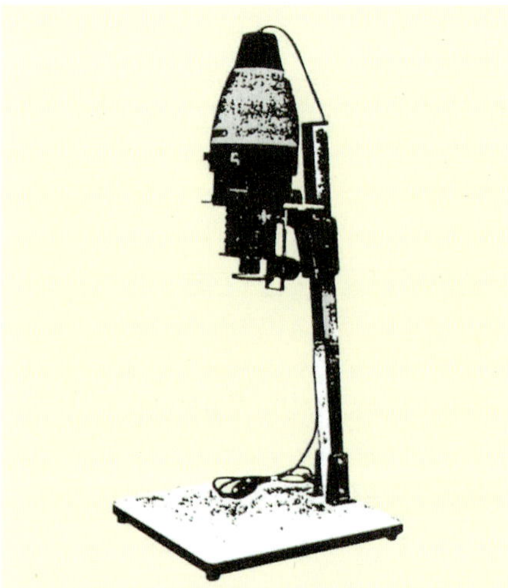

▶그림 9-19. Photocopy기 (HANSA H 2000 universal enlarger)

(3) Film 현상 (Developing of film)

앞에서 설명한 암실용 주머니 속에서 reel에 사진을 찍은 film을 감고 현상용 tank (그림 9-19)에 넣어 밖에서 꼭지부위 마개를 열고 현상액을 넣는다.

① Copinal (20℃)을 Nikor tank에 가득 넣고 (8 oz 용량) 처음 20초간 계속적으로 뒤집으며 혼합하고 1분 간격으로 5분 동안 agitate 시켜준다.
② 1 % acetic acid에서 1분간 흔들면서 투명화시킨다.
③ Fuji fix (정착액)에서 10분간 작용시킨다.
④ 흐르는 수돗물 (tap water)에서 30분간 수세한다.
※ 수세 후 1 cc 정도의 driwel (계면활성제)을 tank에 넣어 혼합한 뒤 film을 꺼내서 건조시킨다.

(4) 암실에서의 photocopy 과정과 인화지의 현상

암실에 photocopy기, 인화지 (Fuji print paper FM 3, 12 × 16.5 cm 1 Box = 250 s), 인화지 현상액 (Korectrol, Fuji), 1 % acetic acid, 정착액 (Fuji fix)을 담은 stainless tray, 집게, Kodak wratten red light를 준비해둔다.

① Photocopy기에 film을 끼우고 밑면에는 흰종이를 깔고 light를 넣고 크기와 초점을 조정한 후에 Kodak wratten red light만 켜고 암실조건하에서 인화지를 base에 갖다놓고 photocopy를 한다. 그림 9-19의 dial을 우측으로 끝가지 돌린 다음 (aperture 닫음) 좌측으로 표준염색체는 2 point, 분열한 것은 1 point만 좌측으로 돌린 상태에서

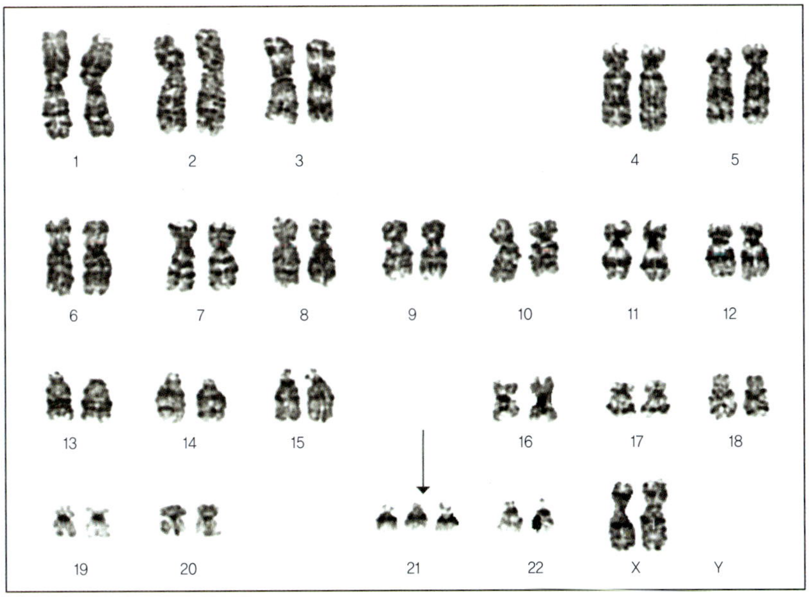

RESULT : 47, XX, +21

▶그림 9-20. Idiogram (다운증후군)

printing한다 (5초, 7초, 10초 동안 노출시켜 가장 좋은 시간을 결정한다).

• 분염 copy는 10초, 15초, 18초 사이에서 결정한다.

② 신속하게 인화지 현상액 korectrol액이 담긴 stainless tray에 copy된 인화지를 넣고 나무집게로 잡고 흔들면서 현상시킨다.

③ 1 % acetic acid액에서 1분간 clearing시킨다 (흔들어준다).

④ 정착액 (Fuji fix)에서 5~8분 담근다.

⑤ 흐르는 수돗물에서 20분간 수세시킨 후 실온 건조시킨다.

5 핵형분석 (Karyotyping)

일반적으로 핵형분석이라 함은 염색체를 현미경 상에서 사진 찍은 후, 염색체별로 사진을 잘라 번호순서대로 배열하여, 염색체 이상을 판독하는 과정을 의미한다.

① G banding 현상 인화지를 보고 염색체수를 센다.

② 연필로 banding의 위치, 수, 모양, 동원체의 위치 등 특색을 고려하면서 번호를 붙이면서 짝을 짓는다.

③ Idiogram (그림 9-20)을 작성하기 위해 안과용 가위로 염색체를 잘라서 번호로 붙인다.

6 염색체 화상분석장치 (Chromosome Imaging processing system)

앞에서 기술한 대로 염색체 분석검사는, 대부분 수기법으로 실시해 오고 있었다. 수기법은 시간이 오래 걸리고 처리건수의 제한성과 수작업으로 인한 오류의 가능성도 배재할 수 없었다. 그러나 세포유전학 발전에 때를 맞추어, 우리나라의 세포유전검사실에서도 화상 염색체 분석장치가 보급되어, 판독을 자동화함으로써 단시간 이내에 정확한 분석과 많은 양의 염색체 핵형분석을 하게 되었다.

자동화상 염색체 분석장치는 분석한 핵형분석 data를 저장할 수 있으며, 필요할 경우 PC file을 통해 쉽게 찾아볼 수 있는 장점이 있다. 10분 정도면 염색체 핵형분석과 printing까지 완료된다. 국산개발품으로는 CHIPS (Chromosome Image processing system)가 ㈜젠딕스에서 생산되고 있다. 외국산으로는 PSI (perceptive scientific international, 영국)와 CYTOVISION 등이 있는데, 영상 (imaging)에 의한 자동핵형분석기능과 FISH (Fluorescence in situ Hybridizatoin) Image에 의한 염색체검사를 할 수 있는 형광현미경장치가 붙어 있어서 편리하다. 자동화상염색체 분석기는 화상입력장치 (현미경, CCD 카메라부착)와 화상해석장치 및 imaging recorder로 구성되어 있다 (그림 9-21).

〈 사용방법 〉

① G banding 염색체 표본을 화상입력장치 (현미경, 주사 TV 카메라)에 넣어 고정시키고 초점을 맞추어 준다.

② 현미경에 부착된 CCD 카메라에 의해 imaging화 되어 화상해석 처리장치로 보내져서 핵형분석과 개수를 연산처리한다.

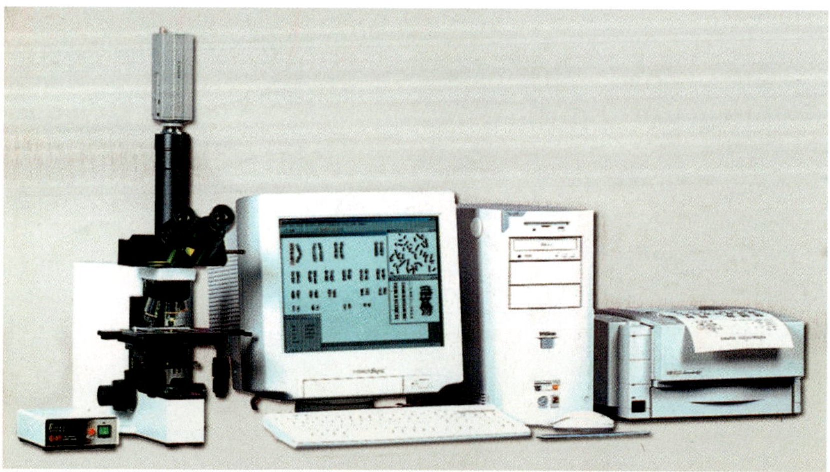

▶그림 9-21. 자동 화상염색체 분석장치

③ 화면에 자동으로 idiogram이 작성되고 photo imaging이 인식하지 못하는 염색체는 화면 하단부위에 모이게 되는데 이것을 마우스(mouse)를 가지고 육안감별해서 염색체번호에 정리해주면 된다. 중첩된 염색체도 분리해서 배열시킬 수가 있다.

④ 배열이 완료되었으면 imaging recorder에 의해 10~15초 정도면 화상촬영이 되고 그 사진 자체가 print out 되어 나오고 보고서로서 사용된다.

7 염색체의 표기법 및 관련 혈액질환의 염색체 이상형태

염색체 이름을 처음 붙이게 된 것은 1960년대이며 그 후에 수정과 보완을 거쳐 현재에 이르고 있으며, 염색체 명명법은 세포유전학 명명법에 관한 국제규약(International Standard of Cytogenetic Nomenclature)에 따른다.

1) 일반원칙(ISCN)

분석된 분열세포들(mitoses)에서 주세포군의 염색체 수(model number)를 먼저 표기한 후, 성염색체(sex chromosome), 비정상 염색체(abnormal chromosome) 순으로 기재한다. 비정상이 여러 개일 경우, 염색체 번호가 낮은 순으로 기재한다. 아래에 예시된 핵형은 1번 염색체 단완과 2번 염색체 장완간의 전좌형이다(first chrom; second chrom) (arm band number; arm band number).

Ex: 46, XX, t(1 ; 2)(p32 ; q22).

(1) 정상 핵형

염색체 수, 성염색체

46,XX, 46,XY

(2) 염색체 이상의 표기방식

① 성염색체 이상을 항상 먼저 표기하고 상염색체 이상은 유형과 관계없이 번호순으로 표기, 염색체 수의 과부족은 '+', '−'로 표기

47,X,t(X ; 13)(q27 ; q12), +21

48,X,t(Y ; 12)(q11 ; p12), del(6)(q11), +8, t(9 ; 22)(q34 ; q11), +17, −21, +22

② 각 염색체에서는 수적 이상을 구조적 이상보다 먼저 기록

49,X,inv(p21 q26), + 3, inv(3)(q21 q26), + 7, + 10, − 20, del(20)(q11),+ 21

③ 동형 염색체 (homologous chromosome)의 다양한 구조적 이상은 알파벳순으로 표기

50,XX,+1,+del(1)(p13),+dup(1)(q21 q32), inv(1)(q31q4!), + 8, r(10)(p12q25), − 21

④ 양쪽 팔의 결실로 telomere의 fusion으로 발생되는 환염색체 (r), 동정이 불가능한 표지염색체 (mar)는 마지막에 기입

52, XX, ..., + r, + mar

⑤ 유도염색체 (derivative chromosome)인 경우 중심절을 가진 염색체를 ( ) 안에 표기하고 관련된 모든 염색체를 기록한다.

(3) 분열세포군 (Clones)의 표기 (/)

① 정상적인 이배체 세포군 (diploid clone)이 있으면 맨 끝에 기록

47,XY,+21/46,XY

② 여러 비정상 세포군이 있으면 크기에 따라 순차적으로 기록

45,X[15]/47,XXX[10]/46,XX[23]

③ 양성 핵형 (chimera)에서는 큰 세포군을 먼저 기록

46,XX[25]/XY[10]

예) 46,XX: 정상여자

46,XY: 정상남자

46,XX,del (14) (q23): 46개 염색체의 여성으로 14번 염색체 장완의 23번 염색대 결손

46,XY,dup (14) (q22q25): 46개 염색체로 14번 염색체 장완의 22에서 25번 염색대 중첩

46,XX,r (7) (p22q36): 7번 염색체의 단완말단 (p22)과 장완말단 (q36)이 이어져 환형 형성

46,XY,+21: 47개 염색체를 가진 남성으로 추가된 염색체는 21번 (Down 증후군)

2) 염색체 이상의 약자 표기법 (abnormality abbreviations)

add	기원을 알 수 없는 염색질의 추가
cen	동원체 (centromere)
de novo	원발성 (primary), 부모로부터 유전되지 않은 염색체 이상을 지칭할 때 사용한 용어
del	결실 (deletion)
der	파생염색체 (derivative chromosome), 염색체 전위로 인한 이상염색체 중 하나만 표기할 때 사용
dic	이동원체성 (dicentric)
dup	중복 (duplication)
fra	취약부위 (fragile site) Fragile-X syndrome에서 흔히 사용
h	이형염색부위 (heterochomatic region of chromosome)
hsr	동질염색부위 (homogeneously staining region)
i	동완염색체 (isochromosome)
ins	삽입 (insertion)
inv	역위 (inversion)
Fish	형광동소보합법 (fluorescent in situ hybridization, FISH)으로 확인된 핵형 표기시 사용
mar	표지염색체 (marker chromosome) 동정이 불가능한 염색체
mat	모체유래 (maternally derived)
–	염색체 소실 (loss of a chromosome)
p	염색체 단완 (short arm of a chromosome)
( )	구조적 염색체 이상을 표기할 때 사용
pat	부체유래 (paternally derived)
+	염색체 획득 (gain of a chromosome)
psu	Psuedo- (precedes “dic” meaning psuedo dicentric)
q	염색체 장완 (long arm of a chromosome)
r	환염색체 (ring chromosome)
rcp	균형 (reciprocal)
rea	재배열 (rearrangement)
rec	재결합 염색체 (recombinant chromosome)
rob	로버트슨 전좌 (robertsonian translocation)
t	전위 (translocation)
ter	말단 (terminal) (예; 2번 염색체 장완말단은 2qter-)
tri	삼체성 (trisomy)
trp	삼중복 (triplication)
(;)	변형 염색체나 두 개 이상 염색체 절단점을 구분해 주는 경우에 사용
(:)	Colon, single (:) 염색체 명명업 상술형에서 절단 (break)
,	핵형을 표기할 때 염색체 수, 성염색체, 염색체 이상을 구분할 때 사용

3) 염색체 이상을 동반하는 혈액질환

염색체 분석이 혈액질환의 진단에 이용된 것은 1960년 CML에서 Ph의 발견이 시작이며, 1973년 Rowley는 CML의 골수세포의 염색체를 Q, G, R분염법을 실시해서 t (9 ; 22) 및 t (8 ; 21)을 발견했다. 염색체분염법의 발전에 힘입어 FAB 분류와의 관련을 검토하기 시작하여 표 9-2에서 보는 바와 같이 AML의 M2에서 t (8 ; 21), M3에서 t (15 ; 17)이 특징적으로 나타남을

표 9-2. 염색체 이상을 동반하는 혈액질환 (계속)

혈액질환 (백혈병 및 기타)	염색체 이상형태
Acute Myelcytic leukemia without maturation (M1) Acute myelocytic leukemia with maturation (M2)	+8, −7, t (8 ; 21) (q22 ; q22)가 많다. 기타 t (21 ; 8 ; l) t (8 ; 17 ; 21) t(2 ; 8 ; 21) t(5 ; 8 ; 21) t(8 ; 11 ; 21)
Acute promyelocytic leukemia (M3) M3 (FAB분류)	t (15 ; 17) (q22 ; q21) 기타 t (2 ; 15 ; 17) t (3 ; 15 ; 17) t (1 ; 17) (p36 ; q21) t (7 ; 17) (q36 ; q22)
Acute myelomonocytic leukemia (M4)	inv (16) (p13 ; q22) del (16) (q22) +8, inv (16) (p13 q22) t (16 ; 16) (p13 ; q22)
Acute monocytic leukemia (AMOL)	t (9 ; 11) (p22 ; q23) 11q 23전좌를 중심으로 발생 t (11 ; 7) t (11 ; 19) t (11 ; 6) t (11 ; x) t (11 ; 1) t (11 ; 12) t (11 ; 10) 119 – t (11 ; 3) t911 ; 13) t (11 ; 17)
Chronic myelocytic leukemia (CML)	① Ph 염색체의 분류 CML의 전좌 case No.22 염색체의 장완부 (Long arm)가 ⓐ No.9 장완부에 전좌한 것 [t (9 ; 22) (q34 : q11) 90%] ⓑ No.9 이외의 염색체의 장완 (2, 19, 21, 22)에 전좌한 것 No.9 이외의 염색체의 단완 (short arm) t (6, 11, 13, 16, 17)에 전좌한 것 ② 부가체 (satellite)이상 (수적, 구조적 이상) +9, +11, i (17q), +12, +17, 11p+, +18, −22, +min, +7, +3, 5p−, 3q−, 4q−, 11p+, +4, +5, +10, +14, +19, 22q−, +21, +20
Acute lymphocytic leukemia (ALL)	전좌형 Ph 형 t (9 ; 22) (q34 ; q11) t (6 ; 22) t (21 ; 22) t (3 ; 9 ; 22) (8 ; 14)형 t (8 ; 14) (q24 ; q32) (4 ; 11)형 t (4 ; 11) (q21 ; 23) (1 ; 19)형 t (1 ; 19) (q23 ; q13) (11 ; 14)형 t (11 ; 14) (q13 ; p11) 결실형 ALL 6p−, 9p−.

표 9-2. 염색체 이상을 동반하는 혈액질환

혈액질환(백혈병 및 기타)	염색체 이상형태
Chronic lymphocytic leukemia (CLL)	• 수적이상 +12, +1, +3, −11, +16, −17, +18 • 구조이상 14q+ 6q−, 11q−, 12q−, 14q−, I (17q), 22q−.
Myelodysplastic syndrome (MDS)	• 구조이상 del (7), 5q−, del (5) • 수적이상 +8, +18, +19, +21, +i (21q) 등.
Hairy cell leukemia (HCL)	+12 t (6 ; 12), Ring chromosone. t (6 ; 6 ;14) +14q maker 염색체
Malignant lymphoma	t (8 ; 14) (q24 ; q32) t (8 ; 22), t (2 ; 8) t (5 ; 14) (q14 ; q32) t (9 ; 14) (q22 ; q32) t (12 ; 14) (q13 ; 32) t (14q− ; 14q+) inv (14) (q11 q32)
기타의 악성 림프종	t (1 ; 14) (q21−42 ; q32) t (2 ; 14) (p23 ; q32) t (11 ; 14) (q13 ; q32) t (14q− ; 14q+) inv (14) (q11) (q32)

알게 되었고 많은 수적, 구조적 이상 염색체가 혈액질환과 관련이 있음이 밝혀지기 시작하고 있다. Ph염색체는 CML의 90 % 이상, ALL의 약 20 %의 증가가 발견되었다. Ph염색체는 제 9번 염색체 장완(q34)에 위치하는 c−abl 1유전자와 제 22번 염색체 장완(22q11)에 위치하는 bcr 유전자와의 상호전좌에 의해 bcr−abl 키메라 mRNA가 생성되어 티로신키나제 활성이 항신된 p210 또는 p190 단백질이 생성된다.

4) 상염색체 및 성염색체 이상과 질환들

사람의 염색체는 44개의 상염색체와 2개의 성염색체가 있다. 남성에서는 44+XY, 여성에서는 44+ XX로 남·여 모두 46개의 염색체로 구성되어 있다. 상염색체 및 성염색체의 수적, 구조적 이상에 의한 대표적인 유전질환들을 표기토록 하겠다.

(1) 상염색체 이상으로 오는 질환

① Down's syndrome: 21번 삼염체색성 (trisomy)
특이한 몽고인 얼굴, 심한 지능장애, 발육부진, 선천성 심장기형

② Edward syndrome: 18번 삼염체색성
후두부 돌출, 작은 얼굴 지능저하, 구개인, 심장, 신장, 위장 등의 기형

③ Patau syndrome: 13번 삼염체색성
소두증, 소안구, 무안구증, 사지기형, 지능저하

④ Cat cry syndrome: 5번 단완 결실
고양이 울음소리, 지능저하

④ 기타: 8번 삼염체색성 (8 trisomy), 9 trisomy, 22 trisomy 등

(2) 성염색체 이상으로 오는 질환

① Turner syndrome: 45, X
여성환자로 신장 147 cm 이하의 작은 키, 불임증, 약간의 지능저하, 원발성 무월경

② Klinefelter syndrome: 47, XXY
남성환자로 키가 크다. 가슴의 발달, 불임증

③ Triple X syndrome: 47, XXX
불임증, 조기폐경, 월경불순, 약간의 지능장애

④ XYY 증후군
요도파열, 잠복고환증, 외부생식기 기형, 성격이상

⑤ XXXY 증후군
지능저하, 작은 고환, 음낭형성부전

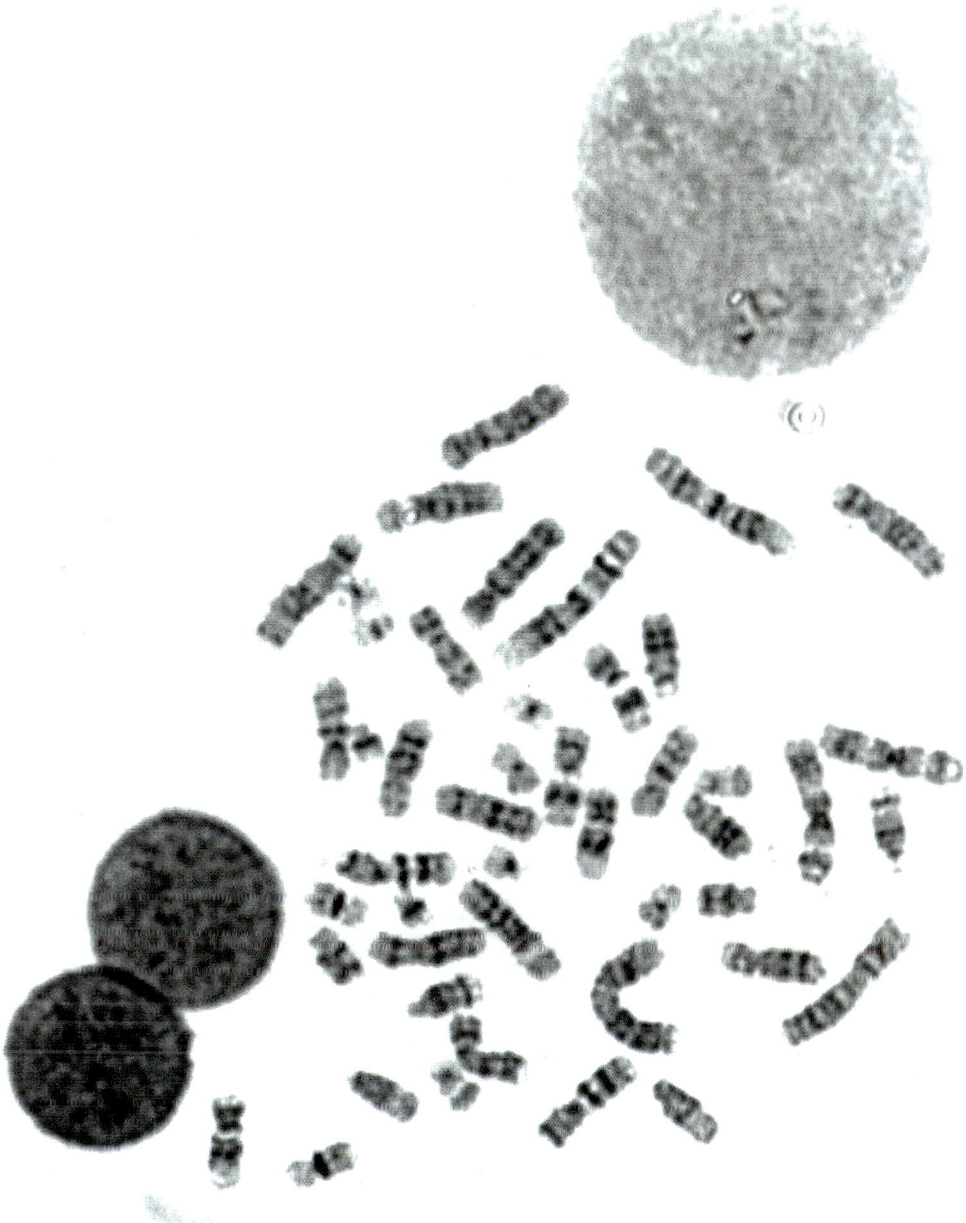

▶그림 9-22. 현미경에서 염색체 분석상

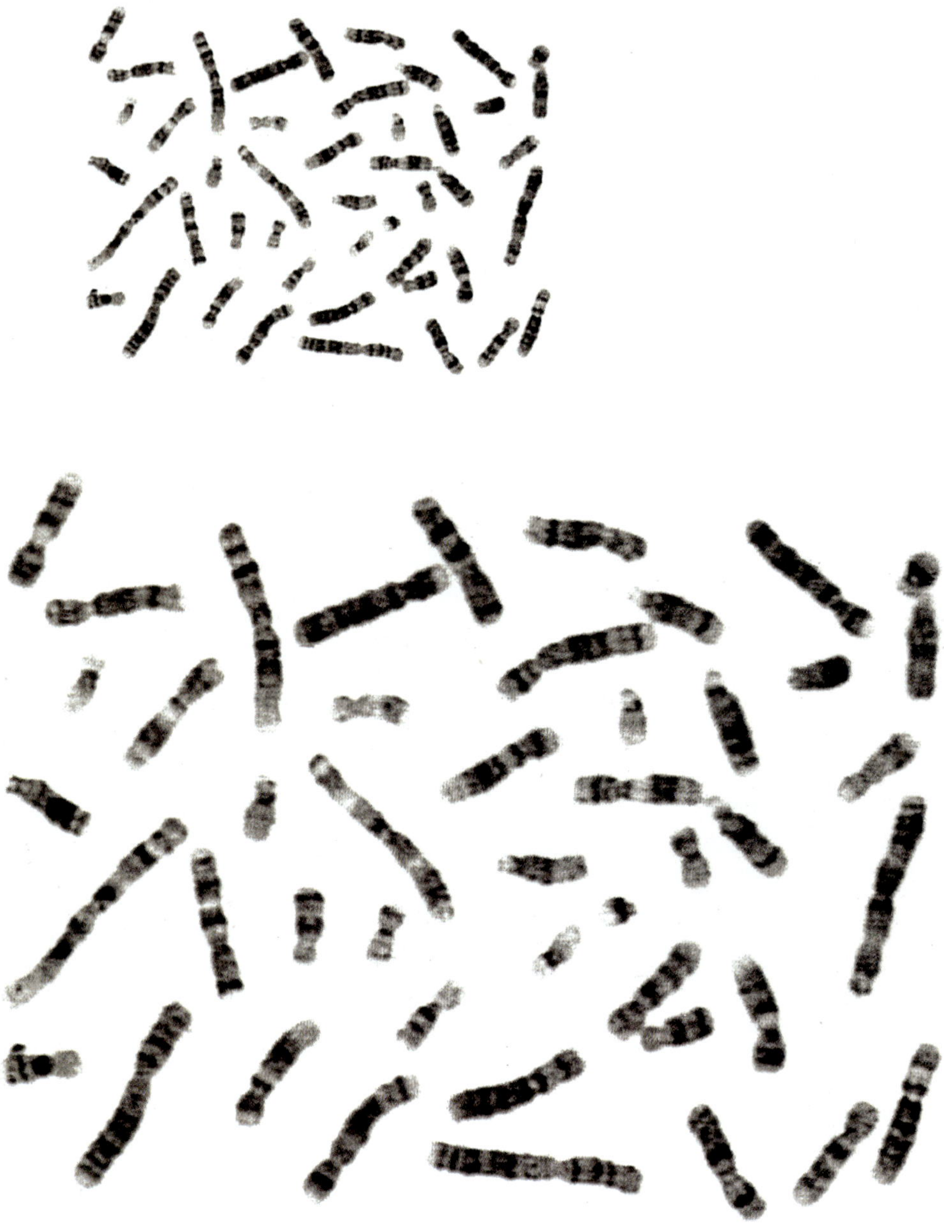

▶그림 9-23. Karyotyping sheet

02 Fluorescence in-situ Hybridization (FISH)법에 의한 염색체분석

전통적인 염색체 분석방법은 세포 분열 중에서 중기세포만이 분석대상이 되었다. 그래서 혈액, 골수, 양수, 융모막의 융모 및 피부 등 재생능력이 강한 검체는 충분한 수의 중기세포를 얻을 수 있으나 유사분열지수가 낮은 고형암의 경우에는 분석에 어려움이 많았다. 그러나 최근 도입된 fluorescence in situ hybridization (FISH) 방법은 세포유전학에 분자생물학적 기법을 접목시킨 방법으로서 백혈병의 치료 후, 골수 이식후, 골수이형성 중에서 관찰되는 이상염색체의 추적검사 등에 활용할 수 있다. FISH법에 의한 염색체 분석은 형광물질을 이용하여 염색체 이상 (chromosomal abnormalities) 및 돌연변이 (mutation)에 의한 유전질환을 신속하게 검출할 수 있는 첨단기법이다. FISH법은 단기배양 (48시간) 후에 얻은 분열중기 핵상에서 각 염색체에 특이적인 probe DNA의 발색이 형광 signal로 나타나는 것을 형광현미경으로 관찰하는 것이다.

1 원리

DNA probe (소식자)에 형광 molecule (reporter)을 부착시킨 후 DNA 소식자와 검사하고자 하는 세포의 DNA를 변성시켜 single strand로 만든 후 반응시키면 소식자와 표적 염색체는 서로 반응하게 된다. 이것을 세척한 후 표지물질과 결합할 수 있는 형광물질을 첨부하면 소식자가 재접합된 부위에서 형광 signal을 나타내므로 이를 형광현미경으로 검경하여 판독하게 된다.

2 소식자의 종류

1) Whole chromosome painting probe
2) Centromeric probe
3) Locus-specific probe
4) Telomeric probe

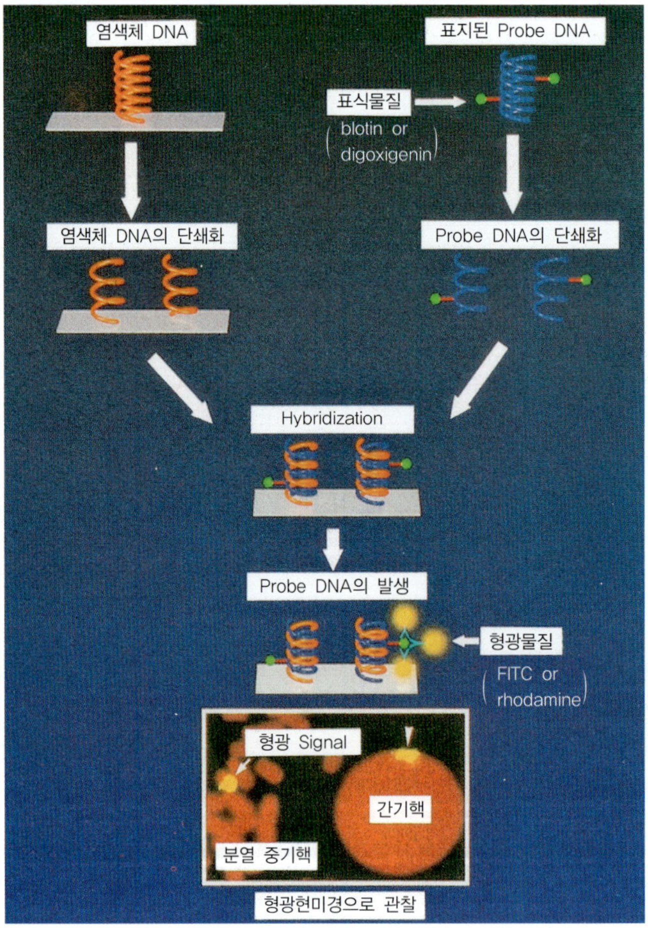

※ Slide 표본상에서 염색체의 표적 DNA와 표식물질(biotin 또는 digoxigenin)로 표식된 probe DNA를 교잡시켜 표식된 probe DNA에 형광물질(FITC 또는 rhodamine)을 결합시켜 발색시킨다. 이렇게 발색되어진 형광부위가 염색체상에 형광 signal로 나타나므로 이것을 형광현미경으로 관찰한다.

▶그림 9-24. FISH법의 검출원리 모형도

3 방법

1) 염색체 전처치 및 변성과정

Probe 및 표적 DNA세포를 single strand로 만들어 서로 결합하기 좋은 상태로 만드는 과정으로 70℃로 가열한 70 % formamide로 처리한 후 냉각시킨 ethanol로 고정하여 재결합하지 못하도록 한다.

2) Probe소식자 준비과정

소식자를 적절한 표지물질과 결합시킨 후 재접합하기 적당한 크기인 200~400 bp 조각으로 분쇄한다. 가장 널리 쓰이는 표지물질로는 biotin, digoxigenin, dinitropheny (DNP), aminoacetylfluorene (AAF), mercury 및 sulfonate 등이 있다. 이중 biotin, digoxigenin 및 DNP는 nick translation 과정으로 nucleotide와 결합하며 나머지는 화학반응을 통하여 DNA에 부착된다.

3) 재접합반응

표지된 소식지를 formamide, salt, dextran sulfate가 포함된 hybridization buffer와 혼합한 후 이를 slide위에 첨가하여 특정염색체의 반복되는 배열을 찾아 재접합반응이 진행될 수 있도록 37℃에서 18시간 항온시킨다.

4) 재접합반응 후 세척과정

이 과정은 재접합 반응 후 과다한 소식자를 표적 slide로부터 세척을 통하여 제거하는 과정으로 세척액의 온도 및 염기농도로써 조절한다. 세척이 불충분힐 경우 배경이 너무 진하게 염색되어 부정확한 신호 (signal)를 나타낼 수 있으며 세척이 너무 과다하면 신호 (signal)가 약하거나 위음성 반응을 나타낼 수 있다.

5) 형광물질 표지

세척 후 소식자 재접합부위에 형광신호를 창출하기 위하여 slide를 면역형광물질과 반응시킨다. Biotin 항체를 사용하며 digoxigenin의 경우 항 digoxigenin 항체와 형광물질로 표지된 항 면역글로블린을 사용한다. 가장 널리 쓰이는 형광표지물질로는 FITC, rhodamine, Texas Red가 있다.

6) 검경

표지신호를 형광물질로 증폭시킨 후 핵과 염색체는 4-6-diamidine-2-phenylindole dihydrochloride (DAPI)로 대조염색하여 배경막을 형성함으로써 그 신호가 표출되게 한 다음 고품질의 형광현미경으로 검경한다. 특히 형광현미경의 filter는 형광물질의 파장과 일치되어야 소식자 신호를 적절하게 표출시킬 수 있는데 FITC로 표지된 소식자를 사용하고 propidium iodide (PI)로 대조염색한 경우 FITC-PI dual pass filter를 사용해야 하고 적색 및 녹색의 fluorophore를 사용하고 DAPI로 대조염색한 경우에는 triplepass filter를 사용해야 한다.

7) 판독

(1) 중기세포 판독

대조소식자 또는 정상대조를 병행하여 검사한 후 scoring 보고방법을 채택한다. 일부 소식자는 표적염색체가 아닌 염색체의 DNA배열과 유사하여 cross-hybridization을 초래할 수 있으므로 주의를 요하는데 그 대표적인 예로 13번과 21번 염색체의 α-satellite DNA는 그 배열이 유사하므로 주의를 요한다.

(2) 간기세포 판독

항상 대조소식자를 검체소식자와 함께 사용하여 기대되는 신호양상을 확인 후 score를 구하도록 한다. 적어도 두 명의 관찰자가 판독한 후 그 결과를 비교하여 일치된 소견을 확인하여야 하며 검사결과의 예민도를 높이고 검사비용을 최소화시킬 수 있는 적정수의 간기세포를 판독하도록 한다.

4 장점

① 혈액종양세포 배양을 하지 않고도 염색체 분석을 시행할 수 있어 interphase cytogenetics라고도 명명되므로 신속한 결과보고를 할 수 있다.

② 치료 전 이미 진단된 염색체 이상의 추적검사에 유용하다.

③ 특히 전통적인 염색체 분석방법과 병행하여 중기세포로 FISH를 시행할 경우 염색체의 수적인 이상, 구조적인 이상 및 marker 염색체 확인에도 이용될 수 있다.

④ 전통적인 염색체 분석방법 (20개 중기세포 관찰)에 비하여 훨씬 많은 수 (300~500개

간기세포 관찰)의 세포가 분석대상이므로 그 예민도를 높일 수 있다.

⑤ 중기 및 간기세포에 모두 적용할 수 있으므로 유사분열지수가 낮은 만성림프구백혈병 및 고형종양의 염색체 분석에도 이용할 수 있다.

5 단점

① FISH 한 가지 방법으로 염색체 이상을 진단하는 것은 불완전하므로 반드시 전통적인 염색체 분석방법과 병행하여 상호 보완적으로 적용하여야 한다.

② 특정 염색체에 대한 소식자의 유무확인은 가능하나 유전자 또는 염색체 일부분의 물리적인 상태를 진단하지는 못한다.

③ 특정 염색체만을 대상으로 하지 않고 선별검사로 사용시 여러 가지 종류의 소식자가 필요하므로 시간과 비용의 낭비를 초래할 수 있다.

6 응용분야

1) 염색체의 수적 이상의 검출

단기배양(48시간) 후에 얻은 분열중기핵에서 각 염색체에 특이적인 centromere 부위의 probe를 사용하여 제 13, 18, 21 및 성염색체(X, Y)의 수적 이상을 신속히 검출하게 된다(그림 9-25).

급성골수구백혈병 또는 골수 이형성증후군의 경우 trisomy 8 및 monosomy 7은 가장 흔히 관찰되는 염색체 이상이므로 치료전 전통적인 염색체분석으로 확인된 경우 α-satellite probe를 이용한 FISH로 추적검사에 이용한다. 이 경우 FISH의 예민도는 monosomy 보다는 trisomy 진단시 더 높은데 그 이유는 정상인의 10~30 %에서 monosomy 신호를 나타낼 수 있는 반면 trisomy 신호는 1~2 %에서만 관찰되기 때문이다.

2) 염색체의 구조적인 이상의 검출

AML M4E에서 관찰되는 16번 염색체의 inversion 진단은 중심절 소식자와 cosmid 소식자를 이용하여 가능하며 이 경우 정상 염색체는 cosmid-cosmid-centromere의 순서로 배열되

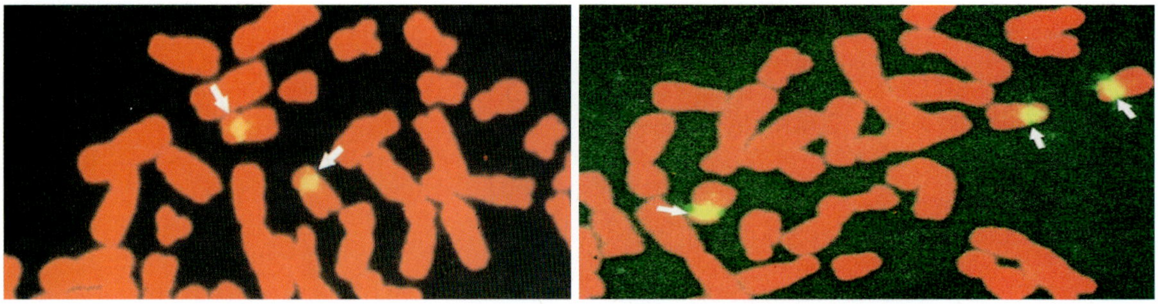

(a) 정상인 (b) Trisomy 18 (Edwards syndrome)

▶그림 9-25. Trisomy 18 검출의 예

나 이상염색체는 cosmid-centromere-cosmid의 순서를 나타낸다. 그 외 segmental deletion과 ring chromosome dicentric 등도 소식자 cocktail을 이용하여 진단할 수 있다.

3) 미세결실의 검출

지금까지는 질환에 특이적인 특정염색체의 결실은 고해상분염법 (High resolution banding technique)으로 검출해 왔으나 동원체 부근이나 염색체단부 (染色體端部)에서는 형태검사의 관련성이 시사되는 염색체의 특정영역을 FISH법으로 검출함으로써 객관적인 미세결실의 판정이 가능하게 되었다.

① Prader-Willi syndrome (PWS)와 Angelman syndrome (AS)의 검출

PWS는 유아기의 근육긴장저하와 그 후로는 비만, 정신발달지체, 성선발육부전이 주증상이고 작은 키, 소지단증 (小肢端症), 아몬드성 안열 등과 같은 기형을 보이는 증후군으로 증례의 70 % 정도에서 제 15번 염색체 장완 q11~113 (q11, 2)의 염색체 미세결실 또는 DNA 결실이 있다.

AS는 중증의 정신지체, 간질, 발작적 웃음, 근육긴장저하, 작은머리, 하두 (下頭)돌출을 동반하는 질환으로 제 15번 염색체장완 q11~q13의 결실이 보고되고 있다 (그림 9-26, 27).

두 증후군의 염색체영역이 서로 근접해 있으나 FISH법은 각각의 결실을 특이적으로 검출하게 된다. 결실이 있는 환자의 대부분은 양쪽 영역의 결실 (deletion)을 나타내지만 결실이 있는 염색체가 부친유래이면 PWS, 모친유래이면 AS가 된다.

② Miller-Dieker syndrome (MDS)

MDS는 Miller (1963)와 Dieker (1969) 등에 의해 최초로 보고된 골증(滑症)에 기타 기형을 동반하는 증후군으로 환자의 대다수가 17p13. 3을 포함한 제 17번 염색체 단완의 부분결실이 인정되고 있다. FISH법에 의한 검색으로 제 17번 염색체의 동원체와 p13.3의 일부가 동시에 검출된다 (그림 9-28, 29).

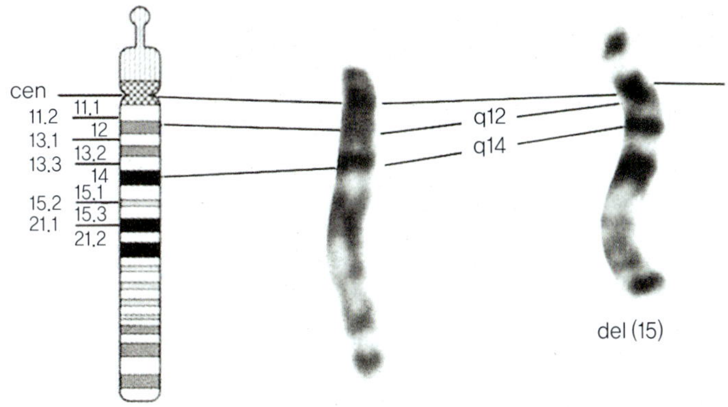

▶그림 9-26. 고해상분염법에 의한 제 15번 염색체 장완의 검색

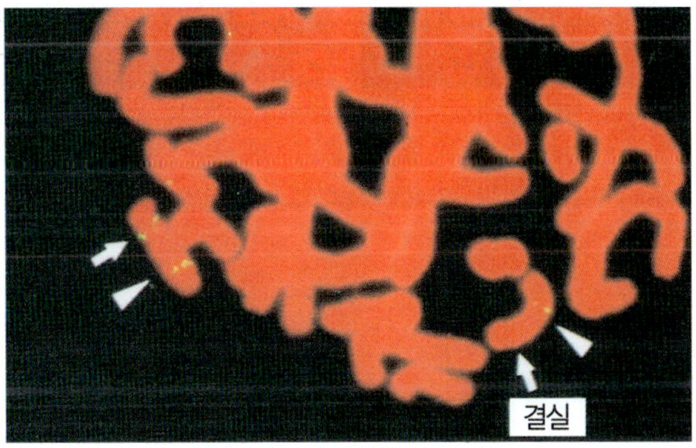

▶그림 9-27. FISH법에 의한 결실의 예
PWS probe

◁15q22 Probe : 제 15번 염색체 인식용

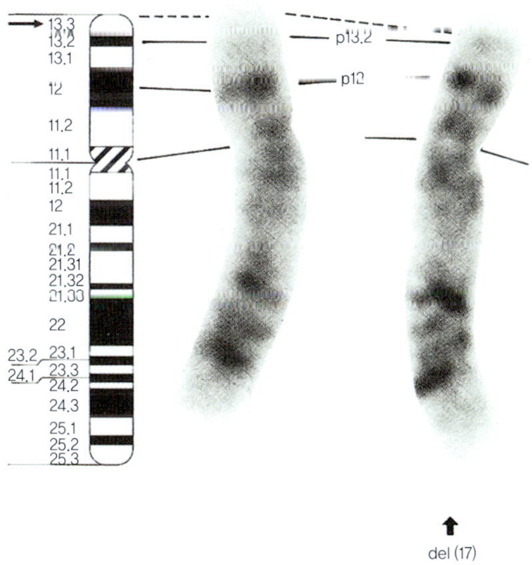

▶그림 9-28. 고해상분염법에 의한 제 17번 염색체 단완의 검색

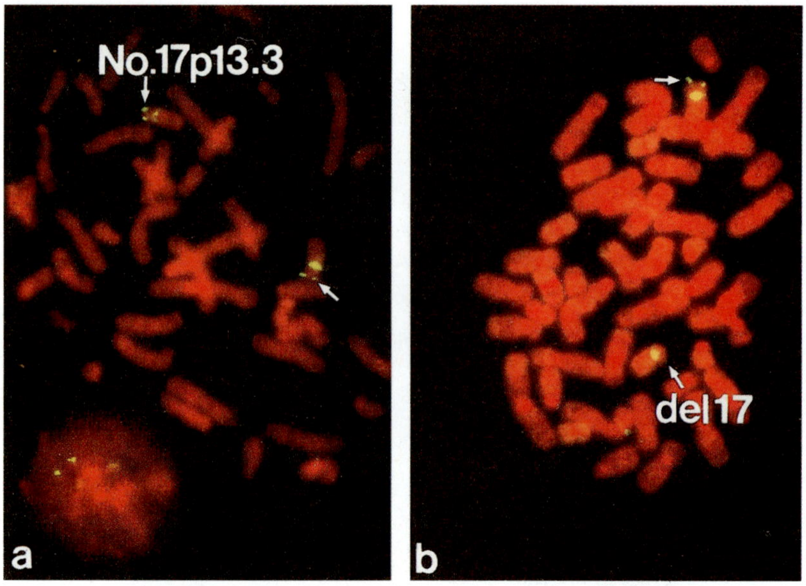

(a) 정상형태　　(b) 결실 (del)형태

▶그림 9-29. FISH법에 의한 제 17번 염색체의 단완 (p13.3)의 미세결실의 예

4) Translocation의 진단

현재 상호교환 소식자로 상품화되어 있는 제품은 Mbcr/abl, mbcr/abl, PML/RARA 등이다. Mbcr/abl 소식자는 CML, 성인 및 소아 ALL 등에서 Philadelphia 염색체 진단시 이용되며 22번 염색체의 fusion site로부터 DNA 염기서열을 복사하여 제조한 cosmid 소식자를 이용한 후 녹색과 적색 두 가지 종류의 형광물지로 표지시키므로 fusion signal은 황색으로 발현하게 된다. PML/RARA 소식자는 15번 및 17번 염색체의 상호교환을 나타내는 AML M3 진단에 유용하다.

① Bcr−Abl: t (9 ; 22)전좌

간기핵 FISH법에 의한 Ph전좌의 검출은 major bcr과 minor bcr영역에 bcr probe와 abl probe를 다른 형광색소로 표식하여 교잡시켜 동일간기핵상에서 검출하게 된다 (그림 9−30, 31).

② PML−RARA: t (15 ; 17)전좌

t (15 ; 17)전골수구 백혈병 (APL) 환자의 약 70 %에서 나타내는 염색체 이상이다. 제 15번 염색체장완 (15q22)의 PML유전자와 제 17번 염색체장완 (17q12)의 RARA유전자의 상호전좌에 의해 PML−RARA chimera mRNA가 형성된다 (그림 9−32, 33).

③ ETO−AML 1: t (8 ; 21) 전좌

급성골수구백혈병 (AML)에서 고빈도로 나타나는 염색체이상으로 t (8 ; 21)전좌는 제 8번 염색체장완 (8q22)에 있는 MTG 8 (ETO)유전자와 제 21번 염색체장완 (21q22)이

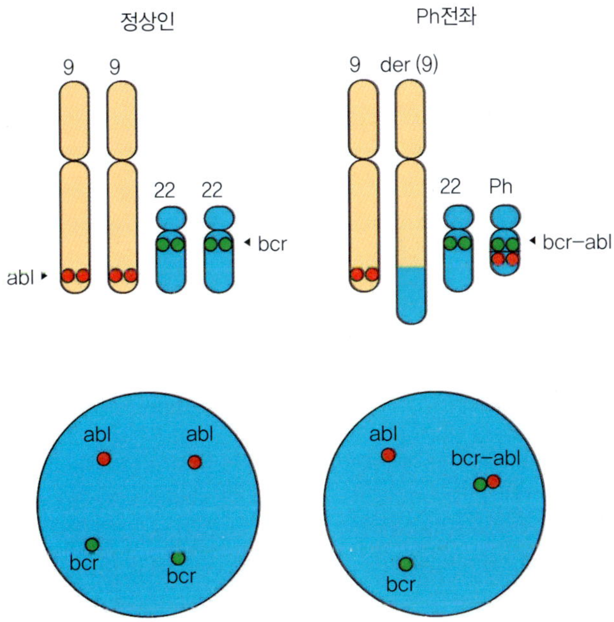

(a) 정상인 : bcr유전자 녹색 signal
abl 유전자는 적색 signal

(b) Ph전좌

▶그림 9-30. 간기핵 FISH법에 의한 Ph전좌의 검출원리도해

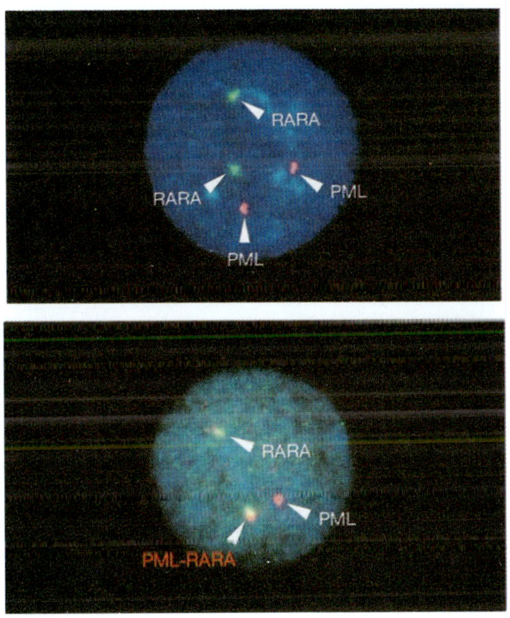

▶그림 9-31. FISH법 검출 비교 (PML-RARA)
※ PML-RARA chimera 유전자에서는 융합 signal (적색 + 녹색 = 황색)이 검출된다.

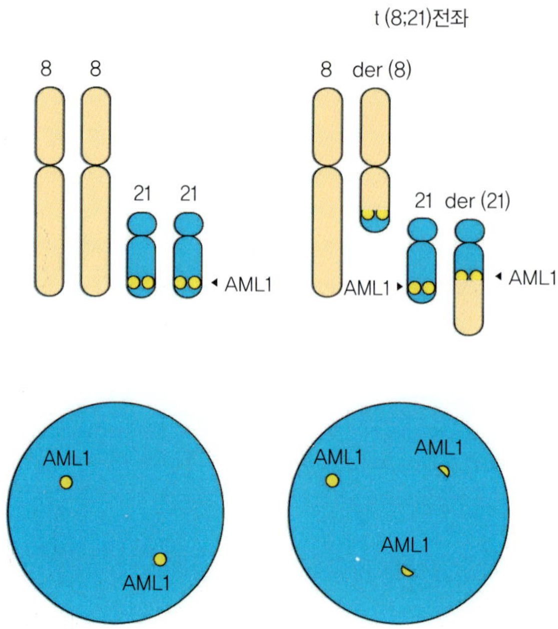

▶그림 9-32. FISH법에 의한 t (8 ; 21)전좌의 검출원리

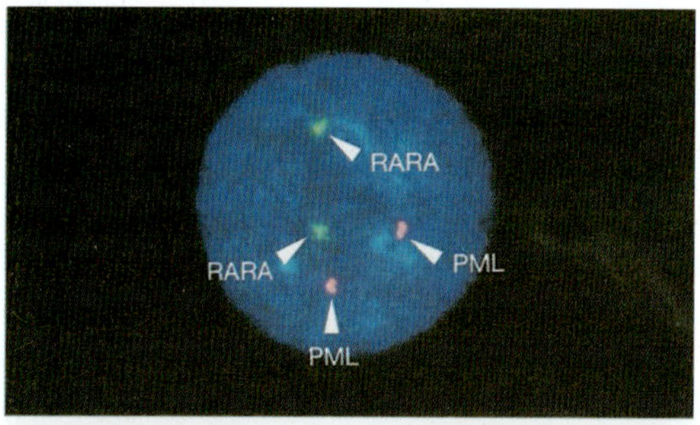

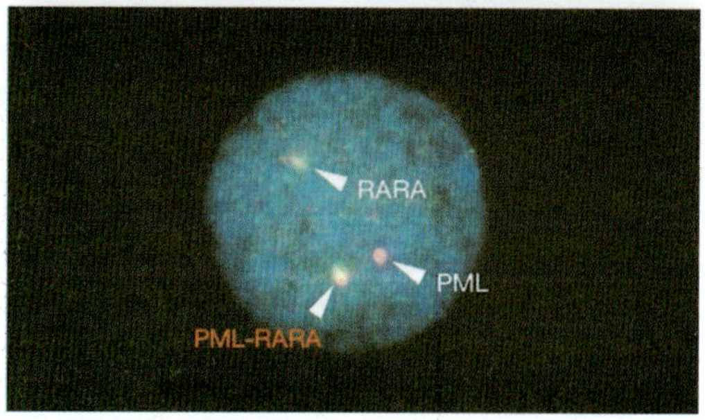

▶그림 9-33. FISH법 검출 비교 (PML–RARA)

※ PML–RARA chimera 유전자에서는 융합 signal (적색 + 녹색 = 황색)이 검출된다.

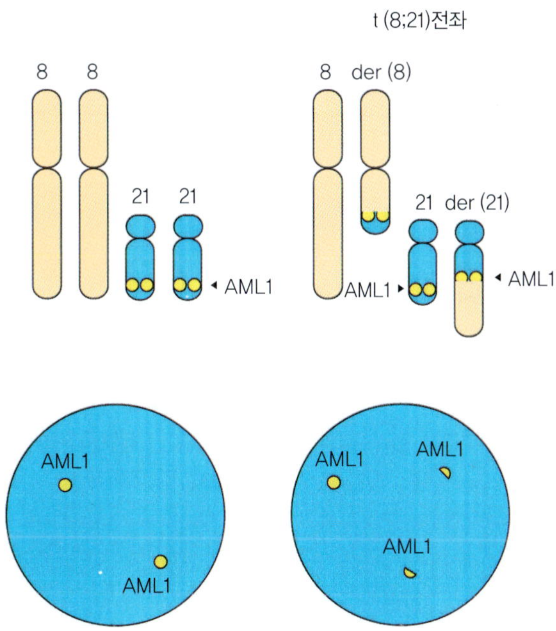

▶그림 9-34. FISH법에 의한 t (8 ; 21)전좌의 검출원리

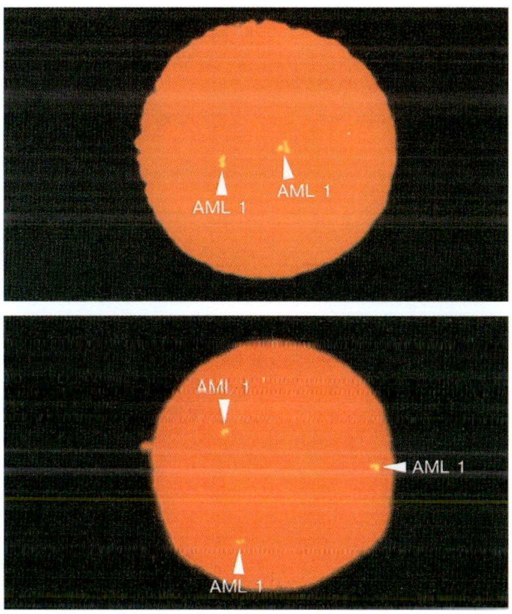

▶그림 9-35. 정상인과 t (8 ; 21) AML1 유전자 검출비교

좌위하는 AML 1 유전자의 상호전좌에 의해 AML 1 – MTG 8 chimera mRNA가 형성된다. FISH법을 하면 정상인에서는 AML 1 유전자의 형광 signal은 2개가 검출되지만 t (8 ; 21)전좌에 의한 AML 1 유전자는 3개가 검출된다 (그림 9–34, 35).

5) 골수이식 후 진단

골수이식 당시 공여자와 수여자의 성별이 다를 경우 공여된 골수의 착상여부, 완전관해 또는 재발여부 확인시 X 및 Y 염색체 소식자 (CEP-X/Y)를 혼합 사용하여 각각 다른 형광물질로 표지시킴으로서 XX 또는 XY를 발현하는 간기세포를 score로 진단할 수 있다. 이 경우 정상남자에서 XX 발현율은 0.628 %인 반면 정상 여자에게 XY 발현율은 0.299 %이었다고 한다. 그러나 공여자와 수여자의 성별이 같은 경우에는 골수이식전 이미 진단된 염색체 이상의 잔존여부를 cosmid probe 또는 중심절 소식자를 이용한 FISH 방법으로 확인할 수 있다.

표 9-3 이성간 BMT의 예에서 보는 바와 같이 Donor (남성), Recipient (여성)간의 골수이식인 경우 BMT 후에 X, Y 염색체의 signal이 각각 검출이 계속되면 골수이식은 성공한 것으로 판정한다. 반대로 donor (여성), recipient (남성)인 경우의 골수이식인 경우 BMT 후에 X 염색체, Y 염색체의 signal이 각각 검출된다면 재발된 것으로 판정하게 된다.

표 9-3. 이성간 BMT의 예

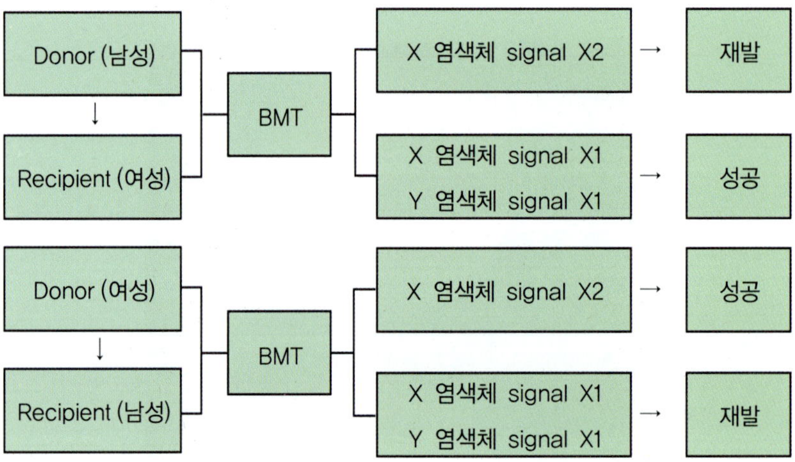

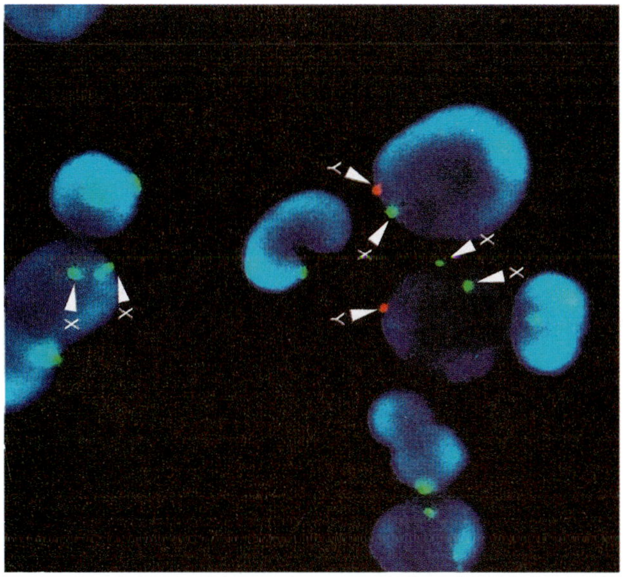

▶그림 9-36. FISH법에 의한 성염색체의 검출 (BMT 후 457일 경과)

Donor (남자) → recipient (여자) BMT 경우; XX, XY, XY + X 세포가 확인되어 재발된 것으로 판정 (500세포 해석 후 판정)

학습토의

1. 전혈로 염색체를 분석하고자 할 때 사용되는 항응고제는?

2. 염색체 분석시 사용되는 시약의 종류와 작용에 대해 설명하시오.

3. 염색체 검사의 적용범위를 나열하시오.

4. 염색체 분석을 위한 분염법의 종류를 나열하시오.

5. 염색체 표기법을 설명하시오.

6. 염색체 이상을 동반하는 질환들을 나열하시오.

7. FISH란 무엇인가?

제 10 장 분자생물학적 검사 및 유세포분석

Molecular Biological Test & Flowcytometry

인간 세포의 haploid genome은 약 30억 base pair의 DNA로 구성되어 있으며 수많은 단백질을 합성할 수 있는 3만 내지 10만 개의 유전자로 구성되어 있다. 인간은 DNA에서 RNA, 단백질 합성 과정을 거쳐 세포내의 대사 현상을 조절하고 세포분열을 유지하여 생명 생존을 지속시킨다. 또한 세포와 세포 사이에는 신호전달 체계가 있으며 이 전달체계도 DNA로부터 조절을 받는다. 그래서 DNA 즉, 유전자의 이상은 질환을 일으키며, 특히 악성종양의 발생은 유전자 이상이 직접적인 영향이며 원인이다.

혈액학 분야에서 분자생물학적인 검사방법은 중합효소 연쇄반응 (polymerase chain reaction)에 의한 DNA의 증폭 기법을 이용하는 것이 기본적이다. 현재는 여러 우수하고 다양한 방법이 개발되고 있으며, 병원 진단검사의학과에는 Kit 또는 기기들이 공급되어 그 목적에 따라 검사되고 있다. 특히 암환자에 대한 진단방법으로는 암 발생 가능성을 미리 진단하는 스크리닝 방법 (screening method), 조기진단 방법 및 확진 방법으로 구분할 수 있다. 이 책에서는 우리나라 혈액학적검사실에서 응용되고 있는 중요한 방법을 소개한다.

또한 유세포분석기 (flowcytometry)는 측정하고자 하는 세포를 형광물질 등으로 labeling 한 후 laser 광원으로 부딪치게 하여, 이때 발생하는 두 가지 물리적 현상인 빛의 산란 현상과 세포에서 일어나는 형광물질의 발광현상을 측정 분석한다. 유세포분석은 세포가 가지고 있는 여러 가지의 정보를 알아내는 방법이다. 최근 혈액진단 및 예후 판정에 필수적으로 사용되는 방법 중에서 림프구 아형검사 백혈병 아형검사, 세포 주기 검사에 대해 소개하고자 한다.

01 분자생물학적 검사 (Molecular Biological Analysis)

학습목표

1. PCR의 원리를 설명할 수 있어야 한다.
2. PCR을 이용해 검사할 수 있는 혈액질환에 대해서 설명할 수 있어야 한다.
3. *BCR-ABL* 검사의 의의를 설명할 수 있어야 한다.
4. *PML-RARA* 검사의 의의를 설명할 수 있어야 한다.
5. PCR을 이용한 말라리아 검사의 의의를 설명할 수 있어야 한다.

1 *BCR-ABL* Rearrangement

BCR-ABL 재배열 검사는 주로 만성골수구백혈병(chronic myelogeneous leukemia, CML)에서 나타나는 필라델피아 염색체(Philadelphia, Ph)를 분자생물학적으로 진단하기 위한 방법이다. CML 환자의 90 % 이상에서 Ph 염색체가 나타나는데 이 Ph 염색체는 t (9 ; 22) (q34 ; q11) 때문으로 밝혀져 있다.

9번 염색체 q34부위에 있는 c-abl 유전자와 22번 염색체 q11에 위치하는 bcr 유전자가 융합해 *bcr-abl* chimera 유전자가 형성된다. 이 유전자에서 8.5kb의 *bcr-abl* chimera mRNA가 전사되면 이것은 정상 c-abl 단백(p145 c-abl)보다 강한 tyrosine kinase 활성을 가지는 분자량 210kb의 단백(p210 *bcr-abl*)을 생산하게 된다. 이 이상단백질은 CML 발병에 중요한 역할을 하게 되는 것이다.

종류는 bcr 2번 exon이나 3번 exon이 abl 2번 exon으로 전좌된 경우인 major *bcr-abl* rearrangement와 bcr의 1번 intron 부위가 abl 2번 exon으로 전좌된 경우인 minor *bcr-abl* rearrangement가 있다. 대부분의 CML에서는 major *BCR-ABL* rearrangement가 발생한다.

또한 Ph chromosome을 보이는 ALL의 2/3에서는 minor *BCR-ABL* rearrangement가, 1/3에서는 major *BCR-ABL* rearrangement가 발생하며, 이 유전자가 발생하면 예후가 좋지 않은 것으로 알려져 있다.

검사과정은 환자검체로부터 백혈구를 분리하여 RNA를 추출한 후 이를 근거로 cDNA를 합성하고, 두 종류의 *BCR-ABL*에 특이적인 primer를 사용하여 PCR로 증폭한 후, 전기 영동하여 증폭산물의 band를 확인한 다음 *BCR–ABL* rearrangement의 존재여부를 밝힌다.

1) 검체

혈액이나 골수 2 mL 이상

2) 시약

① Major *bcr–abl* specific primer

primer sequence
* 1st PCR primer
98 : GCT TCT CCC TGA CAT CCG TG
100 : CGA CCG GCT TCA CTC AGA CC
* 2nd PCR primer
99 : GGA GCT GCA GAT GCT GAC CAA C
101 : CTG AGG CTC AAA GTC AGA TG

② Minor *bcr–abl* specific primer

primer sequence
* 1st PCR primer
BCR–B : CCC CCG GAG TTT TGA GGA TTG C
P190 : GGC CGC TGA AGG GCT TCT GCG
* 2nd PCR primer
BCR 1+ : GAA CTC GCA ACA GTC CTT CGA C
P190 : GGC CGC TGA AGG GCT TCT GCG
(1st와 2nd에서 사용되는 P190은 동일한 primer이다)

③ buffer ($MgCl_2$ 포함)

④ dNTP (2.5 mM)

⑤ Taq DNA Polymerase (5U/μL)

⑥ Autoclaved D.W.

3) 기구 및 장비

① Clean bench

② Thermocycler (온도범위: 0~100℃)

③ 전기영동 장치

④ Bio–print™ (photo Image storage system)

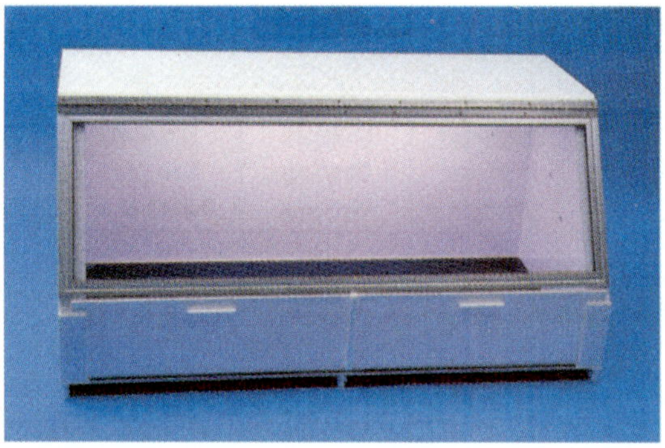

▶그림 10-1. Clean Box DNA workstation

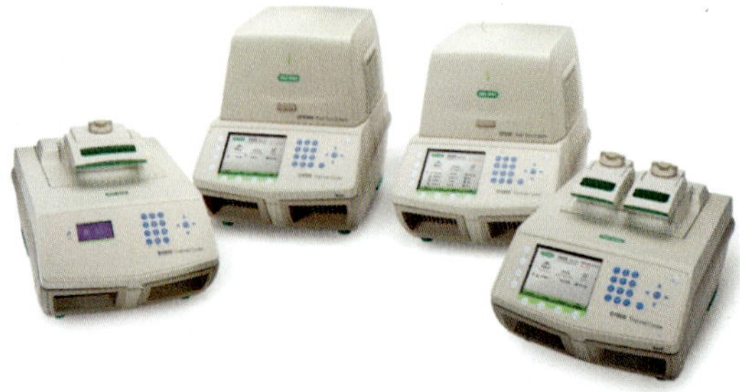

▶그림 10-2. Thermocycler

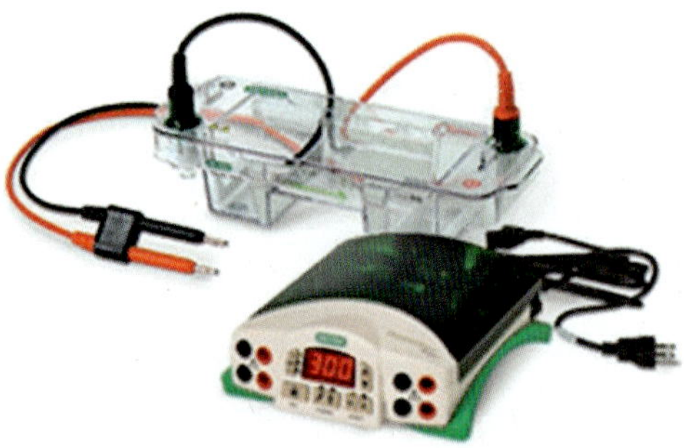

▶그림 10-3. 전기영동 장치

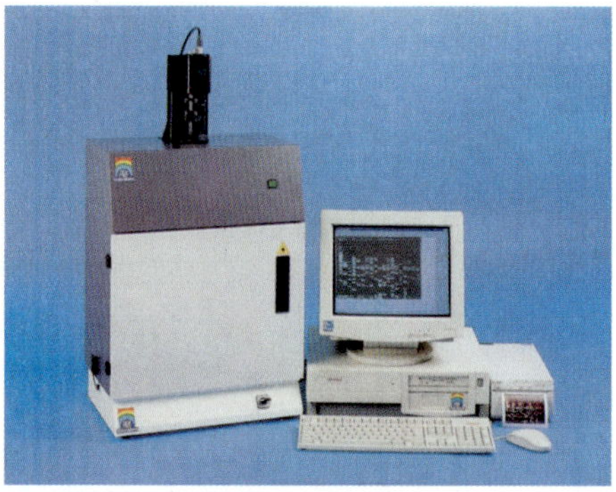

▶그림 10-4. Bio-print™ (Photodocumentation 및 image storage system)

4) Major *BCR-ABL* rearrangement 검사방법

① 혈액이나 골수로부터 Histopaue-1077을 이용하여 WBC를 분리한다.

② 분리된 WBC로부터 RNA를 추출한다.

③ 이 RNA를 template로 하여 cDNA를 합성한다.

④ RNA를 65℃에서 5분간 반응하여 denaturation시킨 후 바로 Ice에 옮겨 5분간 방치한다.

⑤ 다음과 같이 reverse transcription 혼합액을 만든다.

5X reaction buffer	4 μL
100mM DTT	2 μL
2.5 mM dNTP	1.4 μL
Hexanucleotide Mixture	2 μL
RNase inhibitor	0.3 μL
Reverse Transcriptase	0.3 μL
Total	10 μL

⑥ 위의 혼합액에 ④의 RNA용액 10 μL를 첨가하여 37℃에서 1시간 반응시킨다.

⑦ 다음과 같이 1st PCR 혼합액을 만든다.

10 × buffer	2 μL
2.5 mM dNTP	2 μL
98 (10 pmol)	2 μL
100 (10 pmol)	2 μL
Taq DNA Pol (5 U/μL)	0.1μL
D.W.	10 μL
Total	18 μL

⑧ 1st PCR 혼합액에 cDNA 합성물 2 μL를 첨가하여 1st PCR을 실시한다.

94℃ 4 min : 1회
93℃ 30 sec / 52℃ 30 sec / 72℃ 30 sec : 30회
72℃ 3 min : 1회

⑨ 다음과 같이 2nd PCR 혼합액을 만든다.

10 × buffer	2 μL
2.5 mM dNTP	2 μL
99 (10 pmol)	2 μL
101 (10 pmol)	2 μL
Taq DNA Pol (5 U/μL)	0.1 μL
D.W.	10 μL
Total	18 μL

⑩ 2nd PCR 혼합액에 1st PCR산물 2 μL를 첨가하여 2nd PCR을 실시한다. (이때 오염가능성이 크므로 반드시 생물학적 안전상자에서 작업한다).

94℃ 4 min : 1회
93℃ 30 sec / 52℃ 30 sec / 72℃ 30 sec : 30회
72℃ 3 min : 1회

⑪ 2nd PCR산물을 전기영동하여 결과를 확인한다.

5) Minor *BCR-ABL* rearrangement 검사방법

① 혈액이나 골수로부터 Histopaue-1077을 이용하여 WBC를 분리한다.

② 분리된 WBC로부터 RNA를 추출한다.

③ 이 RNA를 template로 하여 cDNA를 합성한다.

④ 다음과 같이 1st PCR 혼합액을 만든다.

10 × buffer	2.5 μL
$MgCl_2$	1.8 μL
2.5 mM dNTP	2 μL
BCR-B (10 pmol)	1.25 μL
P190 (10 pmol)	1.25 μL
Taq DNA Pol (5 U/μL)	0.12 μL
D.W.	11.08 μL
Total	20 μL

⑤ 1st PCR혼합액에 cDNA 합성물 5 μL를 첨가하여 1st PCR을 실시한다.

95℃ 5 min : 1회
96℃ 1 min / 68℃ 30 sec / 72℃ 2 min : 30회
72℃ 10 min : 1회

⑥ 다음과 같이 2nd PCR 혼합액을 만든다.

10 × buffer	2 μL
$MgCl_2$	1.44 μL
2.5 mM dNTP	1.6 μL
BCR-B (10 pmol)	1 μL
P190 (10 pmol)	1 μL
Taq DNA Pol (5 U/μL)	0.1 μL
D.W.	11.86 μL
Total	19 μL

⑦ 2nd PCR 혼합액에 1st PCR 산물 1 μL를 첨가하여 2nd PCR을 실시한다. (이때 오염가능성이 크므로 반드시 생물학적 안전상자에서 작업한다)

94℃ 5 min : 1회
96℃ 1 min / 63℃ 30 sec / 72℃ 2 min : 30회
72℃ 10 min : 1회

⑧ 2nd PCR 산물을 전기영동하여 결과를 확인한다.

6) 결과

실험결과

	Major *bcr-abl*		Minor *bcr-abl*
	b3a2	b2a2	b1a2
1차 PCR 산물(bp)	390	315	278
2차 PCR 산물(bp)	305	230	197

b3a2 *bcr-abl* rearrangement는 bcr exon3번이 abl exon2번으로 전좌된 경우이며, b2a2 type 간에 임상적 차이는 없는 것으로 알려진다. 또한, alternative splicing에 의해 b3a2와 b2a2가 함께 나타날 수도 있다.

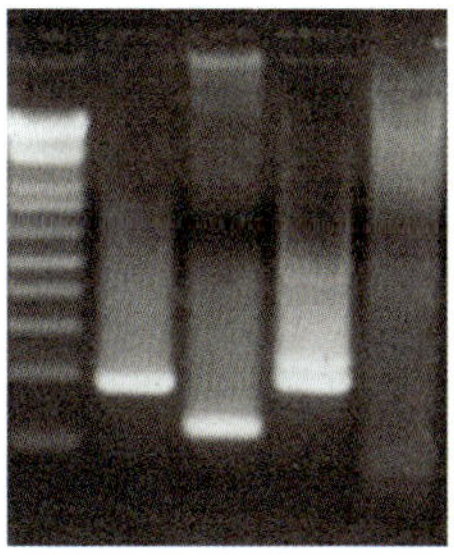

▶그림 10-5. Major *BCR-ABL* Lane M : marker, Lane 1 : b3a2, Lane 2 : b2a2, Lane 3 : positive control, Lane 4 : negative control

2 *PML-RARA* Rearrangement

17번 염색체의 RARA 부위가, 15번 염색체의 PML 부위에 전좌된 유전자 재배열을 *PML-RARA* rearrangement라고 하며, 급성전골수구백혈병(acute promyelocytic leukemia, APL)의 특징적인 소견이 된다. APL은 AML, M3에 해당하며 95% 이상의 APL에서 *PML-RARA* rearrangement가 나타난다. 이 유전자 재배열이 존재할 경우, all-trans retinoic acid(ATRA) 약제에 치료효과가 좋으며 그래서 예후가 좋은 것으로 알려져 있다. *PML-RARA* rearrangement는 세포학적으로 발견이 어려우나 환자의 치료방향 결정과 예후판단에 중요하므로 분자생물학적 결과는 중요한 의미를 가진다.

검사과정은 검체로부터 백혈구를 분리하여 RNA 추출 후 이를 근거로 cDNA를 합성하고 이 cDNA를 *PML-RARA*에 특이적인 primer를 사용하여 PCR로 증폭한 후 전기영동하여 결과를 확인한다

1) 시약

① *PML-RARA* specific primer

② $MgCl_2$ (25 mM)

③ dNTP (2.5 mM)

④ Taq DNA Polymerase (5 U/μL)

⑤ RNase inhibitor

⑥ Reverse Transcriptase

⑦ Hexanucleotide Mixture

2) 기구 및 장비

① Clean bench

② Thermocycler (온도범위: 0~100℃)

③ 전기영동 장치

④ Bio-print™ (photo image storage system)

3) 검사방법

① 혈액이나 골수로부터 Histopaue-1077을 이용하여 WBC를 분리한다.

② 분리된 WBC로부터 RNA를 추출한다.

③ RNA를 template로 cDNA를 합성한다.

④ RNA를 65℃에서 5분간 반응하여 denaturation시킨 후 바로 ice에 옮겨 5분간 방치한다.

⑤ 아래의 혼합액에 ④의 RNA를 3 μL를 첨가한다.

10 × PCR buffer (Mg^{++} free)	2 μL
25 mM $MgCl_2$	4 μL
2.5 mM dNTP	8 μL
RNase inhibitor	1 μL
Reverse Transcriptase	1 μL
Hexanucleotide Mixture	1 μL
Total	17 μL

⑥ PCR machine에서 다음의 조건으로 반응시킨다.

37℃	1 hr	:	1회
99℃	5 min	:	1회

⑦ 1st PCR 혼합액을 다음과 같이 만든다.

10 × PCR buffer (Mg^{++} free)	8 μL
25 mM $MgCl_2$	4 μL
P3	1 μL
R4a	1 μL
Taq DNA Polymerase	0.5 μL
D.W.	65.5 μL
Total	80 μL

⑧ 1st PCR 혼합액을 ⑤번 tube에 첨가한다.

⑨ 1st PCR을 실시한다.

95℃ 5 min : 1회
95℃ 45 sec / 62℃ 1 min / 72℃ 30 sec : 5회
95℃ 30 sec / 60℃ 45 sec / 72℃ 1 min : 32회
72℃ 5 min : 1회

⑩ 2nd PCR 혼합액을 다음과 같이 준비한다.

10 × PCR buffer (Mg^{++} free)	10 μL
25 mM $MgCl_2$	4 μL
2.5 mM dNTP	8 μL
P3	1 μL
R4a	1 μL
Taq DNA Polymerase	0.5 μL
D.W.	70.5 μL
Total	95 μL

⑪ 2nd PCR 혼합액에 1st PCR 산물을 5 μL 첨가한다.

⑫ 2nd PCR을 실시한다.

95℃ 5 min : 1회
95℃ 45 sec / 62℃ 1 min / 72℃ 30 sec : 5회
95℃ 30 sec / 62℃ 45 sec / 72℃ 1 min : 25회
72℃ 5 min : 1회

⑬ 1st PCR 산물과 2nd PCR 산물을 모두 전기영동하여 결과를 확인한다.

4) 결과

	1st PCR 산물 (bp)	2nd PCR 산물 (bp)
Long-form (*PML-RARA1'*)	694 / 550 / 291	370
Variable-form (*PML-RARA2'*)	〈 694 / 〈 550 / 〈 291	〈 370
Short-form (*PML-RARA3'*)	221	–

5) 결과 해석 및 임상적 의의

Acute promyelocytic leukemia (APL)의 95% 이상에서 *PML-RARA* rearrangement가 발견되며 이 유전자 재배열이 존재할 경우 all-trans retinoic acid (ATRA)에 효과가 좋아 예후가 좋다. short-form에 비해 long-form이 예후가 더 좋다는 연구도 있다.

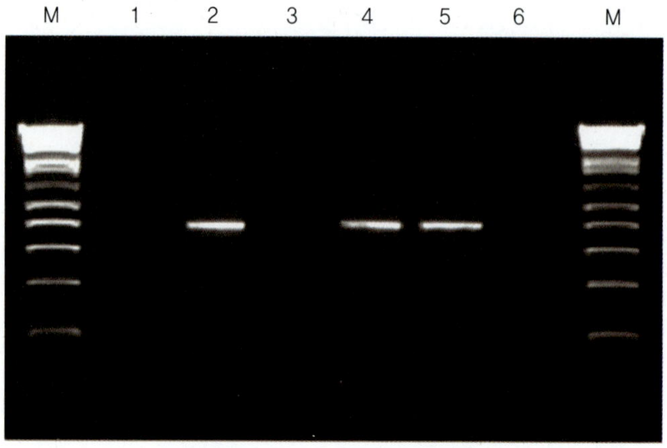

▶그림 10-6. *PML–RARA* 결과
M: Marker, 1~4: 환자검체, 5: positive control, 6. negative control, 1, 3환자: negative, 1, 4환자: Positive

3 말라리아 검사

사람에게 감염을 유발하는 말라리아 원충은 *Plasmodium falciparum, P. vivax, P. malariae, P. ovale*의 4종류가 있으나 우리나라에서는 주로 *P. vivax*에 의한 삼일열 말라리아의 발생이 보고되고 있는 실정이다.

검사원리는 먼저 혈액의 RBC를 D.W.로 용혈시킨 후 원침하여 말라리아 원충을 모은 후 boiling하여 DNA를 용출하고, 이 DNA를 4종의 말라리아 원충에 공통적인 primer를 이용하여 1st PCR을 실시한 후 *P. vivax*에 특이적인 primer를 이용하여 2nd PCR한 후 전기영동하여 결과를 확인하는 것이다.

1) 검체

혈액: EDTA가 첨가된 혈액 1 mL 이상

2) 시약

① Primer

primer sequence
*1' PCR primer (*plasmodium* genus common)
PLU5: CCT GTT GTT GCC TTA AAC TTC
PLU6: TTA AAA TTG TTG CAG TTA AAA CG

* 2' PCR primer (*P. vivax* specific)
VIV1: CGC TTC TAG CTT AAT CCA CAT AAC TGA TAC
VIV2: ACT TCC AAG CCG AAG CAA AGA AAG TCC TTA

② Buffer
③ $MgCl_2$ (25 mM)
④ Gelatin (10 mg/mL)
⑤ dNTP (2.5 mM)
⑥ Taq DNA Polymerase (5 U/μL)
⑦ InstaGene Matrix (Bio-Rad)
⑧ Autoclaved D.W.

3) 기구 및 장비

① PCR System
② Vortex mixer
③ Microcentrifuge
④ Heating block
⑤ 전기영동 장비

4) 검사 방법

(1) DNA추출

① EDTA Blood 20 μL에 D.W. 1 mL을 첨가하여 실온에서 15~30분간 mix하여 방치한다 (RBC lysis).
② 15,000 rpm에서 5분간 원심분리하여 상층액은 버린다.
③ InstaGene Matrix 200 μL를 첨가하여 vortex한다.
④ 56℃에서 15~30분간 반응시킨 후 다시 5~10초간 vortex한다.
⑤ 끓는 물에 8분 동안 반응시키고 5~10초간 vortex한다.

⑥ 15,000 rpm에서 5분간 원심분리하여 상층을 조심스럽게 새로운 tube에 옮긴다.

⑦ 이 상층의 DNA를 PCR에 사용한다.

(2) PCR

① 다음과 같이 1st PCR 혼합액을 만든다.

10 × buffer	5 μL
$MgCl_2$ (25 mM)	7.2 μL
gelatin (10 mg/mL)	0.5 μL
dNTP (2.5 mM)	2.5 μL
PLU5 (10 pmol)	1.25 μL
PLU6 (10 pmol)	1.25 μL
Taq DNA Pol (5 U/μL)	0.2 μL
D.W.	27.1 μL
Total	45 μL

② 1st PCR 혼합액에 추출한 DNA 5 μL를 넣는다.

③ 1st PCR을 실시한다.

95℃ 4 min : 1회
94℃ 1 min / 55℃ 2 min / 72℃ 2 min : 30회
72℃ 3 min : 1회

④ 다음과 같이 P. *vivax*에 대한 2nd PCR 혼합액을 만든다.

10 × buffer	5 μL
$MgCl_2$ (25 mM)	1.6 μL
gelatin (10 mg/mL)	0.2 μL
dNTP (2.5 mM)	1 μL
VIV1 (10 pmol)	1 μL
VIV2 (10 pmol)	1 μL
Taq DNA Pol (5 U/μL)	0.1 μL
D.W.	8.1 μL
Total	15 μL

⑤ 각 2nd PCR 혼합액에 1st PCR산물 5 μL를 넣는다.

⑥ 다음의 조건으로 2nd PCR을 실시한다.

P. vivax
95℃ 4 min : 1회
94℃ 1 min / 57℃ 2 min / 72℃ 2 min : 40회
72℃ 3 min : 1회

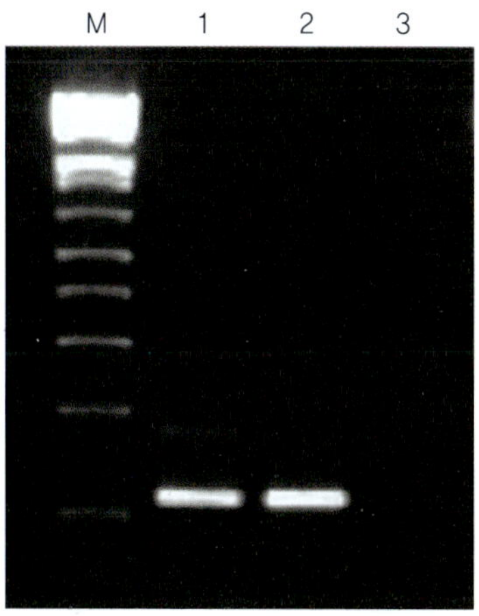

▶그림 10-7. 말라리아 검사결과
M: Marker, 1. 환자검체 positive, 2. positive control, 3. negative control

⑦ P. *vivax*의 2nd PCR 산물을 전기영동하여 결과를 확인한다.

5) 결과

2nd PCR 산물에서 120 bp band가 보이면 양성이다.

6) 정도관리

① 양성대조: 이전 PCR에서 양성인 검체

② 음성대조: D.W.

02 유세포분석 (Flowcytometry)

학습목표

1. 유세포분석기의 구조를 설명할 수 있어야 한다.
2. 유세포분석기의 응용 범위를 설명할 수 있어야 한다.
3. 유세포분석기의 분석방법을 설명할 수 있어야 한다.
4. 유세포분석기의 결과를 해석할 수 있어야 한다.

유세포분석기 (flowcytometer) (그림 10-8)란 유액상태의 세포가 일정한 감지 지역 (sensing point)을 통과할 때, 각각의 입자나 세포를 신속하게 측정하여 한 세포가 갖는 여러 가지의 특징을 동시에 측정하고 필요 부분을 분리할 수 있는 장비이다.

유세포분석기의 중요한 특징은 전체 세포 또는 입자군의 평균이 아니라, 유액 내 각각의 세포를 차례로 측정하여 분석한다는 것이다. 즉, 측정하고자 하는 세포가 흐르는 상태에서 광원인 laser와 부딪쳤을 때, 발생하는 두 가지 물리적 현상인 빛의 산란현상과 형광물질의 발광현상을 이용하여, 세포에 관한 여러 가지 정보를 측정하는 기술을 말한다.

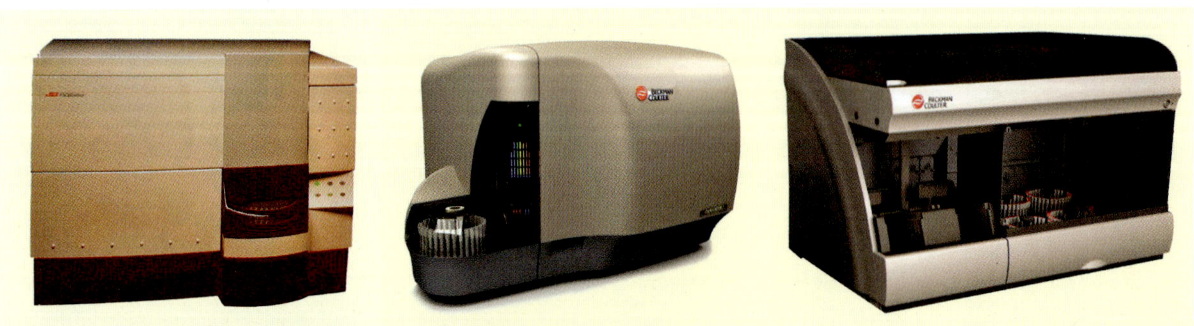

▶그림 10-8. 유세포분석기

1 유세포분석기의 구성

유세포분석기는 광원부 (laser system), 유체공학부 (fluidic system), 광학부 (optical system), 전기공학부 (electronic system), 컴퓨터공학부 (computer system) 등 다섯 가지의 주요 부분으로 구성되어 있다.

1) Laser system

유세포분석기에서 주로 사용되는 laser는 argon laser (488 nm)와 helium-neon laser (633 nm)가 일반적으로 이용되고 있는데 이들은 한 가지 파장만 지닌 단색광이고 집중력이 높은 순수한 laser의 특성 때문에 단위 면적당 에너지를 쉽게 올려 사용할 수 있어서 많이 사용된다.

2) Fluidic system

Fluidic system은 세포나 입자를 일정 감지지역 (sensing point)까지 정확하게 운반하고 운반되는 동안 어떤 물리적인 영향도 받지 않도록 보호하는 역할을 한다.

(1) Laminar Flow

유액은 특별히 laminar flow라는 형태로 진행되며 유액 흡입 시 흡입이 되어지는 관의 중앙과 벽면에 속도가 가해지고 이때 관의 출구에서 만들어지는 역압력은 관의 중앙에는 최고속도를, 관의 벽면은 최저속도를 만들어 포물선 형태의 속도곡선을 그리게 되고 유액은 관을 따라

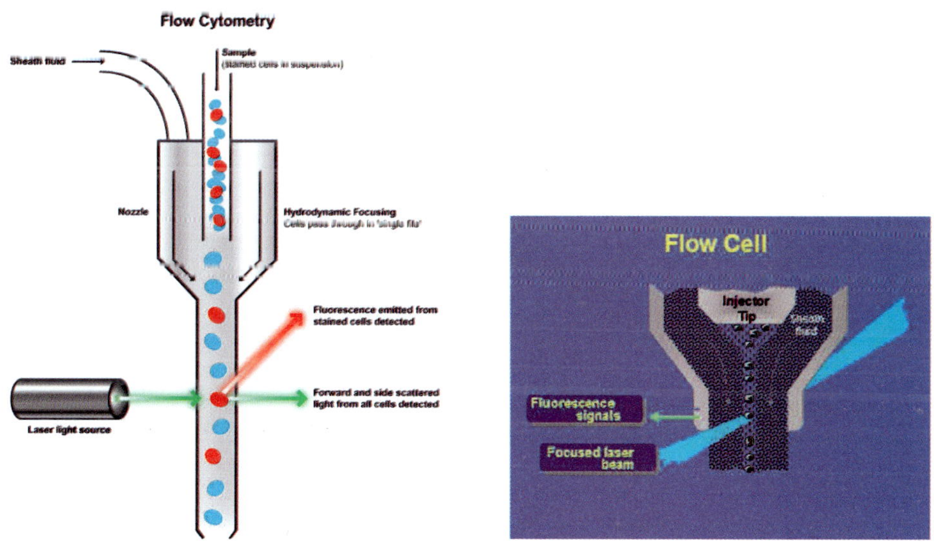

▶그림 10-9. fluidic system 구조

내려가면서 더욱 안정된 포물선을 유지하므로 유액내 입자는 관의 중앙에 위치하면서 hydrodynamic focusing (그림 10-9)이라 불리는 일정 감지지역까지 운반되어진다.

흡입시부터 포물선이 안정되기까지의 거리는 관의 약 50배 정도이다.

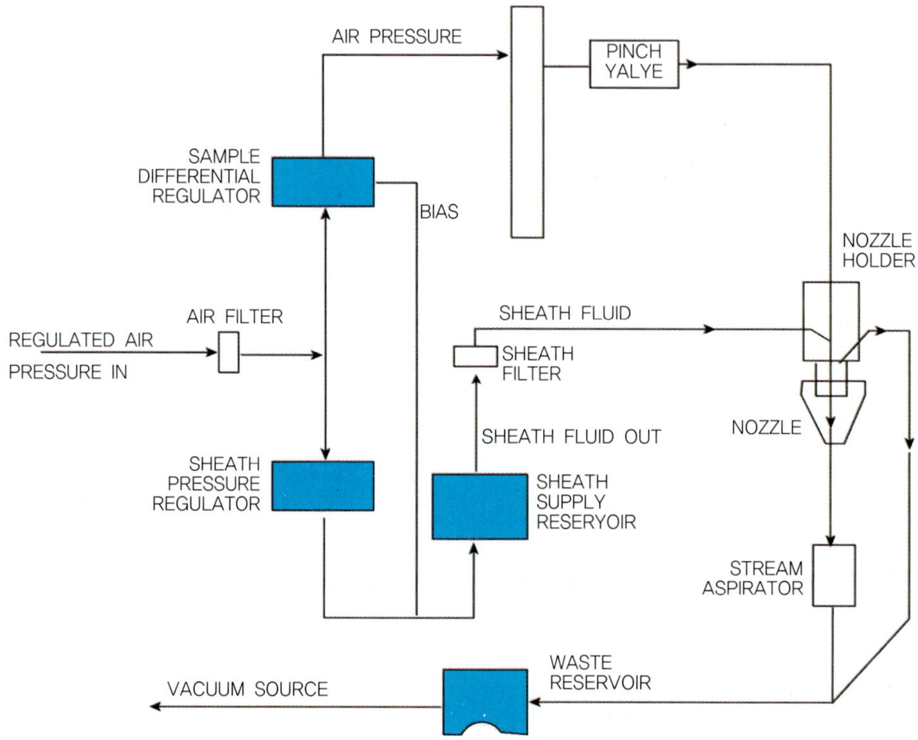

▶그림 10-10. Fluidic system

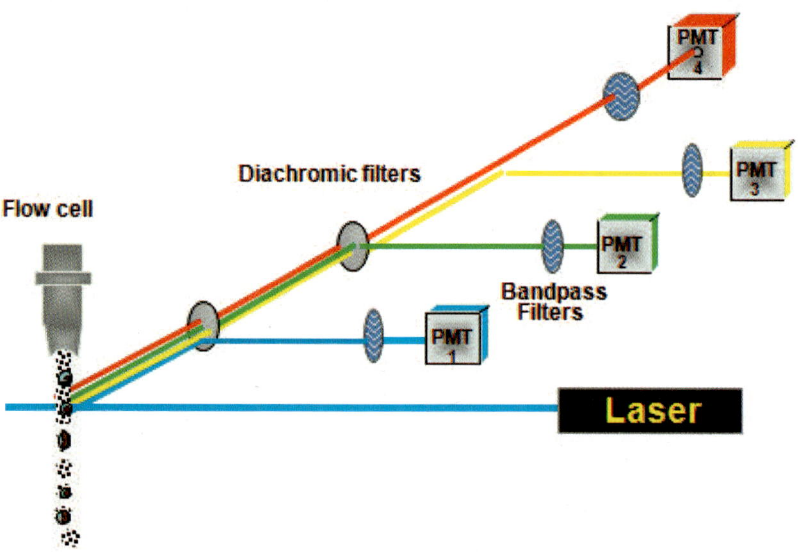

▶그림 10-11. 광학 system

(2) Fluidic system의 모식도

Flow chamber에는 sheath line과 sample line이 같이 연결되어 있다. Sheath fluid는 sheath tank에 일정한 압력이 가해지면서 계속적으로 공급되고, Sample chamber에는 또 다른 압력이 가해지면서 조절되는데 이 두 압력차는 일정상태에 맞추어져 있다.

여기에는 또 하나의 압력이 주어지는데 그것은 purge line으로 sheath line이나 sample line의 공기나 막힌 것을 뚫기 위한 것이다. 즉, fluidic system에는 두 곳의 positive pressure와 한 곳의 negative pressure (vaccum)로 유액의 움직임을 조절한다 (그림 10-10).

3) Optical system

(1) Excitation optics

유세포분석기는 에너지원으로 빛 (light)을 이용한다. 분석할 입자나 세포들은 작고 일정 감지지역을 신속하게 지나가기 때문에 빛에는 강한 강도가 있어야 하고 형광염색소 (fluorescent dye)를 자극 (excitation)시키기 위한 특정한 파장 (wave length)을 가져야 한다. Laser란 light amplification by stimulated emission of radiation의 머릿글자로 일정파장을 가지고 강한 강도로 항상 일정한 주기로 선택된 파장에서 laser beam을 만든다는 특징을 갖는다. Laser가 만드는 빛은 특정한 파장의 복합체이다. 이러한 빛으로부터 선택하여 이용할 범위의 파장을 물리적으로 분리하기 위하여 prism을 두고 최대 에너지를 얻도록 조정한다 (그림 10-11). 유세포분석기에 이용되는 laser 종류에는 atomic (eg. helium-neon), ionic (eg. argon or krypton), molecular (eg. helium-cadmium), liquid (eg. dye laser) 등이 있으나 유세포분석기에서는 고체상태의 laser가 편리하다. 일정감지지역 (sensing point)을 통과하는 입자들을 최대한으로 분석하기 위해 적당한 laser beam의 모양을 만드는데 타원형이나 구형의 렌즈를 이용하여 가로축을 기준으로 빛의 강도가 gaussian 형태로 분포하도록 만든다.

(2) Collection optics

Laser beam을 통과한 입자들은 빛의 산란정도에 따라 몇 가지 parameter로 나뉜다.

즉, laser beam 축에서 1~20° 각도로 산란되는 빛을 정면에서, 그 이상의 각도로 산란되는 빛은 90° 방향에 렌즈를 두어 빛을 모은다.

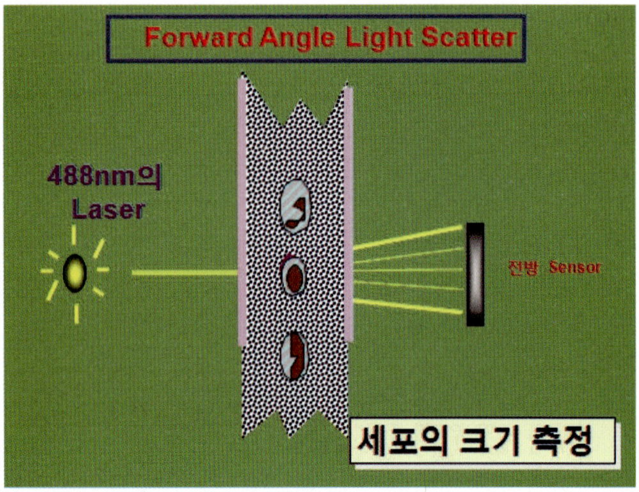

▶그림 10-12. 레이저의 전방산란

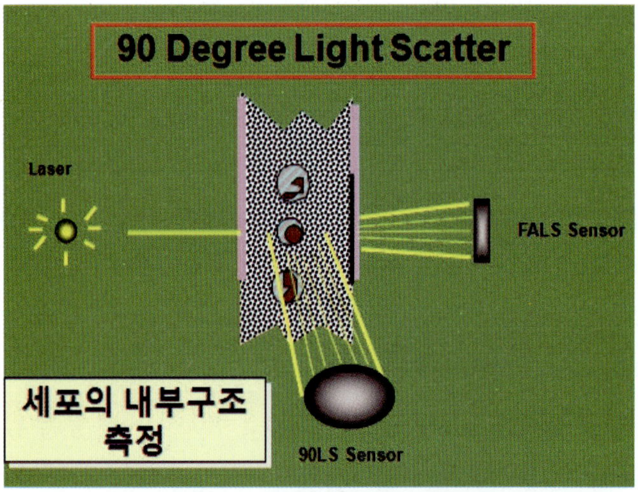

▶그림 10-13. 레이저의 측방산란

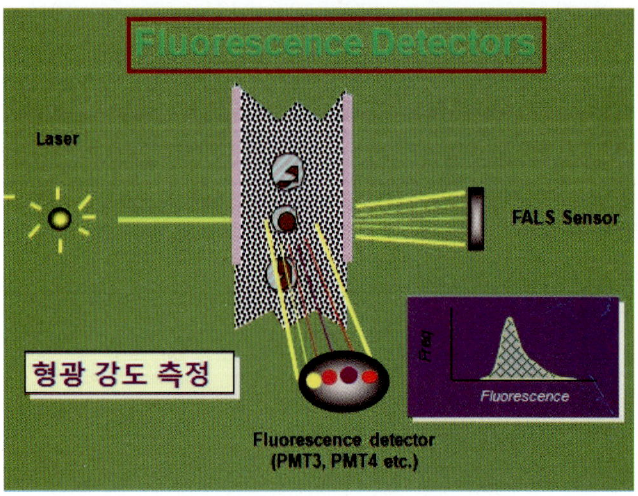

▶그림 10-14. 레이저의 형광강도

Parameter
- Forward Scatter (FSC) — 입자 분석 후 1~20° 각도로 산란되는 빛으로 입자의 크기와 관계 (그림 10-12)
- Side Scatter (SSC) — 20° 이상 산란되는 빛으로 입자의 과립정도나 내부구조정도와 관계 (그림 10-13)
- Fluorescent (FL) — 20° 이상 산란되는 빛으로 입자에 붙어진 형광색소 (Fluorescent)의 강도와 관계 (그림 10-14)

① Optical filtration

Optical filtration의 목적은 염색된 입자로부터 섞여있는 여러 특징을 갖는 parameter를 분리하는데 있으며 그것을 위해 dichromic mirror, absorption filter가 이용된다.

- Dichromic mirror: 주어진 범위의 파장을 흡수하거나 반사시킴
- Absorption filter
  - long pass filter: 주어진 파장보다 긴 파장 흡수
  - short pass filter: 주어진 파장보다 짧은 파장 흡수
  - band pass filter: 주어진 파장 범위내의 파장만 흡수

이러한 mirror와 filter를 이용하여 한 곳에서 여러 파장이 중첩되어 얻어지지 않도록 조정하지만 그럼에도 불구하고 중첩되는 파장은 전기적 신호 진행과정 (signal processing)을 통해 완전보상을 해준다.

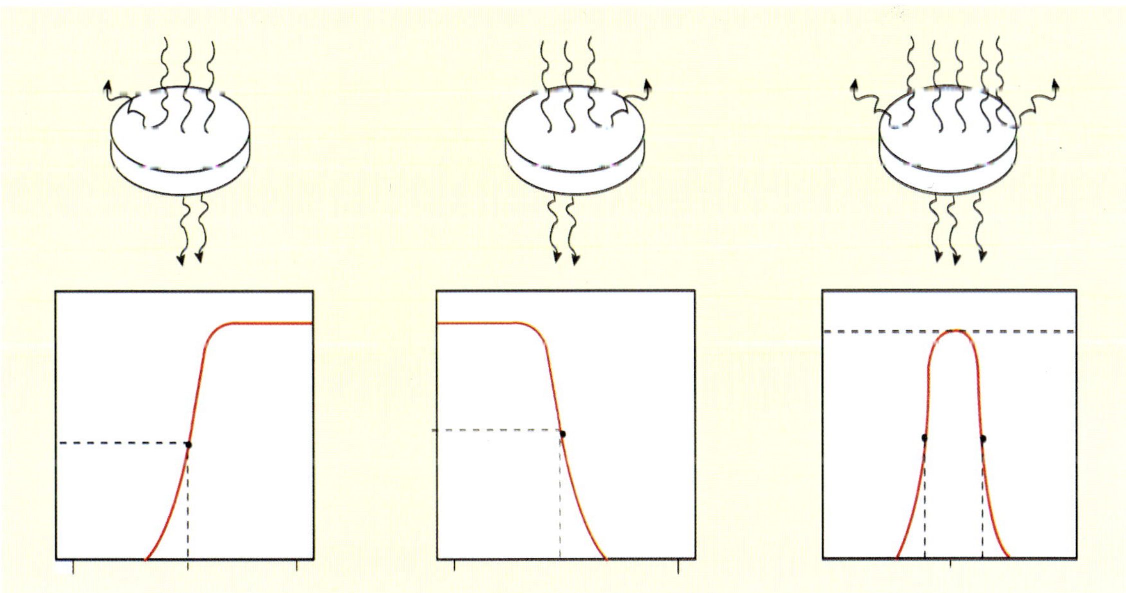

▶그림 10-15. Absorption filter

Optical system은 forward scatter (FSC), side scatter (SSC) 및 PMT (FITC), PMT2 (PE)에서 발생한 레이저 광선의 산란 및 형광물질의 발광된 광학정보를 대물렌즈를 통하여 각각의 파장에서 선택적으로 빛을 흡수하는 band filter를 통하여 각각 수집하는 과정을 말한다 (그림 10-15).

4) Electronic system

4가지 parameter에서 발생한 세포에 관한 각각의 빛정보를 각각 전기적 정보로 바꿔서 광증폭기 (photomultiplier tube; PMT)에 모이게 한다. 광증폭기는 매우 민감하게 빛을 감지하고 그 감지된 빛의 강도를 비례적으로 전기적 강도로 바꿔서 내보내고 이를 증폭하여 숫자로 컴퓨터에 기록하게 된다.

5) Computer system

유세포분석기의 전체적인 기기의 calibration, 측정, 저장된 자료분석, 이를 바탕으로 1차, 2차 및 3차적 그래프를 그리는 기능을 하게 된다.

2 유세포분석기의 기능

유세포분석기의 기능은 크게 분석기능 (analysis function)과 분리기능 (sorting function)으로 나눌 수 있다.

1) 분석기능 (analytic function)

세포의 세포질이나 핵 내에 형광물질이 부착된 세포가 laser beam과 만나면 빛의 산란 (scattering)현상과 형광물질의 발광 (emission of fluorescence)현상이 발생한다.

(1) 빛의 산란현상

① Forward angle light scatter (FSC): 세포의 크기는 빛의 산란된 양과 비례한다. 백혈구를 구분할 경우 림프구는 FSC값이 가장 작고 단핵구는 중간, 과립구는 가장 크다 (lymphocyte 〈 monocyte 〈 granulocyte 〈 eosinophil 순) (그림 10-16).

② 90° light side scatter (SSC): 세포의 핵내 포함하는 과립의 크기에 따라 레이저 빛이

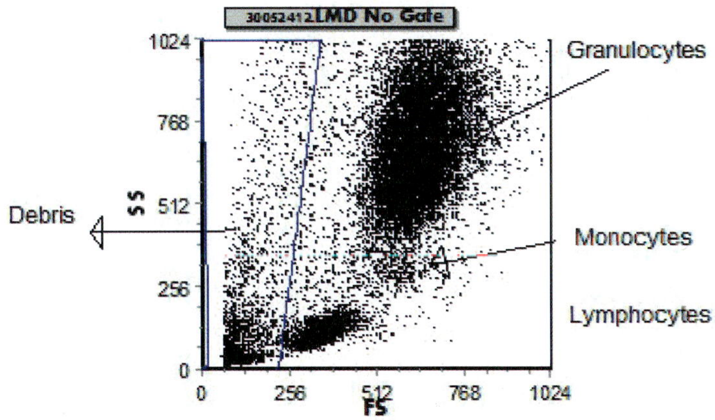

▶그림 10-16. 백혈구 분석

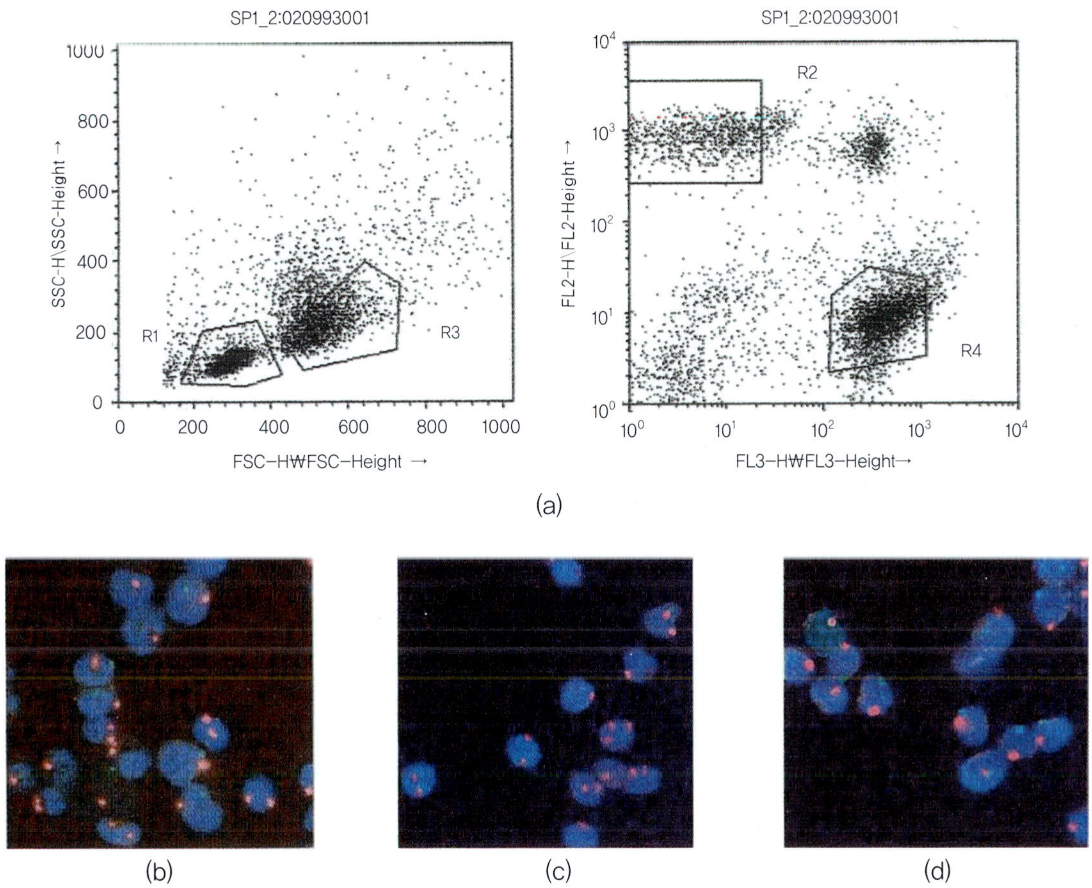

▶그림 10-17. 세포분리(cell sorting) 순도 확인과정의 예

수직으로 산란되는 것으로써 세포의 과립의 상태를 반영한다. 백혈구를 구분할 경우 림프구가 가장 작고 단핵구는 중간, 과립구는 가장 크다 (lymphocyte 〈 monocyte 〈 granulocyte 〈 eosinophil 순) (그림 10-9).

(2) 형광물질의 발광

세포에 부착된 형광물질이 laser beam의 에너지를 흡수하였다가 형광을 발하는데 일반적으로 사용하는 형광물질은 fluorescein isothiocyanate (FITC)나 phycoerythrin (PE)이다. FITC는 535 nm에서 녹색의 형광을 발하고 PE는 585 nm에서 주황색의 형광을 발한다. 이렇게 분리되어 PMT에 감지된 발광된 빛의 수를 산술적으로 계산하여 측정하고자 하는 세포수를 알 수 있다.

(3) Gating

유세포분석기를 사용하여 분석하고자 하는 세포에 전기적 창문을 설치하여 gating된 영역만의 세포를 선택적으로 획득하여 분석하는 기능이다 (그림 10-17).

2) 분리기능 (sorting function)

유세포분석기를 이용하여 세포집단에서 어떤 특정 세포군만을 분리하기 위해서 분리될 세포군에 전기적 charge를 부하하여 charge된 세포들이 양극성으로 부하된 두 전기판을 지나게 되면 세포들이 가진 전기적 charge와 반대되는 전기판으로 끌리면서 세포전체 혹은 세포 개개의 세포로 분리가 가능하게 된다.

(1) 세포분리 (cell sorting)의 순도 확인의 예

분리 (sorting)순도를 확인하기 위해 말초혈액 단핵세포 (♀)와 Daudi세포 (♂)를 혼합한 부유액을 측면산란광과 표면항원에 의해 분리 후 (그림 10-17, (a)) X염색체(적색형광)와 Y염색체(녹색형광)의 probe로 hybridize 하고 DAPI로 염색 (b), sort된 모든 말초혈액 단핵세포군은 적색 (X염색체)의 두 dot가 보인다 (c). Daudi 세포군에는 적색~녹색의 dot가 보인다 (d). 분리(sort)된 각개의 세포군의 순도가 높은 것으로 알려져 있다.

(2) Sorting의 3단계 작동 (그림 10-18)

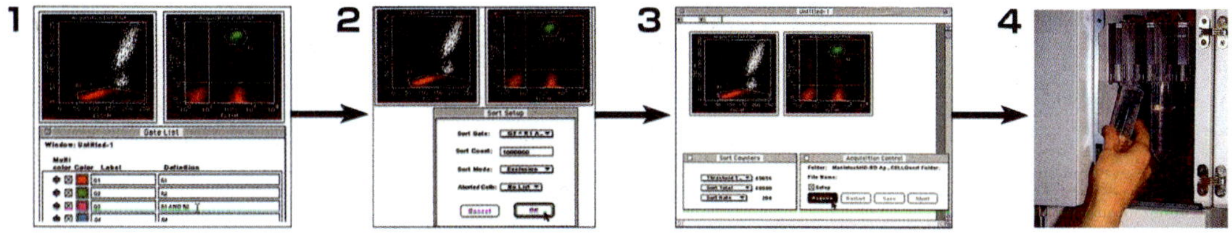

▶그림 10-18. Sorting 단계의 예

1. Sort gating을 설정한다.
2. Sort 세포수 Mode를 선택한다.
3. Acquire button을 누르면 start된다.
4. Cornical Table 중에 세포가 분리되어진다.

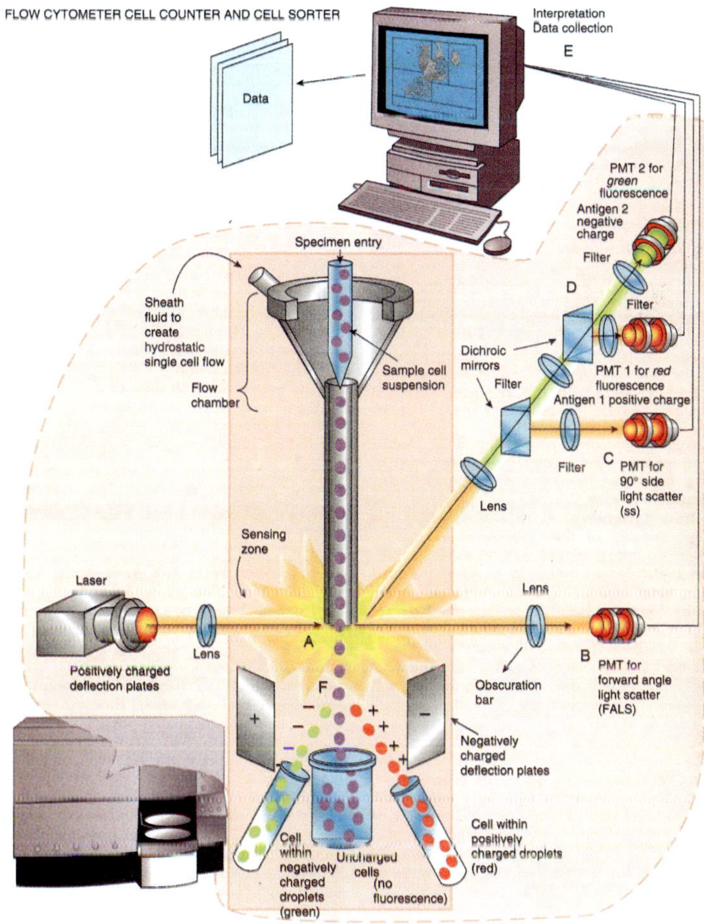

▶그림 10-19. (a) 유세포분석기의 모식도

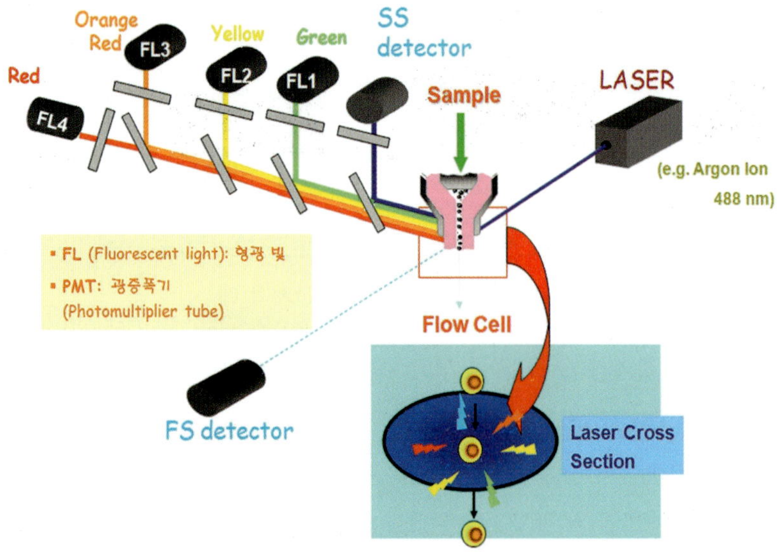

▶그림 10-19. (b) Flow Cytometer

3 유세포분석기의 임상적 응용

1) 림프구 아형검사(lymphocyte immunophenotyping)

인간의 면역계 질환의 진단과 치료 및 예후를 추정하기 위해 사용된다. 대표적인 질환으로 immune deficiency syndrome시의 전체적인 림프구아형(T, B, NK cell)의 변환, AIDS 환자의 CD4(helper/ inducer cell) 감소 여부 등 그 외에도 악성 종양, 간질환, 장기이식 등의 면역상태 및 병태생리를 밝히는데 유세포분석적 진단정보를 제공한다.

(1) 검체

말초혈액, 골수, 신선 림프조직

(2) 검사방법

Whole blood lysing method; 전혈을 형광색소가 붙어있는 monoclonal antibody 시약으로 염색한 후 바로 ethylene glycol 이나 ammonium chloride가 들어 있는 whole blood lysing 용액을 가해서 적혈구만을 선택적으로 용혈시킨 후 PBS를 이용해서 단핵세포층을 세척하고 유세포분석기로 측정하는 방법이다.

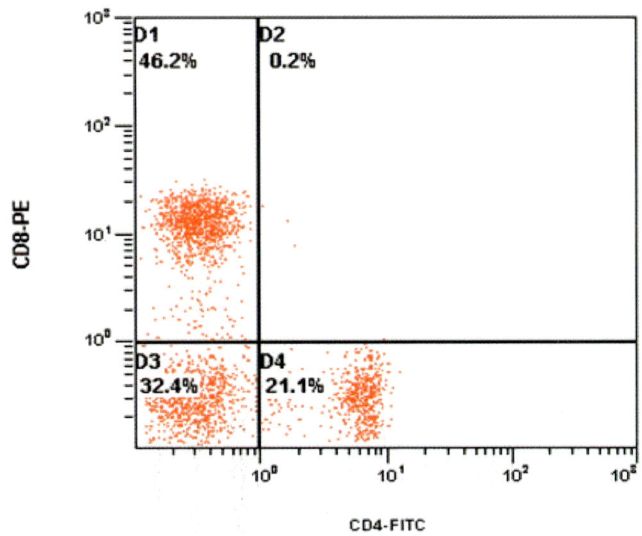

▶그림 10-20. 림프구아형 검사 결과

D1 영역: CD8 양성 46.2%

D2 영역: CD4 양성, CD8 양성인 세포 0.2%

D3 영역: CD4 음성, CD8 음성인 세포 32.4%

D4 영역: CD4 양성 21.1%

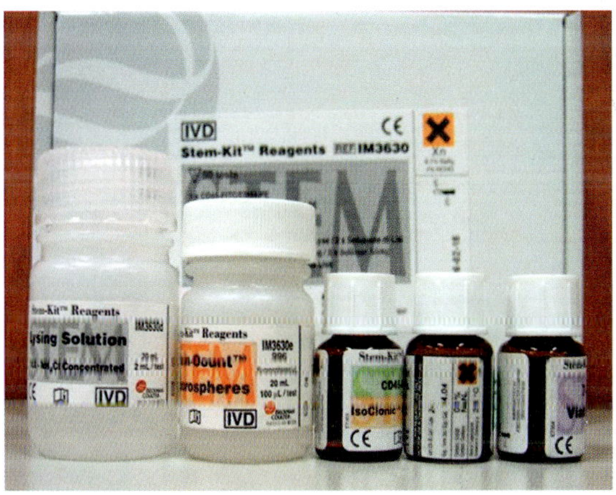

▶그림 10-21. 절대수 측정용 Tritest시약 및 Tru count Absolute count

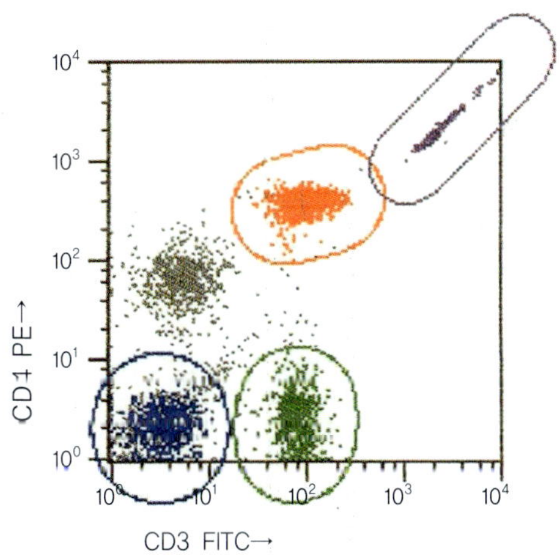

▶그림 10-22. Lyse/no wash method에 의한 세포 절대수를 Attractors™ software로 count되어진 예

① Monoclonal Ab 시약과 전혈을 섞는다.

② 실온 암소에서 15분간 반응시킨다.

③ Whole blood lysing solution을 가하고 실온에서 반응시킨다.

④ 원심분리 후 상층액을 버리고 PBS solution을 가해서 원리분리 한다.

⑤ 유세포분석기에서 측정한다.

(3) 결과

림프구만을 100 %로 하여 각 세포군을 백분율로 나타낸다 (그림 10-20).
각각 세포의 절대수도 같이 보고한다.

(4) 세포절대수 측정의 예

Tritest 시약 및 TRU count Absolute count Tube로 조제시킨 lyse/no wash method (세척불요 전혈법) 샘플에 있어서 세포 절대수를 Attractors™ software에 의해 count하게 된다. 세포수를 개수/μL 단위로 측정하게 된다 (그림 10-21, 10-22).

표 10-1. Leukemia marker

	Myloid	B-Lymphoid	T-Lymphoid	Others
1차	MPO	cCD22	cCD3	CD45
	CD117	CD19	CD2	CD34
	CD13	CD20	CD5	CD41/61
	CD33	CD10	CD7	
2차	CD14	cIgM	sCD3	CD56
	CD15	kappa	CD4	
	CD64	lambda	CD8	

표 10-2. Lymphocyte subset panel

T Cell subset	CD3/ CD4/ CD8/ CD45
T Cell/ B Cell	CD3/ CD19/ CD45
NK Cell	CD3/ CD16+56/ CD45

표 10-3. Other

PNH panel	FLAER/ CD 15/ CD 24/ CD 45
Multiple Myeloma	Lambda/ Kappa/ CD 19/ CD 38/ CD 138/ CD 45

* 2006년 KSLH concensus에서 제안된 1,2차 marker를 조합하여 각 검사실에서는 panel을 짜서 검사한다.

2) 백혈병 아형 검사 (leukemia immunophenotyping)

최근 다양한 백혈구항원을 검출할 수 있는 monoclonal 항체의 개발과 유세포분석기의 도입으로 백혈구 항원의 정상 분화과정이 밝혀지고 백혈병시 백혈병 세포의 계열 및 성숙도를 알 수 있게 되어 백혈병 진단과 환자의 예후 등에 중요한 검사로 이용된다 (표 10-1~10-3).

(1) 주요 검사종목

① AML과 ALL 감별진단
② ALL의 immunologic subgroup 진단
③ AML subtype 중 M7의 진단
④ CML blast crisis에서 myeloid와 lymphoid 세포의 감별진단
⑤ CLL의 B cell과 T cell type의 감별진단

(2) 면역학적 표지 종류

HLA-DR, CD19, CD5, CD2, CD10, CD13, CD33, CD41의 8가지 단크론항체로 선별검사한다.

(3) 검사방법

① 골수나 말초혈액을 8가지의 단크론항체 시약으로 염색한다.
② 유세포분석기에서 측정한다.
③ 각각의 결과를 분석하여 림프구성 및 골수구성으로 구분한다.
④ 단크론항체 염색을 실시하여 유세포분석기에서 측정한다.
⑤ 컴퓨터에서 결과를 정리한다.

(4) 결과

음 성: 0~10 %
약약성: 11~30 %
양 성: 30 % 이상
강양성: 80 % 이상

(5) 림프구 면역기능 측정의 예

Fastimmune^{TM} 시약 Kit를 사용하고 그의 CD^{69} 양성세포에 의해 활성화 림프구를 인식하여

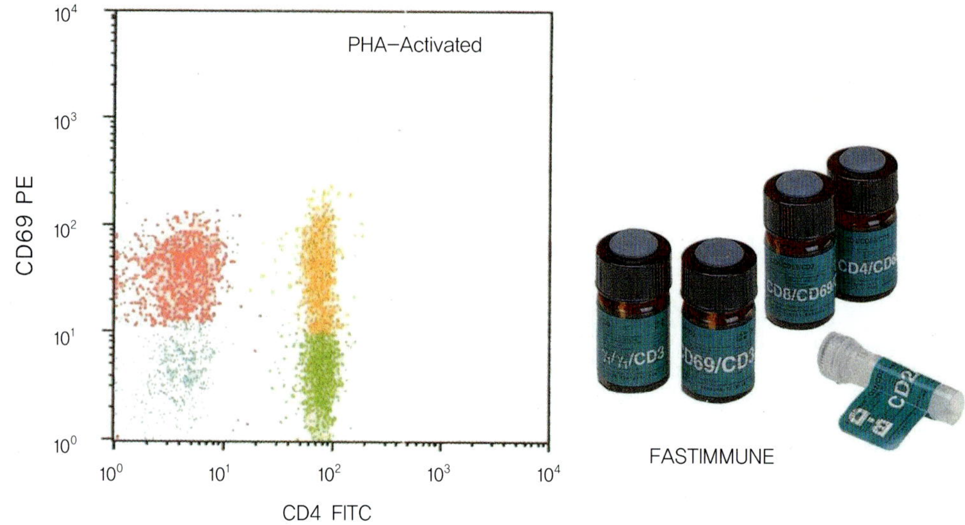

▶그림 10-23. Fastimmune 시약과 림프구 subset의 해석

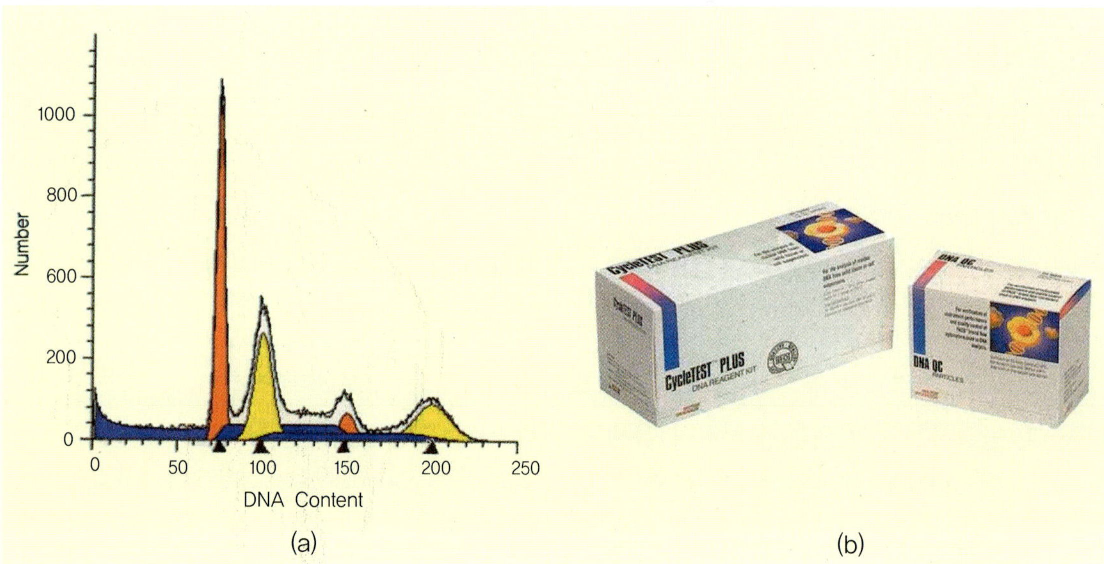

▶그림 10-24. ModFit LT software에 의한 세포주기 측정과 (a), Cycle Test plus DNA kit (b)

각 림프구 subset의 면역기능을 세 가지 color로 해석하게 된다(그림 10-23).

3) 세포 주기검사(Cell cycle analysis by DNA content test)

일반적으로 종양조직은 비정상적인 배수성(aneuploidy)과 염색체의 수적, 형태적 이상을 보이므로 유세포분석기를 이용하여 핵내에 존재하는 DNA의 양을 정량적으로 측정하는 방법이다(그림 10-24).

(1) 세포주기 해석의 예

ModFit LT^{TM} software에 의해 세포주기를 간단히 해석할 수가 있다. Algorism의 자동선택, 해석결과의 자동평가 및 보고서작성이 된다.

학습토의

1. PCR의 원리를 설명하시오.

2. PCR을 이용한 혈액질환 진단법에 대하여 설명하시오.

3. *BCR-ABL* 검사에 대하여 설명하시오.

4. *PML-RARA* 검사에 대하여 설명하시오.

5. PCR을 이용한 말라리아 검사에 대하여 설명하시오.

6. 유세포분석기의 측정원리에 대하여 설명하시오.

7. 유세포분석기의 구조에 대해서 설명하시오.

8. 유세포분석기에서 나온 결과를 설명하시오.

9. 유세포분석기에서 주로 사용하는 염색시약과 파장에 대해서 설명하시오.

10. 유세포분석기의 응용범위에 대해서 설명하시오.

제 11 장 혈액학의 정도관리

Quality Control

정도관리는 정확한 진단과 치료를 할 수 있도록 실험상에서 얻어진 결과치에 대해 유용성을 부여하는 일련의 체계를 말한다. 그리고 정도관리의 기능은 의학적으로 의미없는 error를 찾아내는 것으로 control 물질을 분석하여, 현재의 결과와 기대치를 비교하는 것이다.

혈액학 검사는 진단을 위한 기초 자료로 사용되므로, 혈액학 분야의 정도관리 또한 매우 중요시 된다고 하겠다. 정확한 채혈, 라벨링, 채혈용기, 운송과 보관, 처방전 등의 제공은 분석전 단계의 정도관리에 속한다고 할 수 있다. 고도로 발달된 장비를 사용하여 검사를 한다하여도, 분석전에 정확한 준비가 마련되지 않는다면 좋은 결과를 얻을 수가 없을 것이다. 그래서 검체 채취와 조작은 아주 중요하며 분석전 단계에서 생길 수 있는 변이를 파악하며, 미리 대처한다면 최적의 결과를 내는데 도움이 될 것이다.

응고검사의 정도관리는 고도로 표준화 되어진 방법으로 계속적으로 수행해야 한다. 검체채취와 분리 및 보존, 기기, 시약 및 정도관리 과정, 분석과정 등에 필수적으로 수행 되어져야 한다.

검사실의 정도관리 과정은 내부정도관리 (internal Q.C)와 외부정도관리 (external Q.C)로 나눌 수가 있다.

내부정도관리는 각 검사실에서 매일 매일의 정밀도에 관한 변화 (day to day variation)를 monitor하는 것이다. 또한 target치가 있는 상품화된 대조혈장으로 정확성 (accuracy)을 monitor 할 수도 있다. 외부정도관리 (external quality control)는 병원간 또는 외부기관과의 정도관리 물질을 교환하여 분석하고 그 결과를 점검해 보는 정도관리이다. 이를테면 대한임상정도관리협회의 진단혈액분과위원회에서 보내오는 Q.C material에 대한 분석결과를 제출하면, 분석하여 오차범위를 도출한다. 즉, 분석치와 타 병원과의 결과비교를 통한 Q.C가 외부 정도관리이다.

학습목표

1. 분석전 단계의 변이에 대해서 설명할 수 있어야 한다.
2. 혈액학 분야의 정도관리의 기본개념을 이해하여야 한다.

1 정도관리에 이용되는 용어들

1) Accuracy (정확도)

참값 (true value)과 측정값이 일치하는 정도이다.

2) Precision (정밀도)

특정한 조건하에서 반복하여 측정한 결과 각 측정치들이 서로 일치하는 정도를 말한다. 즉, 표준편차나 CV가 적을수록 정밀도가 좋은 것이다.

3) Sensitivity (민감도)

측정할 수 있는 물질의 최소량을 판단하는 척도

4) Specificity (특이도)

측정하고자 하는 물질과만 특이하게 반응하는 정도의 척도

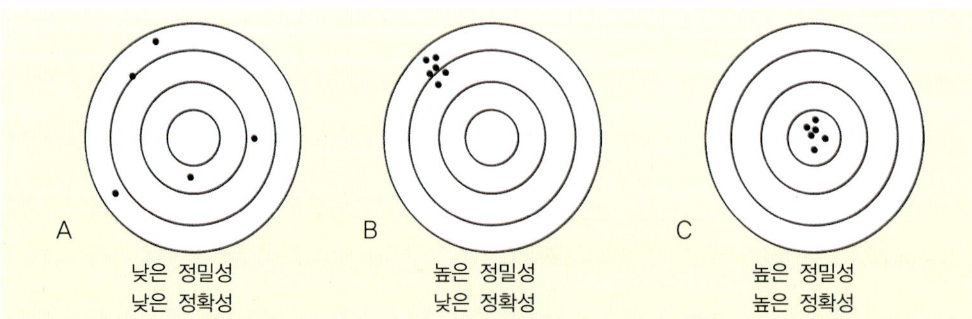

▶그림 11-1. 정밀성과 정확성의 비교 (comparison of accuracy and precision)

5) Peer group

동일 분석기와 동일 시약으로 동일한 검사를 하는 group

6) Mean (X, 평균값)

같은 검사를 여러 번하여 각 결과의 합을 횟수로 나눈 값

* $\overline{X} = \dfrac{\sum X}{n}$ $\sum X$: 각각의 결과의 합
  n : 검사 횟수

* 평균값은 최소한 한달 이상의 기간을 통해 20회 이상 서로 다른 검사를 기준으로 산출되어야 의미가 있으며, 이 평균값이 다음 검사 결과의 Target value가 된다.

7) 표준 편차 (Standard deviation, SD)

표준 편차는 평균치를 중심으로 퍼져있는 자료들의 산포도를 나타낸다.

검사자료 하나를 측정할 때 차지하는 산포의 폭을 의미하고 매번 측정할 때마다 검사결과치가 벌어지는 평균폭을 말한다. 정밀성을 표시하는 하나의 기법이다.

(1) 각 측정치의 합계 : $\sum Xi$

(2) 평균치 (mean) : $\dfrac{\sum Xi}{n} = \overline{X}$

(3) 편차제곱합 (S) : $\sum (Xi - \overline{X})^2$ = 변이

(4) 분산 (variance) : s^2 : $\dfrac{\sum (Xi - \overline{X})^2}{N} - \dfrac{\sum (Xi - \overline{X})^2}{n-1}$

(5) 표준편차 (SD) : $\sqrt{\dfrac{\sum (Xi - \overline{X})^2}{n-1}}$ = s (소문자)

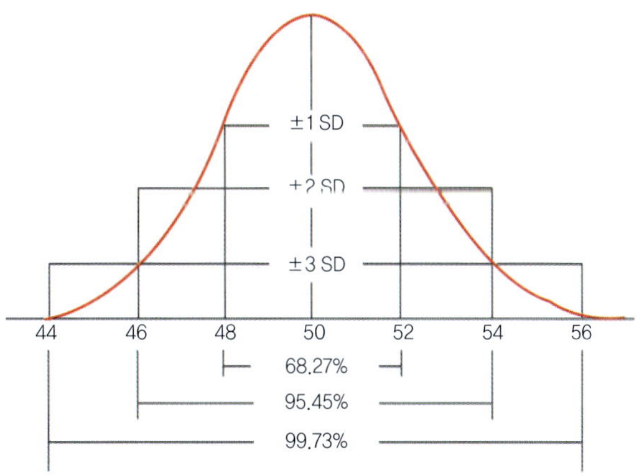

▶그림 11-2. 정규분포와 표준편차의 확률

8) 정규분포 (Normal distribution)

동일한 최적의 조건을 확립하고 시료집단의 확률은 정규분포에 따른다고 가정했을 때 피할 수 없이 발생하는 오차, 정상범위를 말한다.

정상인을 대상으로 어떤 검사를 시행할 때 그 측정값이 평균치를 중심으로 대칭적인 종모양의 그래프가 그려지는데 이를 정규분포라 한다.

9) 변이계수 (Coefficient of variation, CV)

변이계수 (coefficient of variation, CV)는 특정한 조건하에서 반복측정한 결과값이 각 측정치와 서로 일치하는 정도를 표시하는 정밀도의 척도이다. 변이계수는 표준편차를 평균값으로 나누어 주고 백분율로 표시하는 일종의 상대적 산포도이다.

10) 변이계수비율 (Coefficient of variation Ratio, CVR)

변이계수비율 (coefficient of variation ratio, CVR)는 표준편차지수법 (standard deviation index: SDI)과 같이 외부정도관리 (external quality control, EQC)에 참여시 참여검사실의 정도수행도 (quality perfermance)의 측정지표로 활용하는데 동일분석기와 동일시약으로 동일한 검사를 하는 동료집단 (peer group)의 측정에 이용한다.

변이계수비율 (CVR)은 동료집단 (peer group)에 근거한 상대적 정도수행도의 평가이며 목표치는 1이나 1보다 더 적어야 정밀성이 좋은 것이다. 만약 CVR이 1보다 크면 외부정도관리 평가에 참여하는 참여검사실이 동료집단에 비하여 정밀성이 떨어지게 된다.

참여검사실의 변이계수비율이 1.5에서 2.0이면 검사실의 정밀성이 동료집단에 비하여 50~100% 더 떨어졌음을 지적한다.

11) SDI (Standard deviation index, 표준편차지수)

표준편차지수 (SDI)는 동료집단의 평균치와 참여검사실의 결과치와의 차이를 동료집단의 표준편차로 나누어준다.

$$\mathrm{SDI} = \frac{\text{참여 검사실의 결과치} - \text{동료집단의 평균치}}{\text{동료집단의 표준편차}}$$

양자간에는 동일한 편차가 생기면 SDI는 1이지만 가장 이상적인 것은 양자간에 편차가 없는 0일 때가 가장 이상적이다.

SDI = (실험실 평균 peer group 평균) / peer group SD

SDI : 0	이상적, 실험실 평균 = peer group 평균
SDI : −1~+1	허용범위
SDI : 1~1.5	원인 규명 필요
SDI : 2.0 이상	결과를 신뢰할 수 없으며, 반드시 원인 규명이 필요함

12) Calibrator (Standard)

농도를 알고 있는 여러 level의 물질로 장비가 정상적으로 작동할 수 있도록 보정하는데 이용(특별한 시약이나 assay에 optimized 되어 있음)하며 절대 control 물질로 사용하면 안 된다.

13) Control

장비의 정상적 작동 여부 및 시약의 이상 여부를 확인하는 물질로 환자 검체와 동일하게 취급하며 분석 후 결과치가 허용 범위 내에 있어야 한다.

14) Analyte

검체에 함유된 물질 중 분석하고자 하는 물질

15) 오차 (Errors)

정도관리 과정을 수행함으로서 정량적분석에서 발생할 수 있는 뚜렷한 오차를 나타내 주게 되는데 오차는 세 가지로 분류할 수가 있다. ① 기술적 오차 (technical errors) ② 우연오차 (incidental errors) ③ 계통적 오차 (systematic errors)가 그것이다.

(1) 기술적 오차

기술적인 오차는 응고검사를 수행하거나 또는 아래에서 열거하는 여러 변이인자들을 포함한 어떤 단계에서 오류의 결과로서 발생된다.

- 검체의 채취, 처리 또는 수송
- 분석기기 및 기구의 검정
- 시약의 재부유, 취급, 저장, 질관리
- 보고과정

(2) 우연오차

우연오차는 모든 분석과정 중에서 피할 수 없이 발생된다. 동일조건하에서 같은 검체를 여러 번 측정하여 얻은 결과가 결코 같이 나오지 않는다. 한 측정법에서 계통적 오차를 일으키는 모든 원인을 모두 제거한 후 설명할 수 있는 것으로서 계산되어진 평균치(Mean, $\bar{X}$) 주위에 분산되어진 결과들을 볼 수가 있다. 이들 검사변이들은 검체결과의 평균치로부터 표준편차(standard deviation, SD)를 계산함으로써 측정될 수가 있고 중요한 점은 우연오차가 오차허용범위에 포함되어야 한다는 점이며 정밀도(precision)측정은 우연오차의 범위가 신뢰구간 내에 있는가를 측정하는데 사용된다.

(3) 계통적 오차

계통적 오차는 매일 매일 측정하는 도중에 어느 날부터 갑자기 측정치가 너무 높거나(too high) 또는 너무 낮거나(too low) 간에 일정방향으로 수치가 나타나는 경우, 즉 계통적으로 나타나는 오차를 말한다. 정밀도(재현성)가 우수하다는 전제하에서 파악되어야 할 오차종류이며 원인으로서는 개인습성, 측정기기의 검정 불량, 각종 시약의 불량(검량선 작성용 reference plasma의 불량), 부정확한 검사법 등 측정환경의 계통적인 부적격성일 때 나타나게 된다.

정확도(accuracy) 측정은 참값(true value) 또는 이론치(theoretical value)로부터 측정결과와의 편차(deviation)를 측정함으로써 계통적 오차를 찾는데 사용된다.

16) 정도관리 chart 작성과 plot

Levey Jennings control chart가 기기에 내장되어 있는 기종이 있고 그렇지 않으면 계산에 의해 다음과 같이 chart를 작성하고 매일매일 기록하게 된다. 응고검사의 QC control chart는 2개월마다 마지막 20개의 분석치로 계산해서 작성 사용할 것을 추천하고 있으나 Lot. No가 바뀔 때에는 재작성하여 plot하면 될 것이다. 처음 QC chart를 만들 때에는 3~4일간에 control plasma로 20개 이상 측정하여 계산해서 작성하고 20일 후에 다시 계산하여 QC chart를 만들어야 한다. 이때 ±1SD, ±2SD를 계산하고 ±2SD를 벗어난 data는 버리고 다시 계산한다.

① L-J control chart plot의 결과해석
그림 11-3에서와 같이 평균치($\bar{X}$)를 중심으로 ±1SD 허용범위 내에 control plasma의 값이 들어가면 환자검체 결과를 보고(report) 하게 된다. 그러나 이 범위를 벗어나면 "out of control"로서 결과를 보고할 수가 없고 원인파악을 해야 한다. 대개 Levey Jennings 정도관리는 세 가지 형태로서 변화가 생기게 된다.

② 계통적인 변동 또는 유동 경향(systematic drift or trend)은 control치가 평균치($\bar{X}$)

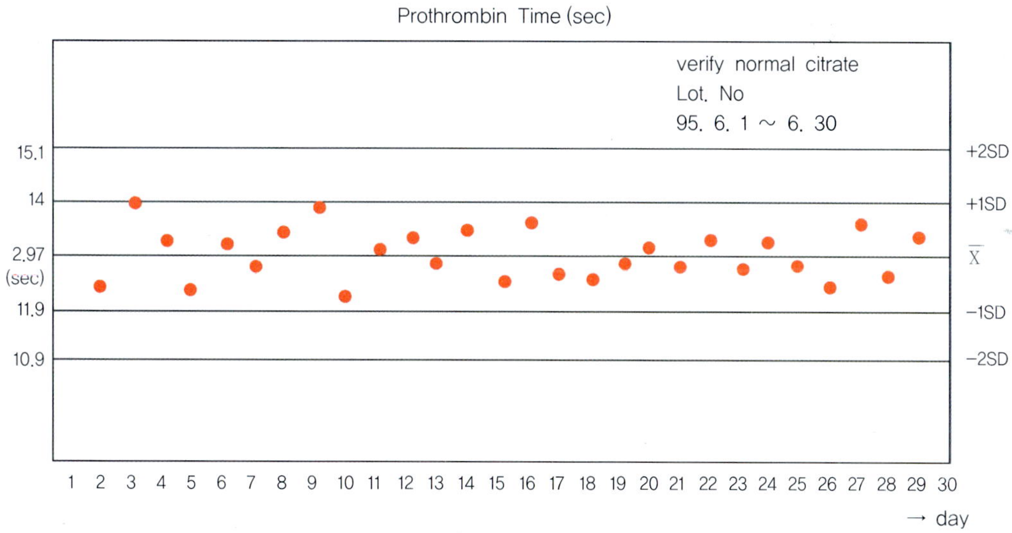

▶그림 11-3. PT검사의 L-J control chart plot 예

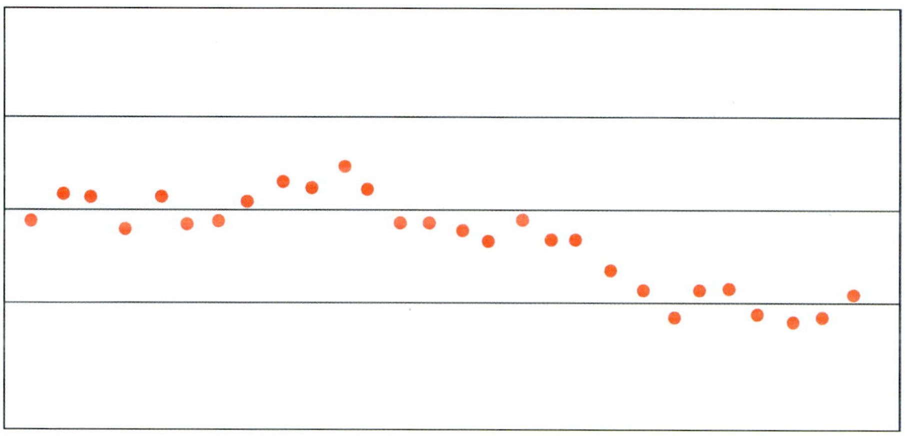

▶그림 11-4. Drift 또는 trend를 보여주는 관리 chart

로부터 최소한 3일 동안 계속해서 한쪽 방향으로 치우쳐 data가 나타날 때를 가리킨다(그림 11-4). 이 경우는 control 혈장이나 시약의 변성 또는 혈구계수에서는 적혈구 및 백혈구 희석액에 세균오염이 원인이 되는 경우가 많다.

③ 정도관리지의 분산(dispersion)이 증가되는 경우는 우연오차(random errors) 또는 불량한 정밀도 등 원인이 증가할 때 관찰된다. 분산 pattern(그림 11-5 참조)을 보이는 경우는 숙달되지 않은 검사 technique와 전기전압의 불안정 또는 혈액학적 검사에서 혈구성분이 관리물질인 경우 부적절한 혼합 등일 때 흔히 나타난다.

④ Data의 갑작스런 변화(abrupt change)나 치우침(shift)은 분석기기의 기능불량(malfunction) 또는 제반 technique의 오차에 의해 급히 발생되는 문제가 있을 경우

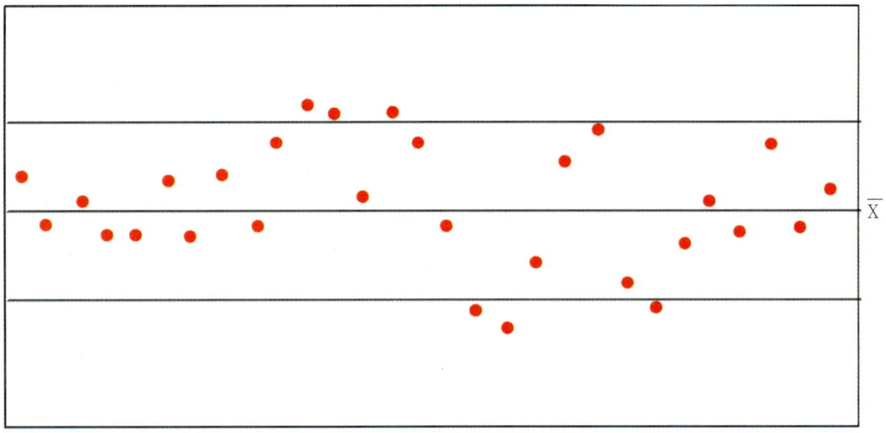

▶그림 11-5. Data의 심한 분산을 보여주는 관리 chart

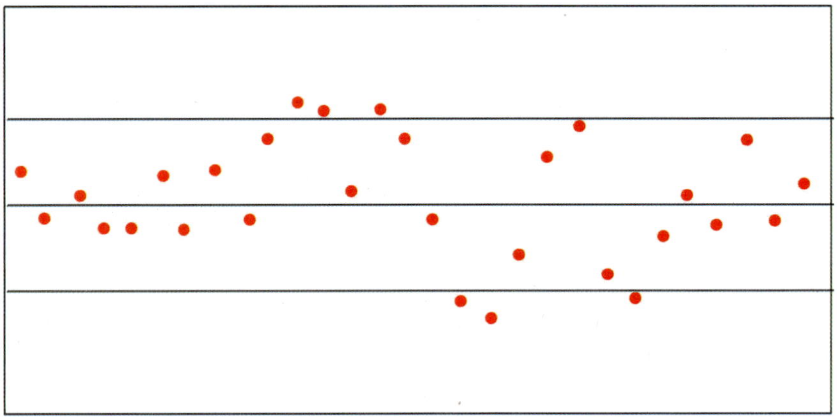

▶그림 11-6. Data의 급격한 변화와 이동을 보여주는 관리 chart

관찰되어진다 (그림 11-6).

2 채혈에 따른 변이

1) 진공 시험관

진공 시험관용 용기 (vacutainer)는 항응고제 유무와 여러 용량이 시판중인데 뚜껑의 색깔로 항응고제의 유형을 알 수 있다.

진공 시험관의 진공의 정도는 정해진 채혈량의 10% 내의 정도로 시험관에 채혈되도록 되어 있어서 최종 혈액/첨가제 비가 정확하게 된다. 그러나 시간이 지남에 따라 진공이 줄어들어서 불충분한 채혈이 된다.

응고 검사용 혈액 검체를 진공 시험관으로 채혈할 때는 특별히 주의해야 한다. 특정 응고 인자는 유리와 닿으면 활성화하는데 활성화의 문제는 실리콘 처리된 진공 시험관을 사용하면 해결할 수 있다.

2) 진공 시험관용 바늘

보통 19~22 게이지(gauge) 바늘(20~23 SWG : 1.06~0.71 mm 외경)이 좋다. 바늘을 선택할 때는 채혈의 최대 효율을 위한 큰 구경의 바늘과 조직/혈관벽의 파괴와 동통을 줄이기 위해 작은 구경 바늘 사용 사이에서 타협으로 선택된다. 구경이 작은 바늘을 사용하는 경우 바늘에 상당한 흡입 압력이 가해져서 바늘에서 적혈구가 부서지기 쉽다. 만일 바늘로 혈액이 충분히 나오지 않으면 검체 채취에 시간이 너무 걸려서 응고가 일어나고 정상 혈장/세포비가 깨어진다.

3) 구혈대

구혈대로 1분 이상 묶어서는 안 된다. 오래 정체되면 hemoconcentration, fibrinolytic 활성 증가, 혈소판 유리와 일부 응고 체계의 활성화를 시킨다.

4) 정맥의 위치

median cubital이나 cephalic 정맥과 같은 팔의 전면에 있는 혈관에서 채혈하여야 한다. 선택한 혈관은 촉지하여 진행도와 깊이를 확인하고 동맥이 가까이 있으면 피해야 한다.

5) 소독

천자할 곳을 소독해서 화학적, 미생물학적 오염을 막아야 한다. 소독 후에는 건조시켜야 정맥천자시에 용혈과 작열감(burning sensation)을 막을 수 있다.

3 항응고제의 의한 영향

1) Ethylenediamine tetraacetic acid (EDTA)

과량의 EDTA는 그 자체의 salt와는 관계없이 적혈구와 백혈구 모두에 영향을 주어 위축 및 퇴행성 변화를 일으킨다. 혈액 1 mL당 EDTA가 2 mg을 초과하면 원심분리를 할 경우 헤마토크리트가 상당히 감소하고 MCHC가 증가한다. EDTA가 과량 포함되면 혈소판이 팽창하고 분해되며, 분해된 조각들이 정상 혈소판으로 잘못 계산될 정도의 크기여서 혈소판수의 비정상적 상승을 초래한다.

2) 헤파린 (Heparin)

헤파린은 효과적인 항응고제로서 적혈구의 크기를 변화시키지 않고, 혈액 채취후 발생하는 용혈가능성을 최소화하므로 좋은 항응고제이다. 그러나 헤파린으로 처리한 혈액은 Romanowsky 염료로 염색한 도말의 배경을 흐린 청색으로 만들어서 혈액도말의 제작에는 사용되지 않도록 한다. 헤파린은 백혈구를 응집시키는 경향이 있어서 백혈구 수 계산에는 사용하지 않는다.

4 혈액을 저장하는 경우

1) 혈구 형태에 미치는 영향

항응고제 사용 여부에 관계없이 실온 (18~25℃)에 3시간이 지나면 변화를 알아볼 수 있게 되고 12~18시간이 지나면 호중구 (neutrophils)가 영향을 받아서, 신선한 혈액에 비해 핵이 더 균일하게 (homogeneously) 염색되고 핵엽 (nuclear lobe)이 분리되며 세포질의 경계가 울퉁불퉁해지거나 불분명하게 보인다. 또한 세포질 내에는 작은 공포 (vacuoles)들이 나타난다. 큰 단핵세포들의 경우 일부 또는 다수에서 현격한 변화를 나타낸다. 작은 공포들이 세포질 내에 나타나고, 핵은 불규칙하게 분엽화하며 거의 붕괴된다. 림프구의 일부도 유사한 변화를 겪는다. 세포질 내에서 약간의 공포가 보이고 핵은 2~3분엽을 가질 정도로 상당한 발아 (budding)를 하기 시작한다.

적혈구는 실온 (18~25℃)에서 6시간까지 세워 두어도 거의 영향이 없다. 더 오래 세워 둘 경우에는 점차 톱날모양으로 변하고 (crenation) 구형화 (sphering)된다.

2) 정량검사에 미치는 영향

적혈구는 팽창하기 시작해서 MCV가 증가하고, osmotic fragility 및 prothrombin time의 완만한 증가, 침강속도 (ESR)의 감소를 초래하며 백혈구수와 혈소판수도 점차 감소한다. 백혈구 형태의 퇴행성 변화는 자동화 백혈구 감별계산에 영향을 미친다. 그물적혈구수 (reticulocyte count)는 실온에서는 6시간 이내에 감소되기 시작한다. 유핵적혈구 (nucleated red cells)는 실온에서 1~2일 이내에 혈액검체에서 사라진다.

혈색소는 혈액이 오염되지 않은 경우에는 며칠 동안 변화하지 않는다.

5 개인내 변이

1) 생리적 변이

(1) 적혈구 수와 Hb

출생시 Hb은 그 이후의 어떤 다른 시기보다 높다. 적혈구 수는 출생 직후 가장 높고 Hb은 200 g/L 이상인데, 출산 직후의 Hb은 3개월이 되었을 때 최하 100 g/L까지 상당히 급격하게 감소한다.

Hb의 양과 적혈구 수는 사춘기까지는 성인 수준에 점진적으로 도달하는데, 이후로는 여성의 측정치는 남성보다 두드러지게 낮다. 남녀간 차이에 영향을 미치는 요인에는 조혈에 대한 호르몬의 영향과 월경시의 혈액 소실 등이 있는데 격렬하게 근육운동을 하면 주로 혈장량이 증가하고 또한 중요도는 낮지만 비장에서 격리되어 있던 적혈구가 다시 순환계로 유입되기 때문에 적혈구 수와 Hb이 상승하는데 적혈구 수는 0.5×10^{12}/L까지 올라가고 Hb의 경우는 15 g/L까지 상승한다. 자세는 일시적으로 혈장량을 변화시켜 Hb와 헤마토크리트를 변화시킨다. 특히 여성에서 누워 있다가 앉은 자세로 전환할 때 적지만 중요한 혈장량의 상승이 있으며 반대로 걸어다니다가 눕게 되면 Hb과 Hct이 5~10% 감소한다. Hb은 아침에 가장 높고 저녁에 가장 낮아서 그 차이의 평균은 8%다.

해발고도의 영향은 Hb을 높이고 순환하는 적혈구의 수를 증가시키는데 고도 2 km에서 해면보다 Hb은 10 g/L 정도 더 높고 고도 3 km에서는 20 g/L 더 높다. 흡연자는 약간 더 높은 Hb과 Hct 수치를 보인다. 담배 한 대를 피우고 나면 carboxyhemoglobin 수준은 약 1%까지 증가하고 담배를 많이 피우는 사람에게서 carboxyhemoglobin은 총 혈색소의 4~5%를 차지하며 적혈구증다증이 발생할 수도 있다.

(2) 백혈구 수

백혈구는 사람들마다 상당한 차이를 보인다. 일간변화 (day-to-day variation) 뿐만 아니라 시간마다 변화하는 일주변동도 있는데 백혈구 감별계산 뿐만 아니라 총 백혈구 수에도 영향을 미친다. 아침에 안정상태일 때 가장 낮은 수치를 보이고 오후에 최고치를 나타낸다. 일반적인 행동은 백혈구 수를 약간 상승시키고 격렬한 운동은 백혈구 수를 30×10^{9}/L까지도 증가시키는데 그 이유는 주로 비장 혈류의 감소로 비장 내 호중구의 저장이 감소되고 막혀 있던 모세혈관과 비장에 격리된 호중구 중 일부가 혈중으로 유리 (liberation)되기 때문이다. 다수의 림프구와 단구도 격렬한 운동시 혈중으로 유리된다.

음식물 섭취의 영향은 불분명하며 담배를 피우면 백혈구수가 상당히 증가한다. 임신 중에는 15×10^9 L까지 중등도의 백혈구 수 증가가 흔한데 분만 8주전에 가장 많이 증가한다.

호산구의 일내변동은 특히 두드러진다. 호산구 수는 부분적으로 부신피질에서 조절되는데 부신피질의 활동이 증가하면 순환 호산구 수가 감소하며 당질코르티코이드의 일주변동에 따라 호산구 수도 변화한다.

(3) 혈소판 수

혈소판 수는 성별간의 차이가 있을 수 있어서 여성의 경우 남성보다 약 20 % 높다는 보고가 있다.

연령에 따른 명확한 차이는 없으나, 출생시와 출생후 몇 주간 혈소판 수는 성인의 정상 참고범위의 하위 수준에 있는 경향을 나타내며 6개월까지는 성인 수준으로 증가한다. 격렬한 운동은 0~40 %의 혈소판 수 증가를 초래하며, 그 기전은 백혈구가 증가할 때와 유사하다.

2) 검체 채취 시간에 따른 변이

혈청 철 농도는 상당한 일간 며칠 내의 생리적인 변이가 보고되었고 그리고 철 결합농도 정도는 작지만 변이가 있다. 혈장섬유소원은 10 % 정도의 일간 변이가 있고 혈색소 농도와 헤마토크릿치는 오후에는 값이 낮고 아침에는 높다.

6 혈액도말과 감별계산의 정도관리

1) 검체

혈액은 모세관혈, 정맥혈 및 동맥혈이 이용 가능하다. 모세관혈인 경우에는 혈액은 짜낸 것이 아니라 자연스럽게 흐르는 것이어야 하며 피부 소독제의 오염을 피해야 한다. 혈소판 응집과 응고가 빨리 일어나기 때문에 숙련된 검사자라도 혈액 도말 표본을 신속히 만들어야 한다.

일상 정맥 천자 검체용으로 선호되는 항응고제는 EDTA의 sodium이나 potassium염이다. 어느 항응고제를 사용하던지 큰 문제가 되지 않는다. 중요한 것은 항응고제를 충분히 그러나 과도하지 않게 사용해야 한다는 점이다. 1 mL의 혈액에 0.75~1.2 mg의 EDTA가 권장되고 있다.

2) 혈액 도말 표본

혈액 도말에서 얻는 정보의 신뢰도는 도말의 질에 달려있다. 정확한 검사를 위해 잘 만든 혈액도말이 필수적이다. 슬라이드와 커버글라스는 깨끗하고 먼지와 기름기가 없고 촉촉해서 혈액이 균일하게 펴져야 한다.

이상적인 wedge 혈액 도말 표본의 특징은 다음과 같다.

① 혈액도말은 두꺼운 부분에서 얇은 부분으로 점차적으로 바뀌고 사각형의 곧은 가장자리로 끝난다.
② 길이가 최소 2.5 cm이 되고 슬라이드의 끝에서 최소 1 cm 떨어져 있어야 한다.
③ 도말의 최초에 펴진 부분도 슬라이드의 폭보다는 좁고 부드럽고 연속적인 마진이어서 유침 검사가 가능하다.
④ 술기로 인하여 인위적인 부산물이 생기지 않아야 한다.
⑤ 끝나는 쪽으로 점진적으로 얇아지고 골이 패이거나 구릉이 생기지 않아야 한다(without streaks, troughs or edges).
⑥ 과립구, 단구, 림프구가 도말의 통상 관찰 부위에 균등 분포한다.
⑦ 백혈구수가 정상 범위 내에 있으면 도말의 끝쪽(tail)에서 10배 시야에 백혈구수가 도말의 중간(body)의 수보다 2~3배 이상 되지는 않는다. 즉 도말 끝의 백혈구수가 중간의 수보다 2~3배 미만이어야 한다.
⑧ 만성 림프구성 백혈병과 같은 특정 질환을 제외하고는 깨진 세포나 식별 불가능한 세포가 2% 미만이어야 한다.

Wedge 혈액 도말 표본은 잘 만들어진 경우에도 몇 가지 문제가 있다. 이는 과립구와 단구가 도말 표본의 양쪽 귀퉁이와 끝에 모이고 만성 림프구성 백혈병 같은 경우에는 세포의 파괴가 있으며 많은 경우에 관찰하기에 너무 얇거나 두껍다.

혈색소 농도가 높으면 혈액 도말 표본을 잘 만들기가 어렵고 혈색소 농도가 낮은 경우에도 만들기 어려운 경우가 많다.

3) 표지(Labelling)

혈액 도말 표본과 검체 사이의 확실한 연결을 위해 슬라이드의 광택을 없앤 무광 부분(frosted area)이나 시약에도 상하지 않는 표지(label)에 잘 알아볼 수 있도록 써야 한다. 혈액 도말 표본에 적혀진 이름과 정보에만 의존하는 것은 위험하다. 왜냐하면 혈액 도말 표본이 손상

되면 신원 확인을 할 수 있는 자료가 모두 지워지기 때문이다. 슬라이드에 적어야 하는 최소한의 정보는 환자 이름(family name and initials), 날짜, 환자 소속, 검사실 번호(이것이 중요)와 표본 제작자이다. 이 모든 정보를 슬라이드 한쪽 끝에 2.5 × 2 cm에 쓸 수 있다. 단단한 연필이 무른 연필보다 염색 기구에 찌꺼기를 덜 남긴다.

4) 고정

혈액 도말 표본은 만든 후 즉시 공기에서 건조시키고 5~10분간 메타놀에 고정시킨다. 메타놀의 수분 함량이 3% 이상이면 인공적인 부산물이 많이 생긴다.

5) 염색

보통 사용하는 염색은 핵의 구조와 소핵 그리고 여러 형태의 세포질 과립을 관찰할 수 있어야 한다. 성숙 적혈구의 세포질도 쉽게 구분할 수 있어야 한다. 몇몇 염색은 호산구와 호염구의 과립을 구분하지 못하는데 이들을 사용해서는 안 된다. 복잡한 과정을 거쳐 염색한 것이 조금 더 결과가 좋다고 하더라도 간단한 염색법이 좋다. 실제적으로 색조의 미세한 차이는 큰 문제가 되지 않는다. 단일 색조라 하더라도 대다수의 세포에서 내부 구조가 염색되면 쉽게 구분을 할 수 있다.

6) 백혈구 감별 계산

완벽한 검체 채취를 해도 백혈구 감별 계산은 무작위 추출 오차나 통계적 오차를 가질 수밖에 없다.

Wedge 혈액 도말 표본에서는 세포 분포의 문제를 피하기 위하여 Scot MacFregor 등은 광범위한 연구를 통하여 도말 표본의 양쪽 끝의 좁은 구역(strip)을 따라 세포를 세는 것이 제일 좋은 결과를 얻는다. 백혈구 감별 계산을 위한 CLSI(Clinical and Laboratory Standards Institute) guideline에서는 적혈구 형태가 잘 관찰되는 곳을 횡으로 가로질러 감별 계산을 하라고 한다. Dacie와 Lewis는 가장 자리(edge)를 완전히 피하고 도말을 종으로 관찰하도록 권하고 있다. 어떤 방법을 이용하던지 100개의 세포로 백혈구 감별 계산을 하면 오차가 자주 발생하고 소수의 비정상 세포를 자주 놓치게 된다.

더 많은 세포를 관찰하면 적은 수의 세포군을 찾을 기회가 많아진다는 것은 자명하다. 백혈구 수를 100개 세는 것을 400개로 바꾸어 세어 보았다. 260개의 검체에서 비정상적인 세포가 있는 슬라이드를 찾은 것이 59개에서 141개로 증가하였다.

임상적으로 믿을 만한 결과를 얻기 위해서는 최소한 400개의 cell을 분류해야 함을 강조하고 있고 실제로 CLSI guideline에서는 이와 같은 주장에 동조하고 있다. 그래서 CLSI guideline에서는 백혈구 감별계산의 표준법(reference method)을 발표하였다. 즉, 2명의 병리사가 각각 200개씩을 계수하여 400개를 센 값을 여러 방법과 기기를 비교하는 기준으로 표시한 것이다(CLSI H20-A2, 2007). 그러나 현실적으로 routine검사에서 60~70% 정도의 형태학적 정상인 환자의 검체에 많은 시간과 인력이 투입되는 문제가 있기 때문에 백혈구수의 증가가 있을 때만 200개 이상의 분류를 권장하고 있다.

학습토의

1. 분석전 단계의 변이를 최소화 할 수 있는 방안은 무엇인가?
2. 혈액학의 정도관리에서 백혈구 감별 계산법을 표준화할 수 있는 방법은 무엇인가?
3. 정확도, 정밀도, 민감도, 특이도 등을 설명하시오.
4. 변이계수의 의의를 설명하시오.

일반혈액검사

기관별 보고서

대한임상검사정도관리협회
Korean Association of External Quality Assessment Service

WBC count

Specimen	Your Result	Group	N	Mean	SD	CV(%)	Median	Min	Max	SDI
HH-21-01	7.40	All	1800	7.430	0.244	3.3	7.40	1.49	21.60	
		Sysmex	766	7.374	0.163	2.2	7.37	3.02	20.80	0.16
		XN-Series	355	7.366	0.097	1.3	7.36	3.02	7.93	0.35
HH-21-02	3.01	All	1800	3.050	0.117	3.8	3.04	0.83	21.90	
		Sysmex	766	3.022	0.101	3.3	3.01	1.30	21.02	-0.12
		XN-Series	355	3.012	0.057	1.9	3.01	2.68	21.02	-0.04
HH-21-03	20.96	All	1800	20.990	0.711	3.4	21.00	1.95	33.10	
		Sysmex	766	20.920	0.470	2.2	20.91	1.99	25.49	0.09
		XN-Series	355	20.940	0.263	1.3	20.94	3.10	25.49	0.08

단위: 10^3/μL

해당하는 분류에서 outlier를 제거 한 기관 수가 8개 미만인 경우 Mean, SD, CV(%), SDI는 제공하지 않습니다.

SDI는 기준분류 및 세분류에서만 제공합니다. 참여기관 수 부족으로 SDI가 제시되지 않는 경우는 L-J chart에서도 나타나지 않습니다.

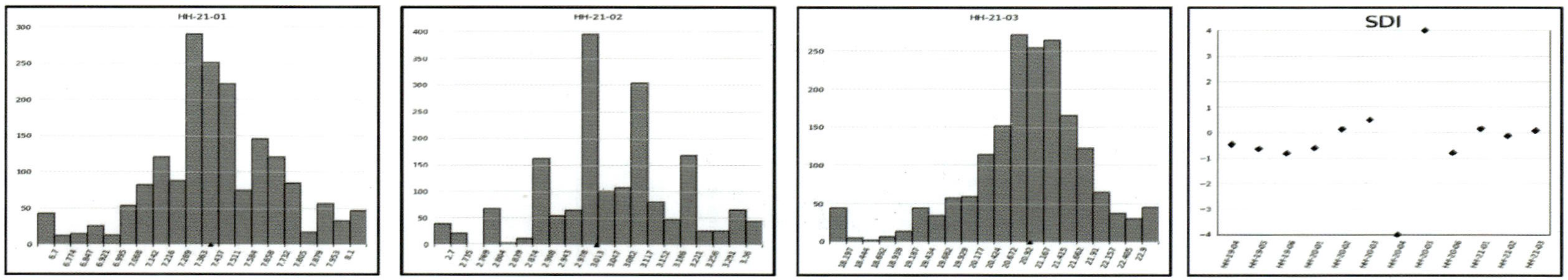

□ : 전체결과분포 ■ : 기준분류 분포 ▲ : 해당기관 결과

SDI : 기준 분류의 SDI

RBC count

Specimen	Your Result	Group	N	Mean	SD	CV(%)	Median	Min	Max	SDI
HH-21-01	4.45	All	1799	4.471	0.076	1.7	4.47	1.31	5.52	
		Sysmex	766	4.471	0.054	1.2	4.47	2.23	4.93	-0.39
		XN-Series	355	4.474	0.040	0.9	4.47	2.23	4.65	-0.60
HH-21-02	2.19	All	1799	2.237	0.050	2.3	2.23	0.70	5.90	
		Sysmex	766	2.226	0.037	1.6	2.22	1.05	4.98	-0.97
		XN-Series	355	2.211	0.026	1.2	2.21	1.75	4.98	-0.81
HH-21-03	4.91	All	1799	4.928	0.092	1.9	4.93	1.95	6.86	
		Sysmex	766	4.932	0.060	1.2	4.93	1.95	6.26	-0.37
		XN-Series	355	4.949	0.045	0.9	4.95	1.95	6.26	-0.87

단위: 10^6/μL

해당하는 분류에서 outlier를 제거 한 기관 수가 8개 미만인 경우 Mean, SD, CV(%), SDI는 제공하지 않습니다.

SDI는 기준분류 및 세분류에서만 제공합니다. 참여기관 수 부족으로 SDI가 제시되지 않는 경우는 L-J chart에서도 나타나지 않습니다.

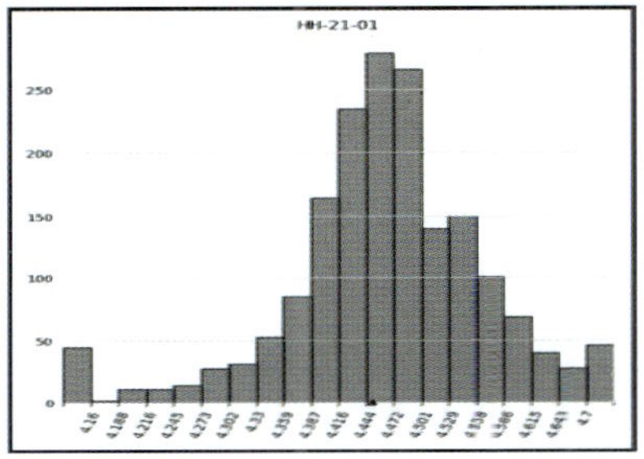

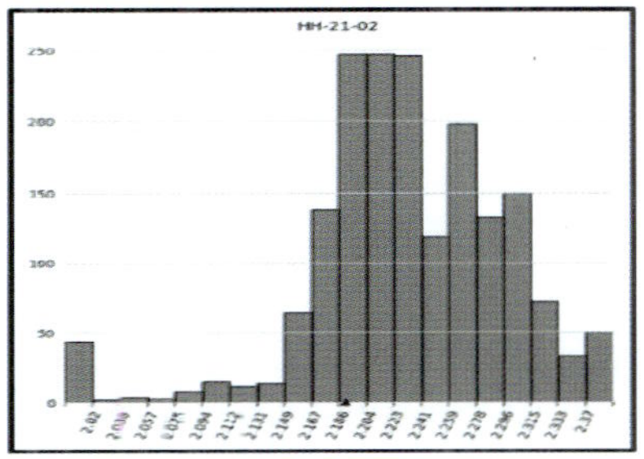

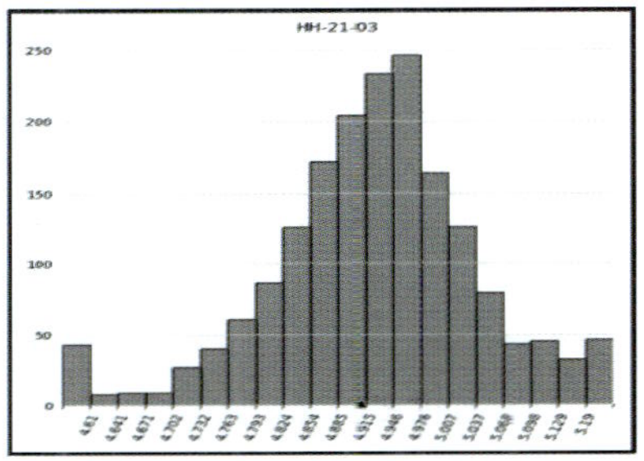

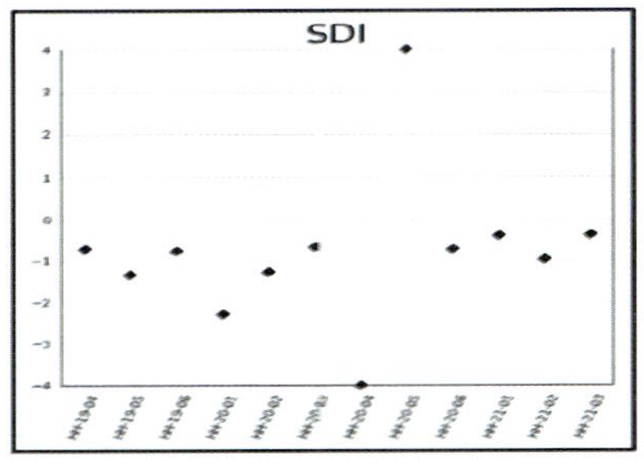

□ : 전체결과분포 ■ : 기준분류 분포 ▲ : 해당기관 결과

SDI : 기준 분류의 SDI

2021년 01차 일반혈액검사 기관별 보고서

Hemoglobin

Specimen	Your Result	Group	N	Mean	SD	CV(%)	Median	Min	Max	SDI
HH-21-01	12.9	All	1804	13.15	0.21	1.6	13.1	5.5	16.4	
		Sysmex	767	13.10	0.15	1.1	13.1	5.5	16.1	-1.33
		XN-Series	355	13.06	0.09	0.7	13.1	5.5	13.8	-1.78
HH-21-02	5.4	All	1804	5.57	0.16	2.8	5.5	4.2	18.6	
		Sysmex	767	5.53	0.09	1.7	5.5	5.1	18.6	-1.44
		XN-Series	355	5.48	0.07	1.2	5.5	5.3	15.7	-1.14
HH-21-03	15.6	All	1804	15.91	0.31	1.9	15.9	5.3	21.8	
		Sysmex	767	15.81	0.17	1.1	15.8	5.4	20.0	-1.24
		XN-Series	355	15.79	0.14	0.9	15.8	5.4	20.0	-1.36

단위: g/dL

해당하는 분류에서 outlier를 제거 한 기관 수가 8개 미만인 경우 Mean, SD, CV(%), SDI는 제공하지 않습니다.

SDI는 기준분류 및 세분류에서만 제공합니다. 참여기관 수 부족으로 SDI가 제시되지 않는 경우는 L-J chart에서도 나타나지 않습니다.

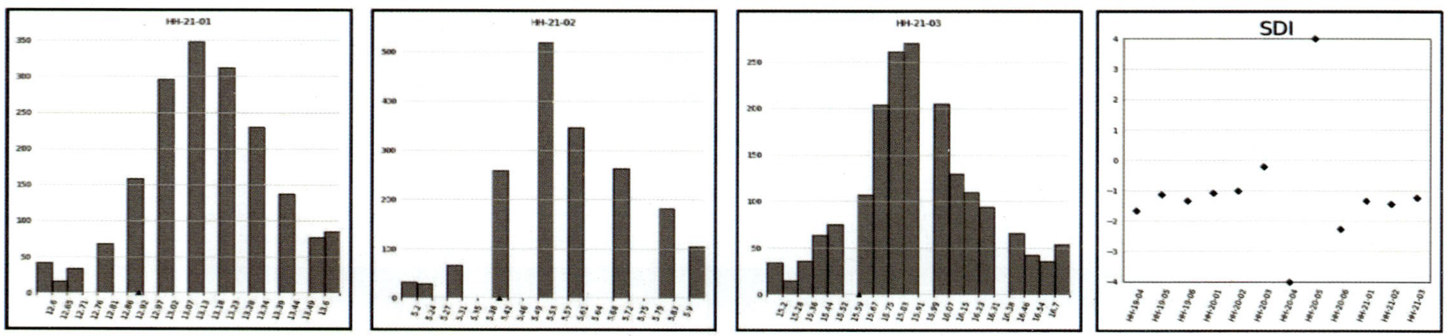

□ : 전체결과분포 ■ : 기준분류 분포 ▲ : 해당기관 결과

SDI : 기준 분류의 SDI

대한임상검사정도관리협회
Korean Association of External Quality Assessment Service

Hematocrit

Specimen	Your Result	Group	N	Mean	SD	CV(%)	Median	Min	Max	SDI
HH-21-01	41.9	All	1798	41.14	2.08	5.1	41.5	3.8	57.3	
		Sysmex	766	41.66	1.49	3.6	42.1	3.8	46.7	0.16
		XN-Series	355	42.45	0.62	1.5	42.5	18.1	44.5	-0.89
HH-21-02	17.7	All	1798	17.66	0.86	4.9	17.8	5.3	84.1	
		Sysmex	766	17.85	0.52	2.9	17.9	7.9	81.3	-0.29
		XN-Series	355	18.01	0.28	1.6	18.0	15.5	50.4	-1.11
HH-21-03	49.3	All	1798	48.90	2.51	5.1	49.5	15.2	68.3	
		Sysmex	766	49.22	1.80	3.7	49.8	15.2	62.3	0.04
		XN-Series	355	50.11	0.62	1.2	50.1	18.2	62.3	-1.31

단위: %

해당하는 분류에서 outlier를 제거 한 기관 수가 8개 미만인 경우 Mean, SD, CV(%), SDI는 제공하지 않습니다.

SDI는 기준분류 및 세분류에서만 제공합니다. 참여기관 수 부족으로 SDI가 제시되지 않는 경우는 L-J chart에서도 나타나지 않습니다.

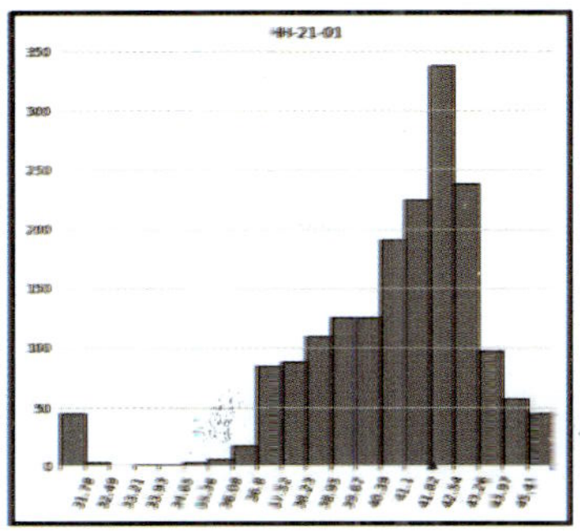

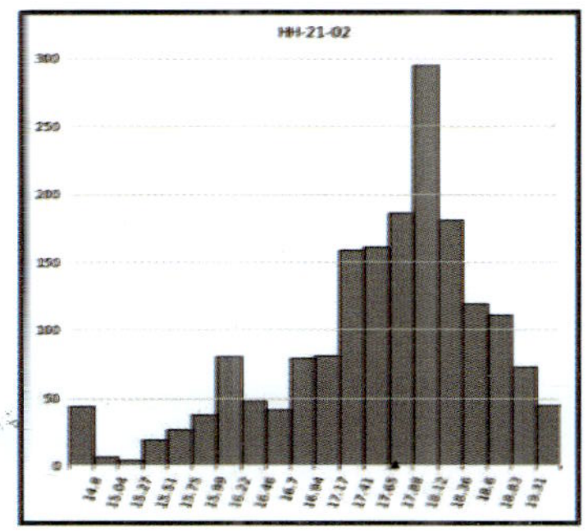

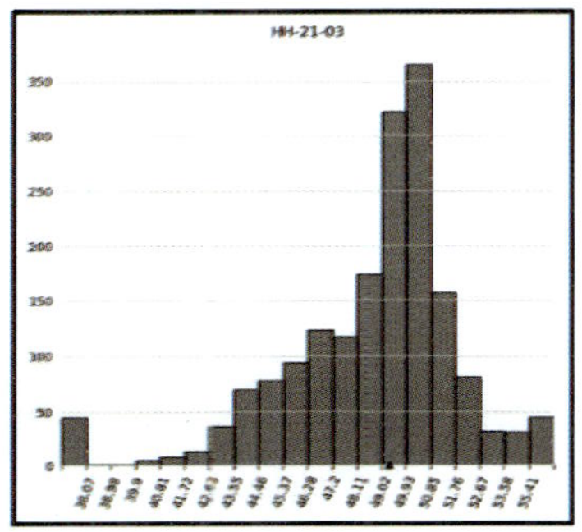

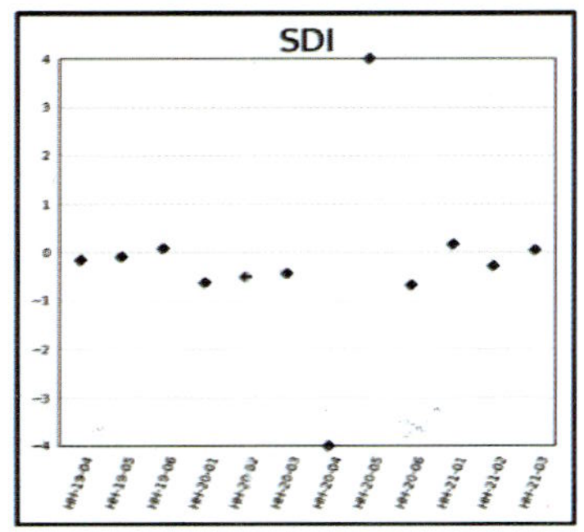

□ : 전체결과분포 ■ : 기준분류 분포 ▲ : 해당기관 결과

SDI : 기준 분류의 SDI

2021년 01차 일반혈액검사 기관별 보고서

Platelet count

Specimen	Your Result	Group	N	Mean	SD	CV(%)	Median	Min	Max	SDI
HH-21-01	247	All	1799	252.2	12.3	4.9	252	0	2460	
		Sysmex	766	253.5	8.8	3.5	253	80	1683	-0.74
		XN-Series	355	252.6	5.4	2.1	253	80	312	-1.04
HH-21-02	78	All	1799	81.2	5.8	7.1	81	33	1520	
		Sysmex	766	79.6	3.6	4.5	80	33	1261	-0.44
		XN-Series	355	78.6	3.0	3.8	79	69	501	-0.20
HH-21-03	471	All	1799	477.1	24.6	5.2	479	45	1619	
		Sysmex	766	485.6	17.2	3.5	485	81	1619	-0.85
		XN-Series	355	483.1	9.8	2.0	482	81	611	-1.23

단위: 10^3/μL

해당하는 분류에서 outlier를 제거 한 기관 수가 8개 미만인 경우 Mean, SD, CV(%), SDI는 제공하지 않습니다.

SDI는 기준분류 및 세분류에서만 제공합니다. 참여기관 수 부족으로 SDI가 제시되지 않는 경우는 L-J chart에서도 나타나지 않습니다.

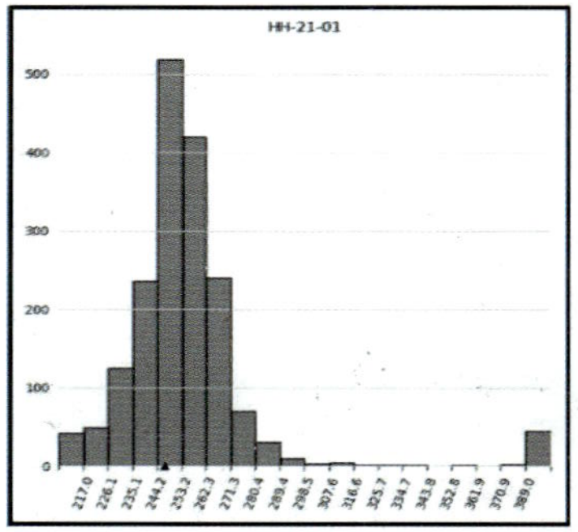

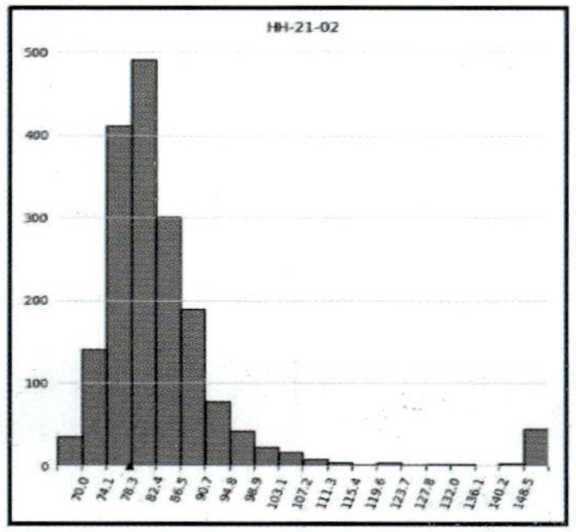

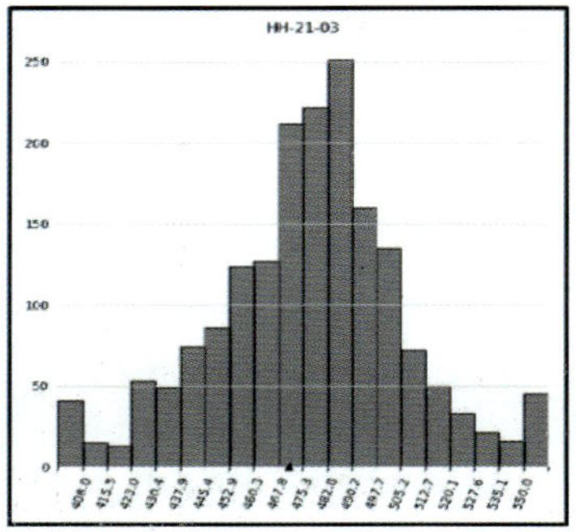

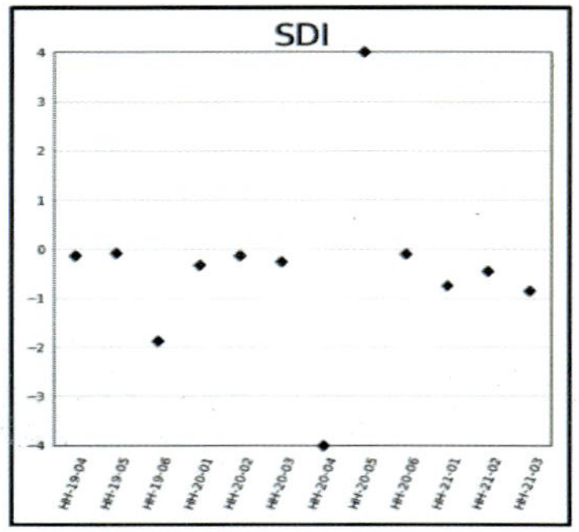

□ : 전체결과분포 ■ : 기준분류 분포 ▲ : 해당기관 결과

SDI : 기준 분류의 SDI

대한임상검사정도관리협회

Korean Association of External Quality Assessment Service

Blood Cell Morphology (HHI-17-03)

Response	N	%
Blast	423	68.1%
Reactive lymphocyte	92	14.8%
Lymphocyte	45	7.2%
Lymphoma cell	21	3.4%
Monocyte	14	2.3%
Large granular lymphocyte	7	1.1%
Myelocyte	6	1.0%
Myeloblast with Auer rod	4	0.6%
Metamyelocyte	3	0.5%
Promyelocyte	3	0.5%
Immature monocyte	2	0.3%
Fragmented cell (Schistocyte)	1	0.2%

Image No. : HHI-17-03

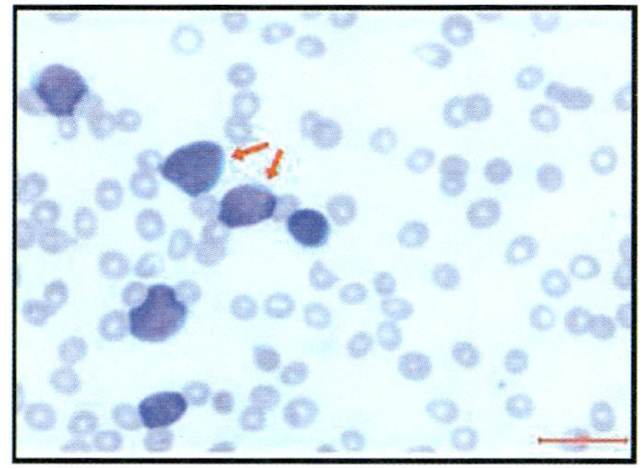

Blood Cell Morphology (HHI-17-04)

Response	N	%
Fragmented cell (Schistocyte)	564	90.8%
Sickle cell	29	4.7%
Acanthocyte (spur cell)	17	2.7%
Bite cell	4	0.6%
Spherocyte	2	0.3%
Blast	1	0.2%
Burr cell	1	0.2%
Hairy cell	1	0.2%
Normal platelet	1	0.2%
Target cell	1	0.2%

Image No. : HHI-17-04

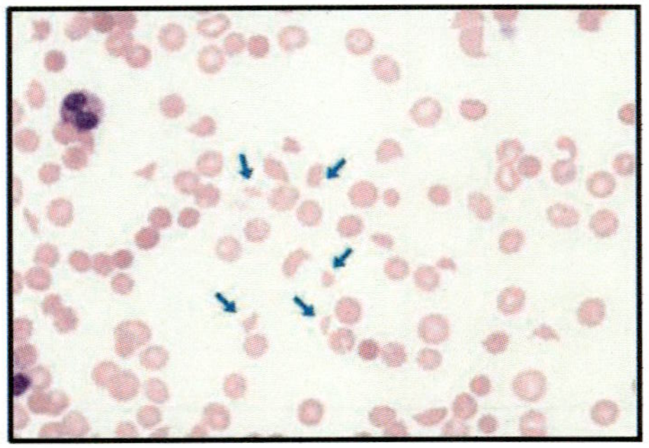

2021년 01차 신빙도조사 결과보고서

일반 출혈 · 혈전 검사

기관별 보고서

대한임상검사정도관리협회
Korean Association of External Quality Assessment Service

2021년 01차 일반 출혈 · 혈전 검사 기관별 보고서

Prothrombin time (INR)

Specimen	Your Result	Group	N	Mean	SD	CV(%)	Median	Min	Max	SDI
HC-21-01	3.46	All	610	3.592	0.462	12.9	3.67	0.84	40.90	
		Thromborel-S	237	3.857	0.248	6.4	3.86	0.84	40.57	-1.60
		Sysmex	222	3.873	0.236	6.1	3.87	0.84	40.57	-1.75
HC-21-02	0.97	All	610	1.030	0.045	4.4	1.03	0.82	80.90	
		Thromborel-S	237	1.012	0.032	3.2	1.01	0.88	80.90	-1.31
		Sysmex	222	1.012	0.032	3.1	1.01	0.88	80.90	-1.31
HC-21-03	4.76	All	610	4.842	0.825	17.0	5.06	0.97	53.47	
		Thromborel-S	237	5.239	0.394	7.5	5.26	0.97	53.47	-1.22
		Sysmex	222	5.254	0.358	6.8	5.26	0.97	53.47	-1.38

단위: INR

해당하는 분류에서 outlier를 제거 한 기관 수가 8개 미만인 경우 Mean, SD, CV(%), SDI는 제공하지 않습니다.

SDI는 기준분류 및 세분류에서만 제공합니다. 참여기관 수 부족으로 SDI가 제시되지 않는 경우는 L-J chart에서도 나타나지 않습니다.

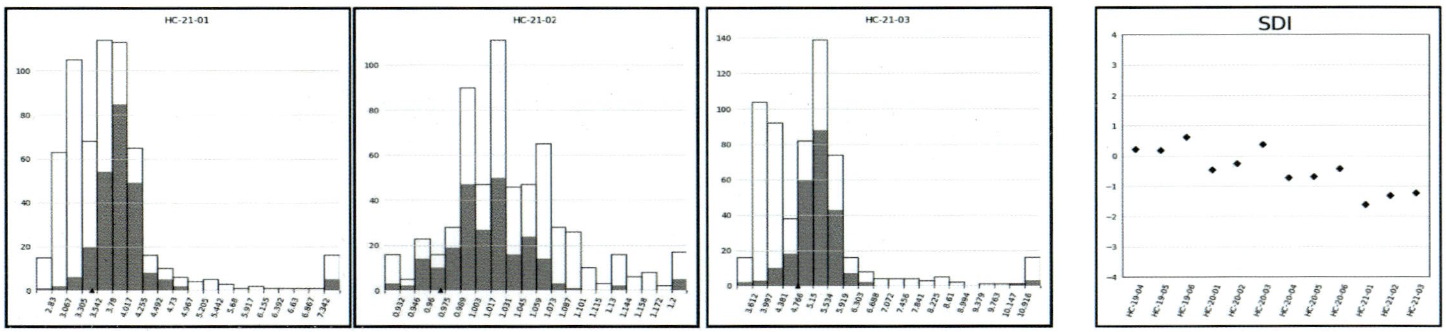

□ : 전체결과분포 ■ : 기준분류 분포 ▲ : 해당기관 결과

SDI : 기준 분류의 SDI

Activated partial thromboplastin time

Specimen	Your Result	Group	N	Mean	SD	CV(%)	Median	Min	Max	SDI
HC-21-01	44.8	All	606	59.74	12.89	21.6	62.1	35.2	125.8	
		Dade Actin FSL	174	45.68	2.31	5.1	45.6	36.3	59.7	-0.38
		Sysmex	164	45.58	2.21	4.8	45.5	36.3	53.2	-0.35
HC-21-02	26.3	All	606	29.28	3.00	10.3	28.8	22.1	97.7	
		Dade Actin FSL	174	26.16	0.52	2.0	26.2	22.1	70.6	0.27
		Sysmex	164	26.15	0.52	2.0	26.2	24.1	70.6	0.29
HC-21-03	59.8	All	606	73.41	13.75	18.7	75.8	26.4	153.2	
		Dade Actin FSL	174	60.98	4.10	6.7	61.1	26.4	150.0	-0.29
		Sysmex	164	60.97	3.91	6.4	61.2	26.4	150.0	-0.30

단위: sec

해당하는 분류에서 outlier를 제거 한 기관 수가 8개 미만인 경우 Mean, SD, CV(%), SDI는 제공하지 않습니다.

SDI는 기준분류 및 세분류에서만 제공합니다. 참여기관 수 부족으로 SDI가 제시 되지 않는 경우는 L-J chart에서도 나타나지 않습니다.

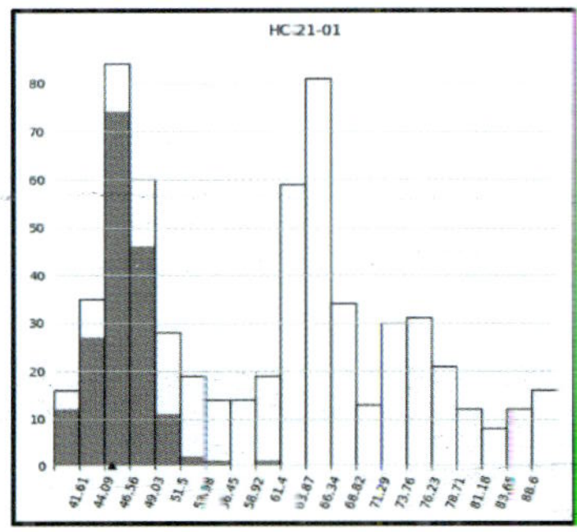

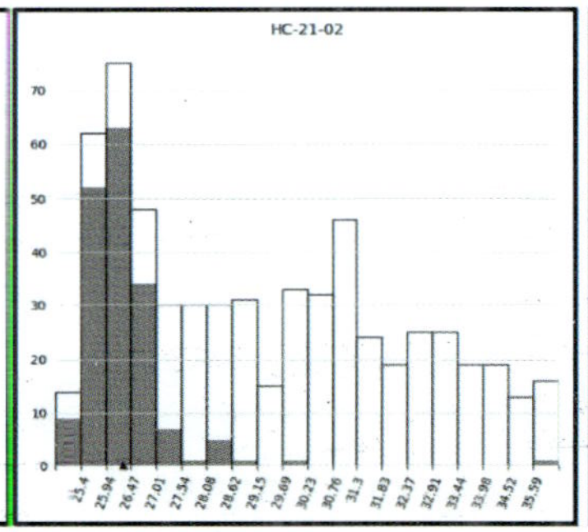

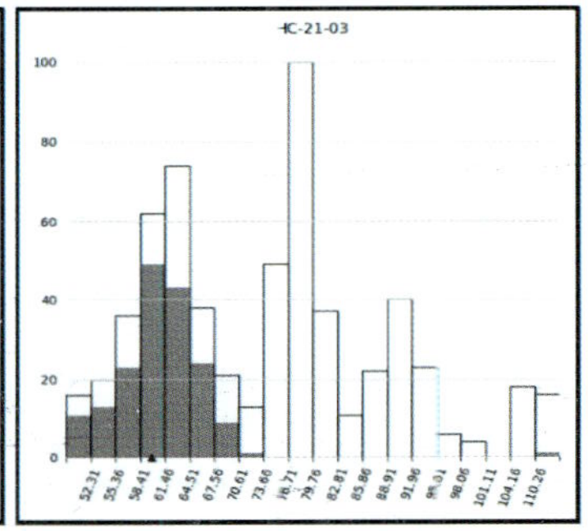

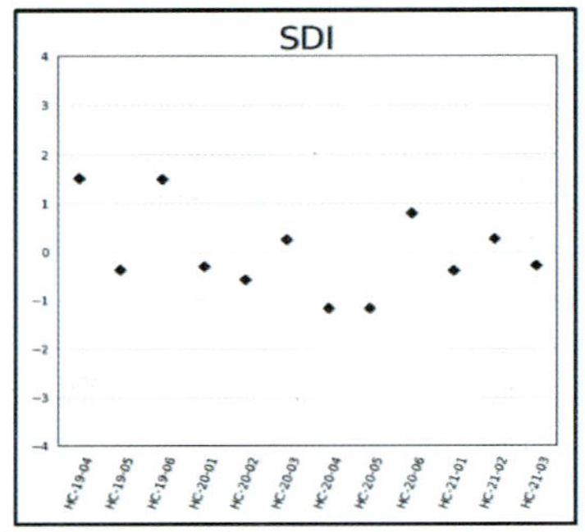

□ : 전체결과분포 ■ : 기준분류 분포 ▲ : 해당기관 결과

SDI : 기준 분류의 SDI

Coagulation factor I (fibrinogen)

Specimen	Your Result	Group	N	Mean	SD	CV(%)	Median	Min	Max	SDI
HC-21-01	128	All	182	141.5	9.4	6.6	141	76	172	
		Dade Thrombin	55	133.1	4.8	3.6	133	113	155	-1.06
		Sysmex	55	133.1	4.8	3.6	133	113	155	-1.06
HC-21-02	313	All	182	319.9	17.1	5.3	319	254	365	
		Dade Thrombin	55	321.0	11.1	3.4	320	254	357	-0.72
		Sysmex	55	321.0	11.1	3.4	320	254	357	-0.72
HC-21-03	86	All	182	89.1	9.7	10.9	87	61	137	
		Dade Thrombin	55	88.6	4.9	5.5	87	80	112	-0.53
		Sysmex	55	88.6	4.9	5.5	87	80	112	-0.53

단위: mg/dL

해당하는 분류에서 outlier를 제거 한 기관 수가 8개 미만인 경우 Mean, SD, CV(%), SDI는 제공하지 않습니다.

SDI는 기준분류 및 세분류에서만 제공합니다. 참여기관 수 부족으로 SDI가 제시되지 않는 경우는 L-J chart에서도 나타나지 않습니다.

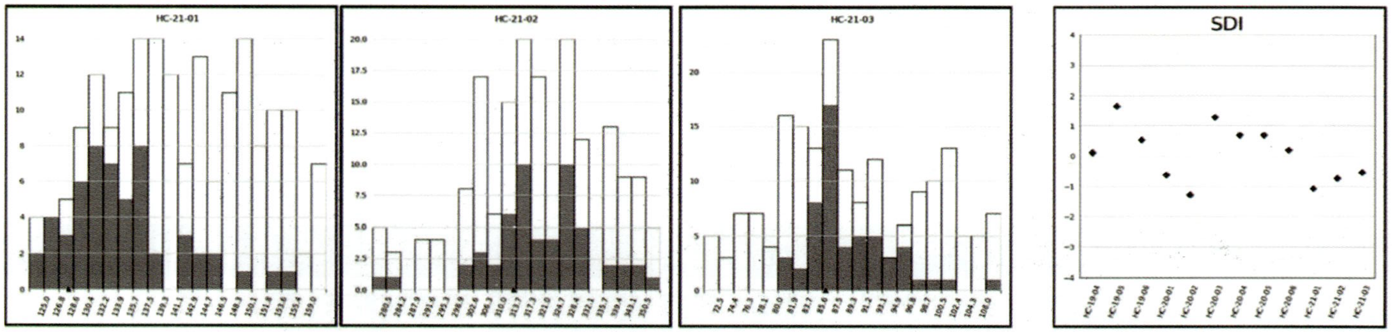

□ : 전체결과분포 ■ : 기준분류 분포 ▲ : 해당기관 결과

SDI : 기준 분류의 SDI

Thrombin time

Specimen	Your Result	Group	N	Mean	SD	CV(%)	Median	Min	Max	SDI
HC-21-01	23.3	All	21	25.72	5.17	20.1	23.4	21.6	48.2	
		Thrombin 2	11	22.80	0.57	2.5	22.8	21.6	23.7	0.88
		Stago	11	22.80	0.57	2.5	22.8	21.6	23.7	0.88
HC-21-02	17.9	All	21	17.77	0.93	5.2	18.0	11.6	25.4	
		Thrombin 2	11	18.02	0.44	2.5	18.0	17.3	18.8	-0.27
		Stago	11	18.02	0.44	2.5	18.0	17.3	18.8	-0.27
HC-21-03	29.2	All	21	34.76	9.46	27.2	30.5	26.4	63.5	
		Thrombin 2	11	29.34	0.71	2.4	29.2	28.2	30.5	-0.20
		Stago	11	29.34	0.71	2.4	29.2	28.2	30.5	-0.20

단위: sec

해당하는 분류에서 outlier를 제거 한 기관 수가 8개 미만인 경우 Mean, SD, CV(%), SDI는 제공하지 않습니다.

SDI는 기준분류 및 세분류에서만 제공합니다. 참여기관 수 부족으로 SDI가 제시되지 않는 경우는 L-J chart에서도 나타나지 않습니다.

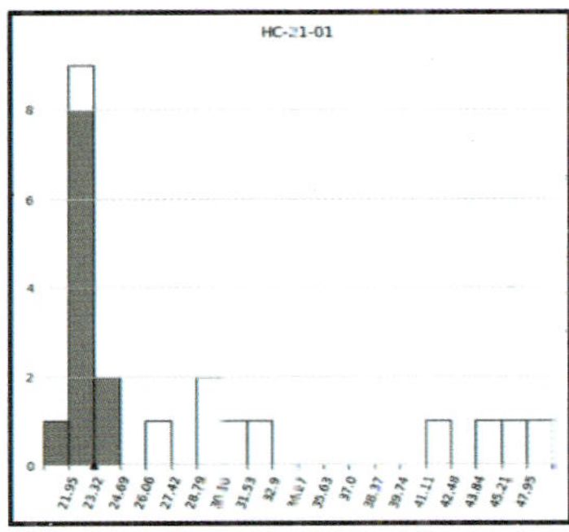

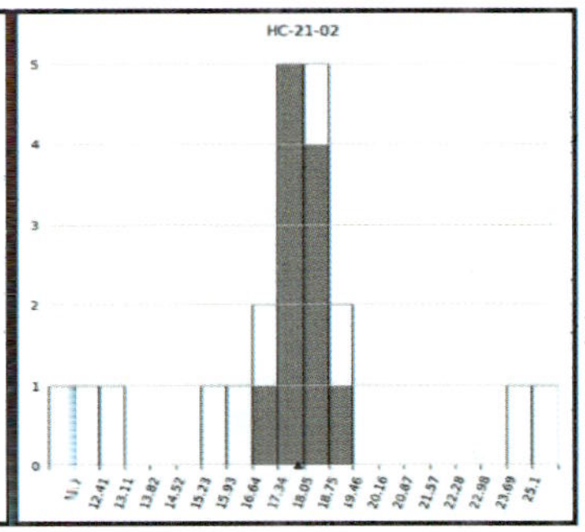

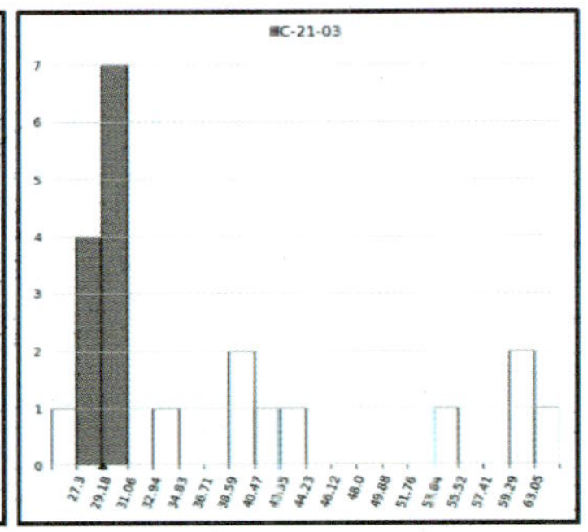

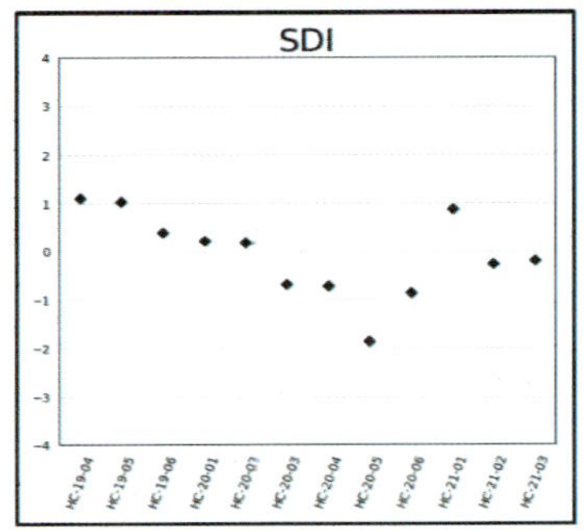

□ : 전체결과분포 ■ : 기준분류 분포 ▲ : 해당기관 결과

SDI : 기준 분류의 SDI

Antithrombin III activity

Specimen	Your Result	Group	N	Mean	SD	CV(%)	Median	Min	Max	SDI
HC-21-01	61	All	80	56.0	2.2	4.0	56	47	70	
		Stachrom AT III	22	56.7	2.9	5.1	57	48	70	1.48
		Stago	22	56.7	2.9	5.1	57	48	70	1.48
HC-21-02	106	All	80	108.1	5.0	4.6	109	93	117	
		Stachrom AT III	22	103.2	5.5	5.3	104	93	115	0.51
		Stago	22	103.2	5.5	5.3	104	93	115	0.51
HC-21-03	45	All	80	38.1	2.7	7.2	38	32	51	
		Stachrom AT III	22	40.3	3.1	7.6	41	34	51	1.52
		Stago	22	40.3	3.1	7.6	41	34	51	1.52

단위: %

해당하는 분류에서 outlier를 제거 한 기관 수가 8개 미만인 경우 Mean, SD, CV(%), SDI는 제공하지 않습니다.

SDI는 기준분류 및 세분류에서만 제공합니다. 참여기관 수 부족으로 SDI가 제시되지 않는 경우는 L-J chart에서도 나타나지 않습니다.

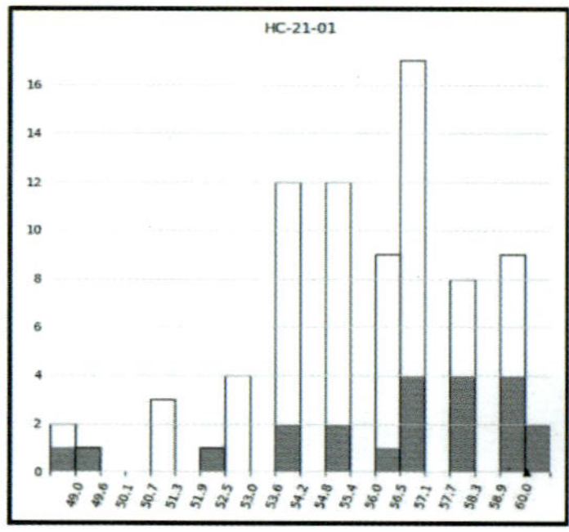

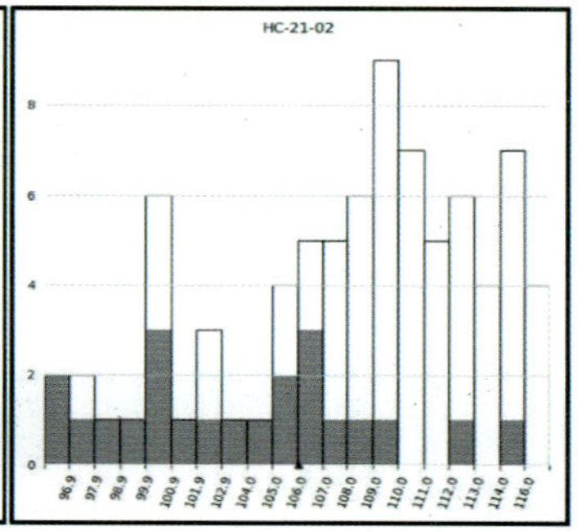

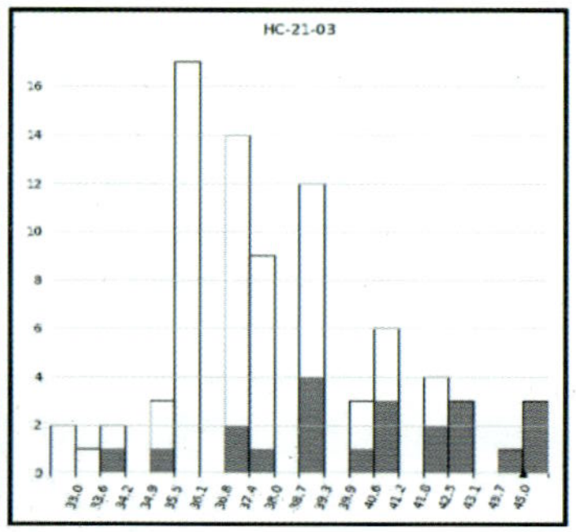

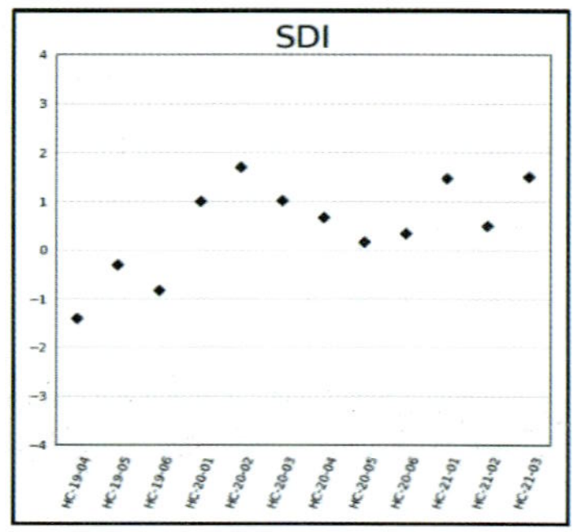

□ : 전체결과분포 ■ : 기준분류 분포 ▲ : 해당기관 결과

SDI : 기준 분류의 SDI

2021년 01차 신빙도조사 결과보고서

특수 출혈 · 혈전검사

기관별 보고서

대한임상검사정도관리협회
Korean Association of External Quality Assessment Service

Protein C (functional)

Specimen	Your Result	Group	N	Mean	SD	CV(%)	Median	Min	Max	SDI
HCS-21-01	18	All	19	17.1	1.3	7.7	18	14	19	
		STA-Stachrom Protein C	12	17.7	0.9	5.0	18	16	19	0.33
		Stago	12	17.7	0.9	5.0	18	16	19	0.33
HCS-21-02	106	All	19	107.1	3.4	3.2	107	102	115	
		STA-Stachrom Protein C	12	107.5	3.9	3.6	107	102	115	-0.38
		Stago	12	107.5	3.9	3.6	107	102	115	-0.38
HCS-21-03	30	All	19	29.2	1.8	6.2	29	27	33	
		STA-Stachrom Protein C	12	30.0	1.8	5.9	30	27	33	0.00
		Stago	12	30.0	1.8	5.9	30	27	33	0.00

단위: %

해당하는 분류에서 outlier를 제거 한 기관 수가 8개 미만인 경우 Mean, SD, CV(%), SDI는 제공하지 않습니다.

SDI는 기준분류 및 세분류에서만 제공합니다. 참여기관 수 부족으로 SDI가 제시되지 않는 경우는 L-J chart에서도 나타나지 않습니다.

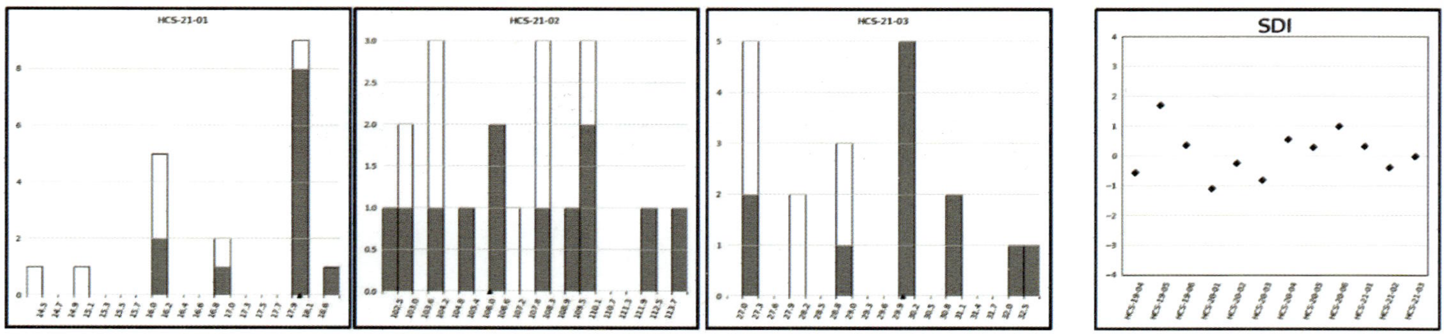

□ : 전체결과분포 ■ : 기준분류 분포 ▲ : 해당기관 결과

SDI : 기준 분류의 SDI

Protein S (functional)

Specimen	Your Result	Group	N	Mean	SD	CV(%)	Median	Min	Max	SDI
HCS-21-01	15	All	15	20.1	3.3	16.3	21	13	25	
		STA-Staclot Protein S	12	20.9	2.6	12.3	21	16	25	-1.88
		Stago	12	20.9	2.6	12.3	21	16	25	-1.88
HCS-21-02	88	All	15	96.9	7.3	7.6	96	88	112	
		STA-Staclot Protein S	12	95.7	6.8	7.1	96	88	110	-1.13
		Stago	12	95.7	6.8	7.1	96	88	110	-1.13
HCS-21-03	23	All	15	30.7	3.3	10.6	30	20	38	
		STA-Staclot Protein S	12	30.4	2.5	8.3	30	26	35	-0.96
		Stago	12	30.4	2.5	8.3	30	26	35	-0.96

단위: %

해당하는 분류에서 outlier를 제거 한 기관 수가 8개 미만인 경우 Mean, SD, CV(%), SDI는 제공하지 않습니다.

SDI는 기준분류 및 세분류에서만 제공합니다. 참여기관 수 부족으로 SDI가 제시되지 않는 경우는 L-J chart에서도 나타나지 않습니다.

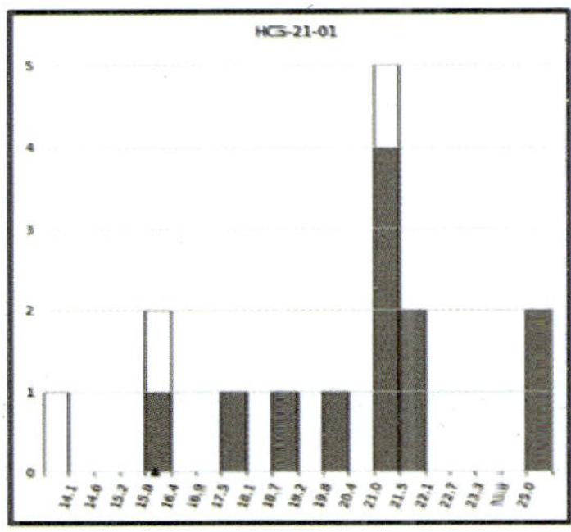

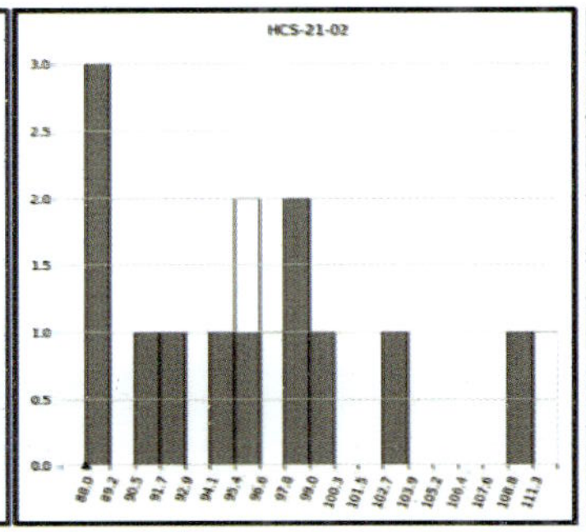

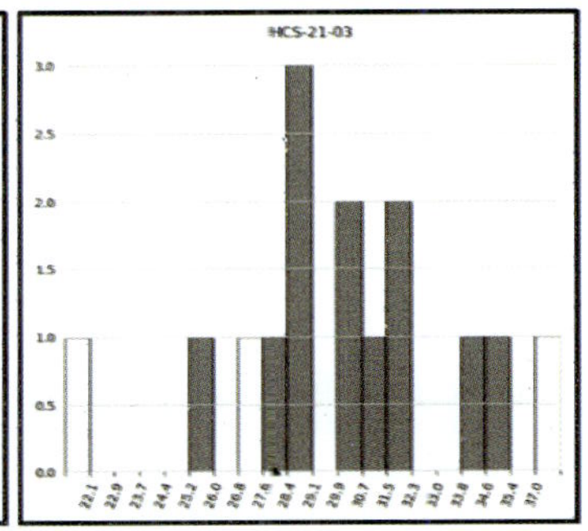

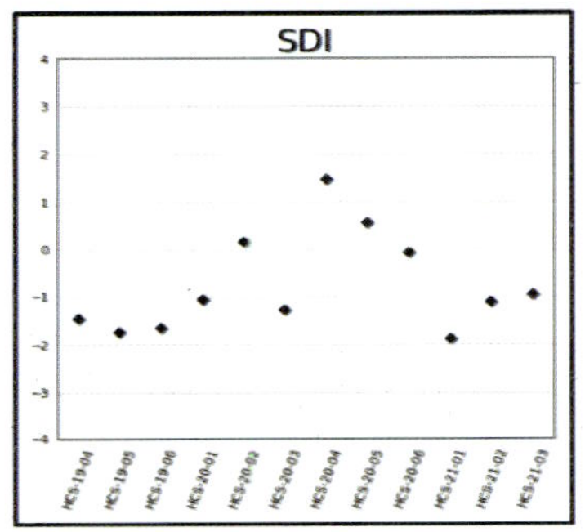

□ : 전체결과분포 ■ : 기준분류 분포 ▲ : 해당기관 결과

SDI : 기준 분류의 SDI

factor Ⅷ

Specimen	Your Result	Group	N	Mean	SD	CV(%)	Median	Min	Max	SDI
HCS-21-01	16.0	All	26	18.41	2.68	14.6	18.7	13.0	25.3	
		HemosIL Factor VIII Deficiency Plasma	8				16.0	15.0	16.6	
		Instrumentation Laboratory	8				16.0	15.0	16.6	
HCS-21-02	126.0	All	26	135.26	13.81	10.2	135.0	102.0	176.0	
		HemosIL Factor VIII Deficiency Plasma	8				126.2	117.8	132.4	
		Instrumentation Laboratory	8				126.2	117.8	132.4	
HCS-21-03	30.0	All	26	33.99	4.58	13.5	35.0	26.7	46.4	
		HemosIL Factor VIII Deficiency Plasma	8				29.4	26.7	32.1	
		Instrumentation Laboratory	8				29.4	26.7	32.1	

단위: %

해당하는 분류에서 outlier를 제거 한 기관 수가 8개 미만인 경우 Mean, SD, CV(%), SDI는 제공하지 않습니다.

SDI는 기준분류 및 세분류에서만 제공합니다. 참여기관 수 부족으로 SDI가 제시되지 않는 경우는 L-J chart에서도 나타나지 않습니다.

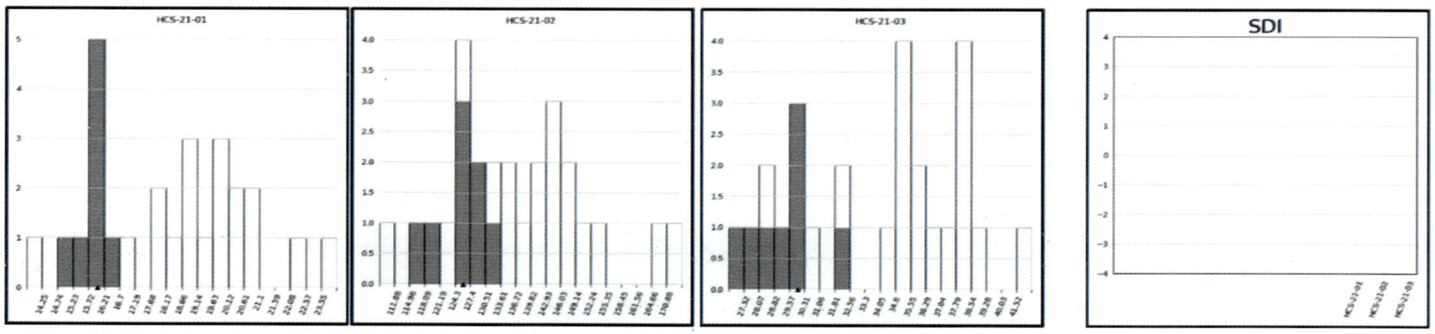

□ : 전체결과분포 ■ : 기준분류 분포 ▲ : 해당기관 결과

SDI : 기준 분류의 SDI

factor IX

Specimen	Your Result	Group	N	Mean	SD	CV(%)	Median	Min	Max	SDI
HCS-21-01	18.0	All	23	20.41	3.36	16.5	20.2	15.0	27.3	
		HemosIL Factor IX Deficiency Plasma	8				17.0	15.0	18.0	
		Instrumentation Laboratory	8				17.0	15.0	18.0	
HCS-21-02	115.0	All	23	130.30	11.97	9.2	131.0	113.7	198.3	
		HemosIL Factor IX Deficiency Plasma	8				124.6	113.7	137.4	
		Instrumentation Laboratory	8				124.6	113.7	137.4	
HCS-21-03	33.0	All	23	34.90	5.24	15.0	35.9	26.4	47.0	
		HemosIL Factor IX Deficiency Plasma	8				29.2	26.4	33.0	
		Instrumentation Laboratory	8				29.2	26.4	33.0	

단위: %

해당하는 분류에서 outlier를 제거 한 기관 수가 8개 미만인 경우 Mean, SD, CV(%), SDI는 제공하지 않습니다.

SDI는 기준분류 및 세분류에서만 제공합니다. 참여기관 수 부족으로 SDI가 제시되지 않는 경우는 L-J chart에서도 나타나지 않습니다.

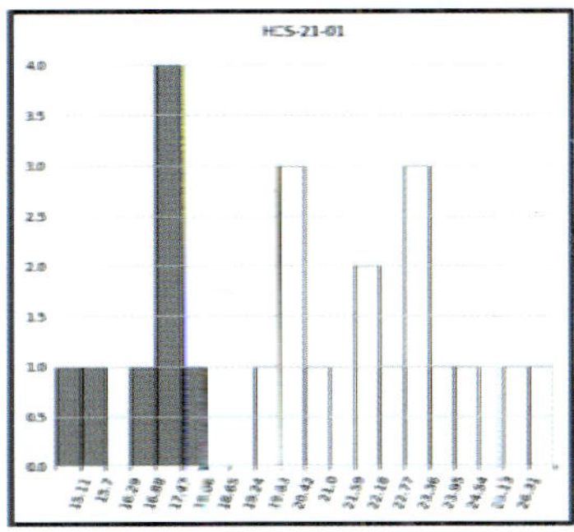

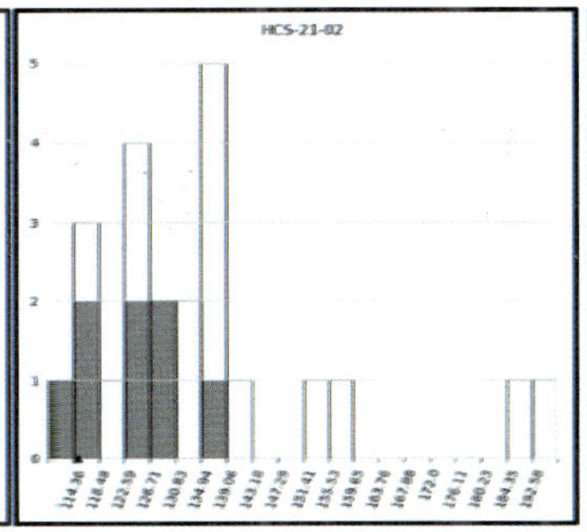

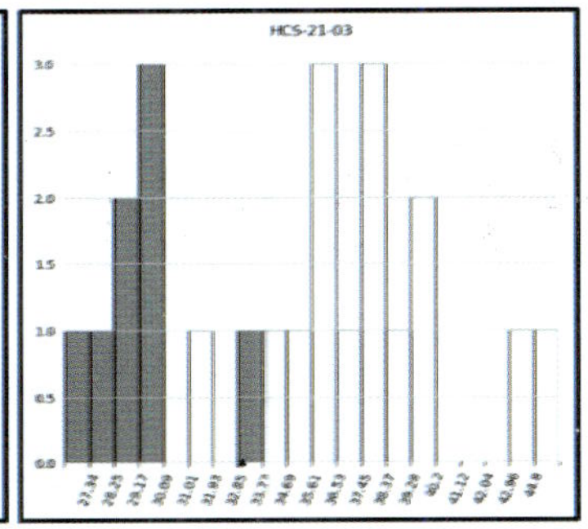

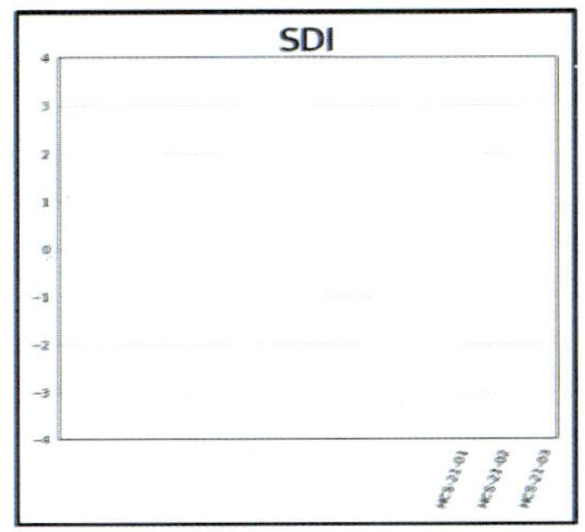

□ : 전체결과분포 ■ : 기준분류 분포 ▲ : 해당기관 결과

SDI : 기준 분류의 SDI

2020년 01차 신빙도조사 결과보고서

혈액도말검사 (시범)

기관별 보고서

대한임상검사정도관리협회
Korean Association of External Quality Assessment Service

Parasitemia

Specimen	Your Result	Group	N	Mean	SD	CV(%)	Median	Min	Max	SDI
HSM-20-01	21886	All	187	37011.1	9634.8	26.0	37051	0	99999	
			187	37011.1	9634.8	26.0	37051	0	99999	-1.57
HSM-20-02	0	All	187	0.0	0.0	0.0	0	0	23100	
			187	0.0	0.0	0.0	0	0	23100	0.00
HSM-20-03	99999	All	187	99999.0	0.0	0.0	99999	188	99999	
			187	99999.0	0.0	0.0	99999	188	99999	0.00

단위: 개/μL

해당하는 분류에서 outlier를 제거 한 기관 수가 8개 미만인 경우 Mean, SD, CV(%), SDI는 제공하지 않습니다.

SDI는 기준분류 및 세분류에서만 제공합니다. 참여기관 수 부족으로 SDI가 제시되지 않는 경우는 L-J chart에서도 나타나지 않습니다.

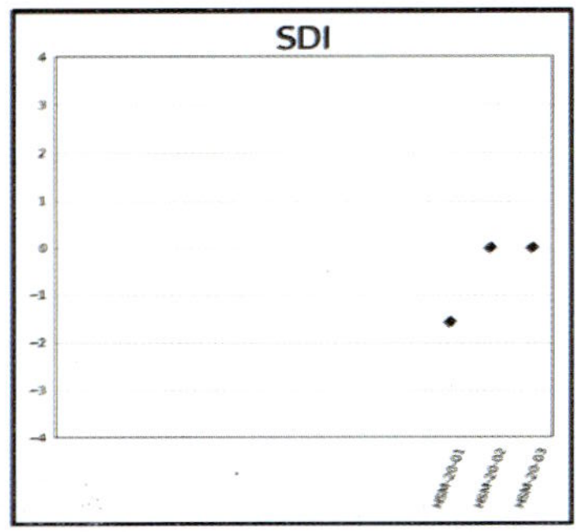

□ : 전체결과분포 ■ : 기준분류 분포 ▲ : 해당기관 결과

SDI : 기준 분류의 SDI

2020년 01차 혈액도말검사 (시범) 기관별 보고서

Test (Your Instrument)				
Specimen	Your Result	Intended Response	Your grade	Remarks
- **말라리아 검출**				
HSM-20-01	Positive	Positive	Acceptable	
HSM-20-02	Negative	Negative	Acceptable	
HSM-20-03	Positive	Positive	Acceptable	
- **말라리아 동정**				
HSM-20-01	P. vivax	P. vivax	Acceptable	
HSM-20-02	**말라리아가 관찰되지 않음**	**말라리아가 관찰되지 않음**	Acceptable	
HSM-20-03	P. falciparum	P. falciparum	Acceptable	

부록 ❷

Pipette의 검정법

1) 백혈구, 적혈구용 pipette의 검정

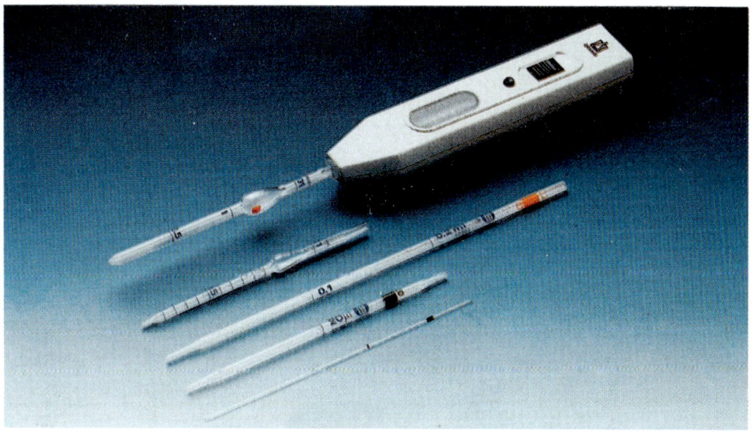

▶부록그림 1. 각종 희석 pipette

① 화학천평 (analytical balance)으로 pipette의 중량을 정확히 칭량한다. ………… (A)

② Pipette에 tourniquet을 끼우고 정확히 수은 (mercury)을 1.0 mark까지 넣고 칭량한다. ……………………………………………………………………………………………(B)

(A)와 (B)와의 중량의 차를 구한다. ……………………………………………………… (C)

(B)에 이어 수은을 흡입하여 WBC pipette이면 11 mark까지, RBC pipette이며 101 mark까지 취하여 칭량한다. ………………………………………………………………… (D)

(A)와 (D)와의 차를 구한다. …………………………………………………………………… (F)

Pipette가 정확하다면 ;

RBC pipette는 C : F = 1 : 101이 되어야 하고

WBC pipette이면 C : F = 1 : 11이 되어야 한다.

오차의 범위가 ±1%라고 하면 그냥 사용해도 무관하다. 더욱 세밀한 검사를 하려면 pipette의 오차범위를 기입했다가 나온 성적에 교정을 해주면 된다.

2) Sahli pipette의 검정

(1) 기구

① 화학천평 (analytical balance)

② Tuberculin syringe with tourniquet

③ Thermometer

④ Beaker 50 mL

⑤ Mercury

⑥ Weight bottle (칭량병)

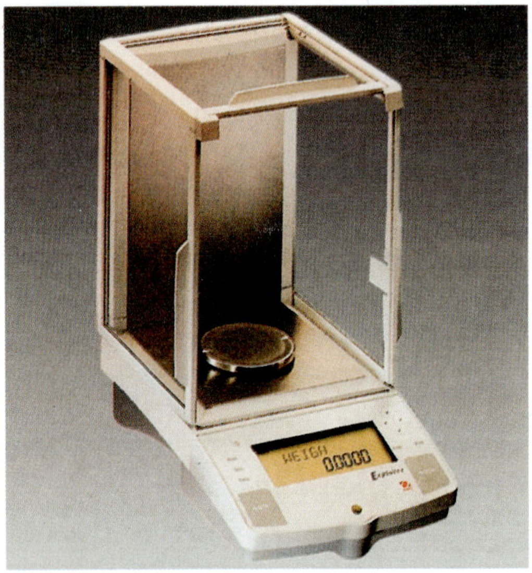

▶부록그림 2. Electronic analytical balance

(2) 준비과정

① 화학천평의 0점을 구해 놓는다.

② 수은을 50 mL beaker에 담는다.

③ 수은의 온도를 기록한다. 〈부록표 1〉에 의한 1 μL의 수은의 무게를 알아야 한다.

④ Sahli pipette에 tourniquet을 끼우고 tuberculin syringe를 연결한다.

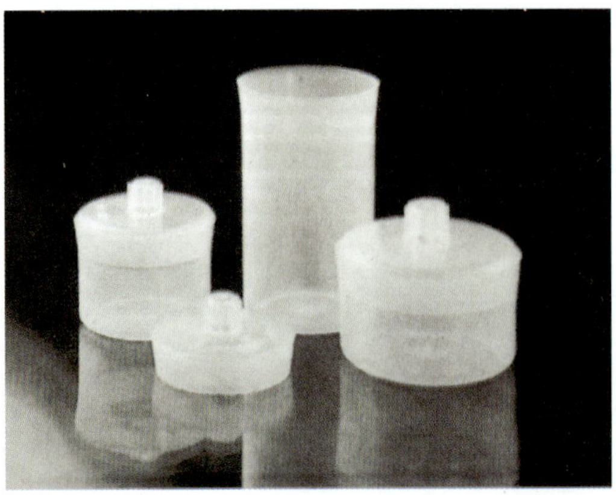

▶부록그림 3. 칭량병 (weight bottle)

(3) 방법

① 화학천평으로 칭량병(weight bottle)의 무게를 정확히 달아 기록한 후 이어 Sahli pipette의 20 μL까지 수은을 정확히 넣어 칭량병에 넣고 칭량하여 무게를 기록한다. (칭량병의 무게 + 수은의 무게) − (칭량병의 무게) = 20 μL에 포함되어 있는 무게를 알 수 있다.

(예) 이렇게 계산하여 20 μL에 포함되어 있는 수은의 무게가 268 mgHg이다.

② 측정 당시의 수은 1 μL의 온도교정 중량을 알기 위하여 수은의 정확한 온도를 준비과정에서 기록한 것을 〈부록표 1〉에서 구한다(수은의 온도가 20℃였다).

$$\text{수은의 중량(mg)} \times \frac{1\ \mu\text{L Hg}}{\text{수은 } 1\ \mu\text{L Hg의 온도교정 중량}} = \mu\text{L.vol}$$

〈부록표 1〉에서 보면 20℃일 때 수은 1 μL의 무세는 13.55 mgHg이다.

$$\text{그러므로 } 268\ \text{mgHg} \times \frac{1\ \mu\text{L Hg}}{13.55\ \text{mg/Hg}} = 19.8\ \mu\text{L}$$

Sahli pipette의 실용량이 19.8 μL임이 밝혀졌다.

$$\text{correction factor (교정 factor)} = \frac{20}{19.8} = 1.010$$

위의 검정한 pipette를 사용해서 hemoglobin이 14.0 g%가 나왔다면 실제의 Hb치는 14 g%× 1.010 = 14.140 g%이다. 그러나 여기에서처럼 오차범위가 −1 % 정도라면 허용범위 내이므로 수정없이 그대로 사용을 해도 무방한 것이다.

부록표 1. 수은의 온도와 중량관계

온 도(℃)	수은 1 μL의 무게(mg)
15℃	13.558
16℃	13.555
17℃	13.553
18℃	13.551
19℃	13.549
20℃	13.547
21℃	13.545
22℃	13.543
23℃	13.541
24℃	13.539
25℃	13.537

〈 참조 〉

1 μL = cm^3

1 μL = 1,000 μL

1 cm^3 = 1,000 mm^3

1,000 μL = 1,000 mm^3

1 μL = 1 mm^3

〈 신속한 방법 〉

(3)의 방법으로 한다면 Sahli pipette 20 μL의 수은의 정확한 무게는 270.7 mgHg이어야 한다.

Sahli pipette 20 μL에 함유된 정확한 수은의 중량이 ±1% 이내의 pipette이면 교정없이 사용해도 임상검사실 사용에는 무관하므로 수은의 중량이 268 mgHg에서 273.4 mgHg의 범위 내의 pipette로 사용하고 임상검사실에선 오차범위 내의 B급, C급 pipette를 사용해도 무방하도록 표시되어 있다고 한다.

3) D.W.를 사용한 micropipette의 검정

(1) Micropipette, volumetric pipette의 검정

① 화학천평으로 칭량병의 무게를 달아 기록한 후 이어서 pipette의 정량선까지 D.W.를 채우고 무게를 알고 있는 칭량병에 옮겨 담고 무게를 잰다. 이때 D.W.의 온도를 기록한다.

② (칭량병의 무게 + D.W.의 무게) − (칭량병의 무게) = pipette에 들어있는 D.W.의 무게 pipette 실용량 (mL)의 계산은 pipette에 들어있는 D.W.의 무게 (mg 또는 gm)를 아래의 온도 (℃)에 대한 보정계수로 나누어주면 된다.

온도 (℃)	보정계수 (factor)	온도 (℃)	보정계수 (factor)
18	0.9986	25	0.9971
19	0.9984	26	0.9968
20	0.9982	27	0.9965
21	0.9980	28	0.9963
22	0.9978	29	0.9960
23	0.9976	30	0.9957
24	0.9973		

③ 각 pipette (Sahli 등)의 검정은 이중측정해서 평균을 낸다.

④ 교정 factor를 계산 (Sahli pipette 검정편 참조)해서 실측치에 곱해주면 성적이 교정된다.

- 20 μL D.W.의 무게는 ±2% 측정오차 범위 내에서 pipette이라면 약 20 mg이 된다.
- 감도가 0.1 mg (0.0001 g)인 화학천평으로 재어야 된다.
- 0.2 mL, 5 mL pipette 또는 50 mL vol. flask의 D.W. 무게는 g이 되고 온도 (℃)에 의한 factor로 나누어주면 용량(mL)을 알 수 있다.

(2) 분광광도계를 이용한 micropipette의 검정법

① 준비과정

ⓐ 0.2 mL, 5 mL pipette, 50 mL vol. flask를 미리 검정해 놓는다.

ⓑ micropipette의 검정을 위해 EDTA 혈액 2 mL를 잘 혼합하고 몇 방울의 saponin (용혈제) 용액을 넣어서 용혈시킨다.

② 방법

ⓐ 검정되어진 50 mL vol. flask에 Drabkin's액을 넣고 검정된 0.2 mL pipette를 사용해서 용혈된 혈액을 넣어 희석시켜 1 : 251× 희석시킨다. ······················ A1

ⓑ 동시에 혈액을 아래와 같이 251× 희석시킨다. 검정되어진 5 mL pipette로 Drabkin's액을 tube에 옮기고 20 μL micropipette로 혈액을 넣어 희석시킨다. 540 nm 분광광도계에서 Drabkin's액을 blank로 흡광도 (A1과 A2)를 구한다. 이중측정(duplicate)해서 평균을 구한다.··· A2

ⓒ micropipette에 의한 희석은

$\frac{A1}{A2} \times 251$이다. 고로 측정된 흡광도를 대입해서 계산했을 때는 251이 나와야 한다. 그렇지 않으면 이 micropipette를 사용했을 때 정확한 희석배수를 얻기 위해 교정 factor를 계산해서 적용시킨다.

A1: 미리 검정되어진 0.2 μL pipette를 사용해서 측정된 흡광도

A2: 20 μL micropipette를 사용해서 측정된 흡광도

(3) Autodilutors의 검정

① (2)에서 용혈시킨 혈액을 사용한다. 또한 검정되어진 pipette를 사용하여 Drabkin's액을 시험관에 넣고 manual로 희석시킨다 (이중측정). 540 nm에서 흡광도를 측정한다. ··· A1

② 검정해야 할 autodilutor로 Drabkin's액에 혈액을 희석시키고 540 nm에서 흡광도를 측정한다.··· A2

만약 manual로 희석한 흡광도 (A1)와 autodilutor로 희석한 흡광도 (A2)와의 차이가 있다면 교정 factor를 적용시켜야 된다.

$$f = \frac{A1}{A2}$$

corrected A^{540} HiCN at 1/251 dilution = A2 × f

부록 ③

혈액응고계 검사

혈액응고검사는 채혈조건, 검체의 조작, 각종 시약의 종류, 조제 및 보존과 사용기구에 의해서 크게 영향을 받는다. 그러므로 표준화에 따라 수기편람에 기록한 후 같은 방법에 의한 검사가 실시되어져야 한다.

1) 정맥채혈(Venipuncture) 요령

① 접촉인자(contact factor)의 활성화 및 혈소판의 파괴를 방지하기 위해 plastic 또는 silicon 처리 주사기 및 시험관을 사용한다.

② 혈관손상에 의한 조직액(tissue fluid)의 혼입을 방지하기 위해 한 번에 천자(straight venipuncture)하여 단시간 내에 적당량을 채혈하고 기포부분은 넣지 않는다.

③ 접촉인자의 활성화나 tissue thromboplastin의 혼입을 피하기 위해 two syringe technique도 사용하는 경우가 있다.

〈 두 주사기 채혈술식(two syringe technique) 〉

① 정맥천자하여 처음 2 mL의 혈액이 주사기로 들어오면 〈부록그림 11〉의 화살표 방향에 needle을 고정하고 누른 다음 syringe를 180° 회전시켜 빼내고 다른 syringe를 결합한다.

② Needle을 누르고 있는 것을 풀고 필요한 양만큼 채혈한다. 이것을 응고검사에 사용한다.

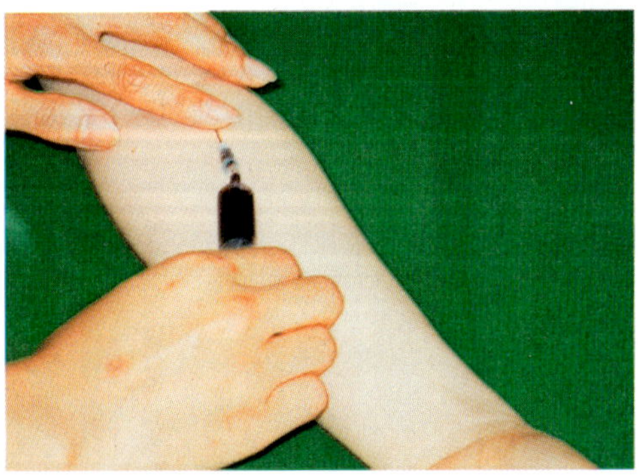

▶부록그림 4. 두 주사기 채혈실기

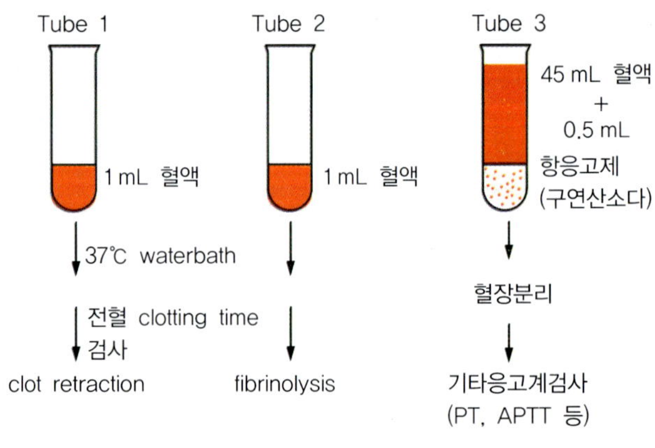

▶부록그림 5. 두 시험관법에 의한 검체의 이용

2) 실리콘 처리법 (Silicon coating)

① Silicon액 (KC 87, Shinetsu Chemical Co.)을 petroleum ether로 10× 희석한다.

② 내경 8 mm 시험관에 희석한 silicon액이 충분히 고르게 피복되도록 한다.

③ 과잉의 액은 여과지에 거꾸로 놓아 제거하고 30분 후 수돗물로 세척하고 다음에는 D.W.로 씻는다.

④ 37℃에서 하룻밤 건조시킨다.

- plastic으로 만든 1회용 주사기, needle, 시험관은 실리콘을 처리하지 않아도 된다.
- 실리콘 처리기구의 세척법

ⓐ 기구를 brush를 사용해서 중성세제로 닦은 후 10% NaOH (또는 KOH)액에 하룻밤 담근다.

ⓑ 중성세제로 완선히 씻은 후 수돗물 다음에 증류수로 씻고 oven에서 건조시킨다.

3) 흡착혈장 (Absorbed plasma)의 조제

$BaSO_4$나 $Al(OH)_3$를 혈장에 가해서 vitamin-K 의존성의 Ⅱ, Ⅶ, Ⅸ, Ⅹ인자를 흡착시켜 원심제거한 혈장이고 Ⅴ, Ⅷ, Ⅺ, Ⅻ인자를 함유하고 있다. 인자 Ⅱ, Ⅶ, Ⅹ 등의 측정이나 APTT, TGT 등의 교차보정검사에 사용된다.

① $BaSO_4$ 흡착혈장

구연산나트륨 혈장 1 mL에 $BaSO_4$ 150~200 mg, 수산화나트륨 혈장인 경우 $BaSO_4$ 100 mg을 가해서 37℃에서 15분간 유리봉으로 자주 혼합해 주면서 흡착시킨 후 3,000 rpm으로 15분간 원심분리 시켜 상층을 분리한다. 흡착혈장의 PT가 3분 이상이 됨을 확인하고 즉시 사용한다. -20℃ 이하에서 적당량씩 분주시켜 보존하면 1주일간 안정하다.

② $Al(OH)_3$ 흡착혈장

증류수 4 mL에 $Al(OH)_3$ 1 gm을 넣어서 부유액을 만들어 놓는다. 준비해 놓은 부유액 1 volume에 9 volume의 citrated plasma를 가하고 잘 혼합해서 37 ℃에서 5분간 incubation을 하고 3,000 rpm으로 5분간 원심분리하여 상청을 분리한다.

③ 보존혈청 (aged serum)

전혈을 유리시험관에 넣어 응고시킨 후 37℃에서 4시간 방치한다 (Ⅱ인자의 완전제거 목적). 3,000 rpm으로 10분간 원심하여 채취한 혈청을 다시 4℃에서 12시간 방치한 후에 사용한다. -20℃에 적당량씩 나누어 보존한다.

④ 정상혈청 (normal serum)

전혈을 유리시험관에 넣어 응고시킨 후 37℃에서 60분간 방치한 뒤 3,000 rpm으로 10

부록표 2. 혈액응고인자 존재구분

혈청 및 혈장 \ 응고인자	Ⅰ	Ⅱ	Ⅴ	Ⅶ	Ⅷ	Ⅸ	Ⅹ	Ⅺ	Ⅻ	XIII
정상혈청(normal serum)	−	−	−	+	−	+	+	+	+	−
흡착혈장(absorbed plasma)	+	−	+	−	+	−	−	+	+	+
보존혈장(aged plasma)	+	+	−	+	−	+	+	+	+	+
보존혈청(aged serum)	−	−	−	+	−	+	+	+	+	−

부록표 3. Prothrombin time 지연상태에서의 결핍인자의 감별

	결핍인자				
	Ⅱ	Ⅴ	Ⅶ	Ⅹ	Anti-coagulant
Prothrombin time	↑	↑	↑	↑	↑
보정(corrected) 검체					
1. Stored normal serum	−	−	+	+	−
2. Fresh normal Barium plasma	−	+	−	−	−
3. Stored normal oxalated plasma	+	−	+	+	−

비고 : + 완전보정 − 보정안됨.

분간 원심시켜 상청을 얻으면 응고시에 Ⅰ, Ⅱ, Ⅴ, Ⅷ, XIII 인자는 소모되어 존재하지 않는다. 그러나 제 Ⅶ, Ⅸ, Ⅹ, Ⅺ, Ⅻ 인자는 존재한다.

⑤ 보존혈장 (aged normal plasma)

3.2% sodium citrate 또는 0.1 M sodium oxalate 용액 0.5 mL에 혈액 4.5 mL 넣어 혼합하고 37℃에서 2시간 방치했다가 3,000 rpm으로 10분간 원심하여 혈장을 분리한 후 소분해서 −20℃에 저장한다. Factor Ⅴ, Ⅷ 불안정 인자는 없다. PT는 60초 이상이어야 한다.

4) 출혈질환 검사종목

출혈성 검사를 하기 전에 먼저 환자의 병력, 가족력 특히 출혈, 과민증 및 간질환에 관련 있는 사항을 면밀히 조사할 필요가 있으며 아래의 여러 가지 검사종목들이 있으나 목적에 따라 선택해서 검사하게 된다.

① 혈관기능 (vascular function)검사: bleeding time, tourniquet test

② 혈소판기능 및 양적검사: clot retraction, platelet count, platelet factor 3 availability, serum prothrombin time, thromboplastin generation test, bleeding time, thromboelastography, platelet adhesiveness, aggregation, realease ability test.

③ 전반적 응고능 검사: clotting time, recalcified plasma clotting time, thrombin time

④ 응고기전 1단계 검사: APTT, TGT, serum prothrombin time (intrinsic system)

⑤ 응고기전 2단계 검사: PT (extrinsic system)

⑥ 응고기전 3단계 검사: fibrinogen, Thrombin time (TT)

⑦ 응고기전 4단계 검사: fibrinolysis

부록 ④

응고인자 정량을 위한 특수시약의 자가조제

(1) 혈장희석액

생리식염수액 또는 pH 7.3 veronal buffer로 혈장을 희석한다.

(2) Stored serum

보존혈청에는 제 Ⅶ, Ⅸ, Ⅹ, Ⅺ, Ⅻ 인자를 함유하고 있고 주로 제 Ⅶ 인자를 공급하는데 사용된다. 응고과정 중 소모되어버리는 인자들은 fibrinogen, prothrombin, Ⅴ, Ⅷ인자들이다. 혈청 중에는 소량의 prothrombin가 남아 있지만 보존되는 동안 불활성화 되어진다.

〈 조제과정 〉

① 채혈 후 1시간 동안 완전히 응고되도록 방치한 후 원심분리시켜 혈청을 준비한다.

② 4℃에서 2~3일간 방치한다.

③ −20℃에 적당량씩 분주시켜 보존한다.

(3) $BaSO_4$ – absorbed fresh citrated plasma (barium plasma)

Ba plasma는 $BaSO_4$를 혈장에 가해서 vitamin K 의존성의 Ⅱ, Ⅶ, Ⅸ, Ⅹ인자를 흡착시켜 원심제거한 혈장이고 fibrinogen, 제 Ⅴ, Ⅷ, Ⅺ, Ⅻ인자가 함유되어 있고 주로 제Ⅴ인자 정량과 TGT 검사에 사용되어진다.

〈 조제과정 〉

1 mL의 citrated plasma에 75 mg의 $BaSO_4$를 넣고 계속 흔들어 주면서 37℃에서 5분간 방치한 후 3,000 rpm으로 5분간 원심시킨 뒤 상청액을 사용한다.

이와 같이 조제된 정상 $BaSO_4$ 흡수혈장의 PT시간(1단법)이 10분 이상되어야 한다. −20℃ 이하에 적당량씩 분주시켜 보존하면 1주일간 안정하다.

(4) Stored oxalated plasma (제Ⅴ인자 결핍혈장)

Stored oxalated plasma는 fibrinogen, PT, 제 Ⅸ, Ⅹ, Ⅺ, Ⅻ인자가 함유되어 있고 주로 prothrombin을 공급하는데 사용된다. 저장하는 동안 제 Ⅴ, Ⅷ인자는 신속히 불활성화 된다.

〈 조제과정 〉

37℃에서 24시간 oxalated plasma를 방치한다. 3,000 rpm으로 10분간 원심하여 혈장을 분리, 소분해서 −20℃에 보존한다. 이 혈장의 PT시간은 30~40초 이상이 되어야 한다.

(5) Bentonite absorbed fresh oxalated plasma (Bentonite plasma)

Fibrinogen, 제Ⅴ, Ⅶ, Ⅹ인자가 bentonite에 흡수된다. 상청액에 대부분의 prothrombin이 함유되어 있고 주로 prothrombin을 공급하기 위해 준비된다.

〈 조제과정 〉

1 mL의 oxalated plasma에 50 mg의 bentonite를 넣고 10분간 실온에서 저어준 후 3,000 rpm으로 15분간 원심시켜 상청액을 사용한다.

(6) Celite absorbed fresh citrated plasma (celite plasma)

선택적으로 Ⅺ인자만 제거하기 위한 것이며 이 준비액에는 제 Ⅷ, Ⅸ, Ⅻ인자가 함유되어 있다.

〈 조제과정 〉

1 mL의 citrated plasma에 15 mg의 celite (Filtercel, Kieselguhr)를 넣은 후 5분간 실온에서 저어준 후 3,000 rpm으로 15분간 원심시킨 뒤 상청액을 분리해서 시험관에 넣는다. 이 상청액을 3,000 rpm으로 15분간 원심시켜 celite를 제거한다. 1 N HCl액으로 pH 7.0이 되도록 조정한다. 이 상청액을 사용 전 37℃에서 6시간 이상을 방치시켜 놓아야 하고 −20℃ 이하에서 동결시키면 3주 동안 사용 가능하다.

(7) 접촉인자 결핍혈장 (contact factors deficient plasma)

제 Ⅺ, Ⅻ, 인자의 결핍을 위해 조제하게 되고 normal plasma를 유리가루로 처리하고 분리시키면 된다.

(8) Oxalated serum

혈청 속에 있는 calcium ion을 제거하기 위한 것으로 혈청을 분리한 후 0.1 M sodium oxalate를 혈청에 1 : 10 비율로 가한 것이다.

(9) Bovine serum

제 Ⅴ인자가 다량 함유되어 있다. Bovine blood는 1.85% potassium oxalate액과 10 : 1의 비율로 혼합된 것이다. 거즈를 통해 여과한 후에 2,000 rpm으로 30분간 원심한다. Plasma 100 mL에 0.1 N $CaCl_2$액을 25 mL 넣고 응고시키고 37℃에서 4시간 방치한다. 혈청을 분리한 후 냉장고에 하룻밤 넣어 놓는다. 혈청의 보존은 −20℃ 이하에서 한다. 사용하기 전 당일에 1 : 5의 비율의 veronal buffer (pH 7.35)로 1 : 5로 희석한다.

부록 ⑤

혈액학적 검사의 참고치

혈액검사항목		참고치 (Reference values)
Hemoglobin	– Adult male	13.7~18.5 g/dL
	– Adult female	12.0~16.4 g/dL
	– Infant	16.2~24.4 g/dL
	– Children 1 year	11.2 g/dL
	– Children 10 year	12.9 g/dL
Hemoglobin A_2		1.7~3.5%
Methemoglobin		less than 2%
Plasma Hemoglobin		10~70 mg/L
Alkali Denaturation (hemoglobin F)		100 s
Red Blood Cell Count	– Adult male	4.5~6.5 × 10^{12}/L
	– Adult female	4.0~6.0 × 10^{12}/L
	– Infants	6.5~7.25 × 10^{12}/L
	– Children 1 year	4.5 × 10^{12}/L
	– Children 10 year	4.7 × 10^{12}/L
Reticulocytes	– Adults	0.2~2.0%
	– Infants	2.0~6.0%
Hematocrit	– Adult male	40~54%
	– Adult female	34~49%
	– Infants	44~64%
Mean Corpuscular Volume (MCV)		83~97 fL
Mean Corpuscular Hemoglobin (MCH)		27~32 pg
Mean Corpuscular Hemoglobin Concentration (MCHC)		32~37 g/dL
White Blood Cell Count	–Infants–full term at birth	10~25 × 10^9/L
	–1 year	6~18 × 10^9/L
	–4 to 7 years	6~15 × 10^9/L
	–8 to 12 years	4.5~13 × 10^9/L
	–Adults	4~10 × 10^9/L
Differential White Blood Cell Count–(Manual)		
Adults	–Neutrophils	40~80% (1.6~8.8 × 10^9/L)
	–Bands	0~6% (0~0.65 × 10^9/L)
	–Eosinophils	1~7% (0.04~0.77 × 10^9/L)
	–Basophils	0~1% (0~0.1 × 10^9/L)
	–Monocytes	2~11% (0.2~1.2 × 10^9/L)
	–Lymphocytes	15~50% (0.6~5.5 × 10^9/L)
Children	–Neutrophils	20~50%
	–Lymphocytes	30~60%
Infants	–Neutrophils	30~60%
	–Lymphocytes	40~70%

혈액검사항목	참고치 (Reference values)	
Differential White Blood Cell Count		
(Automated Cytochemical Method)		
Neutrophils	47.6~74.6% (2.1~7.8 × 10^9/L)	
Eosinophils	0.3~5.5% (0.04~0.39 × 10^9/L)	
Basophils	0.1~1.5% (0.01~0.136 × 10^9/L)	
Monocytes	1.4~11.6% (0.130~0.860 × 10^9/L)	
Lymphocytes	15.9~38.6% (1.250~3.380 × 10^9/L)	
L. U. C. (Large Unclassified Cells)	〈 2.5%	
Direct Chamber Eosinophil Count	0.01~0.44 × 10^9/L	
Direct Chamber Basophil Count	0.02~0.05 × 10^9/L	
Differential Bone Marrow Count–		
Reticulum Cells	0.1~2.0%	
Hemocytoblasts	0.1~1.0%	
Myeloblasts	0.1~3.5%	
Promyelocytes	0.5~5.0%	
Myelocytes–Neutrophil	5.0~20.0%	
–Eosinophil	0.1~3.0%	
–Basophil	0~0.5%	
Metamyelocytes	10.0~30.0%	
Polymorphonuclear –Neutrophil	7.0~25.0%	
–Eosinophil	0.2~3.0%	
–Basophil	0~0.5%	
Lymphocytes	5.0~20.0%	
Monocytes	0~0.2%	
Megakaryocytes	0.1~0.5%	
Plasma cells	0.1~3.5%	
Pronormoblast	0.5~5.0%	
Basophilic normoblast	0~0.5%	
Polychromatophilic normoblast	2.0~20.0%	
Orthochromic normoblast	2.0~10.0%	
Myeloid/Erythroid	2.5~1.5 : 1	
Anti–Nuclear Antibodies (ANA)		
Males 20~60years	3% positive slides	
Females 20~60years	7% positive slides	
Both sexes, over 80years	49% positive slides	
Serum Lysozyme (Muramidase)	5~15 μg/mL	
Osmotic Fragility (Immediate)	% Saline	% Hemolysis
	0.3	97~100
	0.35	90~97
	0.4	50~95
	0.45	5~45
	0.5	0~6
	0.55	0

혈액검사항목	참고치 (Reference values)
Osmotic Fragility (incubated 24 hours)	% Saline % Hemolysis
	0.2 95~100
	0.3 85~100
	0.35 75~100
	0.4 65~100
	0.45 55~100
	0.5 40~85
	0.55 15~70
	0.6 0~40
	0.65 0~10
	0.7 0~5
Mechanical Fragility	2~5% blood hemoglobin
	0~50 mg/l plasma hemoglobin
Autohemolysis (at 24 hours)	
With adenosine triphoshphate	0.1~0.8%
With Glucose	0.1~0.6%
negative	0.2~0.4%
Red Cell Glutathione	45~100 mg/dL
Glucose 6 Phosphate Dehydrogenase	
Decolorization, Qualitative :	100 minutes
Quantitative :	6.5~7.9 units/10^9 cells
Pyruvate Kinase	1.2~2.2 units
Serum Bilirubin (total)	
Adult	0.3~0.8 mg/dL
Infant	0.5~2.5 mg/dL
Newborn	Age immature (mg/dl) Full Term
	up to 24 hrs 1~6 2~6
	up to 48 hrs 6~8 6~7
	Day 3 to 5 10~12 4~6
Red Cell Acetylcholinesterase	0.5~1.0 units/hr.
Red Cell Survival (Cr^{51}) Half - life	28~38 days
(Ashby) Half - life	40~60 days
Urine Urobilinogen	0.4~1.0 mg/24 hours
Stercobilinogen	30~220 mg/100 g feces
Bleeding Time (Ivy)	2~7 minutes
Bleeding Time (Duke)	1~3 minutes
Template Bleeding Time	$2\frac{1}{2}$~10 minutes
Coagulation Time (Lee and White)	6~10 minutes
(Siliconized)	18~25 minutes
Tourniquet Test (Positive pressure)	0~10 petechiae
(Negative pressure)	200~350 mm
Recalcification Time	90~250 s

혈액검사항목	참고치(Reference values)
Platelet Adhesiveness (In vitro)	28~68 %
(In vivo)	24~58 %
Clot Retraction	58~97%
Platelet Counts-Direct method	150~400 × 10^9/L
One stage Prothrombin	11~13 s
Prothrombin and Proconvertin	
(P and P)	30~40 s
Thrombotest	25~45 s
Stypven Time	11~15 s
Prothrombin (Owren)	18~22 s
Prothrombin Consumption test	0~30 %
Serum prothrombin	〉 30 s
Partial Thromboplastin Time (PTT)	60~100 s
Activated Partial Thromboplastin	
Time (diatomaceous earth)	30~45 s
Thromboplastin Generation Test	
(Hicks and Pitney)	〈 14 s
Thromboplastin Generation Test	
(Biggs)	〈 14 s
Factor Ⅷ Assay	50~150%
Von Willebrand Factor	50~130%
Platelet Factor 3 Assay	9~16 s after 4 minutes incubation
Anti - Thrombin Ⅲ	
Functional	81~121%
Chromogenic	83~115%
Plasminogen	1.5~4.0 units/mL plasma
Fibrin Degradation Product	
Plasma	〈 2 µg/mL
Urine	〈 0.25 µg/mL
Euglobulin Lysis	〉 2 hours
Plasma Fibrinogen	
Dilution Method	〉 1 160
Quantitative Method	2.0~4.0 g/L
Urokinase Sensitivity Test	5~20 minutes
Siderocytes	0.4~0.6%
Leukocyte Alkaline Phosphatase	8~100
N. B. T.	3~10%
Erythrocyte Sedimentation Rate (Wintrobe)	
Male	0~9 mm in 1hour
Female	0~20 mm in 1hour
Erythrocyte Sedimentation Rate (Westergren)	
Male	0~15 mm in 1hour
Female	0~20 mm in 1hour

혈액검사항목	참고치(Reference values)
Erythrocyte Sedimentation Rate (Landau)	
Male	0~5 mm in 1hour
Female	0~8 mm in 1hour
Erythrocyte Sedimentation Rate (Cutler)	
Male	0~8 mm/hr
Female	0~10 mm/hr
Heterophil Test (Presumptive)	1 : 7–1 : 56
B_{12} Absorption	〉 0.45 μg
B_{12} Assay	75~520 ng/L
Serum Folate	5~21 ng/mL
Blood Viscosity	4.8~5.2 times as viscous as distilled water
Red Cell Folate	200~704 ng/mL
Serum Ferritin	
Adult Female	16~150 ng/mL
Adult Male	30~330 ng/mL
Blood Volume	
Male	52.2~83.4 mL/kg
Female	49.3~74.5 mL/kg
Red Cell Volume	
Male	20.2~36.2 mL/kg
Female	19.3~31.0 mL/kg
Plasma Volume	
Male	25.2~43.2 mL/kg
Female	28.0~45.2 mL/kg

참고문헌; Second edition
Technical Hematology
Arthur simmons
J.B.LIPPINCOTT company

Systeme Intemational D'Unités(S. I. Units)

Entity	Abbreviation	Recommended S. I.	Not Recommended
Red Blood Cell Count	RBC	10^{12}/L	10^{6}/mm^{3}
White Blood Cell Count	WBC	10^{9}/L	10^{3}/mm^{3}
Platelet Count	–	10^{9}/L	10^{3}/mm^{3}
Reticulocyte Count	–	% (or 10^{9}/L)	/mm^{3}
Hemoglobin	Hb	g/dL	g/100 mL
Packed Cell Volume (Hematocrit)	PCV (Hct)	ratio*	%
Mean Cell Volume	MCV	fL	cu μ
Mean Cell Hemoglobin Concentration	MCHC	g/dL	%
Mean Cell Hemoglobin	MCH	pg	μμ gm
Mean Cell Diameter	MCD	μm	
Sedimentation Rate	ESR	mm in 1hour	
Plasma Hemoglobin	Plasma Hb	mg/L	mg/100 mL
Plasma Fibrinogen	–	g/L	mg/100 mL
Partial Thromboplastin Time	PTT	s	sec
Prothrombin Time	PT	s	sec
Differential White Cell Count	–	ratio (i. e. 0.5 = 50%) (or 10^{9}/L)	%

*no unit necessary : L/L is implied

찾아보기 index

A

B

C

D

E

F

실전 혈액검사학
Practical Hematology

초판 발행 / 2021년 9월 1일
초판 2쇄 발행 / 2022년 7월 20일
초판 3쇄 발행 / 2023년 8월 10일

저 자 / 변대훈 · 권영일 · 김성미 · 김원식 · 김은재 · 김정남
김정현 · 김지로 · 김혜정 · 박미숙 · 박미영 · 박종석
박희철 · 송창섭 · 심문정 · 이동하 · 이미란 · 이지숙
이혜자 · 조영국 · 조윤경 · 조장은 · 조현정 · 최미옥

발 행 인 / 윤진영
발 행 소 / 도서출판 대학서림

주 소 / (03076) 서울시 종로구 혜화로2길 8
전 화 / (02) 763-1220, (02) 745-1220
팩 스 / (02) 744-1210
등록번호 / 제1-88호

ISBN / 978-89-6940-268-4 93510

정 가 / 40,000원

http://www.daihaks.com